ಶಿವಂಭು ಜೀವಾಮೃತ

ಕೊರೋನವೈರಸ್, ಕ್ಯಾನ್ಸರ್, ಎಚ್‌ಐವಿ, ಮಧುಮೇಹ ಮತ್ತು
ಇತರ ಎಲ್ಲಾ ರೋಗಗಳನ್ನು ಗುಣಪಡಿಸಿಕೊಳ್ಳಿ

ಜಗದೀಶ್ ಆರ್ ಭುರಾನಿ
ಮೂತ್ರ ಚಿಕಿತ್ಸಕರು

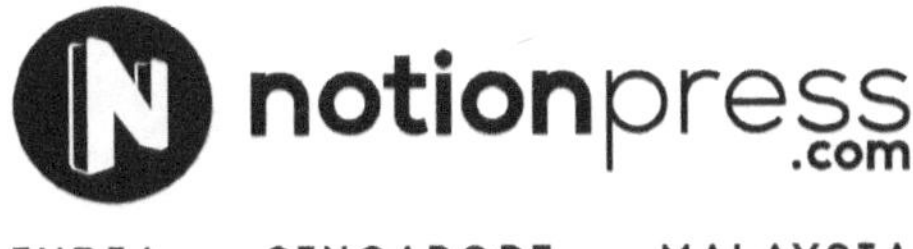

ISBN 979-8-88629-253-4

ಲೇಖಕರು:

ಜಗದೀಶ್ ಆರ್.ಭುರಾನಿ

ಬೆಂಗಳೂರು — 560076

ವೆಬ್‌ಸೈಟ್ : **www.urinetherapy.in**

ಇ-ಮೇಲ್ : **jbhurani@gmail.com**

ಮೊಬೈಲ್ : **093428 72578**

ವಿಷಯಸೂಚಿ

ಜಗದೀಶ್ ಆರ್ ಭುರಾನಿ

ಡಾ.ಬಲ್ಲಾಳ್ ರವರ ಆಯುರ್ ಕೇರ್ ಕ್ಲಿನಿಕ್

ವಿಶೇಷ ಆರೈಕೆ, ಕೂದಲು, ಚರ್ಮ ಮತ್ತು ಅಲರ್ಜಿ, ಆಸ್ತಮಾ, ಮಧುಮೇಹ,

ಕೀಲುನೋವು ತೊಂದರೆಗಳು, ಸ್ಟೆರಿಲಿಟಿ ಮತ್ತು ಎಲ್ಲಾ ತರಹದ ಸ್ತ್ರೀರೋಗಗಳು

ನಂ.34/1, 5ನೇ ಕ್ರಾಸ್, 11ನೇ 'ಬಿ' ಕ್ರಾಸ್, ಮಲ್ಲೇಶ್ವರಂ ಈಸ್ಟ್,

ಬೆಂಗಳೂರು – 560003.

ಡಾ. ಕೆ.ಸಿ.ಬಲ್ಲಾಳ್ ಬಿಎಸ್ಎಎಮ್, ಬಿಎಎಮ್ಎಸ್. ಡಾ.ವಿಮಲಾ ಬಲ್ಲಾಳ್,
ಬಿಎಸ್ಎಎಮ್

ಮೊ:

099005 67924

ದೂರವಾಣಿ 65316758

ನೊಂದಣಿ ಸಂ.1791

ನೊಂದಣಿ ಸಂ.6721

ಡಾ.ಹಂಸಿನಿ ಕೆ. ಬಲ್ಲಾಳ್

ನೊಂದಣಿ ಸಂ.17747

ದಿನಾಂಕ: 27.10.2010

ನಾನು, ಡಾ.ಕೆ.ಸಿ.ಬಲ್ಲಾಳ್ ಸಮೀಕರಣ ವೈದ್ಯ (ಬಿ ಎಸ್ ಎ ಎಮ್.ಅಯುರ್ವೇದ ಡಿಗ್ರಿ ಮತ್ತು ಬಿ ಎ ಎಮ್ಎಸ್.ಅಲೋಪತಿ ಕೋರ್ಸ್) 1977 ರಿಂದ ನೊಂದಾಯಿತ ವೈದ್ಯನಾಗಿರುವೆನು.

ನಾನು ನನ್ನ ವೃತ್ತಿಜೀವನವನ್ನು 100% ಅಲೋಪತಿ (ಪಾಶ್ಚಾತ್ಯ ವೈದ್ಯ ಪದ್ಧತಿ) ಚಿಕಿತ್ಸೆಯಿಂದ ಪ್ರಾರಂಭಿಸಿದೆ ಹಾಗೂ 1979ರಲ್ಲಿ, ಡಾ.ಕೆ.ಸಿ.ಪಂತ್‌ರವರ ನವಶಕ್ತಿ ಅಯುರ್ವೇದಿಕ್ ಔಷಧಾಲಯ, 5ನೇ ಮುಖ್ಯ ರಸ್ತೆ, 6ನೇ ತಿರುವು, ಗಾಂಧಿನಗರ,

ಬೆಂಗಳೂರು ಇಲ್ಲಿ ಸೇರಿದೆ. ತದನಂತರ ನಾನು ಅಯುರ್ವೇದವನ್ನು ಮುಂಜಾನೆ ಸಮಯದಲ್ಲಿ ಮತ್ತು ಅಲೋಪಥಿಯನ್ನು ಸಂಜೆಯ ಸಮಯದಲ್ಲಿ ಪ್ರಾರಂಬಿಸಿದೆ.

ನಿಧಾನವಾಗಿ ನನಗೆ ಅಲೋಪತಿ ಔಷಧಿಯಿಂದ ಆಗುವ ಅಡ್ಡಪರಿಣಾಮಗಳ ಬಗ್ಗೆ ಅರಿವಾಯಿತು. ಹಾಗಾಗಿ, ನನ್ನ ಹೆಚ್ಚಿನ ಅಭ್ಯಾಸವನ್ನು ಅಯುರ್ವೇದ ಚಿಕಿತ್ಸೆಯ ಮೂಲಕ ಮಾಡಿದೆ. ತದನಂತರ ನಾನು ಬದಲಿ ವೈದ್ಯಕಿಯ ಪದ್ಧತಿಯ ಕುರಿತಾಗಿ ಪ್ರೋತ್ಸಾಹ ನೀಡಲು ಪ್ರಾರಂಬಿಸಿದೆ, ಅವುಗಳೆಂದರೆ ಅಕ್ಯುಪಂಚರ್, ಮ್ಯಾಗ್ನೆಟೊ ಥೆರಪಿ ಮತ್ತು ಹೋಮಿಯೋಪತಿ ಮತ್ತು ಯುನಾನಿ ಔಷಧಿಗಳು. ವೈದ್ಯಕೀಯ ಪದ್ಧತಿ ಯಾವುದೇ ಆಗಿರಲಿ, ರೋಗಿಗಳಿಗೆ ಉತ್ತಮ ಫಲಿತಾಂಶ (ಶೀಘ್ರ ಮತ್ತು ಸುರಕ್ಷಿತ) ಒದಗಿಸುವುದು ನನ್ನ ಮುಖ್ಯ ಗುರಿಯಾಗಿತ್ತು ಹಾಗೂ ನಾನು ನನ್ನ ರೋಗಿಗಳನ್ನು ಬೇರೆ ವಿಧವಾದ ಮತ್ತು ಬದಲಿ ಚಿಕಿತ್ಸೆಯ ಸಲುವಾಗಿಯೂ ಕೂಡ ಸಲಹೆ ನೀಡಿ ಕಳುಹಿಸಿರುತ್ತೇನೆ.

1995 ರಲ್ಲಿ ಒಂದು ಬಹಳ ಉತ್ತಮವಾದ ಬದಲಿ ಪದ್ಧತಿಯನ್ನು ಶ್ರೀ ಜಗದೀಶ ಭುರಾನಿಯವರ ಮೂಲಕ ಕಂಡು ಕೊಂಡೆ. ಅದು "ಸ್ವ ಮೂತ್ರ ಚಿಕಿತ್ಸಾ ವಿಧಾನ". ಅಯುರ್ವೇದದಲ್ಲಿ ಇದನ್ನು ಶಿವಂಬು ಎಂದು ಕರೆಯುತ್ತಾರೆ, ಹಾಗೂ ನಾನು ಬಹಳ ರೋಗಿಗಳನ್ನು ಜಗದೀಶ ಭುರಾನಿಯವರ ಕಡೆಗೆ ಮೂತ್ರ ಚಿಕಿತ್ಸಾ ವಿಧಾನಕ್ಕೆ ಉಲ್ಲೇಖಿಸಿದ್ದು, ಹಲವಾರು ತೊಂದರೆಗಳು ಅಂದರೆ "ಕಿಡ್ನಿ ವೈಫಲ್ಯ" "ಸ್ತನ ಕ್ಯಾನ್ಸರ್" "ಕೀಲು ನೋವುಗಳು" ಅಲೋಪಿಸಿಯಾ, ಮಸ್ಕುಲಾರ್ ಡೈಸ್ಟ್ರಾಪಿ ಮತ್ತು ಬುದ್ಧಿ ಮಾಂದ್ಯ ಪ್ರಕರಣಗಳು ಹಾಗೂ ಪ್ರತಿಯೊಂದು ಪ್ರಕರಣದ ರೋಗಿಗಳಿಗೆ ಉತ್ತಮ ಚಿಕಿತ್ಸೆಯನ್ನು ನೀಡಿ ಸಫಲರಾಗಿರುತ್ತಾರೆ.

ಸಾರ್ವಜನಿಕರಿಗೆ ನನ್ನ ಸಲಹೆಯೇನೆಂದರೆ, ಈ ಒಂದು ಪುರಾತನ ಪದ್ಧತಿಯ ಚಿಕಿತ್ಸೆಯನ್ನು ವಿನಿಯೋಗ ಮಾಡಿಕೊಂಡು ಇದನ್ನು ಅಂಗೀಕರಿಸಬೇಕು, ನಮ್ಮ ಮಾನ್ಯ ಮಾಜಿ ಪ್ರದಾನ ಮಂತ್ರಿಗಳಾದ ಶ್ರೀ ಮೊರಾರ್ಜಿ ದೇಸಾಯಿ ಇವರು ಮೂತ್ರ ಚಿಕಿತ್ಸಾ ವಿಧಾನವನ್ನು ಅನುಸರಿಸುತ್ತಿದ್ದರು. ಅದರಲ್ಲೂ ಬಹಳ ಬಡವರಲ್ಲಿ ಬಡವರು ಈ ಒಂದು ವಿಧಾನವನ್ನು ಸ್ವೀಕರಿಸಬೇಕು, ಏಕೆಂದರೆ ಈ ಒಂದು ಚಿಕಿತ್ಸೆಯ ಸಲುವಾಗಿ ಯಾವುದೇ ಹಣವನ್ನು ವ್ಯಯ ಮಾಡುವ ಅವಶ್ಯಕತೆ ಇರುವುದಿಲ್ಲ, ಇದು ಕ್ಯಾನ್ಸರ್ ಚಿಕಿತ್ಸೆಗೂ ಕೂಡ ಪರಿಣಾಮಕಾರಿಯಾಗಿದೆ. ಇದನ್ನು ಶ್ರೀ ಜಗದೀಶ ಭುರಾನಿಯವರು ಸಫಲಗೊಳಿಸಿರುತ್ತಾರೆ.

ಇವರು ಬಹಳ ಉತ್ತಮವಾದ ಉಚಿತ ಸೇವೆಯನ್ನು ಜನಸಾಮಾನ್ಯರಿಗೆ ನೀಡುತ್ತಿದ್ದು, ನಾವುಗಳೆಲ್ಲರೂ ಇವರ ಮೂತ್ರ ಚಿಕಿತ್ಸಾ ವಿಧಾನ ಚಿಕಿತ್ಸೆಯನ್ನು ಹೆಸರುವಾಸಿಯಾಗಿ ಮಾಡಿ, ಶ್ರೀ ಜಗದೀಶ ಬುರಾನಿಯವರೊಂದಿಗೆ ಕೈ ಜೋಡಿಸಿ ರಾಷ್ಟ್ರ ಮತ್ತು ಪ್ರಪಂಚವು 2020 ರಲ್ಲಿ ಅರೋಗ್ಯದಾಯಕವಾಗುವಂತೆ ಮಾಡಲು ಸಹಕರಿಸೋಣ. ಇದು ನಿವಾರಕ ಮತ್ತು ಪರಿಹಾರಕ ವಿಧಾನವೂ ಕೂಡ.

ಸಹಿ

(ಡಾ.ಕೆ.ಸಿ.ಬಲ್ಲಾಳ್)
ಸದಸ್ಯರು – ಸಿ ಸಿ ಐ ಎಂ, ಭಾರತ
ಸರ್ಕಾರ ನವದೆಹಲಿ
ಮಾಜಿ ಅಧ್ಯಕ್ಷರು – ಎನ್.ಐ.ಎಮ್.ಎ. ಅಖಿಲ
ಭಾರತ್ ನವದೆಹಲಿ

ಡಾ. ಕೆ.ಸಿ. ಬಲ್ಲಾಳ್ ಆಯುರ್ ಕೇರ್ ಕ್ಲಿನಿಕ್ನ ಡಾ. ಕೆ.ಸಿ. ಬಲ್ಲಾಳ್ ಅವರು, ದೀರ್ಘಕಾಲದಿಂದ ಕಾಯಿಲೆಯಿಂದ ನರಳುತ್ತಿರುವ ರೋಗಿಗಳನ್ನು 1995 ರಿಂದ ನನ್ನ ಬಳಿಗೆ ಶಿಫಾರಿಸಿ ಕಳಿಸುತ್ತಿದ್ದಾರೆ. ಆ ರೋಗಿಗಳೆಲ್ಲರೂ ಈ ಚಿಕಿತ್ಸೆಯಿಂದ ಬಹಳ ಅನುಕೂಲ ಮತ್ತು ತಮ್ಮ ಆರೋಗ್ಯ ಸುಧಾರಣೆ ಕಂಡುಕೊಂಡಿದ್ದಾರೆ. (ಡಾ. ಕೆ.ಸಿ. ಬಲ್ಲಾಳ್ ಮೊಬೈಲ್: 09900567924)

ವೈದ್ಯಕೀಯ ಸ್ಫೋಟಕಸುದ್ದಿ!

ರಸಾಯನಚಿಕಿತ್ಸೆಯಿಂದ ಕ್ಯಾನ್ಸರ್ ಹರಡುತ್ತದೆ ಎಂದು ಪತ್ತೆಯಾಗಿದೆ

ಯು ಟ್ಯೂಬ್‌ನಲ್ಲಿ ಮೆಡಿಕಲ್ ಬಾಂಬ್‌ಶೆಲ್ ನಲ್ಲಿ ವೀಡಿಯೊದ ಟೆಕ್ಸ್ಟ್ ಮಾದರಿಯು ಲಭ್ಯವಿದೆ; ರಸಾಯನಚಿಕಿತ್ಸೆಯು ಕೆಳಗೆ ವಿವರಿಸಿರುವಂತೆ ಕ್ಯಾನ್ಸರ್ ಹರಡಿಸುತ್ತದೆ ಎಂದು ತಿಳಿದುಬಂದಿದೆ:

ಅನೇಕ ವರ್ಷಗಳವರೆಗೂ, ನಾವು ರಸಾಯನಚಿಕಿತ್ಸೆಯ ಅಪಾಯಗಳ ಬಗ್ಗೆ ಮತ್ತು ರಸಾಯನಚಿಕಿತ್ಸೆಯ ಪ್ರಥಮ ಅಡ್ಡಪರಿಣಾಮವು ಕ್ಯಾನ್ಸರ್ ಅನ್ನು ಹರಡಿಸುವುದೆಂಬುದರ ಬಗ್ಗೆ ಎಚ್ಚರಿಕೆ ನೀಡುತ್ತಿದ್ದೇವೆ.

ಈಗ "ದಿ ಆಲ್ಬರ್ಟ್ ಐಸ್ಟೈನ್ ಕಾಲೇಜ್ ಆಫ್ ಮೆಡಿಸಿನ್, ಯೆಶಿವಾ ವಿಶ್ವವಿದ್ಯಾಲಯದ" ಮತ್ತೊಂದು ಆಶ್ಚರ್ಯಕರ ಅಧ್ಯಯನವು ಈ ಅಂತಕವನ್ನು ದೃಢಪಡಿಸಿದೆ–

ರಸಾಯನಚಿಕಿತ್ಸೆಯಿಂದ ಕ್ಯಾನ್ಸರ್ ಕೋಶಗಳು ದೇಹಾದ್ಯಂತ ಹರಡಿ, ಬಹು ಮಾರಣಾಂತಿಕವಾದ ಕ್ಯಾನ್ಸರ್ ಟ್ಯುಮರ್ ಗಳನ್ನು ಉಂಟುಮಾಡುತ್ತದೆ ಎಂದು ಅಧ್ಯಯನದಿಂದ ತಿಳಿದುಬಂದಿದೆ.

ಈ ಅಧ್ಯಯನವನ್ನು ನಡೆಸಿದವರು ಡಾ॥ ಗಿಯಾರ್ಜ್ ಕಾರಿನ್ ಗಿಯಾನ್ಸಿಸ್, ರಸಾಯನಚಿಕಿತ್ಸೆಯನ್ನು ಪಡೆಯುತ್ತಿರುವ ರೋಗಿಗಳಲ್ಲಿ ಕ್ಯಾನ್ಸರ್ ತನ್ನ ಬಳಿಗೆ ಹೆಚ್ಚು ರಕ್ತವನ್ನು ಆಕರ್ಷಿಸುವ ವಿಧಾನಗಳು ಹೆಚ್ಚಾಗುತ್ತದೆ ಎಂದು ಪತ್ತೆಮಾಡಿದ್ದಾರೆ. ಕ್ಯಾನ್ಸರ್ ಕೋಶಗಳು ತಮ್ಮ ಬಳಿಗೆ ಹೆಚ್ಚು ರಕ್ತವನ್ನು ಆಕರ್ಷಿಸುವ ಈ ವಿಧಾನವನ್ನು ಆಂಗಿಯೊಜೆನಿಸಿ ಎನ್ನಲಾಗುತ್ತದೆ; ಹೀಗಾಗಿ ಅನೇಕ ಕ್ಯಾನ್ಸರ್ ಔಷಧಗಳಲ್ಲಿ ಆಂಜಿಯೊಜೆನಿಸಿಸ್ ಪ್ರಕ್ರಿಯೆಯ ವಿರೋಧಕ ಗುಣವಿರುತ್ತದೆ, ಆದರೆ ಕ್ಯಾನ್ಸರ್ ಕೋಶಗಳಿಗೆ ರಸಾಯನಚಿಕಿತ್ಸೆಯನ್ನು ನೀಡುವುದರಿಂದ ಆ ಕೋಶಗಳು ಮುಂಚಿಗಿಂತ ಹೆಚ್ಚು ಬಲಶಾಲಿಯಾಗಿ ಬೆಳೆಯುವ ಪ್ರಕ್ರಿಯೆಯನ್ನು ಆರಂಭಿಸುತ್ತದೆ ಎಂದು ಅಧ್ಯಯನವು ತಿಳಿಸಿದೆ.

ಇದು ಆಶ್ಚರ್ಯಕರವಾಗಿದೆ. ಈ ಸಂಶೋಧನೆಯನ್ನು ಮತ್ತೊಮ್ಮೆ ನೋಡಿ, ಇದು ನಡೆದಿರುವುದು "ದಿ ಆಲ್ಬರ್ಟ್ ಐಸ್ಟೈನ್ ಕಾಲೇಜ್ ಆಫ್ ಮೆಡಿಸಿನ್, ಯೆಶಿವಾ ವಿಶ್ವವಿದ್ಯಾಲಯದಲ್ಲಿ, ಮತ್ತು ಇದರ ಬಗ್ಗೆ ನೀವು ಯೋಚಿಸಿದರೆ, ಇದು

ಹೇಳುವುದೇನೆಂದರೆ, ರಸಾಯನಚಿಕಿತ್ಸೆಯು ಕ್ಯಾನ್ಸರ್ ಉದ್ಯಮಕ್ಕೆ ಮರುಕಳಿಸುವ ವ್ಯಾಪಾರವನ್ನು ನೀಡುವ ಚಿಕಿತ್ಸೆಯಾಗಿದೆ ಏಕೆಂದರೆ ಇದು ಹೆಚ್ಚು ಕ್ಯಾನ್ಸರ್ ಉಂಟುಮಾಡುತ್ತದೆ.

ನಾನು ನಾಚುರಲ್ ನ್ಯೂಸ್ ನಲ್ಲಿ ಇದರ ಬಗ್ಗೆಯೇ ಬಹಳ ವರ್ಷಗಳಿಂದ ಮಾತನಾಡುತ್ತಿದ್ದೆ. ಅಂದರೆ, ರಸಾಯನಚಿಕಿತ್ಸೆಯು ಬಹಳ ಅಪಾಯಕಾರಿಯಾಗಿದೆ. ಇದು ರಸಾಯನಿಕ ವಿದುಳಿನ ಹಾನಿ ಉಂಟುಮಾಡುತ್ತದೆ, ನಿಮ್ಮ ಮಿದುಳು ಹೃದಯವನ್ನು ಹಾನಿಮಾಡುತ್ತದೆ, ಮೂತ್ರಪಿಂಡಗಳನ್ನು ಹಾನಿಮಾಡುತ್ತದೆ, ಮತ್ತು ಇದೇ ಸಮಯದಲ್ಲಿ ದೇಹಾದ್ಯಂತ ಹೆಚ್ಚು ಕ್ಯಾನ್ಸರ್ ಅನ್ನು ಉಂಟುಮಾಡುತ್ತದೆ, ಮತ್ತು ಕ್ಯಾನ್ಸರ್ ಉದ್ಯಮಕ್ಕೆ ಹೆಚ್ಚು ವ್ಯಾಪಾರ ಉಂಟುಮಾಡುತ್ತದೆ, ವಾಸ್ತವವಾಗಿ ಈ ಉದ್ಯಮವಿರುವುದೇ ಹೆಚ್ಚು ಹಣ ಮಾಡುವ ಉದ್ದೇಶದಿಂದ.

ಕ್ಯಾನ್ಸರ್ ಉದ್ಯಮವು ಎಲ್ಲರಲ್ಲೂ ಕ್ಯಾನ್ಸರ್ ಅನ್ನು ತಡೆಗಟ್ಟಿ, ಕ್ಯಾನ್ಸರ್ ನಾಶವಾಗಬೇಕೆಂದು ಉದ್ದೇಶಿಸುತ್ತದೆ ಎಂದು ನೀವು ತಿಳಿದಿದ್ದೀರಿ; ಆದರೆ ಯಾವುದೇ ಬುದ್ಧಿವಂತ ವ್ಯಕ್ತಿಯು ತನ್ನ ಉದ್ಯಮಕ್ಕೆ ಹಾನಿಮಾಡಿಕೊಳ್ಳುವ ಯೋಚನೆ ಮಾಡುತ್ತಾನೆ ಎಂದು ನೀವು ಯೋಚಿಸಿದ್ದೀರಾ? ಇಲ್ಲ! ಉದ್ಯಮವು ಹಾಗೆ ಕೆಲಸ ಮಾಡುವುದಿಲ್ಲ

ಇದು ಒಂದು ಹಣಗಳಿಸುವ ದಂಧೆ ಅವರಿಗೆ; ಅವರಿಗೆ ಹೆಚ್ಚು ಲಾಭ ಬೇಕು, ಅಂದರೆ ಅವರಿಗೆ ಹೆಚ್ಚು ಕ್ಯಾನ್ಸರ್ ರೋಗಿಗಳು ಬೇಕು, ಆದ್ದರಿಂದ ಅದು ಹೀಗೆ ನಡೆಯುತ್ತದೆ. ಹೌದೆ? ಇದು ಎಂತಹ ಕಾಕತಾಳೀಯವಲ್ಲವೇ? ಅವರು ಶಿಫಾರಸು ಮಾಡುವ ಪ್ರಪ್ರಥಮ ಚಿಕಿತ್ಸೆಯು ಹೆಚ್ಚು ಕ್ಯಾನ್ಸರ್ ಅನ್ನು ಉಂಟುಮಾಡುತ್ತದೆ, ಮತ್ತು ಅದನ್ನು ಈಗ ವಾಸ್ತವಿಕ ವಿಜ್ಞಾನವು ದೃಢಪಡಿಸಿದ್ದು, ಅದನ್ನು ಸ್ಕಂಧಪರಿಶೀಲಿತ ವೈದ್ಯಕೀಯ ನಿಯತಕಾಲಿಕದಲ್ಲಿ ಪ್ರಕಟಿಸಲಾಗಿದೆ. ಸಧ್ಯಕ್ಕೆ ತಾವು ಸ್ತನಗಳ ಕ್ಯಾನ್ಸರ್ ನಲ್ಲಿ ಕ್ಯಾನ್ಸರ್ ಕೋಶಗಳ ಹರಡುವಿಕೆಯನ್ನು ಅಧ್ಯಯನ ನಡೆಸುತ್ತಿರುವುದಾಗಿ ಸಂಶೋಧಕರು ಹೇಳಿದ್ದರೂ, ಇದೇ ಪರಿಣಾಮವು ಇತರ ಕ್ಯಾನ್ಸರ್ ಗಳಲ್ಲಿ ಕಂಡು ಬರುತ್ತದೆಯೇ ಎಂದು ಅವರು ಪತ್ತೆಮಾಡುತ್ತಿದ್ದು, ಈಗ ಇದು ಸ್ತನಗಳ ಕ್ಯಾನ್ಸರ್ ಬಗ್ಗೆ ಆಗಿರುವುದರಿಂದ, ಅನೇಕ ಮಹಿಳೆಯರಿಗೆ ಅತ್ಯಂತ ಅಪ್ರಾಮಾಣಿಕರಾದ ಮೋಸಗಾರ ಆಂಕಾಲಜಿಸ್ಟ್ ಗಳು ಈ ಕ್ಯಾನ್ಸರ್ ಚಿಕಿತ್ಸೆಗಳನ್ನು ಪಡೆಯುವಂತೆ ಅವರನ್ನು ಹೆದರಿಸಲಾಗುತ್ತಿದೆ.

ಇಂದು ವೈದ್ಯಕೀಯ ಉದ್ಯಮದಲ್ಲಿ ಮಹಿಳೆಯರಿಗೆ ಆತಂಕವನ್ನುಂಟುಮಾಡಿ ಅವರಿಗೆ ಈ ಅಪಾಯಕಾರಿ ಚಿಕಿತ್ಸೆಗಳನ್ನು ಅನುಸರಿಸುವಂತೆ ಸೂಚಿಸುತ್ತಿರುವ ಆಂಕಾಲಜಿಸ್ಟ್

ಗಳಿಗಿಂತ ಹೆಚ್ಚು ಅಪ್ರಾಮಾಣಿಕರು ಮತ್ತೊಬ್ಬರಿಲ್ಲ, ಮತ್ತು ಈ ಮಹಿಳೆಯರಿಗೆ ನೀವು ಇಂದೇ, ಈಗಲೇ ಚಿಕಿತ್ಸೆಯನ್ನು ಆರಂಭಿಸದಿದ್ದರೆ ನೀವು ಮೂರು ಅಥವಾ ಆರು ತಿಂಗಳು ಮಾತ್ರ ಬದುಕಬಹುದು ಎಂದು ಹೆದರಿಸುತ್ತಾರೆ.

ಅವರು ಈ ಮಹಿಳೆಯರ ಮೇಲೆ ಅತಿ ಒತ್ತಡ ಹೇರಿ, ಅವರಲ್ಲಿ ಬಲಪ್ರಯೋಗ ನಡೆಸಿ ಅವರನ್ನು ಒಪ್ಪಿಸುತ್ತಾರೆ, ಆದರೆ ಈ ಆಂಕಾಲಜಿ ಕೇಂದ್ರಗಳು ಈ ರಸಾಯನಿಕಚಿಕಿತ್ಸೆಗಳ ಔಷಧಗಳ ಮೂಲಕ ಹಣ ಮಾಡುತ್ತಿವೆ ಎಂಬ ಸತ್ಯವನ್ನು ಎಂದೂ ಬಹಿರಂಗಪಡಿಸುವುದಿಲ್ಲ. ಈ ಔಷಧಗಳಿಂದ ಹೆಚ್ಚು ಲಾಭಗಳಿಸಲು ಅವರು ಈ ಔಷಧಗಳ ಬೆಲೆ ಏರಿಸುತ್ತಾರೆ, ಅದೇ ಸಮಯದಲ್ಲಿ ಹೆದರಿದ ಮಹಿಳೆಯರಿಗೆ ಈ ಔಷಧಗಳ ಚುಚ್ಚುಮದ್ದುಗಳನ್ನು ಪಡೆಯಲು ಒಪ್ಪಿಸುತ್ತಾರೆ.

ಆದರೆ ಇದು ಅಮೆರಿಕದಾದ್ಯಂತ ಸತ್ಯವಾಗಿದೆ. ಕ್ಯಾನ್ಸರ್ ಆಂಕಾಲಜಿಸ್ಟ್ ಗಳು ಬಹಳ ಅನೀತಿವಂತರು. ಅವರು ಸುಳ್ಳು ಹೇಳಿ, ಮಹಿಳೆಯರನ್ನು ಹೆದರಿಸಿ ಅವರನ್ನು ಒಪ್ಪಿಸುತ್ತಾರೆ, ಮತ್ತು ಈಗ ನಮಗೆ ತಿಳಿದಿದೆ ಅವರು ಮಾಡುತ್ತಿರುವುದು ಹೆಚ್ಚು ಕ್ಯಾನ್ಸರ್ ಅನ್ನು ಹರಡುವ ಕೆಲಸವನ್ನು ಎಂದು. ನನಗೆನಿಸುತ್ತದೆ ಅವರಿಗೆ ಈ ವಿಷಯವು ಬಹಳ ಸಮಯದಿಂದಲೂ ತಿಳಿದಿದೆ. ಅವರಿಗೆ ತಿಳಿದಿದೆ, ಒಮ್ಮೆ ವ್ಯಕ್ತಿಯು ರಸಾಯನಿಕಚಿಕಿತ್ಸೆಯನ್ನು ಆರಂಭಿಸಿದರೆ, ಅವರು ಪುನಃ ರೋಗಿಗಳಾಗುತ್ತಾರೆ, ಮತ್ತು ಇದು ಆಂಕಾಲಜಿ ಕೇಂದ್ರಗಳಿಗೆ ಮರು ಆದಾಯವಾಗಿರುತ್ತದೆ. ತಾವು ಏನು ಮಾಡುತ್ತಿದ್ದೇವೆಂದು ಅವರಿಗೆ ಸ್ಪಷ್ಟವಾಗಿ ತಿಳಿದಿದೆ.

ಯಾವುದೇ ಸಂದರ್ಭದಲ್ಲಿಯೂ ರಸಾಯನಚಿಕಿತ್ಸೆಯು ಉತ್ತಮ ವೈದ್ಯಕೀಯ ಸಂಪ್ರದಾಯವಲ್ಲ. ಮತ್ತೊಂದು ಪರ್ಯಾಯ ಪತ್ತೆ ಮಾಡಿಕೊಳ್ಳಿ. ನೈಸರ್ಗಿಕ ವಿಧಾನವನ್ನು ಅನುಸರಿಸಿ. ಮುಂದುವರೆದ ಔಷಧಗಳನ್ನು ಪರಿಶೀಲಿಸಿ. ಆರೋಗ್ಯಕರ ಆಯ್ಕೆಗಳನ್ನು ನೋಡಿರಿ. ನಿಮ್ಮ ಆಹಾರಪದ್ಧತಿಯನ್ನು ಬದಲಿಸಿ; ನಿಮ್ಮ ದೇಹದಲ್ಲಿ ಕ್ಯಾನ್ಸರ್ ಉಂಟುಮಾಡುವ ವಸ್ತುಗಳನ್ನು ಬದಲಿಸಿ.

ಲಾಭಕ್ಕಾಗಿ ಜನರ ದೇಹವನ್ನು ಬಳಕೆಮಾಡಿಕೊಳ್ಳುವುದು, ಹೆದರಿಕೆಯ ತಂತ್ರಗಳನ್ನು ಬಳಸುವುದು, ಅವರಿಗೆ ವಿಷ ನೀಡಿದರೆ ಹೆಚ್ಚು ಕ್ಯಾನ್ಸರ್ ಉಂಟಾಗುತ್ತದೆ ಎಂದು ತಿಳಿದೂ ವಿಷ ನೀಡುವುದು, ಇದರಿಂದ ಹೆಚ್ಚು ಹಣ ಗಳಿಸುವುದು ಅವರು ಮಾಡುತ್ತಿರುವ ಕೆಲಸ ಎಂದು ನನ್ನ ಅಭಿಪ್ರಾಯ. ಅವರು ಮಾಡುವ ಕೆಲಸವೇ ಇದು. ರಸಾಯನ ಚಿಕಿತ್ಸೆಯು ಪೈಶಾಚಿಕ ಚಿಕಿತ್ಸೆ. ನಂಬಿದರೆ ನಂಬಿ. ಸಂಕ್ಷಿಪ್ತವಾಗಿ ಇದು ಕ್ಯಾನ್ಸರ್ ಉದ್ಯಮದ ಕಥೆ. ಅಂದರೆ ಈಗ ನೀವು ಏನನ್ನು ಮಾಡಬಹುದು?

ಜಗದೀಶ್ ಆರ್ ಭುರಾನಿ

"ಅತ್ಯುತ್ತಮ ಆರೋಗ್ಯದ ರಹಸ್ಯಗಳ ಬಗ್ಗೆ ಶೈಕ್ಷಣಿಕ ಭಾಗಗಳು"

ಪ್ರತಿಯೊಬ್ಬರೂ ಆರೋಗ್ಯಪೂರ್ಣವಾದ ಜೀವನ ಹೊಂದಲು "ಶಿವಂಬು – ಜೀವಾಮೃತ" ಎಂಬ ಪುಸ್ತಕವನ್ನು ಅತ್ಯುತ್ತಮ ಆರೋಗ್ಯದ ರಹಸ್ಯಗಳ ಬಗ್ಗೆ ಶೈಕ್ಷಣಿಕ ಭಾಗಗಳಲ್ಲಿ ಪ್ರಕಟಿಸಲಾಗಿದೆ. "ಶಿವಂಬು ಎಂಬ ಮೂತ್ರ ಚಿಕಿತ್ಸೆ"ಯು ಎಲ್ಲಾ ರೀತಿಯ ದೀರ್ಘಕಾಲದ ಕಾಯಿಲೆಗಳನ್ನು ಗುಣಪಡಿಸಿ ಉತ್ತಮ ಆರೋಗ್ಯ ಹೊಂದುವಲ್ಲಿ ಮೂತ್ರ ಚಿಕಿತ್ಸೆಯು ಸಂಪೂರ್ಣವಾಗಿ ಔಷಧಿರಹಿತ ಚಿಕಿತ್ಸಾ ವಿಧಾನವಾಗಿದೆ.

ಇದು ರೋಗನಿರೋಧಕ ಶಕ್ತಿಯನ್ನು ಹೆಚ್ಚಿಸುತ್ತದೆ ಮತ್ತು ಮಾನವಕುಲದ ಸಂಕಟಗಳನ್ನು ನಿವಾರಿಸುತ್ತದೆ.

"ಶಿವಂಭು" ಎಂದು ಕರೆಯಲ್ಪಡುವ ಮೂತ್ರಚಿಕಿತ್ಸೆ, ಬಹಳ ಪ್ರಾಚೀನವಾದ ಚಿಕಿತ್ಸಾ ವಿಧಾನವಾಗಿದ್ದು, ಸಾವಿರಾರು ವರ್ಷಗಳಿಂದ ಪೀಳಿಗೆಯಿಂದ ಪೀಳಿಗೆಗೆ ಹರಿದುಬಂದಿದೆ. ವೇದಗಳಲ್ಲಿ ಡ್ಮರ್ ತಂತ್ರ ಎಂದು ಕರೆಯಲ್ಪಡುವ 5000 ವರ್ಷಗಳ ಹಳೆಯ ದಾಖಲೆಗಳ ಭಾಗವಾದ "ಶಿವಂಭು ಕಲ್ಪ ವಿಧಿ" ಯಲ್ಲಿ ಈ ಪ್ರಭಾವಿ ಗುಣಪಡಿಸುವ ಅಭ್ಯಾಸವನ್ನು ಉಲ್ಲೇಖಿಸಲಾಗಿದೆ. ಇದು ಯೋಗಾಭ್ಯಾಸದ ಪ್ರಾಚೀನ ವಿಧಾನವೂ ಆಗಿದೆ.

ಬಹಳ ಪ್ರಾಚೀನ ಪುಸ್ತಕಗಳಲ್ಲಿ ಹಾಗೂ ವೇದಗಳಲ್ಲೂ ಸಹ ಮೂತ್ರವನ್ನು ಶಿವಂಭು (ಸ್ವ ಮೂತ್ರ), ಎಂದರೆ ಶಿವನ ಪವಿತ್ರ ಜಲ ಎಂದು ಉಲ್ಲೇಖಿಸಲಾಗಿದೆ. ಆ ಪುಸ್ತಕಗಳಲ್ಲಿ ಶಿವಂಭು ವನ್ನು ಪವಿತ್ರ ದ್ರವ ಎಂದು ಉಲ್ಲೇಖಿಸಲಾಗಿದೆ. ಅವುಗಳ ಪ್ರಕಾರ ಮೂತ್ರವು ಹಾಲಿಗಿಂತ ಪೌಷ್ಟಿಕವಾದದ್ದು.

ಭಗವಾನ್ ಶಿವನು ಉಲ್ಲೇಖಿಸಿರುವ "ಶಿವಂಭು – ಸ್ವಯಂ ಮೂತ್ರ ಚಿಕಿತ್ಸೆ" ಒಂದು ಪ್ರಾಚೀನ ಚಿಕಿತ್ಸಾ ವಿಧಾನವಾಗಿದ್ದು, ಇದು ಭಾರತದಲ್ಲಿ ರೂಢಿಯಲ್ಲಿತ್ತು ಮತ್ತು ಈಗ ಪ್ರಪಂಚದಾದ್ಯಂತ ಎಲ್ಲಾ ದೇಶಗಳಲ್ಲಿ ಬಳಕೆ ಮಾಡಲಾಗುತ್ತಿದೆ.

1996 ಮತ್ತು 2013 ರ ನಡುವೆ ಭಾರತ, ಜರ್ಮನಿ, ಬ್ರೆಜಿಲ್, ಕೊರಿಯಾ, ಮೆಕ್ಸಿಕೋ ಮತ್ತು ಯುಎಸ್ಎ ಗಳಲ್ಲಿ ಆರು "ವಿಶ್ವದ ಮೂತ್ರ ಚಿಕಿತ್ಸೆ ಕುರಿತು ಸಮ್ಮೇಳನ" ಗಳು ನಡೆದವು.

ಜಗದೀಶ್ ಆರ್. ಭುರಾನಿ ಆದ ನಾನು ಈ ಕೆಳಗಿನ ಪುಸ್ತಕಗಳ ಲೇಖಕನಾಗಿರುವೆ:

1) ಮೂತ್ರ ಚಿಕಿತ್ಸೆಯ ನೈಸರ್ಗಿಕ/ಸಹಜ ಲಾಭಗಳು

2) ಮೂತ್ರ ಚಿಕಿತ್ಸೆಯೊಂದಿಗೆ ಕ್ಯಾನ್ಸರ್ ಗುಣಪಡಿಸಿ

3) "ಶಿವಂಭು – ಜೀವಾಮೃತ"

ಕೋವಿಡ್–19, ಕ್ಯಾನ್ಸರ್, ಎಚ್ಐವಿ, ಮಧುಮೇಹ ಮತ್ತು ಇನ್ನಿತರ ದೀರ್ಘಕಾಲದ ಕಾಯಿಲೆಗಳಿಂದ ನರಳುತ್ತಿರುವ ರೋಗಿಗಳಿಗೆ ನಾನು ಮೂತ್ರ ಚಿಕಿತ್ಸೆಯ ಮೂಲಕ ಚಿಕಿತ್ಸೆ ನೀಡಿದ್ದೇನೆ ಮತ್ತು ಗುಣಪಡಿಸಿದ್ದೇನೆ.

ಅನೇಕ ಕಾಯಿಲೆಗಳಿಂದ ನರಳುತ್ತಿದ್ದು, ಅವುಗಳಿಂದ ಗುಣಮುಖರಾದ ಭಾರತದ ಮತ್ತು ಜಗತ್ತಿನ ಅನೇಕ ರೋಗಿಗಳ ಲಿಖಿತ ಹೇಳಿಕೆಗಳನ್ನು ಹಾಗೂ ಸಾಕ್ಷ್ಯಾಧಾರಗಳು ಈ ಪುಸ್ತಕದಲ್ಲಿವೆ. ಜಗತ್ತಿನಾದ್ಯಂತದ ಅನೇಕರ ವಿಡಿಯೋ ರೆಕಾರ್ಡಿಂಗ್‌ಗಳನ್ನು ಯು–ಟ್ಯೂಬ್‌ನಲ್ಲಿ ಅಪ್ ಲೋಡ್ ಮಾಡಿದ್ದೇನೆ.

ಇದರಲ್ಲಿ ವೈದ್ಯಕೀಯ ಚಿಕಿತ್ಸಕರು ತಮ್ಮ ಭರವಸೆಯನ್ನು ಕಳೆದುಕೊಂಡು ಚಿಕಿತ್ಸೆಯನ್ನು ನೀಡಲಾಗದ ಕೆಲವು ಸಂದರ್ಭಗಳಲ್ಲಿ ಜನರು ಪ್ರಯೋಜನಗಳನ್ನು ಪಡೆದಿದ್ದಾರೆ.

ಶಿವಂಭು–ಮೂತ್ರ ಚಿಕಿತ್ಸೆಯ ಎಲ್ಲಾ ರೀತಿಯ ಕಾಯಿಲೆಗಳಿಗೆ ಅತ್ಯುತ್ತಮ ಸಾರ್ವತ್ರಿಕ ಪರಿಹಾರವಾಗಿದೆ ಎಂಬುದಕ್ಕೆ ವೀಡಿಯೋ ರೆಕಾರ್ಡಿಂಗ್‌ಗಳು ಮತ್ತು ಸಾಕ್ಷ್ಯಾಧಾರಗಳು ಸಾಬೀತಾಗಿರುವ ಸತ್ಯಗಳು ಮತ್ತು ಜೀವಂತ ಪುರಾವೆಗಳಾಗಿವೆ.

ಸರ್ಕಾರವು ಎಲ್ಲಾ ದೇಶಗಳಲ್ಲಿ ಶಿವಂಭು–ಮೂತ್ರಚಿಕಿತ್ಸೆಯನ್ನು ಶಿಫಾರಸು ಮಾಡಬೇಕು, ಇದರ ಕುರಿತು ಜನರಲ್ಲಿ ಜಾಗೃತಿಯನ್ನು ಮೂಡಿಸಬೇಕು ಮತ್ತು ಪ್ರಚಾರವನ್ನು ನೀಡಿ ಪ್ರೋತ್ಸಾಹಿಸಬೇಕು. ಶಿವಂಭು–ಮೂತ್ರ ಚಿಕಿತ್ಸೆಯನ್ನು ಉತ್ತೇಜಿಸುವ ಮೂಲಕ ಸರ್ಕಾರವು ನೂರಾರು ಕೋಟಿ ರೂಪಾಯಿಗಳನ್ನು ಉಳಿಸಬಹುದು ಮತ್ತು ಲಕ್ಷಾಂತರ ಜೀವಗಳನ್ನು ಉಳಿಸಬಹುದು.

ಸಮಾಜಕ್ಕೆ ಸಹಾಯ ಮಾಡುವಲ್ಲಿ ಜಾಗೃತಿ ಮೂಡಿಸಲು ಮತ್ತು ಶಿವಂಭು – ಮೂತ್ರ ಚಿಕಿತ್ಸೆಯನ್ನು ಉತ್ತೇಜಿಸಲು ಡಿಜಿಟಲ್ ಮಾಧ್ಯಮ, ಮುದ್ರಣ ಮಾಧ್ಯಮ ಮತ್ತು ಸಾಮಾಜಿಕ ಮಾಧ್ಯಮಗಳು ತಮ್ಮ ಕೈಗಳನ್ನು ಜೋಡಿಸಬೇಕು.

ಮೂತ್ರ ಚಿಕಿತ್ಸೆಯು ಎಲ್ಲಾ ವಿಧದ ದೀರ್ಘಕಾಲದ ರೋಗಗಳನ್ನು ಗುಣಪಡಿಸಬಲ್ಲ ಮತ್ತು ಉತ್ತಮ ಆರೋಗ್ಯವನ್ನು ನೀಡಬಲ್ಲ ಒಂದು ಸಂಪೂರ್ಣ ಔಷಧಿರಹಿತ ವಿಧಾನವಾಗಿದೆ. ಬಹುತೇಕ ಜನರಿಗೆ "ಮೂತ್ರ"ದಿಂದ ಸಿಗುವ ಲಾಭಗಳ ಬಗ್ಗೆ ತಿಳಿದಿಲ್ಲದೆ ಇರುವುದರಿಂದ, ಜನರು ಮೂತ್ರ ಎಂದರೆ ಅಸಹ್ಯಪಡುತ್ತಾರೆ. ಅಂತಹವರು ಧನಾತ್ಮಕ ಭಾವನೆಯನ್ನು ಮೂಡಿಸಿಕೊಂಡು, ನಮ್ಮೊಳಗೆ ಅಡಗಿರುವ ಕಾಯಿಲೆಗಳನ್ನು ಗುಣಪಡಿಸುವ ಪ್ರಕೃತಿಸಹಜವಾದ ಗುಣಕಾರಿ ಶಕ್ತಿಯ ಬಗ್ಗೆ ಅರಿವು ಮೂಡಿಸಿಕೊಳ್ಳಬೇಕು.

ದೀರ್ಘಕಾಲದಿಂದ ವಿವಿಧ ಕಾಯಿಲೆಗಳಿಂದ ನರಳುತ್ತಿರುವ ರೋಗಿಗಳು ಮೂತ್ರ ಚಿಕಿತ್ಸೆಯನ್ನು ಸಂತೋಷದಿಂದ ಅನುಸರಿಸಿದರೆ ಕೇವಲ 10 ರಿಂದ 15 ದಿನಗಳೊಳಗೆ ಮಾನಸಿಕ ಹಾಗೂ ಭೌತಿಕ ಆರೋಗ್ಯವನ್ನು ಹೊಂದಬಹುದು.

ಮೂತ್ರಚಿಕಿತ್ಸೆಯ ಸರಿಯಾದ ವಿಧಾನವೆಂದರೆ, ಮೂತ್ರ ಸೇವನೆ, ಯಥೇಚ್ಛವಾಗಿ ನೀರು ಹಾಗೂ ಹಣ್ಣಿನ ರಸಗಳ ಸೇವನೆ, ಮೂತ್ರದಿಂದ ದೇಹವನ್ನು ಮರ್ದನ (ಮಸಾಜ್) ಮಾಡಿಕೊಳ್ಳುವುದು ಮತ್ತು ಹೊಟ್ಟೆ ಮತ್ತು ದೇಹದ ತೊಂದರೆಗೊಳಗಾಗಿರುವ ಇತರ ಭಾಗಗಳ ಮೇಲೆ ಮೂತ್ರದ ವೆಟ್ ಪ್ಯಾಕ್ ಇರಿಸಿಕೊಳ್ಳುವುದು, ಜೊತೆಗೆ, ಸಮತೋಲಿತ ಆಹಾರ ಸೇವನೆ ಮಾಡುವುದು. ಈ ರೀತಿ ಸರಿಯಾದ ರೀತಿಯಲ್ಲಿ ಮೂತ್ರ ಚಿಕಿತ್ಸೆ ಅನುಸರಿಸಿದಲ್ಲಿ, ಅಂತಹವರ ಮೂತ್ರವು ತಿಳಿಹಳದಿ ಅಥವಾ ಬಣ್ಣರಹಿತವಾಗಿರುತ್ತದೆ (ನೀರಿನಂತೆ). ಈ ಬಣ್ಣರಹಿತ ಮೂತ್ರಕ್ಕೆ ವಾಸನೆ ಇರುವುದಿಲ್ಲ. ಈ ಮೂತ್ರದಲ್ಲಿ ನಮ್ಮ ದೇಹಕ್ಕೆ ಅವಶ್ಯವಾದ ಎಲ್ಲಾ ಪ್ರೋಟೀನುಗಳು ಹಾಗೂ ವಿಟಮಿನ್‌ಗಳು ಇರುತ್ತವೆ.

ನಾನು 2007 ರಿಂದ ಇಂದಿನವರೆಗೆ 14 ವರ್ಷಗಳಿಂದ ಎನ್ ಎ ಸಿ ಓ, ಐ ಸಿ ಎಮ್ ಆರ್, ದೆಹಲಿ, ಕೇಂದ್ರ ಸರ್ಕಾರ, ಭಾರತದ ರಾಷ್ಟ್ರಪತಿಗಳು, ಭಾರತದ ಪ್ರಧಾನಮಂತ್ರಿಗಳು, ಕೇಂದ್ರ ಆರೋಗ್ಯ ಸಚಿವರು, ದೆಹಲಿ ಮುಂತಾದ ವಿವಿಧ ಸರ್ಕಾರಿ ಆರೋಗ್ಯ ಇಲಾಖೆಗಳಿಗೆ ಪತ್ರಗಳನ್ನು ಬರೆದಿರುವುದರ ಜೊತೆಗೆ ನಾನು ಬರೆದ ಪುಸ್ತಕಗಳನ್ನೂ ಕಳಿಸಿಕೊಟ್ಟು, ಅವರಿಗೆ "ಶಿವಾಂಭು – ಮೂತ್ರ ಚಿಕಿತ್ಸೆ" ಗೆ ಮಾನ್ಯತೆ ನೀಡಲು ಮತ್ತು ಉತ್ತೇಜಿಸಲು ಕೋರಿಕೆಯನ್ನು ಸಲ್ಲಿಸಿದ್ದೇನೆ:

ಕ್ಯಾನ್ಸರ್ ಉಂಟಾಗುವುದನ್ನು ತಡೆಗಟ್ಟಿ, ಅತ್ಯಂತ ಶಕ್ತಿಶಾಲಿ ಮೂತ್ರ ಚಿಕಿತ್ಸೆ ವಿಧಾನದ ಮೂಲಕ ಭಾರತ ಹಾಗೂ ವಿಶ್ವಾದ್ಯಂತ ಪ್ರಚಾರ ಮಾಡಿ ಕ್ಯಾನ್ಸರ್ ಗುಣಪಡಿಸಿ ಲಕ್ಷಾಂತರ ಜೀವನದ ಆರೋಗ್ಯ ಉತ್ತಮಪಡಿಸಲು ಪಣತೊಟ್ಟಿದ್ದೇನೆ!

ಸರ್ಕಾರವು ಆಯುರ್ವೇದ, ಯೋಗ, ಯುನಾನಿ, ಸಿದ್ಧ ಮತ್ತು ಹೋಮಿಯೋಪತಿ ವೈದ್ಯ ಪದ್ಧತಿಗಳಿಗೆ ಮಾನ್ಯತೆ ನೀಡಿದೆ. ಇದೇ ರೀತಿ ಸರ್ಕಾರವು "ಶಿವಾಂಭು – ಮೂತ್ರ ಚಿಕಿತ್ಸೆ" ಗೂ ಸಹ ಮಾನ್ಯತೆರ್ ನೀಡಬೇಕಿದೆ.

ಕರೋನವೈರಸ್‌ನ ಸಾಂಕ್ರಾಮಿಕ–ಕೋವಿಡ್–19

ಕೊರೊನಾವೈರಸ್ ಕಾಯಿಲೆಯ ಸಾಂಕ್ರಾಮಿಕ ರೋಗ ಕೋವಿಡ್–19 ಪ್ರಪಂಚದಾದ್ಯಂತ ಜನರಲ್ಲಿ ಆತಂಕ ಮತ್ತು ಭಯವನ್ನು ಸೃಷ್ಟಿಸಿದೆ. ಚೀನಾದಲ್ಲಿ ಕೊರೊನಾವೈರಸ್ – ಕೋವಿಡ್ 19 ರ ನ ಏಕಾಏಕಿ ಸ್ಫೋಟವು ಪ್ರಪಂಚದಾದ್ಯಂತ ಲಕ್ಷಾಂತರ ಜನರಿಗೆ ಸೋಂಕನ್ನು ಹರಡಿದೆ.

ಸಾಂಕ್ರಾಮಿಕವು ಜಾಗತಿಕ ಆರ್ಥಿಕತೆ, ವ್ಯಾಪಾರ, ಶಿಕ್ಷಣ ಮತ್ತು ಪ್ರಪಂಚದಾದ್ಯಂತ ವಿವಿಧ ಸೇವಾ ಕ್ಷೇತ್ರಗಳ ಮೇಲೆ ಪರಿಣಾಮ ಬೀರಿದೆ.

ಜಾಗೃತಿಯನ್ನು ಹರಡುವ ಮೂಲಕ ಮತ್ತು ಶಿವಂಭು – ಮೂತ್ರ ಚಿಕಿತ್ಸೆಯನ್ನು ಉತ್ತೇಜಿಸುವ ಮೂಲಕ ಸರ್ಕಾರವು ಕೋವಿಡ್ ವಿರುದ್ಧ ಹೋರಾಡಬಹುದು. ಕೋವಿಡ್ ಪರೀಕ್ಷೆಯಲ್ಲಿ ಪಾಸಿಟಿವ್ ಬಂದ ಜನರು ಶಿವಂಭು – ಮೂತ್ರಚಿಕಿತ್ಸೆ ಯನ್ನು ಅಳವಡಿಸಿಕೊಳ್ಳುವ ಮೂಲಕ ಕೋವಿಡ್ ನೆಗೆಟಿವ್ ಆಗಬಹುದು.

ಕೊರೊನಾವೈರಸ್‌ನ ಸಾಂಕ್ರಾಮಿಕ ರೋಗದ ವಿರುದ್ಧ ಹೋರಾಡಲು ಸರ್ಕಾರವು ಒಂದು ದೊಡ್ಡ ಹೆಜ್ಜೆಯನ್ನು ತೆಗೆದುಕೊಂಡಿರುವುದರಿಂದ ಮತ್ತು ರೋಗನಿರೋಧಕ ಶಕ್ತಿಯನ್ನು ಹೆಚ್ಚಿಸಲು ಮತ್ತು ವೈರಸ್ ಸೋಂಕಿನ ವಿರುದ್ಧ ಹೋರಾಡಲು ಲಸಿಕೆಯನ್ನು ತೆಗೆದುಕೊಳ್ಳುವಂತೆ ಜನರಿಗೆ ಸಲಹೆ ನೀಡುತ್ತಿರುವುದರಿಂದ ನನಗೆ ತುಂಬಾ ಸಂತೋಷವಾಗಿದೆ. ಅವರು ರಾಷ್ಟ್ರದ ಹಿತಕ್ಕಾಗಿ ಕಾಲಕಾಲಕ್ಕೆ ಪರಿಸ್ಥಿತಿಯನ್ನು ವೀಕ್ಷಿಸುತ್ತಿದ್ದಾರೆ. ಸರ್ಕಾರದ ಸೂಚನೆಯ ಪ್ರಕಾರ ನಾನು ಮತ್ತು ನನ್ನ ಕುಟುಂಬದವರು 2 ಲಸಿಕೆಗಳನ್ನು ತೆಗೆದುಕೊಂಡಿದ್ದೇವೆ.

ಕೋವಿಡ್ ಲಸಿಕೆಯನ್ನು ಪಡೆದುಕೊಂಡ ನಂತರ ಕೆಲವರಿಗೆ ನೋವು, ಜ್ವರ, ಆಯಾಸ, ತಲೆನೋವು, ಸ್ನಾಯು ನೋವು, ಕೀಲು ನೋವು, ವಾಕರಿಕೆ ಮತ್ತು ವಾಂತಿ ಮುಂತಾದ ಸೌಮ್ಯ ಅಡ್ಡ ಪರಿಣಾಮಗಳು ಉಂಟಾಗಿವೆ.

ಕೊರೊನಾವೈರಸ್‌ಗಿಂತ ಕ್ಯಾನ್ಸರ್ ಹೆಚ್ಚು ಅಪಾಯಕಾರಿ. ಕ್ಯಾನ್ಸರ್ ದೇಶಾದ್ಯಂತ ವಿಶ್ವದ ನಂಬರ್ ಒನ್ ಕಿಲ್ಲರ್ ಆಗಿದೆ. ಪ್ರಪಂಚದಾದ್ಯಂತದ ಸ್ಥಿತಿಯ ಪ್ರಕಾರ ಪ್ರತಿ ವರ್ಷ 9.5 ಮಿಲಿಯನ್ (95 ಲಕ್ಷ) ಜನರು ವಿವಿಧ ರೀತಿಯ ಕ್ಯಾನ್ಸರ್‌ನಿಂದ ಸಾಯುತ್ತಾರೆ ಎಂದು ಅಂದಾಜಿಸಲಾಗಿದೆ.

ಕೋವಿಡ್‌–19, ಎಚ್‌ಐವಿ ಮತ್ತು ಎಲ್ಲಾ ದೀರ್ಘಕಾಲದ ಕಾಯಿಲೆಗಳಿಗೆ ಶಿವಂಭು – ಮೂತ್ರ ಚಿಕಿತ್ಸೆ ಯಿಂದ ಚಿಕಿತ್ಸೆ ನೀಡಬಹುದು ಮತ್ತು ಗುಣಪಡಿಸಬಹುದು:. ಈ ನೈಸರ್ಗಿಕ ಪರಿಹಾರದೊಂದಿಗೆ ಜನರು ಸುಲಭವಾಗಿ ಕೋವಿಡ್ 19 ಮತ್ತು ಎಲ್ಲಾ ವೈರಸ್ ರೋಗಗಳ ವಿರುದ್ಧ ಹೋರಾಡಬಹುದು ಮತ್ತು ತಮ್ಮ ಎಲ್ಲಾ ದುಃಖಗಳನ್ನು ನಿವಾರಿಸಿಕೊಳ್ಳಬಹುದು.

"ಶಿವಂಭು" – ಮೂತ್ರ ಚಿಕಿತ್ಸೆಯು ಕೋವಿಡ್ –19, ವಿವಿಧ ರೀತಿಯ ಕ್ಯಾನ್ಸರ್ ಮತ್ತು ಇತರ ಎಲ್ಲಾ ಕಾಯಿಲೆಗಳನ್ನು ತಡೆಗಟ್ಟಬಹುದು ಮತ್ತು ಗುಣಪಡಿಸಬಹುದು.

ಮೂತ್ರ ಚಿಕಿತ್ಸೆ ಎಂದು ಕರೆಯಲ್ಪಡುವ ಶಿವಂಭು ಯೋಗಾಭ್ಯಾಸದ ಪ್ರಾಚೀನ ವಿಧಾನವಾಗಿದ್ದು, ಇದು ಪ್ರಾಚೀನ ಕಾಲದಿಂದಲೂ ನಡೆದುಕೊಂಡು ಬಂ'ದಿದೆ. ವೈದ್ಯಕೀಯ ವಿಜ್ಞಾನದ ಪ್ರಕಾರ ಗುಣಪಡಿಸಲಾಗದ ಕೋವಿಡ್ –19, ಕ್ಯಾನ್ಸರ್, ಎಚ್‌ಐವಿ ಮತ್ತು ಎಲ್ಲಾ ರೀತಿಯ ದೀರ್ಘಕಾಲದ ಕಾಯಿಲೆಗಳನ್ನು ತಡೆಗಟ್ಟಲು, ನಿಯಂತ್ರಿಸಲು ಮತ್ತು ಗುಣಪಡಿಸಲು ಇದು ಅತ್ಯುತ್ತಮ ನೈಸರ್ಗಿಕ ಸಾರ್ವಕಾಲಿಕ ಪರಿಹಾರವಾಗಿದೆ.

ಭಗವಾನ್ ಶಿವನು ತಾಯಿ ಪಾರ್ವತಿಗೆ ಸ್ವಯಂ–ಮೂತ್ರ ಚಿಕಿತ್ಸೆ ಎಂದು ಕರೆಯಲ್ಪಡುವ ಶಿವಂಭುವಿನ ಕ್ರಮಗಳು ಮತ್ತು ಹಲವಾರು ಪ್ರಯೋಜನಗಳನ್ನು ವಿವರಿಸಿದ್ದಾರೆ ಮತ್ತು ಶಿಫಾರಸು ಮಾಡಿದ್ದಾರೆ.

5000 ವರ್ಷಗಳಿಗೂ ಹಿಂದೆ ವೇದಗಳಲ್ಲಿ ಉಲ್ಲೇಖಿಸಲಾದ ಪ್ರಾಚೀನ ಸಂಸ್ಕೃತ ಹುಸ್ತಕದಲ್ಲಿ ಬರೆಯಲಾದ ಡಮರು 'ಽ ತಂತ್ರದಲ್ಲಿ ಸ್ವಯಂ–ಮೂತ್ರ ಚಿಕಿತ್ಸೆಯು ಕಂಡುಬರುತ್ತದೆ.

ಶಿವಂಭು (ಒಬ್ಬರ ಸ್ವಂತ ಮೂತ್ರ) ದಿಂದ ಎಲ್ಲಾ ರೋಗಗಳನ್ನು ಗುಣಪಡಿಸಬಹುದು ಎಂದು ಡಮರು 'ಽ ತಂತ್ರದಲ್ಲಿ 107 ಶ್ಲೋಕಗಳನ್ನು ಪ್ರತಿಪಾದಿಸಲಾಗಿದೆ.

ಶಿವಂಭು ರೋಗನಿರೋಧಕ ಶಕ್ತಿಯನ್ನು ಹೆಚ್ಚಿಸುತ್ತದೆ, ದೇಹವನ್ನು ಪುನರುಜ್ಜೀವನಗೊಳಿಸುತ್ತದೆ ಮತ್ತು ಮನುಕುಲದ ದುಃಖಗಳನ್ನು ನಿವಾರಿಸುತ್ತದೆ. ಇದು 100% ಸುರಕ್ಷಿತವಾಗಿದೆ ಮತ್ತು ಯಾವುದೇ ರೀತಿಯ ಅಡ್ಡ ಪರಿಣಾಮಗಳಿಲ್ಲ. ಇದು ಉಚಿತವಾಗಿದೆ ಮತ್ತು ಯೋಗದಂತೆಯೇ ಸುಲಭವಾದ ರೀತಿಯಲ್ಲಿ ಮನೆಯಲ್ಲಿಯೇ ಅಭ್ಯಾಸ ಮಾಡಬಹುದು.

ನಾನೊಬ್ಬ ಪ್ರಮಾಣೀಕೃತ ವೈದ್ಯನಲ್ಲ ಮತ್ತು ನಾನು ಯಾವುದೇ ವೈದ್ಯಕೀಯ ಪ್ರಮಾಣಪತ್ರವನ್ನು ಹೊಂದಿಲ್ಲ, ಪ್ರಾಯೋಗಿಕ ಅನುಭವದೊಂದಿಗೆ, ನಾನು ಕೋವಿಡ್– 19, ವಿವಿಧ ರೀತಿಯ ಕ್ಯಾನ್ಸರ್, ಎಚ್ಐವಿ, ಮಧುಮೇಹ, ಸೆರೆಬ್ರಲ್ ಪಾಲ್ಸಿ, ಎಂ ಎನ್ ಡಿ, ನೆಫ್ರಿಟಿಕ್ ಸಿಂಡ್ರೋಮ್, ಪಿತ್ತಕೋಶದ ಕಲ್ಲುಗಳು ಮತ್ತು ಎಲ್ಲಾ ಇತರ ದೀರ್ಘಕಾಲದ ಕಾಯಿಲೆಗಳಿಂದ ಬಳಲುತ್ತಿರುವ ಸಾವಿರಾರು ಜನರಿಗೆ "ಮೂತ್ರ ಚಿಕಿತ್ಸೆ" ಎಂದು ಕರೆಯಲ್ಪಡುವ "ಶಿವಂಭು" ನಿಂದ ಚಿಕಿತ್ಸೆ ನೀಡಿ ಗುಣಪಡಿಸಿದ್ದೇನೆ.

"ಮೂತ್ರಚಿಕಿತ್ಸೆಯಿಂದ ಪ್ರಯೋಜನಗಳನ್ನು ಪಡೆದ ಮತ್ತು ಯಶಸ್ವಿಯಾದ ರೋಗಿಗಳ ವೈದ್ಯಕೀಯ ರೋಗನಿರ್ಣಯದ ಪರೀಕ್ಷಾ ವರದಿಗಳು" ನನ್ನ ಬಳಿ ಇವೆ. ಕೆಲವು ರೋಗಿಗಳು ತಮ್ಮ ಲಿಖಿತ ಹೇಳಿಕೆಗಳನ್ನು ನೀಡಿದ್ದಾರೆ ಮತ್ತು ಕೆಲವರು ಚಿಕಿತ್ಸೆಯ ಮೊದಲು ಮತ್ತು ನಂತರ ತಮ್ಮ ಅಡಕಮುದ್ರಿತ ಹೇಳಿಕೆಗಳನ್ನು ನೀಡಿದ್ದಾರೆ. ಮೂತ್ರ ಚಿಕಿತ್ಸೆಯು ಅತ್ಯುತ್ತಮವಾದ ಗುಣಪಡಿಸುವ ವಿಧಾನವಾಗಿದೆ, ಇದು ಹೆಚ್ಚು ಪರಿಣಾಮಕಾರಿ ಮತ್ತು ಶಕ್ತಿಯುತವಾದ ನೈಸರ್ಗಿಕ ಚಿಕಿತ್ಸೆಯಾಗಿದೆ.

ಪ್ರಯೋಜನ ಪಡೆದಿರುವ 100ಕ್ಕೂ ಹೆಚ್ಚು ಜನರ ಸಾಕ್ಷ್ಯಾಧಾರಗಳನ್ನು ನನ್ನ ಪುಸ್ತಕದಲ್ಲಿ ಅಪ್‌ಲೋಡ್ ಮಾಡಿದ್ದೇನೆ. ನನ್ನ ಯೂ–ಟ್ಯೂಬ್ ಮತ್ತು ಫೇಸ್‌ಬುಕ್ ನಲ್ಲಿ ಅಪ್ ಲೋಡ್ ಮಾಡಿರುವ ಜನರ ವಿಡಿಯೋ ರೆಕಾರ್ಡಿಂಗ್‌ಗಳನ್ನು ಎಲ್ಲರೂ ನೋಡಬಹುದು.

ಆಯುಷ್ ಟಿವಿ ಪ್ರಸಾರ ಮಾಡಿದ "ಶಿವಂಭು ಜೀವಾಮೃತ – ಮೂತ್ರ ಚಿಕಿತ್ಸೆ" ಇದರ ಸಂಚಿಕೆಗಳನ್ನು ಜನರು ನನ್ನ ಯೂ–ಟ್ಯೂಬ್ ಚಾನೆಲ್‌ನಲ್ಲಿ ವೀಕ್ಷಿಸಬಹುದು. ಈ ಸಂಚಿಕೆಯಲ್ಲಿ ವಿವಿಧ ಕಾಯಿಲೆಗಳಿಗೆ ಪರಿಹಾರ ಪಡೆದ ರೋಗಿಗಳ ವೀಡಿಯೊ ರೆಕಾರ್ಡಿಂಗ್‌ಗಳಿವೆ. ಇದರಲ್ಲಿ ಶಿವಂಭು – ಮೂತ್ರ ಚಿಕಿತ್ಸೆ ಯನ್ನು ಶಿಫಾರಸು ಮಾಡುವ ವೃತ್ತಿಪರ ವೈದ್ಯಕೀಯ ವೈದ್ಯರ ವೀಡಿಯೊ ರೆಕಾರ್ಡಿಂಗ್ ಸಹ ಇದೆ.

ಶಿವಂಭು–ಮೂತ್ರ ಚಿಕಿತ್ಸೆಯು ಎಲ್ಲಾ ರೀತಿಯ ಕಾಯಿಲೆಗಳಿಗೆ ಅತ್ಯುತ್ತಮ ಸಾರ್ವಕಾಲಿಕ ಪರಿಹಾರವಾಗಿದೆ ಎಂಬುದಕ್ಕೆ ಈ ವೀಡಿಯೊ ರೆಕಾರ್ಡಿಂಗ್‌ಗಳು ಮತ್ತು ಸಾಕ್ಷ್ಯಾಧಾರಗಳು ಸಾಬೀತಾಗಿರುವ ಸತ್ಯಗಳು ಮತ್ತು ಜೀವಂತ ಪುರಾವೆಗಳಾಗಿವೆ.

ಸರ್ಕಾರವು ಲಕ್ಷಾಂತರ ಜೀವಗಳನ್ನು ಉಳಿಸಬಹುದು

ಮತ್ತು ನೂರಾರು ಕೋಟಿ ರೂಪಾಯಿಗಳನ್ನು ಉಳಿಸಬಹುದು

ಶಿವಂಭು – ಮೂತ್ರ ಚಿಕಿತ್ಸೆಯ ಪ್ರಯೋಜನಗಳ ಕುರಿತು ಜನರಿಗೆ ಅರಿವು ಮೂಡಿಸುವುದು, ಉತ್ತೇಜಿಸುವುದು ಮತ್ತು ಶಿಕ್ಷಣ ನೀಡುವುದು ಮತ್ತು ಮನುಕುಲದ ದುಃಖಗಳನ್ನು ನಿವಾರಿಸುವ ಮೂಲಕ ಸರ್ಕಾರವು ಭಾರತದಲ್ಲಿ ಮತ್ತು ಪ್ರಪಂಚದಾದ್ಯಂತದ ಲಕ್ಷಾಂತರ ಜೀವಗಳನ್ನು ಉಳಿಸಬಹುದು.

ಜನರಿಗೆ ಶಿವಂಭು – ಮೂತ್ರ ಚಿಕಿತ್ಸೆಯ ಸಲಹೆಯನ್ನು ಕೊಡುವ ಮೂಲಕ ಸರ್ಕಾರವು ನೂರಾರು ಕೋಟಿ ರೂಪಾಯಿಗಳನ್ನು ಉಳಿಸಬಹುದು. ಸರ್ಕಾರವು ಸಮೀಕ್ಷೆಯನ್ನು ನಡೆಸಬಹುದು ಮತ್ತು 500/5000 ಜನರು ಅಥವಾ ವಿವಿಧ ರೀತಿಯ ಕಾಯಿಲೆಗಳಿಂದ ಬಳಲುತ್ತಿರುವ ಎಷ್ಟಾದರೂ ವ್ಯಕ್ತಿಗಳ ಮೇಲೆ ಕ್ಲಿನಿಕಲ್ ಪ್ರಯೋಗವನ್ನು ಮಾಡಬಹುದು. ಶಿವಂಭುವನ್ನು ಅಳವಡಿಸಿಕೊಂಡ ಎಲ್ಲಾ ವ್ಯಕ್ತಿಗಳು ಯಾವುದೇ ಅಡ್ಡ ಪರಿಣಾಮಗಳಿಲ್ಲದೆ ಪ್ರಯೋಜನಗಳನ್ನು ಪಡೆಯುವುದನ್ನು ಕಂಡು ಅವರು ಖಂಡಿತವಾಗಿಯೂ ಆಶ್ಚರ್ಯಚಕಿತರಾಗುತ್ತಾರೆ.

ಸರ್ಕಾರವು ಜೀವರಕ್ಷಕ ಔಷಧಿಗಳ ಚುಚ್ಚುಮದ್ದು ಮತ್ತು ಕೋವಿಡ್ ಲಸಿಕೆಗಳನ್ನು ತಯಾರಿಸುತ್ತಿರುವ ಔಷಧೀಯ ಕಂಪನಿಗಳನ್ನು ಪ್ರೋತ್ಸಾಹಿಸುತ್ತಿದೆ.

ಅವರು ಎಲ್ಲಾ ದೇಶಗಳಲ್ಲಿ ಶಿವಂಭು – ಮೂತ್ರ ಚಿಕಿತ್ಸೆಯನ್ನು ಶಿಫಾರಸು ಮಾಡಬೇಕು ಮತ್ತು ಪ್ರಚಾರ ನೀಡುವ ಮೂಲಕ ಮತ್ತು ಜಾಗೃತಿಯನ್ನು ಹರಡುವ ಮೂಲಕ ಜನರನ್ನು ಪ್ರೋತ್ಸಾಹಿಸಬೇಕು.

ವಿಶ್ವದ ಅಂಕಿಅಂಶಗಳ ಪ್ರಕಾರ ಕ್ಯಾನ್ಸರ್ ಮತ್ತು ಕೋವಿಡ್ –19 ಮತ್ತು ಇತರ ಕಾಯಿಲೆಗಳಿಂದ ಆಗುತ್ತಿರುವ ಸಾವಿನ ಪ್ರಮಾಣವು ಒಂದು ವರ್ಷದ ಅವಧಿಯಲ್ಲಿ ಕಡಿಮೆಯಾಗುತ್ತದೆ.

ರೋಗಿಗಳು ಗುಣಮುಖರಾಗುವವರೆಗೆ ವೈದ್ಯರು, ವಿಜ್ಞಾನಿಗಳು ಮತ್ತು ಸಂಶೋಧನಾ ಇಲಾಖೆಯು ನೈಸರ್ಗಿಕ ಚಿಕಿತ್ಸಾ ವಿಧಾನಕ್ಕೆ ಯಾವುದೇ ಅಡೆತಡೆಗಳನ್ನು ತರಬಾರದು. ಶಸ್ತ್ರಚಿಕಿತ್ಸೆಯಿಲ್ಲದೆ ಗಮನಾರ್ಹ ಪ್ರಯೋಜನಗಳನ್ನು ಸಾಧಿಸಿದ ರೋಗಿಗಳ ಮಾನಸಿಕ

ಮತ್ತು ದೈಹಿಕ ಆರೋಗ್ಯದ ಸುಧಾರಣೆಯನ್ನು ಗಮನಿಸುವುದರ ಮೂಲಕ ಅವರು ಸರಿಯಾದ ಸಮೀಕ್ಷೆಯನ್ನು ನಡೆಸಬಹುದು. ಅವರು ಆ ರೋಗಿಗಳ ವಿವಿಧ ರೋಗನಿರ್ಣಯಗಳನ್ನು ಮತ್ತು ವೈದ್ಯಕೀಯ ಪರೀಕ್ಷೆಯ ವರದಿಗಳನ್ನು ಸಹ ಪರಿಶೀಲಿಸಬಹುದು. ವೈದ್ಯರು ಮತ್ತು ವಿಜ್ಞಾನಿಗಳು "ಮೂತ್ರವು ನೈಸರ್ಗಿಕ ಹಾಗೂ ದೈವಿಕವಾದ ಗುಣಪಡಿಸುವ ಶಕ್ತಿಯನ್ನು ಹೊಂದಿದೆ" ಎಂಬ ಸತ್ಯವನ್ನು ನಂಬಬೇಕು ಮತ್ತು ಈ ಚಿಕಿತ್ಸೆಯನ್ನು ಅಳವಡಿಸಿಕೊಳ್ಳಲು ಜನರನ್ನು ಶಿಫಾರಸು ಮಾಡಲು ಮತ್ತು ಪ್ರೋತ್ಸಾಹಿಸಲು ತಮ್ಮ ನೈತಿಕ ಬೆಂಬಲವನ್ನು ನೀಡಬೇಕು.

ಸರ್ಕಾರಿ ಸಂಸ್ಥೆಗಳು, ವಿಜ್ಞಾನಿಗಳು, ವೈದ್ಯರು, ಮಾಧ್ಯಮಗಳು ಮತ್ತು ಖಾಸಗಿ ಸಂಸ್ಥೆಗಳು "ಮೂತ್ರ ಚಿಕಿತ್ಸೆ" ಯ ಬಗ್ಗೆ ಜಾಗೃತಿ ಮೂಡಿಸಬೇಕು ಮತ್ತು ಮೂತ್ರ ಚಿಕಿತ್ಸೆಯಿಂದ ಪ್ರಯೋಜನಗಳನ್ನು ಸಾಧಿಸಲು ಸರಿಯಾದ ವಿಧಾನ, ತಂತ್ರ, ಚಿಕಿತ್ಸಾ ವಿಧಾನ ಮತ್ತು ಅಗತ್ಯ ಆಹಾರದ ಬಗ್ಗೆ ಜನರಿಗೆ ಜ್ಞಾನವನ್ನು ನೀಡಬೇಕು.

ಅರಿವು ಜಗತ್ತಿನ ಎಲ್ಲ ಮೂಲೆ ಮೂಲೆಗಳಿಗೂ ತಲುಪಬೇಕು.

1996 ಮತ್ತು 2013 ರ ನಡುವೆ ಭಾರತ, ಜರ್ಮನಿ, ಬ್ರೆಜಿಲ್, ಕೊರಿಯಾ, ಮೆಕ್ಸಿಕೊ ಮತ್ತು ಯುಎಸ್‌ಎಗಳಲ್ಲಿ "ಶಿವಂಭು – ಮೂತ್ರ ಚಿಕಿತ್ಸೆ" ಕುರಿತು ಆರು "ವಿಶ್ವ ಸಮ್ಮೇಳನಗಳು" ನಡೆದವು.

ದೇಶ–ವಿದೇಶಗಳ ಜನರು ಸಮ್ಮೇಳನದಲ್ಲಿ ಪಾಲ್ಗೊಂಡಿದ್ದರು.

ಚೆನ್ನೈನ ನೋಷನ್ ಪ್ರೆಸ್‌ನಲ್ಲಿ ಪ್ರಕಟವಾದ ನನ್ನ ಪುಸ್ತಕಗಳು ಭಾರತ, ಆಫ್ರಿಕಾ, ಅಮೆರಿಕ, ಏಷ್ಯಾ, ಆಸ್ಟ್ರೇಲಿಯಾ, ಕೆನಡಾ, ಚೀನಾ, ಯುರೋಪ್, ಯುಕೆ, ಫ್ರಾನ್ಸ್, ಪಾಕಿಸ್ತಾನ, ಸ್ಕಾಟ್‌ಲ್ಯಾಂಡ್ ಮತ್ತು ಪ್ರಪಂಚದಾದ್ಯಂತದ ದೇಶಗಳಲ್ಲಿ ಮಾರಾಟವಾಗುತ್ತವೆ. ನನಗೆ ಅನೇಕ ಜನರಿಂದ ಕರೆಗಳು ಬಂದಿವೆ ಮತ್ತು ಅವರಲ್ಲಿ ಕೆಲವರು ಶಿವಂಭು – ಮೂತ್ರ ಚಿಕಿತ್ಸೆಯಿಂದ ಪ್ರಯೋಜನಗಳನ್ನು ಪಡೆದಿದ್ದಕ್ಕಾಗಿ ಅವರ ಪ್ರಶಂಸಾಪತ್ರಗಳು ಮತ್ತು ವೀಡಿಯೊ ರೆಕಾರ್ಡಿಂಗ್ ಅನ್ನು ಕಳುಹಿಸಿದ್ದಾರೆ.

ನನ್ನ ಪ್ರಾಯೋಗಿಕ ಅನುಭವ ಮತ್ತು ಪ್ರಯೋಜನಗಳನ್ನು ಪಡೆದ ವಿವಿಧ ಕಾಯಿಲೆಗಳಿಂದ ಬಳಲುತ್ತಿರುವ ಪ್ರಪಂಚದಾದ್ಯಂತದ ಸಾವಿರಾರು ಜನರಿಗೆ ಚಿಕಿತ್ಸೆ ನೀಡಿರುವ ಆಧಾರದ ಮೇಲೆ ನಾನು ಶಿವಂಭು – ಮೂತ್ರ ಚಿಕಿತ್ಸೆಯು ಯಾವುದೇ ಅಡ್ಡ ಪರಿಣಾಮಗಳಿಲ್ಲದೆ ಎಲ್ಲಾ ರೀತಿಯ ಕಾಯಿಲೆಗಳಿಗೆ ಉತ್ತಮ ಪರಿಹಾರವಾಗಿದೆ ಎಂದು ಶಿಫಾರಸು ಮಾಡಲು ಬಯಸುತ್ತೇನೆ.

ಶಿವಂಭು – ಮೂತ್ರ ಚಿಕಿತ್ಸೆಯು ಯೋಗಾಭ್ಯಾಸದ ಪ್ರಾಚೀನ ವಿಧಾನವಾಗಿದೆ ಮತ್ತು ಎಲ್ಲಾ ರೀತಿಯ ರೋಗಗಳಿಗೆ ಚಿಕಿತ್ಸೆ ಮತ್ತು ಗುಣಪಡಿಸುವ ಅತ್ಯಂತ ಶಕ್ತಿಶಾಲಿ ನೈಸರ್ಗಿಕ ವಿಧಾನವಾಗಿದೆ.

ಅಂತಿಮವಾಗಿ ವೈದ್ಯಕೀಯ ಚಿಕಿತ್ಸೆಯನ್ನು ತೆಗೆದುಕೊಳ್ಳುವುದು ಅಥವಾ ಶಿವಂಭು – ಮೂತ್ರ ಚಿಕಿತ್ಸೆಯನ್ನು ಅಳವಡಿಸಿಕೊಳ್ಳುವ ಮೂಲಕ ನೈಸರ್ಗಿಕ ವಿಧಾನವನ್ನು ಅಭ್ಯಾಸ ಮಾಡುವುದು ಮತ್ತು ಅವರ ದುಃಖಗಳನ್ನು ನಿವಾರಿಸಿಕೊಳ್ಳುವುದು ವ್ಯಕ್ತಿಯ ವೈಯಕ್ತಿಕ ಆಯ್ಕೆಯಾಗಿದೆ.

ವೈದ್ಯಕೀಯ ಚಿಕಿತ್ಸೆಯು ಎಲ್ಲರಿಗೂ ಅತ್ಯಗತ್ಯ ಮತ್ತು ಅವಶ್ಯಕವಾಗಿದೆ ಎಂದು ನಾನು ಸೇರಿಸಲು ಬಯಸುತ್ತೇನೆ. ಜನರು ತಮಗೆ ಬೇಕಾದಾಗ ವೈದ್ಯಕೀಯ ಚಿಕಿತ್ಸೆಯನ್ನು ತೆಗೆದುಕೊಳ್ಳಬಹುದು. ಅವರು "ಮೂತ್ರ ಚಿಕಿತ್ಸೆ " ಯ ಜೊತೆಗೆ ಅವರಿಗೆ ಅಗತ್ಯವಿರುವಾಗಲೆಲ್ಲಾ ಕೆಲವು ಅಗತ್ಯ ಔಷಧಿಗಳನ್ನು ತೆಗೆದುಕೊಳ್ಳಬಹುದು.

ಕೋವಿಡ್ – 19 ಗ್ಯಾಂಗ್ರೀನ್ ಮತ್ತು ಮಧುಮೇಹದ ಚಿಕಿತ್ಸೆ

ಸುದರ್ಶನ್ ರಾವ್, ಪುರುಷ, ವಯಸ್ಸು 69, ಅವರನ್ನು ಮಾರ್ಚ್ 9, 2020 ರಂದು ಆಸ್ಪತ್ರೆಗೆ ದಾಖಲಿಸಲಾಗಿತ್ತು. ಅವರಿಗೆ ಕೋವಿಡ್–ಪಾಸಿಟಿವ್, ಮಧುಮೇಹ ಮತ್ತು ಅವರ ಕಾಲಿನಲ್ಲಿ 6ಸೆಂ ಥ 3 ಅಳತೆಯ ಗ್ಯಾಂಗ್ರೀನ್ ಇರುವುದು ಪತ್ತೆಯಾಯಿತು. ಅವರು ಶಿವಂಬು – ಮೂತ್ರ ಚಿಕಿತ್ಸೆಯನ್ನು ಪ್ರಾರಂಭಿಸಿದರು ಮತ್ತು ಅವರು ಶಸ್ತ್ರಚಿಕಿತ್ಸೆಗೆ ಒಳಗಾಗದೆ ಮತ್ತು ಯಾವುದೇ ವೈದ್ಯಕೀಯ ಚಿಕಿತ್ಸೆಯನ್ನು ಪಡೆಯದೆಯೇ ಕೋವಿಡ್ –19, ಮಧುಮೇಹ ಮತ್ತು ಗ್ಯಾಂಗ್ರೀನ್‌ನಿಂದ ಗುಣಮುಖರಾದರು.

17ನೇ ಅಕ್ಟೋಬರ್ 2020 ರ ಅವರ ಪರೀಕ್ಷಾ ವರದಿಯು ಕೋವಿಡ್ – ನೆಗೆಟಿವ್ ಎಂದು ತೋರಿಸಿತು.

ಜಗದೀಶ್ ಆರ್ ಭುರಾನಿ

ನನ್ನ ವೈಯಕ್ತಿಕ ಅನುಭವ

1990ನೇ ಇಸವಿಯಲ್ಲಿ ಮೂಳೆಗಳ ತೀವ್ರತರವಾದ ನಿಶ್ಯಕ್ತಿಯಿಂದ ಮತ್ತು ನನ್ನ ದೇಹದಲ್ಲಿ ಮೂಳೆ ಸವೆತದ ಕಾರಣದಿಂದ ನಾನು ಅಸ್ಪತ್ರೆಗೆ ದಾಖಲಾಗಿದ್ದೆ. ಇದು ನಾನು ಬಹಳ ಕಾಲದಿಂದ ಎಡಗಾಲಿನ ಎಕ್ಸಿಮಾ ಕಾಯಿಲೆಯ ಸಲುವಾಗಿ ತೆಗೆದುಕೊಳ್ಳುತ್ತಿದ್ದ ಸ್ಟೆರಾಯಿಡ್ ಗುಳಿಗೆಗಳಿಂದ ಆದ ಅಡ್ಡ ಪರಿಣಾಮವಾಗಿತ್ತು. ಏಪರ್ಟ್ಟಿದ್ದು, ನಾನು ಮೂರು ವಾರಗಳ ಕಾಲ ಅಸ್ಪತ್ರೆಯಲ್ಲಿ ಇದ್ದರೂ ಕೂಡ, ನಾನು ಚೇತರಿಸಿಕೊಳ್ಳಲು ಆಗಲಿಲ್ಲ ಮತ್ತು ನನಗೆ ನಿಲ್ಲಲು ಮತ್ತು ನಡೆದಾಡಲು ಕೂಡ ತೊಂದರೆಯಾಯಿತು.

ನಮ್ಮ ಹಿತ್ಯೆಷಿಗಳಲ್ಲಿ ಒಬ್ಬರು ನನಗೆ ಶಿವಂಭು – ಮೂತ್ರ ಚಿಕಿತ್ಸೆಯನ್ನು ಪಡೆಯಲು ಸಲಹೆ ಮಾಡಿದರು ಹಾಗೂ ಕೆಲವು ಮೂತ್ರ ಚಿಕಿತ್ಸೆಯ ಕೆಲವು ಪುಸ್ತಕಗಳನ್ನು ಕೂಡ ಓದಲು ತಿಳಿಸಿದರು:-

(1)   ವಾಟರ್ ಆಫ್ ಲೈಫ್ – ಇದು ಅರ್ಮ್ಸ್ಟ್ರಾಂಗ್ ಬರೆದಿದ್ದು
       ಮತ್ತು

(2)   ಮಿರಾಕಲ್ಸ್ ಆಫ್ ಯೂರಿನ್ ಥೆರಪಿ. –ಡಾ. ಸಿ.ಪಿ. ಮಿತ್ತಲ್ ಎಮ್.ಡಿ.

ನಾನು ಮೇಲ್ಕಾಣಿಸಿದ ಎರಡು ಪುಸ್ತಕಗಳನ್ನು ಓದಿದೆ ಹಾಗೂ ಮೂತ್ರ ಚಿಕಿತ್ಸೆಯನ್ನು ಪಡೆಯಲು ಪ್ರಾರಂಭಿಸಿದೆ. ನಾನು ದಿನಕ್ಕೆ ಎರಡು ಬಾರಿ ನನ್ನ ದೇಹವನ್ನು ಮೂತ್ರದಿಂದ ಮಸಾಜ್ ಮಾಡಿಕೊಳ್ಳಲು ಹಾಗೂ ನನ್ನದೇ ಮೂತ್ರವನ್ನು ಕುಡಿಯಲು ಆರಂಭಿಸಿದೆ. ಇದು ನನಗೆ ಉತ್ತಮ ಫಲವನ್ನು ಕೊಟ್ಟಿತು, ನಾನು ನಿಧಾನವಾಗಿ ಶಕ್ತಿಯನ್ನು ಮರುಸಂಪಾದನೆ ಮಾಡಿಕೊಂಡೆ ಮತ್ತು 30 ದಿನಗಳ ಒಳಗಾಗಿ ಸಂಪೂರ್ಣವಾಗಿ ಗುಣಮುಖನಾದೆ. ನಾನು ಎಕ್ಸಿಮಾ ಕಾಯಿಲೆಯಿಂದ ಸಂಪೂರ್ಣ ಗುಣಮುಖನಾದೆ.

ನನ್ನ ಪತ್ನಿ ದ್ರೌಪತಿ ಬುರಾನಿ. ಈಕೆಯು ಅತ್ಯಂತ ದೀರ್ಘ ಸಕ್ಕರೆ ಕಾಯಿಲೆ ಮತ್ತು ನರಗಳ ತೊಂದರೆಯಿಂದ ಕಂಗಾಲಾಗಿದ್ದಳು. ತೀವ್ರತರವಾದ ನರಗಳ ತೊಂದರೆಯಿಂದ, ಹಲವು ಸಾರಿ ಬಹಳ ಕ್ಷೀಣವಾಗಿ, ಹಾಸಿಗೆಯಿಂದಲೂ ಕೂಡ ಏಳಲಾಗುತ್ತಿರಲಿಲ್ಲ. ಆಗ ಜೋಮು ಮತ್ತು ನಿಶ್ಯಕ್ತಿಯಿಂದ ಆಕೆಗೆ ಬೆರಳಿನಿಂದ ಚಮಚೆ ಅಥವಾ ಪೆನ್ ಅನ್ನು ಹಿಡಿಯಲಾಗುತ್ತಿರಲಿಲ್ಲ.

ಆ ಸಮಯದಲ್ಲಿ ಆಕೆಯ ದೇಹವನ್ನು ಮೂತ್ರದಿಂದ ಒಂದು ಗಂಟೆಯ ಕಾಲ ತಿಕ್ಕಿದ ಒಂದು ಗಂಟೆಯ ನಂತರ ಆಕೆಗೆ ಶಕ್ತಿ ಬಂದಂತಾಗಿ ತನ್ನಷ್ಟಕ್ಕೆ ತಾನೆ ಹಾಸಿಗೆಯಿಂದ ಎದ್ದು ಆಕೆಯು ಪೆನ್ ಅನ್ನು ಹಿಡಿದು ಒಂದು ಕಾಗದದ ಮೇಲೆ ಬರೆಯಲಾರಂಭಿಸುತ್ತಿದ್ದಳು. ಹಾಗೂ ಆರೋಗ್ಯವಾಗಿರಲು ಆಕೆಯು ಪ್ರತಿದಿನ ಬೆಳಿಗ್ಗೆ ಮೂತ್ರವನ್ನು ಸೇವಿಸುತ್ತಿದ್ದಳು. ಹಾಗೂ ಈ ಒಂದು ಚಿಕಿತ್ಸೆಯನ್ನು ಮೈಗೂಡಿಸಿಕೊಂಡು ಹಾಗೂ ಈ ವಿಚಾರದ ಬಗ್ಗೆ ಬೇರೆಯವರೊಂದಿಗೆ ಬಹಳ ಹರ್ಷದಿಂದ ಚರ್ಚಿಸುತ್ತಿದ್ದಳು. ಇದರಿಂದ ನನಗೆ ಈ ಮೂತ್ರ ಚಿಕಿತ್ಸೆಯ ಬಗ್ಗೆ ನಾನು ಅತ್ಯಂತ ಆಸಕ್ತಿ ವಹಿಸಲು ಆಕೆಯು ನನಗೆ ಸ್ಫೂರ್ತಿಯನ್ನು ನೀಡಿದರು.

1993 ರಲ್ಲಿ ಗೋವಾದಲ್ಲಿ ನಡೆದ ಮೊದಲ ಮೂತ್ರ ಚಿಕಿತ್ಸೆ ತಂತ್ರದ ಅಖಿಲ ಭಾರತ ಸಮ್ಮೇಳನದಲ್ಲಿ ನಾನು ನನ್ನ ಪತ್ನಿಯೊಡನೆ ಪಾಲ್ಗೊಂಡಿದ್ದೆನು. ತದನಂತರ ನಾನು 1993 ರಿಂದಲೂ ದೀರ್ಘಕಾಲಿಕ ರೋಗಗಳಿಂದ ನರಳುತ್ತಿರುವ ರೋಗಿಗಳಿಗೆ ಸಲಹೆಯನ್ನು ಮತ್ತು ಉಚಿತ ಸಮಾಜ ಸೇವೆಯನ್ನು ನೀಡುತ್ತಿದ್ದು ಇದನ್ನು ಅವರ ಮತ್ತು ಸಮಾಜದ ಹಿತದೃಷ್ಟಿಯಿಂದ ಮತ್ತು ಸಮಾಜ ಕಲ್ಯಾಣಕ್ಕಾಗಿ ಕೈಗೊಳ್ಳುತ್ತಿದ್ದೇನೆ.

ಶ್ರೀ ಅಂಗಾಳ ಪರಮೇಶ್ವರಿ ಮಾತೆ, ಚೆನ್ನೈ, ಇವರು ತಮ್ಮ ಆಶಿರ್ವಚನಗಳನ್ನು ನನಗೆ ನೀಡಿದ್ದು,

ಮೂತ್ರ ಚಿಕಿತ್ಸೆಯಿಂದ ಪ್ರಯೋಜನಗಳ ಬಗ್ಗೆ ಸರಿಯಾದ ಜ್ಞಾನವನ್ನು ಪಡೆಯಲು ದೇವರು ತನ್ನ ದೈವಿಕ ಶಕ್ತಿಯಿಂದ ನಾನು ಜ್ಞಾನ ಸಂಪನ್ನನಾಗಿದ್ದೇನೆ.

ಪ್ರಾಯೋಗಿಕ ಅನುಭವ ಮತ್ತು ತೀವ್ರ ಆಸಕ್ತಿಯೊಂದಿಗೆ ನಾನು ಮೂತ್ರ ಚಿಕಿತ್ಸೆಯಿಂದ ಗರಿಷ್ಠ ಪ್ರಯೋಜನಗಳನ್ನು ಸಾಧಿಸಲು ಸರಿಯಾದ ವಿಧಾನ ಮತ್ತು ತಂತ್ರವನ್ನು ಅಧ್ಯಯನ ಮಾಡಿದ್ದೇನೆ, ತನಿಖೆ ಮಾಡಿದ್ದೇನೆ ಮತ್ತು ಸಂಶೋಧಿಸಿದೆ, ಇದನ್ನು ಹುಟ್ಟಿನಿಂದಲೇ ಸೆರೆಬ್ರಲ್ ಪಾಲ್ಸಿಯಿಂದ ಬಳಲುತ್ತಿರುವ ಚಿಕ್ಕ ಮಕ್ಕಳು ಸೇರಿದಂತೆ ಪ್ರತಿಯೊಬ್ಬರೂ ಅನುಸರಿಸಬಹುದು. ಇದನ್ನು ಅತ್ಯಂತ ಸುಲಭವಾದ ವಿಧಾನದಲ್ಲಿ ಮನೆಯಲ್ಲಿಯೇ ಅಭ್ಯಾಸ ಮಾಡಬಹುದು.

ನಾನು ಮೊದಲ ಬಾರಿ ಜುಲೈ 2006 ರಲ್ಲಿ "ಮೂತ್ರ ಚಿಕಿತ್ಸೆಯ ಪ್ರಯೋಜನಗಳು" ಎಂಬ 2 ಪುಟಗಳ ನನ್ನ ಲೇಖನವನ್ನು ಸಿದ್ಧಪಡಿಸಿದೆ ಮತ್ತು ದೀರ್ಘಕಾಲದ ಕಾಯಿಲೆಯಿಂದ ಬಳಲುತ್ತಿರುವ ವ್ಯಕ್ತಿಗಳಿಗೆ ಆ ಪ್ರತಿಗಳನ್ನು ವಿತರಿಸಿದೆ. ನಾನು ಅವರಿಗೆ ಸರಿಯಾದ ವಿಧಾನ, ತಂತ್ರ, ಚಿಕಿತ್ಸೆಯ ಮಾದರಿ ಮತ್ತು ಪಾಲಿಸಬೇಕಾದ ಡಯಟ್ ಅನ್ನು ವಿವರಿಸುತ್ತಿದ್ದೆ. ಯಾರು ನನ್ನ ಲೇಖನವನ್ನು ಓದಿ ಸರಿಯಾದ ಪದ್ಧತಿಯಲ್ಲಿ

ಪಾಲಿಸಿರುವರೋ ಅವರಿಗೆ ಮೂತ್ರ ಚಿಕಿತ್ಸಾ ವಿಧಾನದಿಂದ ಉತ್ತಮವಾದ ಫಲವು ದೊರೆತಿದೆ.

ಮೂತ್ರವು ಒಂದು "ಸೆರಂ" ಬೈಪ್ರಾಡಕ್ಟ್ ಆಗಿದ್ದು ಇದು ರಕ್ತದ ಅಥವಾ ರಕ್ತದಲ್ಲಿರುವ ನೀರಿನ ಅಂಶದ ಶೋಧನೆಯಾಗಿದೆಯೇ ಹೊರತು ತ್ಯಾಜ್ಯದ ಶೋಧನೆಯಲ್ಲ. ಮೂತ್ರ ಚಿಕಿತ್ಸೆಯು ಬಹಳ ಪರಿಣಾಮಕಾರಿಯಾದ ಪ್ರಾಕೃತಿಕವಾದ ಪರಿಹಾರವಾಗಿದ್ದು ಹಾಗೂ ಇದರಿಂದ ಯಾವುದೇ ವಿಧವಾದ ಅಡ್ಡ ಪರಿಣಾಮ ಇರುವುದಿಲ್ಲ. ಹಾಗೂ ಇದರಲ್ಲಿ ಅಮೂಲ್ಯವಾದ ಗುಣಪಡಿಸುವ ಮತ್ತು ಪೌಷ್ಟಿಕತೆಯ ಅಂಶಗಳಿವೆ. ಸ್ವ ಮೂತ್ರವನ್ನು ನಿಯಮಿತವಾಗಿ ಸೇವಿಸುವುದು "ದೀರ್ಘಾಯುಷ್ಯ ಮತ್ತು ಹೇರಳ ಆರೋಗ್ಯದ ರಹಸ್ಯ" ವಾಗಿದ್ದು, ಅತ್ಯಮೂಲ್ಯ ಮತ್ತು ಆರೋಗ್ಯಕ್ಕೆ ಪ್ರಯೋಜನಕಾರಿಯಾಗಿದೆ.

ನಮ್ಮ ಮೂತ್ರವು (ಸ್ವ ಮೂತ್ರ) ದಲ್ಲಿ ಅನೇಕ ಪ್ರಾಕೃತಿಕ ಪ್ರೋಟೀನ್‌ಗಳಿವೆ. ಪರಿಶುದ್ಧವಾದ ಮತ್ತು ಬಿಳಿಯ ಬಣ್ಣದ ಮೂತ್ರ (ನೀರಿನಂತೆ ಇರುವ) ಕ್ಕೆ ಯಾವುದೇ ವಾಸನೆ ಇರುವುದಿಲ್ಲ ಮತ್ತು ಇದನ್ನು ನಮ್ಮ ದೇಹದಿಂದ ಸರಿಯಾದ ಮತ್ತು ಆರೋಗ್ಯಕರವಾದ ಡಯಟ್ ನಿಂದ ಪಡೆದುಕೊಳ್ಳಬಹುದಾಗಿದೆ. ಮೂತ್ರದ ಬಣ್ಣ ಮತ್ತು ರುಚಿಯು ವ್ಯಕ್ತಿಯು ಸೇವಿಸುವ ಪಾನೀಯ ಮತ್ತು ತಿನ್ನುವ ಪದಾರ್ಥಗಳ ಮೇಲೆ ಆಧಾರಿತವಾಗಿರುವುದು.

ಪ್ರಯೋಜನಗಳನ್ನು ಪಡೆಯಲಿಕ್ಕಾಗಿ ಜನರು ಶಿವಂಭು – ಮೂತ್ರ ಚಿಕಿತ್ಸೆಯೊಂದಿಗೆ ತೆಗೆದುಕೊಳ್ಳಬಹುದಾದ ಸರಿಯಾದ ಆಹಾರ ಮತ್ತು ಹಣ್ಣಿನರಸಗಳನ್ನು ಸೇವಿಸುವ ಸೂಚನೆಗಳನ್ನು ಅನುಸರಿಸಬೇಕು. ಅವರು ತಮ್ಮ ನೋವುಗಳನ್ನು ನಿವಾರಿಸಿಕೊಳ್ಳಲು ಸುಲಭವಾದ ರೀತಿಯಲ್ಲಿ ಚಿಕಿತ್ಸೆಯನ್ನು ದೀರ್ಘಕಾಲದವರೆಗೆ ಮುಂದುವರಿಸಬಹುದು. ಎಲ್ಲಾ ದೀರ್ಘಕಾಲದ ಮತ್ತು ವೈರಸ್ ರೋಗಗಳ ವಿರುದ್ಧ ಹೋರಾಡಲು ಚಿಕಿತ್ಸೆಯ ಸಮಯದಲ್ಲಿ ಅತ್ಯಂತ ಅವಶ್ಯಕವಾದ ಮೂತ್ರದ ಉಪವಾಸವನ್ನು ಅವರು ಅಳವಡಿಸಿಕೊಳ್ಳಬೇಕು.

ಹಲವಾರು ರೋಗಗಳಿಂದ ನರಳುತ್ತಿರುವ ಹಾಗೂ ಇವರ ಚಿಕಿತ್ಸೆಯ ಸಂಬಂದ ವೈದ್ಯರು ತಮ್ಮ ಎಲ್ಲ ಪ್ರಯತ್ನಗಳನ್ನು ಮಾಡಿ ಕೈಬಿಟ್ಟಿದ್ದು, ರೋಗಿಯು ಬದುಕುಳಿಯುವ ಭರವಸೆಯನ್ನು ಕೈಚೆಲ್ಲಿರುವ ಅನೇಕ "ರೋಗಿಗಳ ಕೇಸ್ ಹಿಸ್ಟರಿ" ಯನ್ನು ನಾನು ಪ್ರಸ್ತುತಪಡಿಸಿದ್ದೇನೆ.

ದೀರ್ಘಕಾಲಿಕ ರೋಗಕ್ಕೆ ಒಳಗಾಗಿರುವರು "ಮೂತ್ರ ಚಿಕಿತ್ಸಾ ವಿಧಾನದಿಂದ" ನಿಯಮಿತವಾಗಿ ವೈದ್ಯಕೀಯ ಪರೀಕ್ಷೆಗೆ ಒಳಪಡಬಹುದು. ಹಾಗೂ ಅವರು ವೈದ್ಯರ ಮೇಲ್ವಿಚಾರಣೆಯಲ್ಲಿ ಇದ್ದು, ಅವರು ಆರೋಗ್ಯ ಸ್ಥಿತಿಯು ಸುಧಾರಿಸುತ್ತಿರುವುದನ್ನು ಮನಗಾಣಬಹುದಾಗಿದೆ. ವೈದ್ಯರು ರೋಗಿಗಳ ಚಿಕಿತ್ಸೆಯ ಹಿಂದಿನ ಮತ್ತು ನಂತರದ ವೈದ್ಯಕೀಯ ವರದಿಗಳನ್ನು ಹೋಲಿಸಿ ನೋಡಬಹುದು.

ಪ್ರಾಚೀನ ಉಲ್ಲೇಖಗಳು

ಸಾಕ್ಷಾತ್ ಶಿವ ಪರಮಾತ್ಮನೇ ಈ ಮೂತ್ರ ಚಿಕಿತ್ಸೆಯ ಫಲವನ್ನು ತಾಯಿ ಪಾರ್ವತಿಗೆ ವರ್ಣಿಸಿರುವನು, ಹಾಗೂ ಇದರ ಉಲ್ಲೇಖನವನ್ನು ಪ್ರಾಚೀನ ಪುರಾಣ ಗ್ರಂಥದ "ಢಮರು ತಂತ್ರ" ದಲ್ಲಿ ಉಲ್ಲೇಖಿಸಲಾಗಿದೆ. ವೇದಗಳಲ್ಲಿ, ಮೂತ್ರವನ್ನು "ಶಿವಂಭು" ಎಂದು ಉಲ್ಲೇಖಿಸಲಾಗಿದ್ದು, ಇದರ ಅರ್ಥ ಮೂತ್ರವೆಂದರೆ – ಶಿವನ ನೀರು ಎಂದು.

ಮೂತ್ರ ಚಿಕಿತ್ಸೆಯು ಬಹಳ ಪ್ರಾಚೀನವಾದ ಚಿಕಿತ್ಸಾ ಪದ್ಧತಿಯಾಗಿರುವುದು. ಹಾಗೂ ಬಹಳ ಪರಿಣಾಮಕಾರಿ ಪದ್ಧತಿಯಾದ ಗುಣಪಡಿಸುವ "ಸ್ವಮೂತ್ರ ಚಿಕಿತ್ಸೆ" ಯನ್ನು "ಶಿವಂಭು ಕಲ್ಪ ವಿಧಿ" ಭಾಗದಲ್ಲಿ ಸುಮಾರು 5000 ವರ್ಷಗಳ ಹಳೆಯದಾದ ದಾಖಲೆಯಾದ "ಢಮರು ತಂತ್ರ" ದಲ್ಲಿ ಉಲ್ಲೇಖಿಸಿದ್ದು ಇದನ್ನು ವೇದಗಳು ಮತ್ತು ಪವಿತ್ರ ಹಿಂದು ಗ್ರಂಥಗಳೊಂದಿಗೆ ತಳಕು ಹಾಕಿದೆ. ಹಾಗೂ ಮೂತ್ರ ಚಿಕಿತ್ಸೆಯ ಕುರಿತಾಗಿ ಅಯುರ್ವೇದದ ಹೆಚ್ಚುಕಡಿಮೆ ಎಲ್ಲಾ ಸಂಪುಟಗಳಲ್ಲಿ ಉಲ್ಲೇಖಿಸಲಾಗಿದೆ, ಹಾಗೂ ಇಂತಹ ಒಂದು ಸಂಪುಟವಾದ "ಭಾವಪ್ರಕಾಶ" ದಲ್ಲಿ ಮೂತ್ರವನ್ನು "ವಿಷಘ್ನ" ಅಂದರೆ ಎಲ್ಲಾ ವಿಷಗಳನ್ನು ವಿಫಲಗೊಳಿಸುವ ಮತ್ತು "ರಸಾಯನ" ಇದು ವೃದ್ಧರಲ್ಲೂ ಕೂಡ ಪುನಶ್ಚೇತನ ತರುವ ಶಕ್ತಿ, "ರಕ್ತಪಮಹರಂ" ಅಂದರೆ ಇದು ರಕ್ತವನ್ನು ಶುದ್ಧೀಕರಿಸುವ ಮತ್ತು ಎಲ್ಲಾ ಚರ್ಮ ರೋಗಗಳನ್ನು ಗುಣಪಡಿಸುವ ಶಕ್ತಿಯನ್ನು ಹೊಂದಿದೆ ಎಂದು ಉಲ್ಲೇಖಿಸಲಾಗಿದೆ.

ತಾಂತ್ರಿಕ ಯೋಗ ಸಂಸ್ಕೃತಿಯಲ್ಲಿ ಈ ಪದ್ಧತಿಯನ್ನು "ಅಮ್ರೋಲಿ" ಎಂದು ಕರೆಯುವರು. ಅಮ್ರೋಲಿ ಎಂಬ ಪದವು "ಅಮರ" ಎಂಬ ಮೂಲ ಧಾತುವಿನಿಂದ ಬಂದಿದೆ. ಅವರು "ಶಿವಂಭು" ವನ್ನು ಪವಿತ್ರ ದ್ರವ ಎಂದು ಕರೆದಿದ್ದಾರೆ. ಅವರುಗಳ ಪ್ರಕಾರ ಮೂತ್ರವು ಹಾಲಿಗಿಂತಲೂ ಹೆಚ್ಚು ಪೌಷ್ಟಿಕವಾಗಿದ್ದು, ಹಾಗೂ ಈ ಪದ್ಧತಿಯಿಂದ ದೈಹಿಕವಾಗಿ ಪ್ರಯೋಜನಕಾರಿಯಾಗುವುದು ಮಾತ್ರವಲ್ಲದೆ, ಹಾಗೂ ಇದರಿಂದ ತನ್ನ ದೇಹ, ಬುದ್ಧಿ ಮತ್ತು ಹುರುಪು ಉತ್ಸಾಹಗಳು ಹೆಚ್ಚುವುದರಿಂದ ಮನುಷ್ಯನು ಆಧ್ಯಾತ್ಮಿಕವಾಗಿಯೂ ಪ್ರಗತಿ ಹೊಂದುವನು.

ದೇವರು ನಮಗೆ ಈ ಅತ್ಯುನ್ನತವಾದ ಕೊಡುಗೆಯನ್ನು (ಮೂತ್ರ) ನಮ್ಮ ಜನನದಿಂದಲೇ ಕೊಟ್ಟಿರುವನು. ನಾಣ್ಣುಡಿ 5:15 ಅನ್ನ ಪವಿತ್ರ ಬೈಬಲ್ ಗ್ರಂಥದಲ್ಲಿ ಸಹ ಉಲ್ಲೇಖಿಸಲಾಗಿದೆ: –

"ನೀವು ನೀರನ್ನು ನಿಮ್ಮ ಸ್ವಂತ ಜಲಾಶಯದಿಂದಲೇ ಕುಡಿಯಿರಿ"

ಪ್ರಾಚೀನ ಉದ್ಯುಕ್ತ ವಾಕ್ಯಗಳು

"ಈ ಬ್ರಹ್ಮಾಂಡದ ಚೇತನಕ್ಕೆ ಅದರ ಅವಶ್ಯಕತೆ ಗೊತ್ತಿದೆ. ಅದು ತಾನಾಗಿಯೇ ತನಗೆ ಬೇಕಾದ್ದನ್ನು ತೆಗೆದುಕೊಳ್ಳುತ್ತದೆ"

"ಸ್ವ ಮೂತ್ರವು ಒಂದು ಪವಿತ್ರವಾದ ಅಮೃತ" (ಡ'ಮರು ತಂತ್ರದಿಂದ)

– ಶಿವ ಪರಮಾತ್ಮ

ಉಪಶಮನ:

"ನಿಮ್ಮ ಔಷಧಿಯು ನಿಮ್ಮಲ್ಲಿಯೇ ಇದೆ, ಅದನ್ನು ನೀವು ಮನಗಾಣುವುದಿಲ್ಲ."

ನಿಮ್ಮ ರೋಗವು ನಿಮ್ಮಿಂದಲೇ, ಅದನ್ನು ನೀವು ಗಮನಿಸುವುದಿಲ್ಲ.

– ಹಜರತ್ ಅಲಿ .

"ನಿಮ್ಮ ಸಣ್ಣ ಕೊಳವೆಯಿಂದಲೇ ನೀರನ್ನು ಕುಡಿಯಿರಿ "

– ನಾಣ್ಣುಡಿ 5:15

(ಪವಿತ್ರ ಬೈಬಲ್)

ಶಿವಂಭು – ಮೂತ್ರ ಚಿಕಿತ್ಸಾ ತಂತ್ರದ ಉಲ್ಲೇಖವು, ಆಯುರ್ವೇದದ ಎಲ್ಲಾ ಸಂಪುಟಗಳಲ್ಲಿ ಕಂಡುಬರುತ್ತದೆ; ಅವುಗಳೆಂದರೆ, ಸುಶ್ರುತ, ಹರಿತ, ಭಾವಪ್ರಕಾಶ, ಯೋಗ ರತ್ನಾಕರ, ರಜನಿಘಂಟು, ವಾಗಭಟ್, ಧನ್ವಂತರಿ ನಿಘಂಟು ಮತ್ತು ಭೈಷಾಜ್ ರತ್ನಾವಳಿ ಮತ್ತು ಇನ್ನು ಹಲವಾರು. ಶಿವಂಭು ಕಲ್ಪವಿಧಿಯು ಡಮರು ತಂತ್ರದ ಒಂದು ಭಾಗವಾಗಿದ್ದು, ಇದರಲ್ಲಿ ಈ ಶಿವಂಭು – ಮೂತ್ರ ಚಿಕಿತ್ಸಾ ವಿಧಾನದಲ್ಲಿ ಪಾಲಿಸಬೇಕಾದ ನಿಯಮ ಮತ್ತು ಪ್ರಕ್ರಿಯೆಯನ್ನು ತಿಳಿಸುವ 107 ಶ್ಲೋಕಗಳಿವೆ., ನಿಬಂಧನೆಗಳು ಹಾಗೂ ಇದನ್ನು ಕೆಲವು ಗಿಡಮೂಲಿಗಳ ಜೊತೆಯಲ್ಲಿ ಸೇವಿಸುವುದರ ಫಲಕಾರಿ ಪರಿಣಾಮಗಳನ್ನು ವಿಸ್ತೃತವಾಗಿ ಹೇಳಲಾಗಿದೆ. ವಿದ್ವಾಂಸರಾದ ಜೈನ

ಆಚಾರ್ಯ ಭದ್ರಬಾಹು ಅವರ "ವ್ಯವಹಾರಸೂತ್ರ" ದ 41 ಮತ್ತು 42 ನೇ ಶ್ಲೋಕಗಳು ವ್ಯಕ್ತಿಯೊಬ್ಬನು ಪ್ರತಿಜ್ಞೆ ಮಾಡುವಾಗ ಅಥವಾ ಧಾರ್ಮಿಕ ಆಚರಣೆಯನ್ನು ನಿಯಮಿತವಾಗಿ ನಿರ್ವಹಿಸುವಾಗ ಸ್ವ–ಮೂತ್ರವನ್ನು ಕುಡಿಯಬೇಕು ಎಂದು ಹೇಳುತ್ತವೆ.

ತಾಂತ್ರಿಕ ಯೋಗ ಪದ್ಧತಿಯಲ್ಲಿ ಈ ಪದ್ಧತಿಯನ್ನು ಅಮ್ರೋಲಿ ಎಂದು ಕರೆಯಲಾಗಿದೆ. ಅಮ್ರೋಲಿ ಎಂಬುದು

ಅಮರ ಎಂಬ ಮೂಲ ಪದದಿಂದ ಬಂದಿದೆ, ಅಂದರೆ ಅಮರತ್ವ, ಸಾವಿಲ್ಲದ ಮತ್ತು ನಾಶವಾಗದ ಎಂದರ್ಥ. ಆದ್ದರಿಂದ ಅಮ್ರೋಲಿ ಯು ಅಮರತ್ವವನ್ನು ತರಲು ತಯಾರಿಸಲಾದ ತಂತ್ರವಾಗಿದೆ. ಅಮ್ರೋಲಿಯು ಮೂಲತಃ ಒಂದು ಚಿಕಿತ್ಸಾ ವಿಧಾನಕ್ಕಿಂತ ಹೆಚ್ಚಾಗಿ ಆಧ್ಯಾತ್ಮಿಕ ಅಭ್ಯಾಸವಾಗಿತ್ತು. ಅವರು ಅದನ್ನು ಪವಿತ್ರ ದ್ರವ "ಶಿವಂಭು" ಎಂದು ಕರೆದರು. ಅವರ ಪ್ರಕಾರ ಮೂತ್ರವು ಹಾಲಿಗಿಂತ ಹೆಚ್ಚು ಪೌಷ್ಟಿಕವಾಗಿದೆ.

ಪಾಶ್ಚಾತ್ಯ ದೇಶಗಳಲ್ಲಿಯೂ ಸಹ ಜನರಿಗೆ ಮೂತ್ರ ಚಿಕಿತ್ಸೆಯಿಂದ ಪರಿಣಾಮಕಾರಿಯಾಗಿ ರೋಗಗಳನ್ನು ತಡೆಗಟ್ಟಬಹುದೆಂದು ತಿಳಿದಿದೆ, ಹಾಗೂ ಇದು ಹಳೆಯ ದಾಖಲೆಗಳಿಂದ ತಿಳಿದುಬಂದಿದೆ. ಹತ್ತೊಂಬತ್ತನೇ ಶತಮಾನದ ಪ್ರಾರಂಬದಲ್ಲಿ ಒಂದೇ ಸಮಯದಲ್ಲಿ ಇಂಗ್ಲೆಂಡ್, ಸ್ಕಾಟಲಾಂಡ್ ಮತ್ತು ಐರಲೆಂಡಿನಲ್ಲಿ ಪ್ರಕಟವಾದ "ಒನ್ ಥೌಸಂಡ್ ನೋಟೆಬಲ್ ಥಿಂಗ್ಸ್" ಎಂಬ ಒಂದು ಪುಸ್ತಕದಲ್ಲಿ ಮೂತ್ರ ಚಿಕಿತ್ಸೆಯ ಬಹಳ ಮುಖ್ಯವಾದ ಮತ್ತು ಉಪಯುಕ್ತವಾದ ಉಲ್ಲೇಖಗಳು ಲಭ್ಯವಿವೆ.

24 ಅಕ್ಟೋಬರ್ 1967 ರಲ್ಲಿ ಪ್ರಕಟವಾದ ವೈದ್ಯಕೀಯ ಜರ್ನಲ್‌ಗಳು ಸಾನ್ ಫ್ರಾನ್ಸಿಸ್ಕೊ (ಯು ಎಸ್ ಎ) ಪತ್ರಿಕೆಯ ವರದಿಯಲ್ಲಿ, ಸಾಮಾನ್ಯ ಮಾನವ ಮೂತ್ರದಲ್ಲಿ ಕ್ಯಾನ್ಸರ್, ಟ್ಯೂಬರ್ ಕ್ಯುಲಾಸಿಸ್, ಪಲ್ಮೊನರಿ ಮತ್ತು ಕಾರ್ಡಿಯಾಕ್ ವಾಸ್ಕುಲರ್ ಕಾಯಿಲೆಗಳು ಇತ್ಯಾದಿ ಕಾಯಿಲೆಗಳನ್ನು ಗುಣಪಡಿಸುವ ಅತ್ಯಂತ ಪರಿಣಾಮಕಾರಿಯಾದ ಔಷಧೀಯ ಅಂಶಗಳಿರುವುದು ಕಂಡುಬಂದಿದೆ. "ಮಾನವ ಮೂತ್ರದ ಸಾರವು ಕೆಲವು ಮಾರಣಾಂತಿಕ ಕಾಯಿಲೆಗಳ ಚಿಕಿತ್ಸೆಯಲ್ಲಿ ಉತ್ತಮ ಭರವಸೆಯನ್ನು ತೋರಿಸುತ್ತದೆ ಮತ್ತು ಈ ಸಾರವನ್ನು ಯುರೋಕಿನೇಸ್ ಎಂದು ಕರೆಯಲಾಗುತ್ತದೆ" ಎಂದು ಅಮೇರಿಕನ್ ಹಾರ್ಟ್ ಅಸೋಸಿಯೇಷನ್ ನ ವಿಜ್ಞಾನದ ಸಮ್ಮೇಳನದಲ್ಲಿ ಸಂಶೋಧನಾ ವೈದ್ಯರು ಹೇಳಿದ್ದಾರೆ.

ಜಪಾನ್ ಮತ್ತು ಚೈನಾದಲ್ಲಿರುವ ಔಷಧಿ ತಯಾರಿಕಾ ಸಂಸ್ಥೆಗಳು, ಅಮೂಲ್ಯವಾದ ಯುರೋಕಿನೇಸ್ ಅನ್ನು ಮಾನವನ ಮೂತ್ರದಿಂದ ತೆಗೆದು ಬೇರೆ ದೇಶಗಳಿಗೆ ಕಳುಹಿಸಿ ಅತಿ ಹೆಚ್ಚು ವಿದೇಶಿ ವಿನಿಯಯವನ್ನು ಗಳಿಸುತ್ತಿರುವರು. ಹಾಗೂ ಹೃದಯ ಮತ್ತು

ಶ್ವಾಸಕೋಶದ ತೊಂದರೆಗಳಲ್ಲಿ ರಕ್ತದ ಗಡ್ಡೆಗಳನ್ನು ಕರಗಿಸಲು ಈ ದ್ರವವು ಉಪಯುಕ್ತವಾಗಿದೆ.

ನಾಲ್ಕು ಅಧ್ಯಯನಶೀಲ ಅಮೇರಿಕನ್ ವೈದ್ಯರು ತಯಾರಿಸಿದ ದೊಡ್ಡ ಸಂಪುಟದ ಪುಟ 1354 ರಲ್ಲಿ ಯುರೊಕಿನೇಸ್ ಅನ್ನು ಉಲ್ಲೇಖಿಸಲಾಗಿದೆ. ಹಾಗೂ ಈ ಪುಸ್ತಕದ ಹೆಸರು "ಗುಡ್‌ಮಾನ್ ಅಂಡ್ ಗಿಲ್ಮಾನ್ಸ್ ದಿ ಫಾರ್ಮಾಕೋಲಾಜಿಕಲ್ ಬೇಸಿಸ್ ಆಫ್ ಥೆರಪ್ಯುಟಿಕ್ಸ್" ಇದನ್ನು ಮಾಕ್ ಮಿಲನ್ ಪಬ್ಲಿಶಿಂಗ್ ಕಂ. ನ್ಯೂ ಯಾರ್ಕ್ ಇವರು ಪ್ರಕಟಿಸಿರುತ್ತಾರೆ.

ಎಲ್ಲರಿಗೂ ಸರ್ವವಿಧಿತವಾಗಿ ತಿಳಿದಿರುವ ಅಂಶವೇನೆಂದರೆ, ಕೆಲವು ಜನರು ಗೋಮೂತ್ರವನ್ನು ಕುಡಿಯುತ್ತಾರೆ ಹಾಗೂ ಆ ರೀತಿಯಾಗಿ ಕುಡಿಯುವ ಅಭ್ಯಾಸವಿರುವವರು ತಮ್ಮ ನೋವು ಮತ್ತು ಸಂಕಟಗಳನ್ನು ಪರಿಹಾರವನ್ನು ಕಂಡುಕೊಳ್ಳುತ್ತಾರೆ. ಮನುಷ್ಯರು ಗೋಮೂತ್ರವನ್ನು ನೇರವಾಗಿ ಸ್ವಲ್ಪ ಮಾತ್ರದಲ್ಲಿ ಸೇವಿಸುವರು. ಹಾಗೂ ಅವರುಗಳು ಆಯುರ್ವೇದ ಮತ್ತು ಹೋಮಿಯೋಪತಿ ಔಷಧಿಗಳನ್ನು ತೆಗೆದುಕೊಳ್ಳುವರು ಅದರಲ್ಲಿ ಸ್ವಲ್ಪ ಮಾತ್ರದ ಹಸುವಿನ ಮೂತ್ರವು ಇದ್ದು ಇದರಿಂದ ಹೆಚ್ಚು ಫಲಕಾರಿಯಾಗುವುದು. ಗೋಮೂತ್ರವನ್ನು "ಪವಿತ್ರವಾದ ಮೂತ್ರ" ಎಂದು ಕರೆಯುವರು, ಆದರೆ ಈ ಗೋಮೂತ್ರವನ್ನು ಹೆಚ್ಚಿನ ಪ್ರಮಾಣದಲ್ಲಿ ನೇರವಾಗಿ ಕುಡಿಯಲು ಬರುವುದಿಲ್ಲ.

ಆದರೆ ಯಾರು "ಮೂತ್ರ ಚಿಕಿತ್ಸೆಯನ್ನು" (ಸ್ವಮೂತ್ರ) ಪಡೆಯುವುದಕ್ಕೆ ಒಪ್ಪಿ ಅಳವಡಿಸಿಕೊಳ್ಳುವವರೋ ಅವರು ಸ್ವಮೂತ್ರವನ್ನು ಹೆಚ್ಚಿನ ಪ್ರಮಾಣದಲ್ಲಿ ಕುಡಿದು ಹೆಚ್ಚಿನ ಫಲವನ್ನು ಪಡೆದುಕೊಳ್ಳಬಹುದಾಗಿದೆ. ಅವರು ತಮ್ಮ ಮೂತ್ರ ಬಿಳಿಯದಾಗಿ (ಬಣ್ಣವಿಲ್ಲದ ನೀರಿನಂತೆ ಇರುವ) ಇದರಲ್ಲಿ ಯಾವುದೇ ವಾಸನೆಯಾಗಲಿ ಇಲ್ಲದೆ ಅದು ನೀರಿನಂತೆ ಇರಬೇಕೆಂಬುದನ್ನು ಅವರು ಗಮನಿಸಬೇಕಾಗಿದೆ.

ಮೂತ್ರ ವಿಶ್ಲೇಷಣೆ ಮತ್ತು ಸಂಶೋಧನೆ ತೋರಿಸುವ ಅಂಶವೇನೆಂದರೆ, ನಮ್ಮ ಸ್ವಂತ ಮೂತ್ರ (ಆಟೋ ಯೂರಿನ್) ಮತ್ತು ಗೋ ಮೂತ್ರ ಇವರೆಡರಲ್ಲಿಯೂ ಒಂದೇ ತೆರನಾದ ಬಹಳ ಅಮೂಲ್ಯವಾದ ಪ್ರೋಟೀನುಗಳಿವೆ. ಅವುಗಳೆಂದರೆ :- ಕ್ರಿಯಾಟಿನಿನ್, ಯೂರಿಯಾ – ಓ (ನೈಟ್ರೋಜನ್), ಯೂರಿಯಾ, ಸೋಡಿಯಂ, ಪೊಟಾಸಿಯಂ, ಕ್ಯಾಲ್ಸಿಯಂ, ಮೆಗ್ನೀಷಿಯಂ, ಅಮೋನಿಯಾ– ಓ, ಕ್ಲೋರೈಡ್, ಓ/10 ಆಸಿಡ್ ಮತ್ತು ಇತರೆ ವಿಟಮಿನ್‌ಗಳು ಮತ್ತು ಹಾರ್ಮೋನುಗಳು, ಇವುಗಳು ಮನುಷ್ಯನ ದೇಹಕ್ಕೆ ಮತ್ತು ಅರೋಗ್ಯಕ್ಕೆ ಬಹಳ ಪ್ರಮುಖವಾಗಿವೆ.

ನಾವು 'ಮೂತ್ರ' ಎಂಬ ಪದವನ್ನು ಮಾತನಾಡುವಾಗ ಇದನ್ನು ತಿರಸ್ಕಾರ ಮನೋಭಾವದಿಂದ ನೋಡುತ್ತೇವೆ, ಹಾಗೂ ಆ ವಿಚಾರದ ಬಗ್ಗೆ ಚರ್ಚಿಸಲು ಇಷ್ಟವಾಗುವುದಿಲ್ಲ, ಒಂದು ರೀತಿಯ ಕಳಂಕವಸ್ತುವಿನ ಪಟ್ಟ ನೀಡುತ್ತೇವೆ. "ನೈಸರ್ಗಿಕ ಗುಣಪಡಿಸುವ ಶಕ್ತಿ"ಯನ್ನು ಹೊಂದಿರುವ ಅದರ ಅಮೂಲ್ಯವಾದ ಪ್ರಚಂಡ ಸಾಮರ್ಥ್ಯ ಮತ್ತು ಪಡೆಯಬಹುದಾದ ವಿವಿಧ ಪ್ರಯೋಜನಗಳು ಅವರಿಗೆ ತಿಳಿದಿಲ್ಲ.

ಅವರು ಸಕಾರಾತ್ಮಕವಾದ ಪ್ರವೃತ್ತಿಯನ್ನು ವೃದ್ಧಿಸಿಕೊಳ್ಳಬೇಕು, ತಮ್ಮಲ್ಲಿಯೇ ಗುಣಪಡಿಸುವ ಶಕ್ತಿಯು ಇರುವುದೆಂದು ಅರಿತುಕೊಳ್ಳಬೇಕು, ಹಾಗೂ ಸಂತೋಷದಿಂದ ಮೂತ್ರ ಚಿಕಿತ್ಸೆಯನ್ನು ಪಡೆಯುವುದಕ್ಕೆ ಒಪ್ಪಿಕೊಳ್ಳಲು ಸ್ಫೂರ್ತಿಯನ್ನು ಹೊಂದಬೇಕು. ಇದಕ್ಕೆ ಅಂಟಿಕೊಂಡಿರುವಂತಹ ಕಳಂಕವನ್ನು ಕಿತ್ತೊಗೆಯಬೇಕು ಹಾಗೂ ಇತರರಿಗೆ ಕೂಡ ಈ ಚಿಕಿತ್ಸೆಯ ಅರಿವು ಮೂಡಿಸಿ ಅದರ ಪ್ರಾಕೃತಿಕ ಪ್ರಯೋಜನಗಳ ಬಗ್ಗೆ ಮನದಟ್ಟು ಮಾಡಿಸಬೇಕು.

ಮೂತ್ರ ಚಿಕಿತ್ಸಾ ತಂತ್ರವು ಬಹಳ ಪ್ರಾಚೀನ ಕಾಲದ ಚಿಕಿತ್ಸೆಯ ಪದ್ಧತಿಯಾಗಿರುವುದು. ಹಾಗೂ ಪ್ರಾಚೀನ ದಿನಗಳಲ್ಲಿ ಋಷಿಗಳು ಹಾಗೂ ಮುನಿಗಳು ಈ ಮೂತ್ರ ಚಿಕಿತ್ಸೆ ತಂತ್ರವನ್ನು ಪಾಲಿಸುತ್ತಿದ್ದರು ಹಾಗೂ ಅವರುಗಳು ಒಳ್ಳೆಯ ಆರೋಗ್ಯ ಮತ್ತು ಸದಾ ಸದೃಢವಾಗಿರುವ ದೇಹದಾರ್ಢ್ಯತೆ ಯನ್ನು ಹೊಂದಿದ್ದರು ಮತ್ತು ಅವರು ದೀರ್ಘಕಾಲ ಅಂದರೆ 300 ವರ್ಷಗಳಿಗೂ ಹೆಚ್ಚುಕಾಲ ಬದುಕುತ್ತಿದ್ದರು.

ಭಾರತದ ಮಾಜಿ ಪ್ರಧಾನ ಮಂತ್ರಿಗಳಾದ ದಿವಂಗತ ಶ್ರೀ ಮೊರಾರ್ಜಿ ದೇಸಾಯಿರವರು ಶಿವಂಭು–ಮೂತ್ರ ಚಿಕಿತ್ಸೆ ತಂತ್ರವನ್ನು ಪಾಲಿಸುತ್ತಿದ್ದು ಅವರು ತಮ್ಮ ಜೀವಿತ ಕಾಲದಲ್ಲಿ ಸದೃಢಕಾಯ ಮತ್ತು ತಮ್ಮ ಕಡೆಯ ದಿನಗಳವರೆಗೆ ಒಳ್ಳೆಯ ಆರೋಗ್ಯವನ್ನು ಕಾಪಾಡಿಕೊಂಡಿದ್ದರು. ಹಾಗೂ ಸಾಕಷ್ಟು ಸಂಖ್ಯೆಯ ಹಿರಿಯ ವ್ಯಕ್ತಿಗಳು ಈ ಶಿವಂಭು– ಮೂತ್ರ ಚಿಕಿತ್ಸೆಯನ್ನು ಪಾಲಿಸಿ ಆರೋಗ್ಯಕರವಾದ ಜೀವನವನ್ನು ಸಾಗಿಸುತ್ತಿದ್ದುದು ನಾವು ಮನಗಂಡಿದ್ದೇವೆ. ಈಗಲೂ ಕೂಡ ಪ್ರಪಂಚದ ಮೂಲೆ ಮೂಲೆಗಳಲ್ಲಿ ಸಹಸ್ರಾರು ಜನರು ಮೂತ್ರ ಚಿಕಿತ್ಸೆಯನ್ನು ಪಾಲಿಸುತ್ತಿದ್ದಾರೆ.

ಶಿವಂಭು ಕಲ್ಪ – ಸ್ವಯಂ ಮೂತ್ರ ಚಿಕಿತ್ಸ

ಢಮರು ತಂತ್ರದಲ್ಲಿ ವಿವರಿಸಲಾದ ಕೆಲವು ಆವೃತ್ತಿಗಳು ಹೀಗಿವೆ:

ಓ ಪಾರ್ವತಿ! ಹಲವಾರು ಲಾಭಗಳನ್ನು ತಂದುಕೊಡುವ ಕ್ರಿಯೆ ಹಾಗೂ ಪದ್ಧತಿಗಳನ್ನು ನಾನೀಗ ನಿನಗೆ ತಿಳಿಸಿಕೊಡುತ್ತೇನೆ. ಗ್ರಂಥಗಳನ್ನು ಓದಿ ಅರ್ಥಮಾಡಿಕೊಂಡವರು, ಈ ಉದ್ದೇಶಕ್ಕಾಗಿ ಕೆಲವು ನಿರ್ದಿಷ್ಟ ವಿಧಾನಗಳನ್ನು ಎಚ್ಚರಿಕೆಯಿಂದ ಗಮನಿಸಿ ಶಿಫಾರಸ್ಸು ಮಾಡಿದ್ದಾರೆ.

ಈ ಕೆಳಗಿನ ವಸ್ತುಗಳಿಂದ ತಯಾರಿಸಿದ ಪಾತ್ರೆಗಳನ್ನು ಶಿಫಾರಿಸಲಾಗಿದೆ: ಚಿನ್ನ, ಬೆಳ್ಳಿ, ತಾಮ್ರ, ಹಿತ್ತಾಳೆ, ಕಂಚು, ಕಬ್ಬಿಣ, ಜೇಡಿಮಣ್ಣು, ದಂತ, ಗಾಜು, ಪವಿತ್ರವಾದ ಮರಗಳು.

ಚಿಕಿತ್ಸೆಯನ್ನು ಅಭ್ಯಾಸ ಮಾಡಲು ಬಯಸುವವರು ಉಪ್ಪು ಅಥವಾ ಕಹಿ ಪದಾರ್ಥಗಳನ್ನು ವರ್ಜಿಸಬೇಕು, ಒತ್ತಡಕ್ಕೆ ಒಳಗಾಗಬಾರದು, ಸಂಜೆಯಲ್ಲಿ ಲಘು ಆಹಾರ ಸೇವಿಸಬೇಕು, ನೆಲದ ಮೇಲೆ ಮಲಗಬೇಕು ಮತ್ತು ತನ್ನ ಇಂದ್ರಿಯಗಳನ್ನು ನಿಯಂತ್ರಿಸಿಕೊಳ್ಳಬೇಕು ಮತ್ತು ಅಧೀನದಲ್ಲಿಟ್ಟುಕೊಳ್ಳಬೇಕು.

ಬುದ್ಧಿವಂತರಾದವರು ಮೂತ್ರ ವಿಸರ್ಜನೆಯ ಮೊದಲ ಮತ್ತು ಕೊನೆಯ ಭಾಗಗಳನ್ನು ತಿರಸ್ಕರಿಸಬೇಕು. ಮಧ್ಯದಲ್ಲಿ ವಿಸರ್ಜಿಸುವುದನ್ನು ಮಾತ್ರ ಸಂಗ್ರಹಿಸಿಕೊಳ್ಳಬೇಕು. ಇದು ಅತ್ಯುತ್ತಮ ವಿಧಾನ. ಶಿವಂಭು (ಸ್ವ ಮೂತ್ರ) ದೈವಿಕ ಅಂಶವಿರುವ ಅಮೃತ. ಇದಕ್ಕೆ ವಾರ್ಧಕ್ಯ (ಮುಪ್ಪು) ಮತ್ತು ರೋಗಗಳನ್ನು ನಾಶ ಮಾಡುವ ಅಸಾಧಾರಣ ಶಕ್ತಿಯಿದೆ. ಬಾಯಿಯನ್ನು ಸ್ವಚ್ಛಗೊಳಿಸಿಕೊಂಡ ನಂತರ ಮತ್ತು ಬೆಳಗಿನ ಕರ್ಮಾದಿಗಳನ್ನು ಮುಗಿಸಿದ ನಂತರ, ತಮ್ಮದೇ ಶುದ್ಧ ಮೂತ್ರವನ್ನು ಪಾನ ಮಾಡಬೇಕು., ಇದು ವಾರ್ಧಕ್ಯ ಮತ್ತು ರೋಗಗಳನ್ನು ಧ್ವಂಸ ಮಾಡುತ್ತೆ.

ಮೇಲೆ ತಿಳಿಸಿದ ರೀತಿಯಲ್ಲಿ ಶಿವಂಭು ಪಾನ ಮಾಡುವವರು, ಆಂತರಿಕವಾಗಿ ಶುದ್ಧಗೊಳ್ಳುತ್ತಾರೆ. ಎರಡು ತಿಂಗಳ ಕಾಲ ಪಾನ ಮಾಡಿದರೆ ಇಂದ್ರಿಯಗಳು ಜಾಗೃತವಾಗಿ ಶಕ್ತಿಯುತವಾಗುತ್ತವೆ. ಮೂರು ತಿಂಗಳ ಕಾಲ ಪಾನ ಮಾಡಿದರೆ, ಎಲ್ಲಾ ಕಾಯಿಲೆಗಳು ನಿರ್ಮೂಲವಾಗಿ ಎಲ್ಲಾ ತೊಂದರೆಗಳಿಂದ ಮುಕ್ತಿ ಲಭಿಸುತ್ತದೆ. ಐದು ತಿಂಗಳ ಕಾಲ ಪಾನ ಮಾಡಿದರೆ, ದಿವ್ಯ ದೃಷ್ಟಿ ಪ್ರಾಪ್ತವಾಗಿ ಎಲ್ಲಾ ರೋಗ ರುಜಿನಗಳಿಂದ ಮುಕ್ತಿ ಸಿಗುತ್ತದೆ.

ಮೂತ್ರದಲ್ಲಿ ಈ ಕೆಳಗಿನ ವಿಟಮಿನ್‌ಗಳು ಹಾಗೂ ಪ್ರೊಟೀನ್‌ಗಳಿರುತ್ತವೆ:

ಯೂರಿಯಾ ಓ (ಸಾರಜನಕ)	682	ಕ್ಯಾಲ್ಸಿಯಂ	19.5
ಯೂರಿಯಾ	1459	ಮೆಗ್ನೀಶಿಯಂ	11.3
ಕ್ರಿಯಾಟಿನಿನ್ ಓ	36	ಕ್ಲೋರೈಡ್	314
ಕ್ರಿಯಾಟಿನಿನ್	97.2	ಒಟ್ಟು ಸಲ್ಫೇಟ್	91
ಯೂರಿಕ್ ಆಮ್ಲ ಓ	12.3	ಅಜೈವಿಕ ಸಲ್ಫೇಟ್	33
ಯೂರಿಕ್ ಆಮ್ಲ	36.9	ಅಜೈವಿಕ ಫಾಸ್ಫೇಟ್	127
ಅಮ್ಮೈನೊ ಓ	9.7	ಠಿಲೂ	6.4
ಅಮೋನಿಯಾ ಓ	57	ಪೊಟಾಶಿಯಂ	137
ಸೋಡಿಯಂ	212		

ಡಮರು ತಂತ್ರದಲ್ಲಿ ಶಿವಂಭು

ದೇವರು ಮಾನವನಿಗೆ ಅದ್ಭುತವಾದ ಉಡುಗೊರೆಯೊಂದನ್ನು ನೀಡಿದ್ದಾನೆ. ಅದೆಂದರೆ, ಮನುಷ್ಯನ ಮೂತ್ರ ಶಿವಂಭು. ಶಿವ ಎಂದರೆ ಲಾಭದಾಯಕ, ಆರೋಗ್ಯಕರ ಮತ್ತು ಅಂಬು ಎಂದರೆ ಜಲ/ನೀರು. ಈ ಎರಡೂ ಸಂಸ್ಕೃತ ಪದಗಳು ಸೇರಿ ಆಗಿರುವ ಶಿವಂಭು ಬಗ್ಗೆ, ನಮ್ಮ ಪ್ರಾಚೀನ ಸಂಸ್ಕೃತ ಕೃತಿಯಾದ ಡಮರು ತಂತ್ರದಲ್ಲಿ ಉಲ್ಲೇಖಿಸಲಾಗಿದೆ. ಇದರಲ್ಲಿ, ಶಿವಂಭುವನ್ನು ಬಳಸಿಕೊಳ್ಳುವ ಚಿಕಿತ್ಸಾತ್ಮಕ ಪದ್ಧತಿಯ ಸಂಪೂರ್ಣ ವಿವರಣೆಯನ್ನು ನೀಡಲಾಗಿದೆ. ಈ ಪದ್ಧತಿಯನ್ನು ಶಿವಪರಮಾತ್ಮ'ನು ತನ್ನ ಮಡದಿಯಾದ ದೇವಿ ಪಾರ್ವತಿಗೆ ತಿಳಿಸಿಕೊಡುವ ಸ್ವ-ಮೂತ್ರ ಪಾನ ಪದ್ಧತಿ. ಅನುಷ್ಟುಪ್ ಛಂದ ಎನ್ನುವ ಪದ್ಯ ಮಾಧ್ಯಮದಲ್ಲಿ 107 ಶ್ಲೋಕಗಳು ಇವೆ. ಶಿವಂಭು (ಸ್ವಮೂತ್ರ) ವಿನಿಂದ ಎಲ್ಲಾ ಬಗೆಯ ರೋಗಗಳನ್ನೂ ಗುಣಪಡಿಸಬಹುದು ಹಾಗೂ ಶಿವಂಭು ವಿನ ನಿಯತ ಸೇವನೆಯಿಂದ ಉತ್ತಮ ಆರೋಗ್ಯ ಕಾಪಾಡಿಕೊಳ್ಳುವುದರ ಜೊತೆಗೆ ಶಕ್ತಿವರ್ಧನೆಯೂ ಆಗುತ್ತದೆ ಎಂದು ಡಮರು ತಂತ್ರದಲ್ಲಿ ಪ್ರತಿಪಾದಿಸಲಾಗಿದೆ.

ಶಿಶು ತಾಯಿಯ ಗರ್ಭದಲ್ಲಿ ಬೆಳೆಯಲಾರಂಭಿಸುತ್ತದೆ. ಸ್ತ್ರೀ ಗರ್ಭದಲ್ಲಿರುವ ಇನ್ನೂ ಜನಿಸಿರದ ಭ್ರೂಣವು ಆಮ್ನಿಯಾಟಿಕ್ ದ್ರವದಿಂದ ಆವರಿಸಿರುತ್ತದೆ. ಆಮ್ನಿಯಾಟಿಕ್ ದ್ರವದಲ್ಲಿ ಶಿಶುವಿನ ಮಲ ಮತ್ತು ಮೂತ್ರವಿರುವುದರಿಂದ ಶಿಶುವಿನ ಬೆಳವಣಿಗೆಗೆ ಇದು ಬಹಳ ಮುಖ್ಯ. ಭ್ರೂಣದಿಂದ ಮಾನವ ಆಕಾರ ತಳೆಯುತ್ತಿರುವ ಶಿಶುವು ಆಮ್ನಿಯಾಟಿಕ್ ದ್ರವದೊಂದಿಗೆ ಮಲ-ಮೂತ್ರಗಳನ್ನು ಉಸಿರಾಡುತ್ತದೆ. ಆಮ್ನಿಯಾಟಿಕ್ ದ್ರವ ಹಾಗೂ ಭ್ರೂಣದ ಮೂತ್ರಗಳನ್ನು ಶಿಶುವು ನಿರಂತರವಾಗಿ 'ಉಚ್ಛ್ವಾಸ :ನಿರ್ವಾಸ ಮಾಡುತ್ತಲೇ ಇರುತ್ತದೆ. ಇನ್ನೂ ಜನಿಸದ ಶಿಶುವು ತಾಯಿಯ ಗರ್ಭದಲ್ಲಿ ಆಮ್ನಿಯಾಟಿಕ್ ದ್ರವ ಹಾಗೂ ಭ್ರೂಣದ ಮೂತ್ರಗಳನ್ನು ಶಿಶುವು ನಿರಂತರವಾಗಿ ಉಸಿರಾಡುತ್ತದೆ, ನುಂಗುತ್ತದೆ ಮತ್ತು ಅದರಲ್ಲೇ ತೇಲುತ್ತಿರುತ್ತದೆ. ಮೂತ್ರವು ಸಂಪೂರ್ಣವಾಗಿ ನಿರಪಾಯಕಾರಿಯಾಗಿದ್ದು, ಶಿಶುವಿನ ಸ್ನಾಯು/ಮೂಳೆ ಬೆಳವಣಿಗೆಯನ್ನು ಉತ್ತೇಜಿಸುತ್ತದೆ, ತನ್ಮೂಲಕ ಶಿಶುವಿಗೆ ಜೀವ ತುಂಬುತ್ತದೆ.

ತಾಯಿಯ ಗರ್ಭದಲ್ಲಿ ಭ್ರೂಣವಾಗಿರುವ ಶಿಶುವಿಗೆ ಜೀವ ನೀಡಲು ಸಹಾಯಕವಾಗುವ ಮೂತ್ರಕ್ಕೆ ಎಲ್ಲಾ ಬಗೆಯ ರೋಗಗಳನ್ನು ತಡೆಗಟ್ಟುವ, ನಿಯಂತ್ರಿಸುವ ಹಾಗೂ ಗುಣಪಡಿಸುವ ನೈಸರ್ಗಿಕ ಶಕ್ತಿಯಿದೆ.

ಮೂತ್ರದ ಬಗ್ಗೆ ಅನೇಕ ತಪ್ಪು ಕಲ್ಪನೆಗಳಿವೆ. ಅದು ದೇಹದಿಂದ ತ್ಯಾಜ್ಯವಾಗಿ ಹೊರಹಾಕಲ್ಪಡುವ ವಸ್ತುವಾಗಿರುವುದರಿಂದ ಅದನ್ನು ಕೊಳಕು, ವಿಷಯುಕ್ತ ಎಂದು ಜನ ತಿಳಿಯುತ್ತಾರೆ. ಇಂತಹ ಸಂದರ್ಭದಲ್ಲಿ ನಮ್ಮ ಮೂತ್ರವನ್ನು ನಾವೇ ಕುಡಿಯುವ ಆಲೋಚನೆ ನೂರಕ್ಕೆ ತೊಂಭತ್ತೊಂಭತ್ತು ಜನರಿಗೆ ಆಘಾತಕಾರಿ ವಿಷಯವಾಗಿರುವುದರಲ್ಲಿ ಆಶ್ಚರ್ಯವಿಲ್ಲ. ಆದರೆ ವಾಸ್ತವದಲ್ಲಿ, ಮೂತ್ರ ನೀರಿಗಿಂತ ಶುದ್ಧ, ಗುಣಕಾರಿ. ಅದು ಗುಣಪಡಿಸಲಾಗದ ಅನೇಕ ಕಾಯಿಲೆಗಳನ್ನು ಗುಣಪಡಿಸುತ್ತದೆ.

ಆದರೆ ಮೂತ್ರವು ಅಂತಹ ಅಪಾಯಕಾರಿ ವಸ್ತುವಲ್ಲ. ಮೂತ್ರ ಚಿಕಿತ್ಸೆಯಿಂದ ಗರಿಷ್ಠ ಪ್ರಯೋಜನಗಳನ್ನು ಸಾಧಿಸಲು ಜನರಿಗೆ ಸರಿಯಾದ ವಿಧಾನ ಮತ್ತು ತಂತ್ರ ತಿಳಿದಿಲ್ಲ. ನೀವು ಅದನ್ನು ಪ್ರಯತ್ನಿಸುವವರೆಗೂ, ನಿಮ್ಮ ದೇಹದ ಮೇಲೆ ಅದರ ಪರಿಣಾಮಗಳು ಎಷ್ಟು ಒಳ್ಳೆಯದು ಎಂದು ನಿಮಗೆ ತಿಳಿದಿರುವುದಿಲ್ಲ. ಉತ್ತಮ ಫಲಿತಾಂಶಗಳಿಂದ ನೀವು ನಿಜವಾಗಿಯೂ ಆಶ್ಚರ್ಯಚಕಿತರಾಗುವಿರಿ. ಇದಲ್ಲದೆ, ನೀವು ಹೆಚ್ಚು ನೋವನ್ನು ಸಹಿಸಬೇಕಾಗಿಲ್ಲ, ಆಗಾಗ್ಗೆ ವೈದ್ಯರ ಬಳಿಗೆ ಹೋಗಿ ಅಥವಾ ಸಾಂಪ್ರದಾಯಿಕ ವೈದ್ಯಕೀಯ ಚಿಕಿತ್ಸೆಗಳಿಗೆ ಹೆಚ್ಚು ಖರ್ಚು ಮಾಡಬೇಕಾಗಿಲ್ಲ. ಶುದ್ಧೀಕರಿಸಿದ ರಕ್ತವೇ ಮೂತ್ರ ಎಂದರೆ ತಪ್ಪಾಗಲಾರದು.

ಮೂತ್ರ ಚಿಕಿತ್ಸೆ

ಮೂತ್ರಚಿಕಿತ್ಸೆ ಎಂಬುದು ಹೊಸತೇನಲ್ಲ, ಬದಲಾಗಿ ಪೀಳಿಗೆಯಿಂದ ಪೀಳಿಗೆಗೆ ಹರಿದುಬಂದಿರುವ, ಅನೇಕ ವಿಧದ ಕಾಯಿಲೆಗಳನ್ನು ಗುಣಪಡಿಸು, ಸಂಪೂರ್ಣವಾಗಿ ಔಷಧಿರಹಿತ, ಕಾಲಾನುಕಾಲದಿಂದ ಸಾಬೀತಾಗುತ್ತಾ ಬಂದ ಚಿಕಿತ್ಸಾ ವಿಧಾನ.

ಸಾಕ್ಷಾತ್ ಶಿವನೇ ತನ್ನ ಮಡದಿ ಪಾರ್ವತಿ ದೇವಿಗೆ "ಮೂತ್ರಚಿಕಿತ್ಸೆಯ ಲಾಭ"ಗಳ ಬಗ್ಗೆ ತಿಳಿಸಿದ್ದಾನೆ ಎಂದು ಪ್ರಾಚೀನ ಗ್ರಂಥವಾಗಿರುವ "ಡಮರು ತಂತ್ರ" ದಲ್ಲಿ ಉಲ್ಲೇಖಿಸಲಾಗಿದೆ. ಮೂತ್ರದಿಂದ ಆರೋಗ್ಯ ಹಾಗೂ ಅತೀಂದ್ರಿಯ ಶಕ್ತಿ ಹೊಂದಬಹುದೆಂದು ಯೋಗ ಮತ್ತು ತಂತ್ರ ಗ್ರಂಥಗಳಲ್ಲಿ ಹಲವಾರು ಉಲ್ಲೇಖನಗಳಿವೆ.

ಮಾನವ ದೇಹದ ಆರೋಗ್ಯದ ಬೆಳವಣಿಗೆಗೆ ಬಹು ಅವಶ್ಯವಾದ ರಾಸಾಯನಿಕ ವಸ್ತುಗಳು ಮೂತ್ರದಲ್ಲಿರುತ್ತದೆ. ಮೂತ್ರವು, ವಿಶ್ವದಲ್ಲಿ ಲಭ್ಯವಿರುವ ಅತ್ಯುತ್ತಮ ನೈಸರ್ಗಿಕ ಔಷಧಿ. ಮೂತ್ರದಲ್ಲಿ ಕೆಲವು ಬಗೆಯ ಬಾಷ್ಪಶೀಲ ಲವಣಗಳಿದ್ದು, ಇವು ಬಹಳ ಉಪಯುಕ್ತ. ಈ ಲವಣಗಳು ಆಮ್ಲಗಳನ್ನು ಹೀರಿಕೊಂಡು ಮಾನವ ದೇಹದಲ್ಲಿ ಉಂಟಾಗಬಹುದಾದ ಅನೇಕ ಕಾಯಿಲೆಗಳನ್ನು ನಿರ್ಮೂಲನ ಮಾಡುವುದರಿಂದ, ಅನೇಕ ಕಾಯಿಲೆಗಳು ಆರಂಭದಲ್ಲೇ ನಾಶವಾಗುತ್ತವೆ.

ಮೂತ್ರವು ದೇಹದ ಹೊರಗಿನ ಹಾಗೂ ಒಳಗಿನ ಕಾಯಿಲೆಗಳಿಗೆ ಅತ್ಯುತ್ತಮ ಔಷಧಿ. ಅದು, ಕರುಳಿನಲ್ಲಿರುವ ಅನೇಕ ವಿಷಗಳನ್ನು ಹಾಗೂ ರೋಗಕಾರಕ ಹುಳುಗಳನ್ನು ನಾಶಮಾಡುತ್ತದೆ. ಅದು ಹೊಸ ಚೇತನ ನೀಡುತ್ತದೆ, ರಕ್ತವನ್ನು ಶುದ್ಧೀಕರಿಸುತ್ತದೆ ಹಾಗೂ ಚರ್ಮದ ಸಮಸ್ಯೆಗಳನ್ನು ಹೋಗಲಾಡಿಸುತ್ತದೆ. ಕಣ್ಣುಗಳ ರೋಗಗಳನ್ನು ನಿರ್ಮೂಲನ ಮಾಡಿ, ದೇಹವನ್ನು ಬಲಪಡಿಸುತ್ತದೆ, ಪಚನಕ್ರಿಯೆಯನ್ನು ಸುಧಾರಿಸುತ್ತದೆ ಮತ್ತು ಕೆಮ್ಮು–ನೆಗಡಿಯಂಥ ಸಾಮಾನ್ಯ ಕಾಯಿಲೆಗಳನ್ನು ಶೀಘ್ರವಾಗಿ ಶಮನ ಮಾಡುತ್ತದೆ. ಶ್ವಾಸಕೋಶ, ಮೆಧೋಜೀರಕ, ಯಕೃತ್ತು, ಹೃದಯ, ಮಿದುಳು ಮುಂತಾದ ಪ್ರಮುಖ ಅಂಗಗಳನ್ನು ದುರಸ್ತಿ ಮಾಡಿ ಪುನಃಚೇತರಿಸುತ್ತದೆ.

ಮೂತ್ರವು ಅತ್ಯಂತ ನೈಸರ್ಗಿಕವಾದ ಔಷಧಿ. ಮೂತ್ರವನ್ನು ಕುಡಿಯುವುದರಿಂದ, ಮೂತ್ರಪಿಂಡಗಳ ಕಾಯಿಲೆಗಳು, ಯಕೃತ್ತು ಹಾಗೂ ಬೈಲ್ ಕಾಯಿಲೆಗಳು ಶಮನವಾಗುತ್ತದೆ, ಕಾಮಾಲೆ, ಮಾರಿರೋಗ ಮತ್ತು ಇತರ ವಿಷಮ ಜ್ವರಗಳಿಂದ ರಕ್ಷಣೆ ನೀಡುತ್ತದೆ. ದೇಹದ ಹೊರಭಾಗದಲ್ಲಿ ಮೂತ್ರವನ್ನು ಲೇಪಿಸಿಕೊಂಡರೆ ಅನೇಕ ಚರ್ಮ

ಕಾಯಿಲೆಗಳು ಗುಣವಾಗುತ್ತವೆ, ತಲೆಹೊಟ್ಟು ಇಲ್ಲವಾಗುತ್ತದೆ ಮತ್ತು ನಡುಕ, ಜಡತೆ ಹಾಗೂ ಪ್ಯಾಲ್ಸಿಗಳಿಗೆ ಅತ್ಯುತ್ತಮ ಔಷಧಿಯಾಗಿ ಕೆಲಸ ಮಾಡುತ್ತದೆ.

ಮೂತ್ರವನ್ನು ಪವಿತ್ರ ಅಮೃತ ಎನ್ನುತ್ತಾರೆ. ಮೂತ್ರವು ರಕ್ತದಿಂದ ಉತ್ಪತ್ತಿಯಾಗುವುದರಿಂದ, ಸರಿಯಾದ ರೀತಿಯಲ್ಲಿ ಆಹಾರ ಪದ್ಧತಿ ಅನುಸರಿಸುವವರು ಪರಸ್ಪರ ಒಬ್ಬರ ಮೂತ್ರವನ್ನು ಮತ್ತೊಬ್ಬರು ಸೇವಿಸಬಹುದು. ತಮ್ಮ ಮೂತ್ರವನ್ನು ಸಂಗ್ರಹಿಸಲು ಅಥವಾ ಸೇವಿಸಲು ಆಗದಿರುವವರು, ಮತ್ತೊಬ್ಬ ಆರೋಗ್ಯವಂತ ವ್ಯಕ್ತಿಯ ಮೂತ್ರವನ್ನು ಸೇವಿಸಬಹುದು. ಇದರಲ್ಲಿ ಚಮತ್ಕಾರಿ ಗುಣಗಳಿದ್ದು, ಆಧ್ಯಾತ್ಮಿಕವಾಗಿಯೂ ನಮಗೆ ಪ್ರಯೋಜನಕಾರಿ. ಮೂತ್ರಚಿಕಿತ್ಸೆಯಿಂದ ರಕ್ತದ ಹೀಮೋಗ್ಲೋಬಿನ್ ಪ್ರಮಾಣ, ರಕ್ತದ ಎಣಿಕೆ ಹೆಚ್ಚಿಸಿಕೊಳ್ಳಬಹುದು ಮತ್ತು ಆರೋಗ್ಯವಾಗಿರಬಹುದು.

ಮೂತ್ರ ಚಿಕಿತ್ಸ ಯೋಗದಷ್ಟೇ 100% ಸುರಕ್ಷಿತ

ಮೂತ್ರ ಚಿಕಿತ್ಸೆಯು :

- ಬಹಳ ಪರಿಣಾಮಕಾರಿಯಾದ ತ್ಯಂತ ಶಕ್ತಿಶಾಲಿಯಾದ ಪ್ರಾಚೀನ ನೈಸರ್ಗಿಕ ಚಿಕಿತ್ಸೆ

- ಮೂತ್ರ ಚಿಕಿತ್ಸೆಯನ್ನು ಪ್ರಾಚೀನ ಋಷಿ–ಮುನಿಗಳು ಹಾಗೂ ಯೋಗ ಚಿಕಿತ್ಸಿಕರು ಅಳವಡಿಸಿಕೊಂಡಿದ್ದರು.

- ಅನೇಕ ವಿಧದ ಕಾಯಿಲೆಗಳನ್ನು ಗುಣಪಡಿಸಬಲ್ಲ ಮೂತ್ರ, ನೈಸರ್ಗಿಕ ದ್ರವವೊಂದರ ಜೀವಾಮೃತ.

- ಇಡೀ ದೇಹಕ್ಕೆ ಪುನಶ್ಚೇತನ ನೀಡಿ, ಸಾಮಾನ್ಯ ಆರೋಗ್ಯವನ್ನು ಕಾಪಾಡುತ್ತದೆ.

- ಇದು ಕ್ಯಾನ್ಸರ್, ಮಧುಮೇಹ, ಮತ್ತು ಅನೇಕ ಇತರ ರೋಗಗಳನ್ನು ನಿಯಂತ್ರಿಸಬಲ್ಲದು/ಗುಣಪಡಿಸಬಲ್ಲದು.

- ಇದು ಕ್ಯಾನ್ಸರ್‌ನ ನಿಯಂತ್ರಣ/ಗುಣಪಡಿಸುವಲ್ಲಿ ಬಹಳ ಪರಿಣಾಮಕಾರಿ.

- ಇದು ಆರೋಗ್ಯಕರ ಕೋಶಗಳನ್ನು ನಾಶಮಾಡದೆ, ಕ್ಯಾನ್ಸರ್ ಕೋಶಗಳನ್ನು ಮಾತ್ರ ಕೊಲ್ಲುತ್ತದೆ.

- ಇದು ಶ್ವಾಸಕೋಶ, ಮೇಧೋಚೀರಕ, ಯಕೃತ್ತು, ಮಿದುಳು, ಹೃದಯ ಇತ್ಯಾದಿ ಪ್ರಮುಖ ಅಂಗಾಂಗಳನ್ನು ದುರಸ್ತಿ/ಮರುರಚನೆ ಮಾಡಬಲ್ಲದು.

- ಇದು ಹೆಪ್ಪುಗಟ್ಟಿದ ರಕ್ತವನ್ನು ಕರಗಿಸಿ, ರಕ್ತ ಸರಾಗವಾಗಿ ಹರಿಯುವಂತೆ ಮಾಡಬಲ್ಲದು.

- ಇದು ಉಸಿರಾಟ, ರಕ್ತಪರಿಚಲನೆ, ನರಮಂಡಲ ಮತ್ತು ಪಚನಕ್ರಿಯೆ ವ್ಯವಸ್ಥೆಯ ಕಾರ್ಯಾಚರಣೆ ಸುಧಾರಿಸಬಲ್ಲದು.

- ಜಡಗಟ್ಟಿದ ಕೀಲುಗಳ ನಮ್ಯತೆಯನ್ನು ಉತ್ತಮಪಡಿಸಿ ನರಮಂಡಲ ವ್ಯವಸ್ಥೆಯನ್ನು ಬಲಪಡಿಸಬಲ್ಲದು.

- ಕೈ ಮತ್ತು ಕಾಲುಗಳ ಜಡಗಟ್ಟಿದ ಕೀಲುಗಳನ್ನು ಕ್ರಿಯಾಶೀಲಗೊಳಿಸಿ, ಅವುಗಳು ನಮ್ಯವಾಗುವಂತೆ ಮತ್ತು ಸುಲಭವಾಗಿ ಚಲಿಸುವಂತೆ ಮಾಡಬಲ್ಲದು.

- ಇದು ರೋಗನಿರೋಧಕ ವ್ಯವಸ್ಥೆಯನ್ನು ಉತ್ತಮಪಡಿಸಿ ನರದೌರ್ಬಲ್ಯವನ್ನು ಗುಣಪಡಿಸಬಲ್ಲದು.

- ಇದು ಸ್ಮರಣಶಕ್ತಿ, ಬುದ್ಧಿವಂತಿಕೆ ಹೆಚ್ಚಿಸಿ ಮಿದುಳಿನ ಕ್ರಿಯಾಶಕ್ತಿಯನ್ನು ಹೆಚ್ಚಿಸಬಲ್ಲದು.

- ಜನಿಸಿದ ಕ್ಷಣದಿಂದ, ಎಲ್ಲಾ ವಿಧದ ಕಾಯಿಲೆಗಳನ್ನು ಮೂತ್ರಚಿಕಿತ್ಸೆಯಿಂದ ನಿಯಂತ್ರಿಸಬಹುದು/ಗುಣಪಡಿಸಬಹುದು.

- ಇದು ಮಾನಸಿಕ ಒತ್ತಡವನ್ನು ಹೋಗಲಾಡಿಸಿ ಮಿದುಳು ಮತ್ತು ಮನಸ್ಸಿಗೆ ನೆಮ್ಮದಿ ಹಾಗೂ ಶಾಂತಿಯನ್ನು ನೀಡಬಲ್ಲದು.

- ಮನಸ್ಸು, ದೇಹ ಮತ್ತು ಆತ್ಮಗಳ ನಡುವಿನ ಅಸಮತೋಲನವನ್ನು ಹೋಗಲಾಡಿಸಿ ಸಮತೋಲನ ಸಾಧಿಸಲು ಮೂತ್ರಚಿಕಿತ್ಸೆ ಸಹಾಯ ಮಾಡುತ್ತದೆ.

- ಕಾಯಿಲೆಗಳಿಂದ ನರಳುತ್ತಿರುವ ರೋಗಿಗಳಿಗೆ ಮೂತ್ರಚಿಕಿತ್ಸೆಯು ಸರ್ವರೋಗಹಾರಕ.

- ಇದು ಬೌದ್ಧಿಕ, ಭಾವನಾತ್ಮಕ ಹಾಗೂ ದೈಹಿಕ ಆರೋಗ್ಯವನ್ನು ಬಲಪಡಿಸಬಲ್ಲದು.

- ಪೌಷ್ಟಿಕತೆ ಒದಗಿಸಲು ಹಾಗೂ ಗುಣಪಡಿಸಲು ಮೂತ್ರಚಿಕಿತ್ಸೆ, ಒಂದು ಅಮೂಲ್ಯ ಸಂಪನ್ಮೂಲ.

- ಮೂತ್ರಚಿಕಿತ್ಸೆಯಿಂದ ಆಧ್ಯಾತ್ಮಿಕ ಜ್ಞಾನವನ್ನು ಹೆಚ್ಚಿಸಿಕೊಳ್ಳಬಹುದು.

ಜನರು ತಮ್ಮ ದೈನಂದಿನ ಸಹಜ ಚಟುವಟಿಕೆಗಳಾದ

ಪ್ರಾಣಾಯಾಮ, ಯೋಗ, ನಡಿಗೆ, ಮತ್ತು ವ್ಯಾಯಾಮಗಳನ್ನು

ದಿನವೂ ಮಾಡುವುದರೊಂದಿಗೆ ಮೂತ್ರಚಿಕಿತ್ಸೆಯನ್ನು ಅಳವಡಿಸಿಕೊಳ್ಳಬಹುದು.

ಆರೋಗ್ಯವಂತರು ಮತ್ತು ಯಾವುದೇ ರೋಗಗಳಿಲ್ಲದ ಜನರು

ಶಿವಂಭು – ಮೂತ್ರ ಚಿಕಿತ್ಸೆಯನ್ನು ಅಳವಡಿಸಿಕೊಳ್ಳಬಹುದು.

ಇದು ಅವರ ಪ್ರತಿರಕ್ಷಣಾ ವ್ಯವಸ್ಥೆಯನ್ನು ಸುಧಾರಿಸುತ್ತದೆ ಮತ್ತು ಹೆಚ್ಚಿಸುತ್ತದೆ

ಅವರಿಗೆ ಯಾವುದೇ ರೀತಿಯ ಕಾಯಿಲೆ ಬರದಂತೆ ತಡೆಯುತ್ತದೆ.

ಪ್ರಪಂಚದಾದ್ಯಂತ ಮೂತ್ರಚಿಕಿತ್ಸೆಯನ್ನು ಉತ್ತೇಜಿಸಿ

ಮತ್ತು ಲಕ್ಷಾಂತರ ಜೀವಗಳನ್ನು ಉಳಿಸಿ

ನಮ್ಮೊಳಗೇ ಇರುವ ಅದ್ಭುತವಾದ ಗುಣಪಡಿಸುವ ಶಕ್ತಿಯನ್ನು ಕಂಡುಕೊಳ್ಳಿ

ವೈದ್ಯಕೀಯ ಉದ್ದೇಶಗಳಿಗೆ ಮನುಷ್ಯರು ಮೂತ್ರದಂಥ ತಮ್ಮ ದೇಹದಿಂದ ಹೊರಬರುವ ತ್ಯಾಜ್ಯವನ್ನು ಸೇವಿಸಬಹುದು ಎಂಬ ವಿಷಯ ಬಹುತೇಕ ಜನರಿಗೆ ಅಸಹ್ಯವನ್ನುಂಟು ಮಾಡುವುದು ಸಹಜ. ಹಾಗೆ ಅಸಹ್ಯಪಡುವವರಲ್ಲಿ ವೈದ್ಯರೂ ಅನೇಕರಿದ್ದಾರೆ. ಆದರೆ ಮೂತ್ರ ಎಷ್ಟು ಕಹಿಯೋ, ಅದರ ಬಗೆಗಿನ ಕೆಲವು ಸತ್ಯಾಂಶಗಳೂ ಅಷ್ಟೇ ಕಹಿ, ಆದರೆ ಕಹಿ ಎಂದು ಸತ್ಯವನ್ನು ಬದಲಾಯಿಸಲಾಗುವುದಿಲ್ಲ.

ಸ್ವಲ್ಪ ಮಾತ್ರವೇ ಮೂತ್ರ ಸೇವನೆಯಿಂದ ಅನೇಕ ಕಾಯಿಲೆಗಳನ್ನು ಗುಣಪಡಿಸಬಹುದು. ಸಾಮಾನ್ಯ ನೆಗಡಿಯಿಂದ ಮೊದಲ್ಗೊಂಡು, ಚರ್ಮ ರೋಗಗಳು, ಕ್ಯಾನ್ಸರ್ ಮತ್ತು ಹೆಚ್ಐವಿ/ಏಡ್ಸ್‌ಗಳಂಥ ಮಾರಕ ಕಾಯಿಲೆಗಳೂ ಮೂತ್ರ ಸೇವನೆಯಿಂದ ಗುಣವಾಗಬಲ್ಲದು. ಮಹಿಳೆಯರ ಬಂಜೆತನ, ಶ್ರೋಣಿಕುಹರದ ಕ್ಯಾನ್ಸರ್, ಧರ್ಮ, ಕಣ್ಣು ಮತ್ತು ಕಿವಿಯ ಸೋಂಕುಗಳನ್ನು ಗುಣಪಡಿಸಲು ಮೂತ್ರದಲ್ಲಿರುವ ಘಟಕಾಂಶಗಳು ಉಪಯೋಗವಾಗುತ್ತವೆ.

"ಮೂತ್ರ ಎನ್ನುವುದು ಮೂತ್ರಪಿಂಡಗಳಲ್ಲಿ ತಯಾರಾಗುವ ಬಹು ಸೂಕ್ಷ್ಮವಾಗಿ ಶೋಧನೆಯಾಗಿ ಬರುವ ಉತ್ಪನ್ನ. ಹಾರ್ಮೋನ್‌ಗಳು, ರಾಸಾಯನಿಕಗಳು, ರೋಗನಿರೋಧಕ ಜೀವಿಗಳು ಮುಂತಾದ ಮುಖ್ಯ ರಾಸಾಯನಿಕಗಳು ಮೂತ್ರದ ರೂಪದಲ್ಲಿ ಹೊರಬರುತ್ತವೆ ಎಂದು ಅಧ್ಯಯನಗಳಿಂದ ತಿಳಿದುಬಂದಿದೆ. ಆದ್ದರಿಂದ ಮೂತ್ರವನ್ನು ಮರು ಸೇವನೆ ಮಾಡುವುದರಿಂದ, ಮೇಲೆ ತಿಳಿಸಿದ ರಾಸಾಯನಿಕಗಳು ದೇಹದಲ್ಲಿ ಮರುಬಳಕೆಯಾಗುತ್ತವೆ." ಮೂತ್ರದಲ್ಲಿರುವ ಎಲ್ಲಾ ಘಟಕಾಂಶಗಳು ಸೋಂಕು ನಿರೋಧಕ, ಮುಪ್ಪು ನಿರೋಧಕ, ಸ್ಥೂಲಕಾಯ ನಿರೋಧಕ ಹಾಗೂ ಕ್ಯಾನ್ಸರ್ ನಿರೋಧಕ ಗುಣಗಳನ್ನು ಹೊಂದಿರುತ್ತವೆ ಮತ್ತು ಅಫಲವತ್ತತೆ ಸೇರಿದಂತೆ ಹಾರ್ಮೋನ್‌ಗಳ ಸಮತೋಲನ ಉಂಟು ಮಾಡುತ್ತದೆ.

ಮೂತ್ರವು 100% ಸುರಕ್ಷಿತವಾಗಿರುವುದರಿಂದ, ಅದು ನಮಗೆ ತಂದುಕೊಡುವ ಲಾಭಗಳಿಗೆ ಹೋಲಿಸಿದರೆ ಅದರಿಂದಾಗುವ ಹಾನಿ ನಗಣ್ಯ ಮತ್ತು ಯಾವುದೇ ಅಡ್ಡಪರಿಣಾಮಗಳಿರುವುದಿಲ್ಲ. ಈ ಮಾತನ್ನು ಗಮನದಲ್ಲಿಟ್ಟುಕೊಂಡು, ಕ್ಯಾನ್ಸರ್ ಆಗಲಿ,

ನೆಗಡಿ, ಮೊಡವೆ ಅಥವಾ ಇತರ ಯಾವುದೇ ಕಾಯಿಲೆಯಿಂದ ನಿಮಗೆ ಜೀವನ ದುರ್ಭರ ಎನಿಸಿದ್ದರೆ, ಮೂತ್ರ ಚಿಕಿತ್ಸೆ ಪ್ರಯತ್ನ ಮಾಡಿ, ಅದರ ಲಾಭಗಳನ್ನು ಸ್ವತಃ ಕಂಡುಕೊಳ್ಳಿ.

ಮೂತ್ರ ಎನ್ನುವುದು ದೇಹವು ಹೊರಹಾಕುವ ವಿಷಕಾರಿ ಮತ್ತು ಕೊಳಕು ದ್ರವವಲ್ಲ. ಅದು, ರಕ್ತ ಶುದ್ಧೀಕರಣ ಪ್ರಕ್ರಿಯೆಯ ಉಪ ಉತ್ಪನ್ನ. ವೈದ್ಯಕೀಯವಾಗಿ ಅದನ್ನು "ಅತಿ ಶೋಧಿತ ದುಗ್ಧರಸ" ಎನ್ನಬಹುದು. ಅದು, ಮೂತ್ರಪಿಂಡಗಳಿಂದ ಹೊರಬರುವ ರಕ್ತದ ಶುದ್ಧೀಕೃತ ರೂಪ. ನಮ್ಮ ದೇಹದೊಳಗೆ ಸೇರುವ ವಸ್ತುಗಳ ಮತ್ತು ಅವುಗಳ ಸಾಂದ್ರತೆಯನ್ನು ರಕ್ತದಲ್ಲಿ ನಿಯಂತ್ರಿಸುವುದೇ ಮೂತ್ರಪಿಂಡಗಳ ಪ್ರಧಾನ ಕಾರ್ಯವೇ ಹೊರತು ತ್ಯಾಜ್ಯಗಳನ್ನು ಹೊರಹಾಕುವುದಲ್ಲ. ಪೌಷ್ಟಿಕಾಂಶಗಳಿಂದ ಕೂಡಿದ ರಕ್ತವು ಯಕೃತ್ತಿನ ಮೂಲಕ ಹಾದುಹೋಗುವಾಗ, ಅಲ್ಲಿ ಘನ ತ್ಯಾಜ್ಯವಾಗಿ ವಿಷಕಾರಿ ವಸ್ತುಗಳು ತೆಗೆಯಲ್ಪಡುತ್ತದೆ.

ಅಂತಿಮವಾಗಿ, ಈ ಶುದ್ಧೀಕೃತ ಸ್ವಚ್ಛ ರಕ್ತವು, ಮೂತ್ರಪಿಂಡಗಳಲ್ಲಿ ಸೋಸುವ ಪ್ರಕ್ರಿಯೆಗೆ ಒಳಪಟ್ಟು, ಅಲ್ಲಿ ಹೆಚ್ಚುವರಿ ನೀರು, ಲವಣಗಳು, ವಿಟಮಿನ್‌ಗಳು, ಖನಿಜಗಳು, ಕಿಣ್ವಗಳು, ರೋಗನಿರೋಧಕ ವಸ್ತುಗಳು, ಯೂರಿಕ್ ಆಮ್ಲ ಮತ್ತು ಆ ಕ್ಷಣದಲ್ಲಿ ದೇಹವು ಉಪಯೋಗಿಸಿಕೊಳ್ಳಲಾಗದ ಇತರ ವಸ್ತುಗಳು, ಶುದ್ಧಿಗೊಂಡ, ದ್ರವ ರೂಪದ ಮೂತ್ರವಾಗಿ ಸಂಗ್ರಹವಾಗುತ್ತದೆ. ರಕ್ತದೊಳಗಿರುವ ವಿವಿಧ ಘಟಕಾಂಶಗಳನ್ನು ಸಮತೋಲನದಲ್ಲಿರಿಸುವುದು ಮೂತ್ರಪಿಂಡಗಳ ಪ್ರಧಾನ ಕಾರ್ಯ. ರಕ್ತದಲ್ಲಿರುವ ಮುಖ್ಯ ಘಟಕಾಂಶಗಳು ಶೋಧಿತವಾಗುವುದಿಲ್ಲ, ಏಕೆಂದರೆ ಅವು ವಿಷಕಾರಿ ಮತ್ತು ದೇಹಕ್ಕೆ ಹಾನಿಕಾರಕ ಎಂದಲ್ಲ, ಬದಲಾಗಿ, ನಿರ್ದಿಷ್ಟ ಸಮಯದಲ್ಲಿ ಆ ಘಟಕಾಂಶಗಳ ಸಾಂದ್ರತೆ ದೇಹಕ್ಕೆ ಅವಶ್ಯವಾಗಿರುವುದಿಲ್ಲ. ಮೂತ್ರಪಿಂಡಗಳ ಈ ಅತಿ ಮುಖ್ಯ ನಿಯಂತ್ರಣ ಕಾರ್ಯವೇ, ನಮ್ಮ ದೇಹಕ್ಕೆ ಅಗತ್ಯವಿಲ್ಲದಿದ್ದರೂ, ನಾವು ಅಗತ್ಯಕ್ಕಿಂತ ಹೆಚ್ಚು ತಿನ್ನಲು ಮತ್ತು ಕುಡಿಯಲು ಅವಕಾಶ ನೀಡುತ್ತದೆ.

ಮೂತ್ರ ಚಿಕಿತ್ಸೆ ಎನ್ನುವುದು, "ನಮ್ಮ ದೇಹದ ಆರೋಗ್ಯದ ಪುನಃಚೇತನಕ್ಕಾಗಿ ಮೂತ್ರಪಾನ ಮಾಡುವ ಒಂದು ವಿಧಾನ". ಅದನ್ನು ಅತ್ಯದ್ಭುತ ಜೀವಂತ ಆಹಾರವೆಂದು ಪರಿಗಣಿಸಲಾಗಿದೆ, ಏಕೆಂದರೆ, ಅದು ರಕ್ತದ ಉಪ ಉತ್ಪನ್ನ ಮತ್ತು ಅದರಲ್ಲಿ 'ಜೀವಶಕ್ತಿ' ಅಡಗಿದೆ ! ನಮ್ಮೊಳಗೆ ಇರುವ ಗುಣ್ಪಡಿಸುವ ಶಕ್ತಿ !!

ಪೌಷ್ಟಿಕಾಂಶಗಳ ಅಮೂಲ್ಯ ಆಗರವಾಗಿರುವ ಮೂತ್ರಕ್ಕೆ ಕಾಯಿಲೆಗಳನ್ನು ಗುಣಪಡಿಸುವ ಶಕ್ತಿಯಿದೆ. ಮಾನವ ದೇಹವು ಸತತವಾಗಿ ವಿವಿಧ ರೀತಿಯ ರೋಗನಿರೋಧಕಗಳನ್ನು, ಹಾರ್ಮೋನ್‌ಗಳನ್ನು, ಕಿಣ್ವಗಳನ್ನು ಮತ್ತು ಇತರ ನೈಸರ್ಗಿಕ ರಾಸಾಯನಿಕಗಳನ್ನು

ಉತ್ಪತ್ತಿ ಮಾಡುತ್ತಿರುತ್ತದೆ. ಹಾಗೆ ಉತ್ಪಾದಿಸುವಾಗ ಅವುಗಳ ಪ್ರಮಾಣದಲ್ಲಿ ಏರುಪೇರಾದಾಗ ಮೂತ್ರಪಿಂಡಗಳು ಇವುಗಳ ಸಮತೋಲನ ಕಾಯ್ದುಕೊಳ್ಳಲು ಮೂತ್ರ ರೂಪದಲ್ಲಿ ಹೊರಹಾಕುತ್ತದೆ. ಪ್ರತಿಯೊಬ್ಬ ವ್ಯಕ್ತಿಯ ದೇಹದೊಳಗಿನ ಕ್ರಿಯೆ ತಿಳಿಯಲು ಆ ವ್ಯಕ್ತಿಯ ಮೂತ್ರದಲ್ಲಿರುವ ಘಟಕಾಂಶಗಳನ್ನು ವಿಶ್ಲೇಷಿಸಿದರೆ ತಿಳಿಯಬಹುದು ಎಂದು ಅನೇಕ ಅಧ್ಯಯನಗಳಿಂದ ತಿಳಿದುಬಂದಿದೆ.

ಒಬ್ಬ ವ್ಯಕ್ತಿಯ ದೇಹದ ರಕ್ತದಲ್ಲಿದ್ದ ಘಟಕಾಂಶಗಳು ಆ ವ್ಯಕ್ತಿಗೆ ಹಾನಿಕಾರಕವಲ್ಲ ಎಂದು ವಿಜ್ಞಾನಿಗಳು ವಾದಿಸುತ್ತಾರೆ. ಮೂತ್ರವನ್ನು ಸೇವಿಸಿದಾಗ ಅದು ನೇರ ರಕ್ತವಾಹಿನಿಗೆ ಹೋಗದೆ, ಪಚನಕ್ರಿಯೆ ವ್ಯವಸ್ಥೆಯ ಮೂಲಕ ಹಾದುಹೋಗುತ್ತದೆ. ಆಗ ಮೂತ್ರದಲ್ಲಿದ್ದ ಘಟಕಾಂಶಗಳ ಪೈಕಿ ಉಪಯುಕ್ತವಾಗುವಂಥವು ಪುನರ್ ಬಳಕೆಗೆ ಬರುತ್ತವೆ, ಮತ್ತು ಉಳಿದವು ಘನ ತ್ಯಾಜ್ಯವಾಗಿ ತಿರಸ್ಕರಿಸಲ್ಪಡುತ್ತವೆ ಎಂದೂ ವಿಜ್ಞಾನಿಗಳು ಹೇಳುತ್ತಾರೆ.

ಮೂತ್ರದಲ್ಲಿ ಕಂಡುಬರುವ "ಯೂರೋಕಿನೇಸ್" ಎಂಬ ಕಿಣ್ವವನ್ನು, ಹೆಪ್ಪುಗಟ್ಟಿದ ರಕ್ತವನ್ನು ಕರಗಿಸಲು ಔಷಧಿಯಾಗಿ ಉಪಯೋಗಿಸಲಾಗುತ್ತದೆ ಮತ್ತು ಹೃದಯಾಘಾತಕ್ಕೆ ಒಳಗಾದ ವ್ಯಕ್ತಿಗಳಲ್ಲಿ ಅಪಧಮನಿಗಳಲ್ಲಿರುವ ಅಡಚಣೆಗಳನ್ನು ನಿವಾರಿಸಲು ವ್ಯಾಪಕವಾಗಿ ಬಳಸಲಾಗುತ್ತದೆ. ಮೂಗಿನ ಅತಿಲೋಳೆ ನಿವಾರಿಸಲು, ಹುಳುಗಳನ್ನು ನಾಶಪಡಿಸಲು ಹಾಗೂ ಕರುಳನ್ನು ಶುದ್ಧಗೊಳಿಸಲು ಸಣ್ಣ ಪ್ರಮಾಣದಲ್ಲಿ ಮೂತ್ರ ಸೇವನೆ ಮಾಡಬಹುದು. ಮೂಲವ್ಯಾಧಿ ಗುಣ್ಣಡಿಸಲು ಇದು ಬಹಳ ಪರಿಣಾಮಕಾರಿ. ರೇಬೀಸ್, ಕೀಟ ಮತ್ತು ಹಾವು ಕಡಿತಗಳಿಗೆ ಇದು ದಿವ್ಯ ಪ್ರತ್ಯೌಷಧ.

ಉಸಿರಾಟ : ಮೂತ್ರವನ್ನು ಅಘ್ರಾಣಿಸುವುದರಿಂದ ಕಟ್ಟಿದ ಮೂಗು ತೆರೆದುಕೊಳ್ಳುತ್ತದೆ, ನೆಗಡಿ, ಜ್ವರ, ಕೆಮ್ಮು, ಸೈನ್ಯುಸೈಟಿಸ್ ಮತ್ತು ಉಸಿರಾಟಕ್ಕೆ ಸಂಬಂಧಿಸಿದ ಇತರ ಅನೇಕ ತೊಂದರೆಗಳು ಶಮನವಾಗುತ್ತವೆ.

ನರಮಂಡಲ ವ್ಯವಸ್ಥೆ: ಅಲರ್ಜಿಗಳು, ರೋಗನಿರೋಧಕ ವ್ಯವಸ್ಥೆಯ ಅನೇಕ ತೊಂದರೆಗಳಿಗೆ ಮೂತ್ರ ಪರಿಣಾಮಕಾರಿಯಾಗಿ ಕೆಲಸ ಮಾಡುತ್ತದೆ. ನಾಲಿಗೆಯ ಕೆಳಗೆ ಒಂದೆರಡು ಹನಿ ಮೂತ್ರವಿರಿಸಿಕೊಂಡರೆ ಅಲರ್ಜಿಕ್ ಪ್ರತಿಕ್ರಿಯೆಗಳು ಶಮನವಾಗಿ ನರಗಳು ಶಾಂತಗೊಳ್ಳುತ್ತವೆ. ಸ್ತನದ ಗೆಡ್ಡೆಯಂಥ ಕಣ್ಣಿಗೆ ಕಾಣುವ ಗೆಡ್ಡೆಗಳು ಮೂರು– ನಾಲ್ಕು ವಾರಗಳಲ್ಲಿ ಕಣ್ಮರೆಯಾಗುತ್ತವೆ.

ಕಣ್ಣುಗಳು: ಮೂತ್ರದಿಂದ ನಿಯಮಿತವಾಗಿ ಕಣ್ಣಿಗೆ ಚಿಕಿತ್ಸೆ ನೀಡಿದರೆ, ಕಣ್ಣಿನ ದೃಷ್ಟಿಶಕ್ತಿ ಸುಧಾರಿಸುತ್ತದೆ. ತಾಜಾ ಮೂತ್ರದ ಒಂದೆರಡು ಹನಿಗಳನ್ನು ಕಣ್ಣಿನೊಳಗೆ ಬಿಟ್ಟುಕೊಂಡರೆ

ಕೆಂಗಣ್ಣು ಬೇನೆ ಗುಣವಾಗುತ್ತದೆ. ಸ್ವಲ್ಪ ಬಿಸಿ ಮಾಡಿ ಜೇನುತುಪ್ಪದಲ್ಲಿ ಕರಗಿಸಿ ಸೇವಿಸಿದರೆ, ಕಣ್ಣಿನ ಹಾನಿಗಳು ಗುಣವಾಗುತ್ತವೆ.

ಚರ್ಮದ ತೊಂದರೆಗಳು: ಒಂದು ದಿನ ಹಳೆಯದಾದ ಮೂತ್ರವನ್ನು ದಿನಕ್ಕೆ ಎರಡು ಬಾರಿ ಮರ್ದನ ಮಾಡಿಕೊಂಡರೆ ಚರ್ಮದ ಕಾಂತಿ ಹೆಚ್ಚಾಗಿ, ನುಣುಪಾಗಿರುತ್ತದೆ ಮತ್ತು ಕೂದಲು ಹೊಳೆಯುತ್ತದೆ. ಮೂತ್ರವನ್ನು ನೇರವಾಗಿ ಚರ್ಮಕ್ಕೆ ಲೇಪಿಸಿಕೊಳ್ಳಬಹುದು; ಮೂತ್ರದಿಂದ ಸುಟ್ಟಗಾಯಗಳಿಗೆ, ಏಟುಗಾಯಗಳಿಗೆ, ಮೊಡವೆ, ಸೋರಿಯಾಸಿಸ್ ಹಾಗೂ ಇತರ ಚರ್ಮದ ತೊಂದರೆಗಳನ್ನು ನಿವಾರಿಸಬಹುದು.

ಶಸ್ತ್ರಚಿಕಿತ್ಸೆ ಮತ್ತು ಕೀಮೋಥೆರಪಿ ಇಲ್ಲದೆ ಕ್ಯಾನ್ಸರ್ ಅನ್ನು ನಿಯಂತ್ರಿಸಿ/ಗುಣಪಡಿಸಿ

ಪ್ರಪಂಚದೆಲ್ಲೆಡೆ ಲಕ್ಷಾಂತರ ಜನರು ಅತ್ಯಂತ ಅಪಾಯಕಾರಿ ಕಾಯಿಲೆಯಿಂದ ಬಳಲುತ್ತಿದ್ದಾರೆ. ಭಾರತದಲ್ಲಿ ಪ್ರತಿ ವರ್ಷ 700,000 (7 ಲಕ್ಷ) ಕ್ಕಿಂತ ಹೆಚ್ಚು ಕ್ಯಾನ್ಸರ್ ಪ್ರಕರಣಗಳು ಮತ್ತು ಮಕ್ಕಳಲ್ಲಿ 40,000 ಕ್ಕೂ ಹೆಚ್ಚು ಕ್ಯಾನ್ಸರ್ ಪ್ರಕರಣಗಳು ವರದಿಯಾಗುತ್ತಿವೆ ಎಂದು ಅಂದಾಜಿಸಲಾಗಿದೆ. ದುರದೃಷ್ಟವಶಾತ್ ಕ್ಯಾನ್ಸರ್ ರೋಗಿಗಳ ಸಂಖ್ಯೆಯು ಪ್ರತಿ ವರ್ಷವೂ ಬೆಳೆಯುತ್ತಲೇ ಇರುತ್ತದೆ. ಇದು ಸಾವಿನ ಪ್ರಮುಖ ಕಾರಣಗಳಲ್ಲಿ ಒಂದಾಗಿದೆ.

ರೋಗವು ಪತ್ತೆಯಾದ ನಂತರ, ಚಿಕಿತ್ಸೆಯು ಸಂಕೀರ್ಣ ಮತ್ತು ದುಬಾರಿ ವ್ಯವಹಾರವಾಗಿರುವುದರಿಂದ ರೋಗಿಯು ಗಂಭೀರ ಆರೋಗ್ಯದ ಮಾನಸಿಕ ಸಂಕಟವನ್ನಲ್ಲದೇ ನಿರಂತರವಾಗಿ ಕಾಡುವ ಸಂದರ್ಭಗಳನ್ನು ಸಹ ಎದುರಿಸಬೇಕಾಗುತ್ತದೆ. ಕ್ಯಾನ್ಸರ್ ರೋಗನಿರ್ಣಯದೊಂದಿಗೆ ಪ್ರಾರಂಭಿಸಿ, ಅಗತ್ಯ ರೋಗಪತ್ತೆಗಳು ಮತ್ತು ಚಿಕಿತ್ಸೆಗಳಿಗೆ ಲಕ್ಷಾಂತರ ರೂಪಾಯಿಗಳ ಬೇಕಾಗುತ್ತದೆ. ಕ್ಯಾನ್ಸರ್ ಒಂದು ತಿಳಿಯದೇ ಬರುವ ರೋಗವಾಗಿದೆ ಮತ್ತು ಅನೇಕ ಜನರಿಗೆ ತಮ್ಮನ್ನು ತಾವು ರಕ್ಷಿಸಿಕೊಳ್ಳಲು ತಿಳಿದಿರುವುದಿಲ್ಲ ಮತ್ತು ಇದು ಆರೋಗ್ಯದ ಗುಣಮಟ್ಟವನ್ನು ಹದಗೆಡಿಸುತ್ತದೆ ಮತ್ತು ಜೀವಿತಾವಧಿಯ ಅನಿಶ್ಚಿತತೆಗೆ ಕಾರಣವಾಗುತ್ತದೆ.

ಕ್ಯಾನ್ಸರ್‌ಗೆ ಸಾಂಪ್ರದಾಯಿಕವಾಗಿ ಶಸ್ತ್ರಚಿಕಿತ್ಸೆ, ವಿಕಿರಣ ಚಿಕಿತ್ಸೆ ಮತ್ತು ಕೀಮೋಥೆರಪಿ ಮೂಲಕ ಚಿಕಿತ್ಸೆ ನೀಡಲಾಗುತ್ತದೆ. ಆದಾಗ್ಯೂ ಅಂಕಿಅಂಶಗಳು ಈ ಚಿಕಿತ್ಸೆಗಳು ಕ್ಯಾನ್ಸರ್ ಚಿಕಿತ್ಸೆಯಲ್ಲಿ ಸೀಮಿತ ಪರಿಣಾಮವನ್ನು ಹೊಂದಿವೆ ಮತ್ತು ಅಡ್ಡ ಪರಿಣಾಮಗಳಿಂದ ಕೂಡಿದೆ ಎಂದು ಸೂಚಿಸುತ್ತದೆ. ಕಿಮೋಥೆರಪಿಯ ಅಡ್ಡ ಪರಿಣಾಮಗಳಿಂದ ದೇಹದಲ್ಲಿ ಬಿಳಿ ರಕ್ತ ಕಣಗಳು ಮತ್ತು ಕೆಂಪು ರಕ್ತ ಕಣಗಳು ಕಡಿಮೆಯಾಗುತ್ತವೆ ಮತ್ತು ವಿವಿಧ ತೊಡಕುಗಳು ಉಂಟಾಗುತ್ತವೆ.

ಮೂತ್ರ ಚಿಕಿತ್ಸೆಯು ಹೆಚ್ಚು ಪರಿಣಾಮಕಾರಿಯಾಗಿದೆ ಮತ್ತು ವಿಕಿರಣ ಮತ್ತು ಕೀಮೋಥೆರಪಿಗಿಂತ ಹೆಚ್ಚಿನ ಪ್ರಯೋಜನಗಳನ್ನು ಹೊಂದಿದೆ. ಇದು ಕ್ಯಾನ್ಸರ್ ಕೋಶಗಳ ಬೆಳವಣಿಗೆಯನ್ನು ನಾಶಪಡಿಸುತ್ತದೆ ಮತ್ತು ಅವು ದೇಹದ ಇತರ ಭಾಗಗಳಿಗೆ

ಹರಡುವುದನ್ನು ತಡೆಯುತ್ತದೆ. ಇದು ಯಾವುದೇ ಅಡ್ಡ ಪರಿಣಾಮಗಳನ್ನು ಉಂಟುಮಾಡದೆ ಕ್ಯಾನ್ಸರ್ ಕೋಶದಲ್ಲಿನ ವಿಷಕಾರಿ ವಸ್ತುಗಳನ್ನು ಕೊಲ್ಲುತ್ತದೆ.

ಈಗಾಗಲೇ ಶಸ್ತ್ರಚಿಕಿತ್ಸೆಗೆ ಒಳಗಾಗಿ, ಕಿಮೋಥೆರಪಿ ಮಾಡಿಸಿಕೊಳ್ಳುತ್ತಿರುವವರು, ಮೂತ್ರ ಚಿಕಿತ್ಸೆಯನ್ನು ಅಳವಡಿಸಿಕೊಳ್ಳಬಹುದು. ಆದರೆ ವೈದ್ಯರ ಸಲಹೆಯ ಪ್ರಕಾರ ಕೀಮೋಥೆರಪಿ ಮಾಡಿಸಿಕೊಳ್ಳಲು ಇಚ್ಛಿಸುವವರು 36 ಗಂಟೆಗಳ ನಂತರ ಮೂತ್ರಚಿಕಿತ್ಸೆಯನ್ನು ಪ್ರಾರಂಭಿಸಬಹುದು.

ನಾನು ಹೊಟ್ಟೆಯ ಕ್ಯಾನ್ಸರ್ ಮತ್ತು ಅಂಡಾಶಯದ ಕ್ಯಾನ್ಸರ್ ನಿಂದ ಬಳಲುತ್ತಿರುವ ರೋಗಿಯ ವಿವರವಾದ ಪ್ರಕರಣದ ಇತಿಹಾಸವನ್ನು ಅವರ ರೋಗನಿರ್ಣಯ ವರದಿಗಳೊಂದಿಗೆ ಅಂದರೆ ಸಿ ಟಿ ಸ್ಕ್ಯಾನಿಂಗ್, ಎಂಡೋಸ್ಕೋಪಿ, ಬಯಾಪ್ಸಿ ವರದಿಗಳು ಮತ್ತು ಶಸ್ತ್ರಚಿಕಿತ್ಸೆ ಮತ್ತು ಕೀಮೋಥೆರಪಿಗೆ ಒಳಗಾಗಲು ವೈದ್ಯರು ಕೊಟ್ಟಿರುವ ಅಭಿಪ್ರಾಯವನ್ನು ಪ್ರಸ್ತುತಪಡಿಸಿದ್ದೇನೆ. ಅವರು ತಮ್ಮ ನೋವು ಮತ್ತು ಸಂಕಟಗಳಿಂದ ಮುಕ್ತರಾಗಿದ್ದಾರೆ ಮತ್ತು ಅವರು ಶಸ್ತ್ರಚಿಕಿತ್ಸೆ ಮತ್ತು ಕೀಮೋಥೆರಪಿಗಳಿಗೆ ಒಳಗಾಗದೆ ಆರೋಗ್ಯವಾಗಿದ್ದಾರೆ ಎಂದು ಅವರು ತಮ್ಮ ದೃಢೀಕರಣವನ್ನು ನೀಡಿದ್ದಾರೆ.

ಶಿವಂಭುವಿನಿಂದ ಕ್ಯಾನ್ಸರ್ ಗುಣಪಡಿಸಿಕೊಳ್ಳಿ

ಈ ರೋಗಗಳನ್ನು ಗುಣ ಮಾಡುವ ಶಕ್ತಿಯು ನಮ್ಮಲ್ಲಿಯೇ ಇದೆ"

ಸಹಸ್ರಾರು ಜನರು ದೀರ್ಘಕಾಲದ ರೋಗಗಳಿಂದ ಬಳಲುತ್ತಿರುವರು. ಇಂದು ಮನುಷ್ಯರ ಸುತ್ತಲೂ ಗುಣಮಾಡಲಾಗದ ಹತ್ತಾರು ಕಾಯಿಲೆಗಳು ಇದ್ದು, ಇದರಿಂದ ಮನುಷ್ಯರು ಸಂಪೂರ್ಣ ಅಸಹಾಯಕರಾಗಿ ಭಾವಿಸುತ್ತಿದ್ದು ಜಿಗುಪ್ಸೆಯನ್ನು ಹೊಂದಿರುವರು. ಸರ್ಕಾರವು ನಡೆಸಿರುವ ಸಮೀಕ್ಷೆಯ ಪ್ರಕಾರ, ಭಯಂಕರ ರೋಗಗಳಿಂದ ಪೀಡಿತರಾಗುತ್ತಿರುವ ಜನರ ಸಂಖ್ಯೆ ಪ್ರತಿವರ್ಷವೂ ಹೆಚ್ಚುತ್ತಲೇ ಇದೆ.ವಿಜ್ಞಾನಿಗಳು ಹಾಗು ವೈದ್ಯಕೀಯ ಸಂಶೋಧನಾ ಇಲಾಖೆಯು ನಡೆಸುತ್ತಿರುವ ನಿರಂತರ ಸಂಶೋಧನೆಯ ಹೊರತಾಗಿಯೂ ಹಲವಾರು ಕಾಯಿಲೆಗಳಿಗೆ ಪರಿಹಾರ ಕಂಡುಹಿಡಿಯಲು ವಿಫಲವಾಗುತ್ತಿದ್ದಾರೆ.

ನಮ್ಮ ದೇಹಕ್ಕೆ ಅಗತ್ಯವಾದ ಗಾಳಿ, ನೀರು, ಸೂರ್ಯನ ಬೆಳಕು ಮುಂತಾದ ನೈಸರ್ಗಿಕ ಸೌಕರ್ಯಗಳನ್ನು ಪ್ರಕೃತಿ ನಮಗೆ ಧಾರಾಳವಾಗಿ ನೀಡಿದೆ. ನಮ್ಮ ದೇಹದಿಂದಲೇ ಉತ್ಪಾದನೆಯಾಗುವ ಮೂತ್ರದಂತಹ ಜೀವಾಮೃತ್(ಶಿವಂಭೂ)ವನ್ನೂ ಅದು ನಮಗೆ ನೀಡಿದೆ. ಎಲ್ಲಾ ರೀತಿಯ ಕಾಯಿಲೆಗಳನ್ನು ನಿಯಂತ್ರಿಸಿ ಗುಣಪಡಿಸುವ ನೈಸರ್ಗಿಕ ಶಕ್ತಿ ಮೂತ್ರದಲ್ಲಿದೆ. ನವಜಾತ ಶಿಶುವಿನ ಪೋಷಣೆಗಾಗಿ ಪ್ರಕೃತಿಯು ತಾಯಿಯ ಮೊಲೆಗಳಲ್ಲಿ ಹಾಲನ್ನು ತುಂಬಿದಂತೆ, ಮನುಷ್ಯರು ತಮಗೆ ಬರುವ ಹಲವಾರು ರೀತಿಯ ಕಾಯಿಲೆಗಳನ್ನು ತಡೆಗಟ್ಟಿಕೊಂಡು ಆರೋಗ್ಯವಂತರಾಗಿರುವುದಕ್ಕಾಗಿ ಅದು ನಮ್ಮ ದೇಹದಲ್ಲಿ ಮೂತ್ರವನ್ನೂ ನೀಡಿದೆ.

"ಮೂತ್ರ ಚಿಕಿತ್ಸೆ" ಇದು ಬಹಳ ಅತ್ಯುತ್ತಮವಾದ ಮತ್ತು ಸುರಕ್ಷಿತವಾದ ಚಿಕಿತ್ಸೆಯ ವಿಧಾನವಾಗಿದ್ದು ಇದರಿಂದ ಯಾವುದೇ ಪ್ರತಿಕೂಲ ಪರಿಣಾಮ (ಸೈಡ್ ಎಫೆಕ್ಟ್) ಇರುವುದಿಲ್ಲ.ಮೂತ್ರ ಚಿಕಿತ್ಸೆಯು ಎಲ್ಲಾ ವಿಧವಾದ ದೀರ್ಘಕಾಲದ ಕಾಯಿಲೆಗಳ ನಿಯಂತ್ರಿಸುವ ಮತ್ತು ಗುಣಮುಖಮಾಡುವ ಶಕ್ತಿ ಹೊಂದಿದ್ದು, ಅವುಗಳೆಂದರೆ ಎಚ್.ಐ.ವಿ./ಏಡ್ಸ್, ಕ್ಯಾನ್ಸರ್, ಮೂತ್ರಪಿಂಡ ನಿಷ್ಕ್ರಿಯೆ, ಮಧು ಮೇಹ, ರಕ್ತದ ಒತ್ತಡ, ಮಾಂಸ ಖಂಡಗಳ ತೊಂದರೆ, ಕೀಲು ನೋವು, ಸೋರಿಯಾಸಿಸ್, ತಲೆ ಕೂದಲು ಉದುರುವಿಕೆ, ನರ ರೋಗ, ಮರೆವು ಕಾಯಿಲೆ, ಬುದ್ಧಿಮಾಂದ್ಯತೆ ಮತ್ತು ಸೆರೆಬ್ರಲ್ ಪಾಲ್ಸಿ ಇತ್ಯಾದಿ.

ಚಿಕಿತ್ಸೆಯಿಂದ ಮಾನವನ ರೋಗ ನಿರೋಧಕ ಶಕ್ತಿ ವೃದ್ಧಿಸುವುದು, ನರಗಳ ದೌರ್ಬಲ್ಯತೆಯನ್ನು ಹೋಗಲಾಡಿಸಿ ನರಗಳ ಬಲವರ್ಧನೆ ಮಾಡುವುದು, ದೇಹದಲ್ಲಿ ಕೆಟ್ಟ ಪದಾರ್ಥಗಳು ಕರಗಿ ಹೋಗುವ ಮತ್ತು ಅದನ್ನು ಹೊರ ತೆಗೆಯುವುದು. ಹಾಗೂ ಈ ಚಿಕಿತ್ಸೆಯಿಂದ ಸತ್ತ ಅಂಗಾಂಶಗಳು ಮರು ಚೇತರಿಕೆ ಹೊಂದುತ್ತವೆ, ದೇಹದಲ್ಲಿ ರೋಗ ನಿರೋಧಕ ಶಕ್ತಿಯನ್ನು ಮರು ನಿರ್ಮಾಣ ಹಾಗೂ ದೇಹದ ಬಹಳ ಮುಖ್ಯ ಭಾಗಗಳಾದ, ಮಿದುಳು, ಹೃದಯ, ಶ್ವಾಸಕೋಶ, ಕರುಳು, ಯಕೃತ್ತು ಇತ್ಯಾದಿ, ಹಾಗೂ ಮಿದುಳಿನ ಮತ್ತು ಬೋವೆಲ್ ಟ್ರೈನಿಂಗ್ ಇತ್ಯಾದಿ ಅನ್ನು ಸರಿಪಡಿಸುವ ಶಕ್ತಿ ಇರುವುದು. ಹಾಗೂ ನಮ್ಮ ಸಂಪೂರ್ಣ ದೇಹವನ್ನು ಪುನರ್ ಚೇತನಗೊಳಿಸುವ ಮತ್ತು ಮಾನವರ ಸಾಮಾನ್ಯ ಅರೋಗ್ಯವನ್ನು ಕಾಪಾಡುವುದು.

ಇಡೀ ಪ್ರಪಂಚವು "ಮೂತ್ರ ಚಿಕಿತ್ಸಾ ತಂತ್ರ" ದ ಮೂಲಕ, ಈ ಮೇಲ್ಕಾಣಿಸಿದ ರೋಗಗಳಿಂದ ಮುಕ್ತಿಯನ್ನು ಹೊಂದಬಹುದು ಹಾಗೂ ಪ್ರತಿಯೊಬ್ಬರು ಒಳ್ಳೆಯ ಆರೋಗ್ಯ ಮತ್ತು ಸುಖ ಜೀವನವನ್ನು ಸಾಗಿಸಬಹುದು.ನಿಮ್ಮಲ್ಲಿ ಮೂಡಬೇಕಾದ ಭಾವನೆ ಅಂದರೆ ನಿಮ್ಮಲ್ಲಿಯೇ ಬಹಳ ಶ್ರೇಷ್ಠವಾದ ಔಷಧಿಯು ಇರುವುದನ್ನು ಮನಗಂಡು, ಹೀಗೆ ಭಾವಿಸಿದರೆ ನಿಮ್ಮ ಜೀವನದಲ್ಲಿ ಸಂಪೂರ್ಣವಾದ ಸುಖ ಮತ್ತು ಆನಂದವನ್ನು ತುಂಬಿ, ಹಾಗೂ ನಿಮ್ಮಲ್ಲಿಯ ವೈಯಕ್ತಿಕ ವಿಶ್ವಾಸ ಮತ್ತು ಭರವಸೆಯು ಬಹಳ ಹಿರಿದಾಗಿ ಸೇರುವುದು

ಮೂತ್ರವು ನಮ್ಮ ದೇಹದಿಂದ ವಿಸರ್ಜನೆಗೊಂಡ ವಿಷಪೂರಿತವಾದ ದ್ರವವೆಂದು ವೈದ್ಯರು ಹೇಳುತ್ತಾರೆ. ಇದು ಸತ್ಯಕ್ಕೆ ದೂರವಾದ ಸಂಗತಿಯಾಗಿರುವುದು. ಈಗಾಗಲೇ ನನ್ನ ಅನುಭವದಿಂದ ಸಾಬೀತು ಪಡಿಸಿದ ಅಂಶವೇನೆಂದರೆ ಮೂತ್ರ ಚಿಕಿತ್ಸೆಯಿಂದ ಎಲ್ಲಾ ವಿಧವಾದ ಕಾಯಿಲೆಗಳನ್ನು ತಡೆಗಟ್ಟಬಹುದು ಮತ್ತು ಗುಣಪಡಿಸಬಹುದು. ಈ ಚಿಕಿತ್ಸೆಯನ್ನು ವ್ಯವಸ್ಥಿತವಾಗಿ ಮತ್ತು ಸರಿಯಾದ ವಿಧಾನದಲ್ಲಿ ಮಾಡಬೇಕಾಗಿದೆ.

ಸೂರ್ಯನ ಶಾಖ/ಬೆಳಕು ಮಾನವನಿಗೆ ಪ್ರಕೃತಿಯ ಕಾಣಿಕೆಯಾಗಿದೆ. ನಾವು ದೈಹಿಕವಾಗಿಯೂ ಹಾಗೂ ಮಾನಸಿಕವಾಗಿಯೂ ಆರೋಗ್ಯವಾಗಿರಲು ನಮಗೆ ಸೂರ್ಯನ ಬೆಳಕು ಅತ್ಯವಶ್ಯಕವಾಗಿದೆ. ಉದಯಕಾಲದ ಸೂರ್ಯನ ಸಕಾರಾತ್ಮಕವಾದ ಕಿರಣಗಳ ಶಕ್ತಿಯು ಮನುಷ್ಯರಲ್ಲಿ ಸಮತೋಲನವನ್ನು ಕಾಪಾಡಿಕೊಳ್ಳಲು ಮತ್ತು ದೈಹಿಕ, ಮಾನಸಿಕ ಮತ್ತು ಆಧ್ಯಾತ್ಮಿಕವಾದ ಮಾರ್ಪಾಟನ್ನು ಉತ್ತೇಜಿಸುವುದು. ಸೂರ್ಯನನ್ನು ಸಹ ಸೃಷ್ಟಿಕಾರ ಮತ್ತು ಭೂಮಿಯಲ್ಲಿನ ಜೀವರಾಶಿಗಳ ಉಳಿವಿಗೆ ಕಾರಣ ಎಂದು ಭಾವಿಸಲಾಗುತ್ತದೆ. ಜಗತ್ತಿನ ಯಾವುದೇ ವಿಜ್ಞಾನಿಗಳು ಯಾವುದೇ ರೀತಿಯಲ್ಲಿ ಈ ಸೂರ್ಯನ ಶಕ್ತಿಗೆ ಸಮನಾದ ಬದಲಿ ವ್ಯವಸ್ಥೆಯನ್ನು ಸಂಶೋಧಿಸಲಾಗುವುದಿಲ್ಲ ಮತ್ತು ಮಾಡಲಾಗುವುದಿಲ್ಲ.

ಮೂತ್ರವು "ಜೀವನದ ಅಮೃತ", ಇದೊಂದು ಪ್ರಾಕೃತಿಕವಾದ ದ್ರವವಾಗಿದ್ದು ಇದರಿಂದ ಬಹಳಷ್ಟು ರೋಗಗಳನ್ನು ಶಮನಮಾಡುವ ಪ್ರಕೃತಿದತ್ತವಾದ ಔಷದಿಯ ಗುಣಗಳಿವೆ. ಇಂತಹದೇ ಅಥವಾ ಸಮನಾದ ಯಾವುದೇ ಪ್ರಕೃತಿದತ್ತವಾದ ಬೇರೆ ಎನೂ ಪ್ರಪಂಚದಲ್ಲಿರುವುದಿಲ್ಲ ಹಾಗೂ ಇದನ್ನು ಸೃಷ್ಟಿ ಮಾಡುವುದದಕ್ಕೂ ಆಗುವುದಿಲ್ಲ ಹಾಗೂ ಯಾವುದೇ ಬದಲಿ ಔಷಧ ಅಥವಾ ಬೇರೆ ವೈಜ್ಞಾನಿಕ ಪದ್ಧತಿಯಲ್ಲಿ ತರಲಾಗುವುದಿಲ್ಲ. ಮೂತ್ರವು ಜೀವನದ ಒಂದು ನೀರು ಆಗಿದ್ದು ಇದು ಪ್ರಾಕೃತಿಕವಾದ ಕೊಡುಗೆಯಾಗಿದ್ದು ನಮ್ಮ ಅಧ್ಯಾತ್ಮಿಕ ಬೆಳವಣಿಗೆ ಮತ್ತು ದೈಹಿಕ ಸದೃಢತೆಯ ಸಲುವಾಗಿರುವುದು. "ಮೂತ್ರಕ್ಕೆ ಒಂದು ಗುಣಾತ್ಮಕ ಗುಣವಿದ್ದು ಅದು ನಿಮ್ಮಲ್ಲಿಯೇ ಇರುವುದು" ಚಿಕಿತ್ಸೆ ನಿಮ್ಮ ಬಳಿಯೇ ಇದೆ, ನಿಮಗೆ ನೀವೇ ಸಹಾಯ ಮಾಡಿಕೊಳ್ಳಬೇಕು.

ಮೂತ್ರವು ಒಂದು ಸಾರ್ವತ್ರಿಕ ಮತ್ತು ಅತ್ಯುತ್ತಮವಾದ ಪರಿಹಾರವಾಗಿ ಮನುಷ್ಯನ ಒಳ ಮತ್ತು ಹೊರಗಿನ ರೋಗಗಳಿಗೆ ಪರಿಣಾಮಕಾರಿಯಾಗಿದೆ. ಹಾಗೂ ಇದು ವಿಷಕ್ಕೆ ಪ್ರತಿವಿಷವಾಗಿ ವಿಷ ಮತ್ತು ಇನ್ನಿತರೆ ಕಾಯಿಲೆ ತರುವ ಅಣುಗಳಾದ ವಿಐಟಿ, ಪಿಐಟಿಟಿ, ಕಫ ವನ್ನು ನಾಶ ಮಾಡುವುದು, ಹಾಗೂ ಜೀರ್ಣಶಕ್ತಿ ಮತ್ತು ದೇಹವು ಸದೃಢವಾಗುವುದು. ಹಾಗೂ ಬೇಡದ ವಸ್ತುಗಳನ್ನು ತೆಗೆದು ಹಾಕಿ ಕಾಯಿಲೆಯಿಂದ ದೂರವಿಡುವುದು ಹಾಗೂ ದೇಹದಲ್ಲಿ ರೋಗ ನಿರೋಧಕ ಶಕ್ತಿಯನ್ನು ಹೆಚ್ಚಿಸುವುದು. ಇದು ಬಹಳ ಪರಿಣಾಮಕಾರಿಯಾಗಿ ಕೀಟಗಳು ಮತ್ತು ಇತರೆ ವಿಷಪೂರಿತ ಕಡಿತಗಳಿಂದ ರಕ್ಷಿಸುವುದು. ಹಾಗೂ ಇದು ಎಲ್ಲಾ ವಿಧವಾದ ಗರ್ಭೀಣಿಯ ತೊಂದರೆಗಳನ್ನು ನೀಗಿಸುವುದು, ಅತಿರಕ್ತಸ್ರಾವ, ಗರ್ಭಾಶಯದಲ್ಲಿ ಆಗುವ ಗಡ್ಡೆ, ಹಾಗೂ ಕಣ್ಣಿನ ಅನೇಕ ಕಾಯಿಲೆಗಳನ್ನು, ಕರಳಿನಲ್ಲಿರುವ ಹುಳುಗಳು, ಜ್ವರಬಾಧೆ ಮತ್ತು ಚರ್ಮರೋಗಗಳಿಂದ ಮುಕ್ತಿ ನೀಡುವುದು.

ಮೂತ್ರದ ಬಣ್ಣ ಮತ್ತು ರುಚಿಯು ನಾವು ಯಾವ ರೀತಿಯಾದ ಪಾನಿಯ ಮತ್ತು ಊಟಸೇವನೆ ಮಾಡುತ್ತೇವೋ ಅದರ ಮೇಲೆ ನಿರ್ಭರವಾಗಿರುತ್ತದೆ. ಮೂತದ ಬಗ್ಗೆ ಇರುವ ಅಸಹ್ಯ ಭಾವನೆಯಿಂದ ನಾವು ಹೊರಬಂದು, ಸರಿಯಾದ ಪದ್ಧತಿಯಲ್ಲಿ, ತಂತ್ರದಲ್ಲಿ, ಅವಶ್ಯಕವಾದ ಆಹಾರಸೇವನೆ ಪದ್ಧತಿ ಮತ್ತು ಚಿಕಿತ್ಸೆಯ ಮಾದರಿಯನ್ನು ಪಾಲಿಸಬೇಕು, ನಾವು ಯಾವಾಗ ನಮ್ಮ ಪಾತ್ರಗಳನ್ನು ಮತ್ತು ಕೊಳೆಯಾದ ಬಟ್ಟೆಗಳನ್ನು ಸ್ವಚ್ಛ ನೀರಿನಿಂದ ತೊಳೆಯುತ್ತೇವೋ, ಆಗ ನೀರು ಕಲ್ಮಶವಾಗಿ ಅದನ್ನು ಮೋರಿಯಲ್ಲಿ ಬಿಡುವುದಾಗಿದೆ. ಹಾಗೆಯೇ ನಾವುಗಳು ಎಣ್ಣೆ, ಉಪ್ಪು ಮತ್ತು ಮೆಣಸಿನಕಾಯಿಯನ್ನು ನಮ್ಮ ಆಹಾರದಲ್ಲಿ ಸೇವಿಸಿದರೆ ಆಗ ನಾವು ಅರಿಶಿನ ಬಣ್ಣದ ಮೂತ್ರ ಹೋಗಿ ಅದರಲ್ಲಿ ವಾಸನೆಯು ಸಹಾ ಬರುವುದು, ಇದನ್ನು ತ್ಯಜಿಸಬೇಕು. ಹಾಗೂ ಎಣ್ಣೆ, ಉಪ್ಪು ಮತ್ತು

ಮೆಣಸಿನಕಾಯಿಯನ್ನು ನಮ್ಮ ಊಟದಲ್ಲಿ ತ್ಯಜಿಸಿ ಸಮತೋಲಿತ ಆಹಾರ, ಹೆಚ್ಚು ನೀರು ಮತ್ತು ಪಾನೀಯಗಳನ್ನು ಸೇವಿಸಿದರೆ ನಮ್ಮ ಮೂತ್ರ ಬಣ್ಣ ರಹಿತವಾಗಿರುತ್ತದೆ ಹಾಗೂ ಅದರಲ್ಲಿ ಬಹುವಿಧದ ವಿಟಮಿನ್ ಗಳು ಇರುತ್ತದೆ.

ಮೂತ್ರವೆಂದರೆ ರಕ್ತದ ನೀರಿನ ಭಾಗ. ಮೂತ್ರವು ರಕ್ತದಿಂದ ಉತ್ಪತ್ತಿಯಾಗುವುದರಿಂದ, ಸರಿಯಾದ ಆಹಾರ ಪದ್ಧತಿ ಅನುಸರಿಸಿದ್ದರೆ, ಯಾರ ಮೂತ್ರವನ್ನು ಯಾರು ಬೇಕಾದರೂ ಸೇವಿಸಬಹುದು. ಯಾವುದೇ ವ್ಯಕ್ತಿಯು ತನ್ನ ಸ್ವಮೂತ್ರವನ್ನು ಸಂಗ್ರಹಿಸಲು ಸಾಧ್ಯವಾಗದಿರುವಾಗ ಅವರು ಇತರ ಯಾವುದೇ ಆರೋಗ್ಯವಂತ ವ್ಯಕ್ತಿಯ ಮೂತ್ರವನ್ನು ಕುಡಿಯಬಹುದು ಅಥವಾ ಮರ್ದನ ಮಾಡಬಹುದು. ಒಬ್ಬ ವ್ಯಕ್ತಿಯು ಇತರ ಆರೋಗ್ಯವಂತ ವ್ಯಕ್ತಿಯ ಮೂತ್ರವನ್ನು ಕುಡಿಯಬಹುದು ಏಕೆಂದರೆ ಇದಕ್ಕೆ ಸಮಾನವಾದ ಯಾವುದೇ ಪರಿಹಾರವಿಲ್ಲ. ಇದು ಅದ್ಭುತವಾದ ಗುಣಪಡಿಸುವ ಶಕ್ತಿಯನ್ನು ಒಳಗೊಂಡಿದೆ ಮತ್ತು ವ್ಯಕ್ತಿಯು ಆಧ್ಯಾತ್ಮಿಕವಾಗಿ ಪ್ರಬುದ್ಧನಾಗುತ್ತಾನೆ, ಅದನ್ನು ವೈಯಕ್ತಿಕವಾಗಿ ಅನುಭವಿಸಬೇಕು.

ತಾಯಿಯು ತನ್ನ ಬಣ್ಣರಹಿತ ಮೂತ್ರವನ್ನು ಸಂಗ್ರಹಿಸಿ, ತಕ್ಷಣವೇ ತನ್ನ ಮಗುವಿಗೆ ನೀಡಿಬಹುದು. ಆದರೆ ಅವಳು ಹೆಚ್ಚು ನೀರನ್ನು ಕುಡಿಯಬೇಕು ಮತ್ತು ಹಗುರವಾದ ಹಾಗೂ ಸಮತೋಲಿತ ಆಹಾರ ಸೇವಿಸಬೇಕು. ಈ ವಿಧಾನವನ್ನು ಅನುಸರಿಸಿ, ಇತರ ಮಕ್ಕಳಿಗೂ ಹಾಗೂ ಸೆರೆಬರಲ್ ಪಾಲ್ಸಿನಂತಹ ಜನ್ಮಜಾತ ಕಾಯಿಲೆ ಇರುವ ಮಕ್ಕಳಿಗೆ ಹಾಗೂ ಬುದ್ಧಿಮಾಂದ್ಯ ಮಕ್ಕಳಿಗೆ ಕೊಡಬಹುದು. ಆಸ್ಪತ್ರೆಯಲ್ಲಿ ಚಿಕಿತ್ಸೆ ಪಡೆಯುತ್ತಿರುವ ಅಥವಾ ದೀರ್ಘಕಾಲಿಕ ಕಾಯಿಲೆಗಳಿಂದ ನರಳುತ್ತಿರುವ ಸಂದರ್ಭದಲ್ಲಿ ಮತ್ತು ಸಾಯುವ ಅಥವಾ ಕೊನೆಯ ಹಂತದಲ್ಲಿರುವವರು ಇತರ ಯಾವುದೇ ಆರೋಗ್ಯವಂತ ವ್ಯಕ್ತಿಯ ಮೂತ್ರವನ್ನು ಸೇವಿಸಬಹುದು.

ದೀರ್ಘಕಾಲಿಕ ಕಾಯಿಲೆಗಳಿಂದ ನರಳುತ್ತಿರುವ ವ್ಯಕ್ತಿಗಳು ಮೂತ್ರ ಕುಡಿಯುವುದು, ಮೂತ್ರದಿಂದ ದೇಹದ ಮರ್ದನ ಮಾಡಿಕೊಳ್ಳುವುದು, ದೇಹದ ಮೇಲೆ ಮೂತ್ರದ ವೆಟ್ ಪ್ಯಾಕ್ ಇರಿಸಿಕೊಳ್ಳುವುದು, ಅಧಿಕ ನೀರು ಮತ್ತು ಹಣ್ಣಿನ ರಸಗಳನ್ನು ಕುಡಿಯುವುದು ಹಾಗೂ ಸಮತುಲಿತ ಆಹಾರ ಸೇವನೆ ಮೂಲಕ ಮೂತ್ರ ಚಿಕಿತ್ಸೆಯನ್ನು ಅಳವಡಿಸಿಕೊಳ್ಳಬೇಕು.

ಮೂತ್ರ ಚಿಕಿತ್ಸೆ ಅಳವಡಿಸಿಕೊಂಡ ವ್ಯಕ್ತಿಗಳು 3 ದಿನಗಳ ಕಾಲ "ಕಟ್ಟುನಿಟ್ಟಿನ ಮೂತ್ರ ಉಪವಾಸ" ಅನುಸರಿಸಬೇಕು. ಅಂದರೆ ಚಿಕಿತ್ಸೆಯ ಅವಧಿಯಲ್ಲಿ ಮೂತ್ರ ಹಾಗೂ

ನೀರನ್ನು ಮಾತ್ರ ಕುಡಿಯಬೇಕು. ಶೀಘ್ರವಾದ ಹಾಗೂ ಉತ್ತಮ ಫಲಿತಾಂಶ ಪಡೆಯಲು 7 ದಿನಗಳ ನಂತರ ಪುನಃ ಮೂತ್ರ ಉಪವಾಸ ಕೈಗೊಳ್ಳಬಹುದು.

ಸಾಂಪ್ರದಾಯಿಕವಾಗಿ ಕ್ಯಾನ್ಸರನ್ನು ಶಸ್ತ್ರಚಿಕಿತ್ಸೆ, ರೇಡಿಯೇಷನ್ ಚಿಕಿತ್ಸೆ ಮತ್ತು ಕೀಮೋಥೆರಪಿಗಳಿಂದ ಚಿಕಿತ್ಸೆ ಮಾಡಲಾಗುತ್ತದೆ. ಆದರೆ, ಅಂಕಿ–ಅಂಶಗಳನ್ನು ಗಮನಿಸಿದರೆ, ಕ್ಯಾನ್ಸರ್‌ಗೆ ಚಿಕಿತ್ಸೆ ಮಾಡುವಲ್ಲಿ ಈ ವಿಧಾನಗಳು ಸೀಮಿತವಾಗಿ ಪರಿಣಾಮಕಾರಿಯಾಗಿವೆ, ಜೊತೆಗೆ ಅಡ್ಡಪರಿಣಾಮಗಳಿಂದ ಕೂಡಿವೆ. ಕೀಮೋಥೆರಪಿ ಮೂಲಕ ಹಲವು ಕ್ಯಾನ್ಸರ್ ಕೋಶಗಳನ್ನು ನಾಶ ಮಾಡುವ ಶಕ್ತಿಯಿದೆ. ಸ್ವಲ್ಪ ಮಟ್ಟಿಗೆ, ದೇಹದಲ್ಲಿ ಗಡ್ಡೆ ಕರಗಲು ಸಹಕಾರಿಯಾಗಿದೆ. ಆದರೆ ಕೀಮೋಥೆರಪಿಯಲ್ಲಿ, ಕ್ಯಾನ್ಸರ್‌ಯುಕ್ತ ಕೋಶಗಳ ಜೊತೆಗೆ ಹಲವು ಆರೋಗ್ಯವಂತ ಕೋಶಗಳೂ ನಾಶಗೊಳ್ಳುತ್ತವೆ. ಹಾಗಾಗಿ ಕೂದಲುದುರುವುದು, ವಾಂತಿ, ಹೊಟ್ಟೆನೋವು, ಸೋಂಕು, ನರ ಮತ್ತು ಸ್ನಾಯುಗಳಲ್ಲಿ ನೋವು ಬಿಳಿ ಹಾಗೂ ಕೆಂಪು ರಕ್ತ ಕಣಗಳು ಇಳಿಕೆಗೆ ಕಾರಣವಾಗುವ ಇದರ ಅಡ್ಡಪರಿಣಾಮಗಳಿಂದಾಗಿ ಅನೇಕ ತೊಂದರೆಗಳು ಉಂಟಾಗುತ್ತವೆ..

ಮೂತ್ರ ಚಿಕಿತ್ಸೆಯಲ್ಲಿ ಯಾವುದೇ ಅಡ್ಡಪರಿಣಾಮಗಳಿಲ್ಲ. ಶಸ್ತ್ರಚಿಕಿತ್ಸೆ ಮತ್ತು ಕೀಮೋಥೆರಪಿಗೆ ಒಳಪಡುತ್ತಿರುವವರು ಕೂಡಾ ಹೆಚ್ಚಿನ ಪ್ರಯೋಜನಗಳು ಮತ್ತು ಸಕಾರಾತ್ಮಕ ಫಲ್ಲಿತಾಂಶಗಳಿಗಾಗಿ ಇದನ್ನು ಅಳವಡಿಸಿಕೊಳ್ಳಬಹುದು.

ಈಗಾಗಲೇ ಶಸ್ತ್ರಚಿಕಿತ್ಸೆಗೆ ಒಳಗಾಗಿ, ಕಿಮೋಥೆರಪಿ ಮಾಡಿಸಿಕೊಳ್ಳುತ್ತಿರುವವರು, ಅಲ್ಪಾವಧಿಯಲ್ಲಿ ಉತ್ತಮ ಫಲಿತಾಂಶ ಸಿಗಲು ಮೂತ್ರ ಚಿಕಿತ್ಸೆಯನ್ನು ಅನುಸರಿಸಬಹುದು. ವೈದ್ಯರ ಸಲಹೆಯ ಪ್ರಕಾರ ಕೀಮೋಥೆರಪಿ ಮಾಡಿಸಿಕೊಳ್ಳುವುದರ ಜೊತೆ ಜೊತೆಗೆ ಮೂತ್ರಚಿಕಿತ್ಸೆಯನ್ನು ಮುಂದುವರಿಸಬಹುದು. ಹಾಗೆ ಮಾಡಿದರೆ, ಕೀಮೋಥೆರಪಿಯ ಅಡ್ಡಪರಿಣಾಮಗಳನ್ನು ತಡೆಯುವುದರ ಜೊತೆಗೆ ಶೀಘ್ರವಾಗಿ ಚೇತರಿಸಿಕೊಳ್ಳಬಹುದು. ಇದರಿಂದ ಅವರ ರೋಗನಿರೋಧಕ ವ್ಯವಸ್ಥೆ ಸುಧಾರಿಸುತ್ತದೆ, ಆರೋಗ್ಯಕರ ರಕ್ತಕಣಗಳು ಉತ್ಪತ್ತಿಯಾಗುತ್ತವೆ ಮತ್ತು ನಿರೋಧಕ ಶಕ್ತಿ ಹೆಚ್ಚಾಗುತ್ತದೆ. ಮೂತ್ರ ಚಿಕಿತ್ಸೆಯು ಅಂತಹ ರೋಗಿಗಳಿಗೆ ಹೊಸ ಜೀವನ ನೀಡಿ, ಎಲ್ಲಾ ರೀತಿಯ ನರಳಾಟಗಳಿಂದ ಮುಕ್ತಿ ನೀಡುತ್ತದೆ.

ಕೀಮೋಥೆರಪಿಗೆ ಒಳಪಟ್ಟಿರುವ ರೋಗಿಗಳು, ಆಸ್ಪತ್ರೆಯಲ್ಲಿ ಚಿಕಿತ್ಸೆ ಪಡೆಯುವ ಸಮಯದಲ್ಲಿ, ಇತರ ಯಾವುದೇ ಆರೋಗ್ಯವಂತ ವ್ಯಕ್ತಿಯ ಮೂತ್ರವನ್ನು ಸೇವಿಸಬಹುದು. ಇದರಿಂದ, ಕೀಮೋಥೆರಪಿಯಿಂದಾಗುವ ಅನೇಕ ವ್ಯತಿಕ್ತ

ಪರಿಣಾಮಗಳನ್ನು ತಡೆಗಟ್ಟಬಹುದು. ಕೀಮೋಥೆರಪಿ ಮಾಡಿಸಿಕೊಂಡ 24 ಗಂಟೆಗಳ ನಂತರ, ರೋಗಿಗಳು ತಮ್ಮ ಮೂತ್ರವನ್ನೇ ಕುಡಿಯಬಹುದು. ಆದರೆ ಅವರು ಹೆಚ್ಚು ನೀರು ಕುಡಿಯುತ್ತಿರಬೇಕು. ತಮ್ಮ ಮೂತ್ರ ಬಣ್ಣರಹಿತವಾಗಿದ್ದು, ವಾಸನೆ ಬರುತ್ತಿಲ್ಲವೆಂದರೆ, ಅವರು ತಮ್ಮ ಮೂತ್ರವನ್ನೇ ಕುಡಿಯಬಹುದು.

4ನೇ ಹಂತದ ಕ್ಯಾನ್ಸರ್ ಎಂದು ಪತ್ತೆಯಾದರೆ, ಅನೇಕ ವೈದ್ಯರು ಹಾಗೂ ಗಂತಿರೋಗಶಾಸ್ತ್ರಜ್ಞರು ಕೀಮೋಥೆರಪಿ ಅಥವಾ ಇತರ ಯಾವುದೇ ಚಿಕಿತ್ಸೆಯನ್ನು ರೋಗಿಗಳಿಗೆ ಸೂಚಿಸುವುದಿಲ್ಲ. ರೋಗಿ ಬದುಕಬಹುದೆಂಬ ಭರವಸೆ ವೈದ್ಯರಿಗೇ ಇರುವುದಿಲ್ಲ. ರೋಗಿಗೆ ಕೀಮೋಥೆರಪಿಯ ಅಡ್ಡಪರಿಣಾಮಗಳನ್ನು ಸಹಿಸಿಕೊಳ್ಳುವ ಸಾಮರ್ಥ್ಯವಿರುವುದಿಲ್ಲ ಎಂದು ಅವರು ತಿಳಿದಿರುತ್ತಾರೆ. ಅಂತಹ ಸನ್ನಿವೇಶದಲ್ಲಿ ಅವರು ರೋಗಿಯು ಬದುಕುಳಿಯುವ ಆಸೆಯನ್ನೇ ಕೈಬಿಟ್ಟು, ಕೆಲವು ನೋವುಶಮನಕಾರಕ ಔಷಧಿಗಳನ್ನು ನೀಡುತ್ತಾರಷ್ಟೆ. ನೋವುಶಮನಕಾರಕ ಕೀಮೋಥೆರಪಿ ಹಾಗೂ ಔಷಧಿಗಳು, ರೋಗಿ ಬದುಕಿರುವವರೆಗೆ ನರಳಾಟದಿಂದ ಸ್ವಲ್ಪ ಮಟ್ಟಿಗೆ ರೋಗಿಯ ನೋವನ್ನು ಶಮನ ಮಾಡಬಹುದು. ಆದರೆ ಕಾಯಿಲೆಯನ್ನು ಗುಣಪಡಿಸುವುದಿಲ್ಲ

ಇತರ ಯಾವುದೇ ಔಷಧಿ ಅಥವಾ ಚಿಕಿತ್ಸೆ ಪ್ರಯೋಜನಕಾರಿ ಇಲ್ಲದ 4ನೇ ಹಂತದ ಕ್ಯಾನ್ಸರ್ ಎಂದು ಪತ್ತೆಯಾದ ರೋಗಿಗಳು ಮೂತ್ರಚಿಕಿತ್ಸೆ ಅಳವಡಿಸಿಕೊಳ್ಳಬಹುದು. ಸರಿಯಾದ ರೀತಿಯಲ್ಲಿ ಮೂತ್ರಚಿಕಿತ್ಸೆ ಅನುಸರಿಸಿದರೆ, ಬಹಳ ಅಲ್ಪ ಕಾಲದಲ್ಲಿ ಅದರ ಪರಿಣಾಮಗಳು ಮತ್ತು ಪ್ರಯೋಜನಗಳು ರೋಗಿಗೆ ಪರಿಣಾಮ ಬೀರಲಾರಂಭಿಸುತ್ತವೆ. ಮೂತ್ರಚಿಕಿತ್ಸೆಯಿಂದ ಕ್ಯಾನ್ಸರ್‌ಕಾರಕ ಕೋಶಗಳನ್ನು ನಾಶಪಡಿಸಿ, ದೇಹದ ಇತರ ಭಾಗಕ್ಕೆ ರೋಗ ಹರಡುವುದನ್ನು ಮತ್ತು ಅವರ ನರಳಾಟಾವನ್ನು ತಪ್ಪಿಸಬಹುದು.

ಉಪಶಾಮಕ ರಸಾಯನಿಕ ಚಿಕಿತ್ಸೆಯ ಶಕ್ತಿಶಾಲಿಯಾದ ಅಥವಾ ಬಲವಾದ ಚುಚ್ಚುಮದ್ದಲ್ಲ. ಇದರ ಲಾಭಗಳು ಮತ್ತು ಅಡ್ಡಪರಿಣಾಮಗಳು ಮಿತವಾಗಿವೆ. ಇದು ಕ್ಯಾನ್ಸರ್ ಅನ್ನು ಗುಣಪಡಿಸುವುದಿಲ್ಲ. ಇದು ಒಂದು ಲಘುವಾದ ಚುಚ್ಚುಮದ್ದಾಗಿದ್ದು, ಕ್ಯಾನ್ಸರ್ ಕೋಶಗಳ ಗಾತ್ರವನ್ನು ಸ್ವಲ್ಪ ಕುಗ್ಗಿಸಬಹುದಷ್ಟೆ. ಮೂತ್ರ ಚಿಕಿತ್ಸೆಯಿಂದ ರೋಗಿಗೆ ಅಂತಿಮ ಹಂತದಲ್ಲಿ ನೀಡುವ ಕೀಮೋಥೆರಪಿಯಿಂದಾಗುವ ಅನೇಕ ವ್ಯತಿರಿಕ್ತ ಪರಿಣಾಮಗಳನ್ನು ತಡೆಗಟ್ಟಬಹುದು.

ಕ್ಯಾನ್ಸರ್ ಅನ್ನು ತಡೆಗಟ್ಟುವಲ್ಲಿ ಮತ್ತು ವಾಸಿಮಾಡುವಲ್ಲಿ ಮೂತ್ರ ಚಿಕಿತ್ಸೆಯು ಅತ್ಯಂತ ಪರಿಣಾಮಕಾರಿಯಾಗಿದೆ

ಕ್ಯಾನ್ಸರ್ ಗುಣಪಡಿಸಿ – ಶಸ್ತ್ರಚಿಕಿತ್ಸೆ ಮತ್ತು ರಾಸಾಯನಿಕ ಚಿಕಿತ್ಸೆಯನ್ನು ತಪ್ಪಿಸಿ

ಕ್ಯಾನ್ಸರ್ ಒಂದು ಕ್ಷೀಣಗೊಳಿಸುವ ಕಾಯಿಲೆ ಮತ್ತು ಬಹಳಷ್ಟು ಪ್ರಕರಣಗಳಲ್ಲಿ ಇದು ಮಾರಣಾಂತಿಕ ಕಾಯಿಲೆ ಎಂದು ಎಲ್ಲರಿಗೂ ತಿಳಿದಿದೆ. ಕ್ಯಾನ್ಸರ್ ವಿಶ್ವದಲ್ಲಿ ಎರಡನೇಯ ಅತಿದೊಡ್ಡ ಮಾರಕವಾಗಿ ಹೊಮ್ಮಿದೆ. ಕ್ಯಾನ್ಸರ್ ಅನ್ನು ಗುಣಪಡಿಸಲು ಮತ್ತು ಇದನ್ನು ಎದುರಿಸಲು ಮೂತ್ರಚಿಕಿತ್ಸೆ ಅಳವಡಿಸಿಕೊಂಡು, ಶಸ್ತ್ರಚಿಕಿತ್ಸೆ ಮತ್ತು ರಾಸಾಯನಿಕಚಿಕಿತ್ಸೆಗಳನ್ನು ನಿಲ್ಲಿಸಲು ಸೂಚಿಸಲಾಗುತ್ತದೆ ಏಕೆಂದರೆ ಇದು ಹೆಚ್ಚು ಪರಿಣಾಮಕಾರಿಯಾಗಿದೆ.

"ಕ್ಯಾನ್ಸರ್ ಅನ್ನು ಮೂತ್ರಚಿಕಿತ್ಸೆಯಿಂದ ಗುಣಪಡಿಸಿ" ಎಂಬುದು ಆರೋಗ್ಯದ ಬಗ್ಗೆ ಪ್ರತ್ಯೇಕವಾಗಿ ಬರೆಯಲಾದ ಪುಸ್ತಕ; ಸ್ವಸ್ಥ ಮತ್ತು ಆರೋಗ್ಯಕರ ಜೀವನ ನಡೆಸಲು ಎಲ್ಲರಿಗಾಗಿ ಇದನ್ನು ಬರೆಯಲಾಗಿದೆ. ಒಮ್ಮೆ ರೋಗಿಯಲ್ಲಿ ಕ್ಯಾನ್ಸರ್ ಪತ್ತೆಯಾದಾಗ, ಸಾಮಾನ್ಯವಾಗಿ ಅವರು ಶಸ್ತ್ರಚಿಕಿತ್ಸೆ ಮತ್ತು ರಾಸಾಯನಿಕಚಿಕಿತ್ಸೆಯನ್ನು ಮಾಡಿಸಿಕೊಳ್ಳಬೇಕು; ಇವು ಸುರಕ್ಷಿತವಲ್ಲ ಮತ್ತು ಇದರಿಂದ ಅನೇಕ ಅಡ್ಡಪರಿಣಾಮಗಳಿವೆ.

ಮೂತ್ರಚಿಕಿತ್ಸೆಯು ನೈಸರ್ಗಿಕ ಚಿಕಿತ್ಸೆಕ ಶಕ್ತಿ ಹೊಂದಿದೆ.

ಇದು ಕ್ಯಾನ್ಸರ್ ಅನ್ನು ಮತ್ತು ಇತರ ಅನೇಕ ರೋಗಗಳನ್ನು ತಡೆಗಟ್ಟಬಲ್ಲದು/ನಿಯಂತ್ರಿಸಬಲ್ಲದು/ಗುಣಪಡಿಸಬಲ್ಲದು.

ಇದು ಪರಿಣಾಮಕಾರಿಯಾದ ಚಿಕಿತ್ಸೆಯ ವಿಧಾನವಾಗಿದೆ ಮತ್ತು ಶಕ್ತಿಶಾಲಿಯಾದ ನೈಸರ್ಗಿಕ ಚಿಕಿತ್ಸೆಯಾಗಿದೆ. ಇದು ಸುರಕ್ಷಿತವಾಗಿದೆ ಮತ್ತು ಯಾವುದೇ ಅಡ್ಡಪರಿಣಾಮಗಳಿಲ್ಲ. ಇದು ಉಚಿತವಾಗಿದೆ ಮತ್ತು ಮನೆಯಲ್ಲಿಯೇ ಇದನ್ನು ನಡೆಸಬಹುದು.

ರಾಸಾಯನಿಕ ಚಿಕಿತ್ಸೆ ಮತ್ತು ವಿಕಿರಣ ಚಿಕಿತ್ಸೆಗಿಂತ ಮೂತ್ರಚಿಕಿತ್ಸೆಯು ಬಹಳ ಪರಿಣಾಮಕಾರಿಯಾಗಿದೆ ಮತ್ತು ಹೆಚ್ಚು ಲಾಭಗಳನ್ನು ನೀಡುತ್ತದೆ. ಇದು ಕ್ಯಾನ್ಸರ್ ಕೋಶಗಳ ಬೆಳವಣಿಗೆಯನ್ನು ತಡೆಗಟ್ಟುತ್ತದೆ ಮತ್ತು ಇವು ದೇಹದ ಇತರ ಭಾಗಗಳಿಗೆ ಹರಡುವುದನ್ನು ತಡೆಯುತ್ತದೆ.

ಇದು ಆರೋಗ್ಯಕರ ಕೋಶಗಳನ್ನು ನಾಶಮಾಡದೇ, ವಿಷಕಾರಿ ಕ್ಯಾನ್ಸರ್ ಕೋಶಗಳನ್ನು ನಾಶಪಡಿಸುತ್ತದೆ.

ಭಗವಂತನು ಮನುಷ್ಯನಿಗೆ ಅದ್ಭುತವಾದ ಉಡುಗೊರೆಯನ್ನು ನೀಡಿದ್ದಾನೆ, ಇದೇ ಆತನದೇ ಆದ ಶಿವಂಬು. ಶಿವ್ ಎಂದರೆ ಲಾಭಕರ, ಹಿತಕರ ಮತ್ತು ಅಂಬು ಎಂದರೆ ನೀರು. ಧಮರು ತಂತ್ರದಲ್ಲಿ ಶಿವಂಬುವನ್ನು ಅಮೃತವೆಂದು ಕರೆಯಲಾಗಿದೆ. ಇದರ ಸಂಘಟಿತ ಸಂಸ್ಕೃತಪದವೇ ಶಿವಂಬು (ಲಾಭಕರ ಜಲ).

ಮೂತ್ರಚಿಕಿತ್ಸೆಯ ಅದ್ಭುತವಾದ ಅಭ್ಯಾಸವು ಕ್ಯಾನ್ಸರ್ ರೋಗಿಗಳಿಗೆ ತಮ್ಮ ನೋವನ್ನು ನಿವಾರಿಸಿಕೊಳ್ಳಲು ಮತ್ತು ಆರೋಗ್ಯಕರವಾದ ಜೀವನವನ್ನು ನಡೆಸಲು ನೆರವಾಗುತ್ತದೆ.

ಕ್ಯಾನ್ಸರ್ ಅನ್ನು ಸಾಮಾನ್ಯವಾಗಿ ಶಸ್ತ್ರಚಿಕಿತ್ಸೆ, ರಾಸಾಯನಿಕಚಿಕಿತ್ಸೆ ಮತ್ತು ವಿಕಿರಣ ಚಿಕಿತ್ಸೆಯಿಂದ ನಿಯಂತ್ರಿಸಲಾಗುತ್ತದೆ. ಆದರೆ ಅಂಕಿಅಂಶಗಳ ಪ್ರಕಾರ ಕ್ಯಾನ್ಸರ್ ಅನ್ನು ಗುಣಪಡಿಸುವಲ್ಲಿ ಈ ಚಿಕಿತ್ಸೆಗಳು ಬಹಳ ಮಿತವಾದ ಪರಿಣಾಮ ಹೊಂದಿದೆ ಮತ್ತು ಅನೇಕ ದುಷ್ಪರಿಣಾಮಗಳನ್ನು ಹೊಂದಿವೆ.

ಟ್ಯೂಮರ್/ಆರಂಭಿಕ ಟ್ಯೂಮರ್/ಶೂನ್ಯ ಹಂತದ ಕ್ಯಾನ್ಸರ್ ಅಥವಾ ಮಾರಕವಲ್ಲದ ಕ್ಯಾನ್ಸರ್ ಅಲ್ಲದ ಟ್ಯೂಮರ್ ಅನ್ನು ಪತ್ತೆ ಮಾಡುವುದು ವೈದ್ಯರಿಗೆ ಬಹಳ ಕಷ್ಟಕರವಾಗಿದೆ.

ವೈದ್ಯರ ಪ್ರಕಾರ, ಅಂತಹ ರೋಗಿಗಳಿಗೆ ಟ್ಯೂಮರ್ ಅನ್ನು ಶಸ್ತ್ರಚಿಕಿತ್ಸೆಯಿಂದ ತೆಗೆಯಬೇಕು ಮತ್ತು ಕೆಲವೊಮ್ಮೆ ಅದನ್ನು ತೆಗೆಯುವ ಮುನ್ನ ರಾಸಾಯನಿಕಚಿಕಿತ್ಸೆಯಿಂದ ಅದರ ಗಾತ್ರವನ್ನು ಕಡಿಮೆಮಾಡಬೇಕು

ರೋಗಿಗಳಿಗೆ ಟ್ಯೂಮರ್ (ಗಡ್ಡೆ) ಅಥವಾ ಎದೆಯಲ್ಲಿ ಇತರ ರೀತಿಯ ಬೆಳವಣಿಗೆ ಅಥವಾ ಇತರ ಭಾಗದಲ್ಲಿ ಬೆಳವಣಿಗೆಯಾದಲ್ಲಿ ಅವರು ವೈದ್ಯರನ್ನು ಕಾಣುತ್ತಾರೆ. ಸ್ಕ್ಯಾನ್ ಮಾಡಿದ ನಂತರ, ವೈದ್ಯರು ಕ್ಯಾನ್ಸರ್ ಇದೆ ಎಂದು ತಿಳಿಸುತ್ತಾರೆ. ನಂತರ, ವೈದ್ಯರು ರೋಗಿಗಳಲ್ಲಿ ಭಯವನ್ನು ಹುಟ್ಟಿಸಿ, ರೋಗಿಗಳಿಗೆ ಶಸ್ತ್ರಚಿಕಿತ್ಸೆ, ಬಯಾಪ್ಸಿ, ಮತ್ತು ರಾಸಾಯನಿಕಚಿಕಿತ್ಸೆ ಮಾಡಿಸಿಕೊಳ್ಳಲು ಸೂಚಿಸುತ್ತಾರೆ. ರೋಗಿಯು ಈ ಚಿಕಿತ್ಸೆಗಳನ್ನು ಮಾಡಿಸಿಕೊಳ್ಳದಿದ್ದಲ್ಲಿ ಅವರು ಸಾಯುವುದು ಖಚಿತ ಎಂದೂ ವೈದ್ಯರು ಅವರನ್ನು ಹೆದರಿಸುತ್ತಾರೆ.

ರಾಸಾಯನಿಕ ಚಿಕಿತ್ಸೆಯಲ್ಲಿ ಕೂದಲು ಉದುರುವುದು, ಸುಸ್ತು, ಸೋಂಕು, ಅನೀಮಿಯಾ (ಕಡಿಮೆ ಕುಂಫು ರಕ್ತದ ಕಣಗಳು), ವಾಕರಿಕೆ ಮತ್ತು ವಾಂತಿ, ಮಲಬದ್ಧತೆ, ಅತಿಸಾರ, ಬಾಯಿ, ನಾಲಿಗೆ ಮತ್ತು ಗಂಟಲಿನ ಸಮಸ್ಯೆಗಳು, ನರ, ಸ್ನಾಯು, ಶ್ವಾಸಕೋಶ, ಯಕೃತ್ತು, ಮೂತ್ರಪಿಂಡದ ಸಮಸ್ಯೆಗಳು, ಮರಗಟ್ಟುವುದು, ಮತ್ತು ಇತರ ಅನೇಕ ಸಮಸ್ಯೆಗಳು ಉಂಟಾಗುತ್ತವೆ. ದೇಹದಲ್ಲಿ ಬಿಳಿ ಮತ್ತು ಕೆಂಫು ರಕ್ತದ ಕಣಗಳ ಸಂಖ್ಯೆಯು ಕಡಿಮೆ ಆಗುತ್ತದೆ. ರಾಸಾಯನಚಿಕಿತ್ಸೆಯು ಕ್ಯಾನ್ಸರ್ ಕೋಶಗಳ ಜೊತೆಗೆ ದೇಹದಲ್ಲಿನ ಆರೋಗ್ಯಕರ ಕೋಶಗಳನ್ನೂ ನಾಶಮಾಡುತ್ತದೆ.

ಬಯಾಪ್ಸಿ ಪರೀಕ್ಷೆ ಮಾಡಿದಾಗ, ಟ್ಯುಮರ್ ಅನ್ನು ಕೇವಲ ಸೂಜಿಯಿಂದ ಚುಚ್ಚುವ ಮಾತ್ರದಿಂದಲೇ ಕ್ಯಾನ್ಸರ್ ಕೋಶಗಳು ದೇಹದ ಇತರ ಭಾಗಗಳಿಗೆ ಹರಡುವ ಸಾಧ್ಯತೆಯಿರುತ್ತದೆ ಮತ್ತು ರೋಗಿಯು ಕ್ಯಾನ್ಸರ್ ನ 1ನೇ ಹಂತದಿಂದ 4ನೇ ಹಂತಕ್ಕೆ ತಲುಪಬಹುದು. ವೈದ್ಯರ ಪ್ರಕಾರ, ಕ್ಯಾನ್ಸರ್ ಯಾವಾಗ ಬೇಕಾದರೂ ಮರುಕಳಿಸುವ ಸಾಧ್ಯತೆ ಇರುತ್ತದೆ.

ನನ್ನ ಸಲಹೆ ಏನೆಂದರೆ, ರೋಗಿಯಲ್ಲಿ ಒಮ್ಮೆ ಕ್ಯಾನ್ಸರ್ ಇರುವುದು ಪತ್ತೆಯಾದರೆ, ರೋಗಿಯು ಕಂಗಾಲಾಗಬಾರದು, ಹೆದರಬಾರದು ಅಥವಾ ಯಾವುದೇ ಖಿನ್ನತೆಗೆ ಒಳಗಾಗಬಾರದು.

ಆ ಸಮಯದಲ್ಲಿ ರೋಗಿಯು ಸಕಾರಾತ್ಮಕ ಧೋರಣೆ ಹೊಂದಿರಬೇಕು. ಅವರು ಮೂತ್ರಚಿಕಿತ್ಸೆ ಅಳವಡಿಸಿಕೊಳ್ಳುವ ಮೂಲಕ ಕೂಡಲೇ ಕ್ಯಾನ್ಸರ್ ವಿರುದ್ಧ ಹೋರಾಡಬೇಕು ಮತ್ತು ಅದನ್ನು ನಿಲ್ಲಿಸಲು ಯತ್ನಿಸಬೇಕು, ಯಾವುದೇ ವಿಳಂಬವಿಲ್ಲದೆ. ಪುಸ್ತಕದಲ್ಲಿ ಬರೆದಿರುವಂತೆ ಅವರು ಸರಿಯಾದ ಸೂಚನೆಗಳನ್ನು ಪಾಲಿಸಬಹುದು.

ರೋಗದಿಂದ ಬಳಲುತ್ತಿರುವ ಜನರಿಗೆ ಮೂತ್ರಚಿಕಿತ್ಸೆಯು ಒಂದು ಸಂಜೀವಿನಿಯಂತಿದೆ. ಇದು ಸರ್ವಾಂಗೀಣ ಮತ್ತು ಸಂಘಟನಾತ್ಮಕ ವಿಧಾನದಲ್ಲಿ ಕ್ಯಾನ್ಸರ್ ಅನ್ನು ತಡೆಗಟ್ಟುವಲ್ಲಿ ಮತ್ತು ಗುಣಪಡಿಸುವಲ್ಲಿ ಬಹಳ ಪರಿಣಾಮಕಾರಿಯಾಗಿದೆ. ಕ್ಯಾನ್ಸರ್ ರೋಗಿಗಳು ಶಸ್ತ್ರಚಿಕಿತ್ಸೆ, ಬಯಾಪ್ಸಿ ಅಥವಾ ರಾಸಾಯನಚಿಕಿತ್ಸೆಯನ್ನು ಆರಿಸಿಕೊಳ್ಳುವ ಮುನ್ನ ಅವರು ಮೂತ್ರಚಿಕಿತ್ಸೆಯನ್ನು ಅಳವಡಿಸಿಕೊಳ್ಳಬೇಕು, ಇದರಿಂದ ಅವರಿಗೆ ಅಗತ್ಯವಿಲ್ಲದ ದುಬಾರಿಯಾದ ಚಿಕಿತ್ಸೆಯನ್ನು ಪಡೆಯುವ ಮಾನಸಿಕ ಹಿಂಸೆ ಮತ್ತು ನರಕದ ಅನುಭವದಿಂದ ಪಾರಾಗಬಹುದು.

ಇದನ್ನು ಆರಂಭಿಸಿದ 2 ರಿಂದ 3 ವಾರಗಳಲ್ಲಿಯೇ ಅದರ ದೈಹಿಕ ಮತ್ತು ಮಾನಸಿಕ ಲಾಭಗಳನ್ನು ರೋಗಿಗಳು ಕಾಣುತ್ತಾರೆ, ಅವರ ಪ್ರತಿರೋಧಕ ಶಕ್ತಿಯು ಸುಧಾರಿಸುತ್ತದೆ

ಮತ್ತು ಅವರು ದೇಹದಲ್ಲಿ ಹೊಸ ಚೈತನ್ಯವನ್ನು ಅನುಭವಿಸುತ್ತಾರೆ. ದಿನದಿಂದ ದಿನಕ್ಕೆ ಅವರಲ್ಲಿ ಸ್ವಲ್ಪ ಮಟ್ಟಿಗೆ ಕ್ಯಾನ್ಸರ್ ನ ಟ್ಯುಮರ್/ಕೋಶಗಳು ಮತ್ತು ಕ್ಯಾನ್ಸರ್ ನ ಲಿಂಫ್ ನೋಡ್ ಗಳು ಕಡಿಮೆಯಾಗುತ್ತಿರುವುದು ಪತ್ತೆಯಾಗುತ್ತದೆ. 30 ದಿನಗಳ ನಂತರ ಅವರು ವೈದ್ಯಕೀಯ ಪರೀಕ್ಷೆಯನ್ನು ಮಾಡಿಕೊಂಡು, ತಮ್ಮ ಆರೋಗ್ಯದಲ್ಲಿ ಸುಧಾರಣೆಯನ್ನು ಕಾಣಬಹುದು.

30 ದಿನಗಳ ನಂತರ, ಅವರಲ್ಲಿ ಯಾವುದೇ ಸುಧಾರಣೆ ಕಾಣದಿದ್ದಲ್ಲಿ, ಮತ್ತು ಅವರಿಗೆ ಅಗತ್ಯವೆನಿಸಿದಲ್ಲಿ ಅವರು ಶಸ್ತ್ರಚಿಕಿತ್ಸೆ ಮಾಡಿಸಿಕೊಳ್ಳಬಹುದು. ಶಸ್ತ್ರಚಿಕಿತ್ಸೆ ಮಾಡಿಸಿಕೊಂಡ ನಂತರ ಅವರು ರಾಸಾಯನಿಕಚಿಕಿತ್ಸೆ ಅಥವಾ ವಿಕಿರಣ ಚಿಕಿತ್ಸೆ ಮಾಡಿಸಿಕೊಳ್ಳದೇ, ಮೂತ್ರಚಿಕಿತ್ಸೆಯನ್ನು ಮುಂದುವರೆಸಬೇಕು.

ಆದರೆ ಶಸ್ತ್ರಚಿಕಿತ್ಸೆಯ ನಂತರ ಅವರು ವೈದ್ಯರ ಸೂಚನೆಯಂತೆ ಮೌಖಿಕ ಮಾತ್ರಗೆಳನ್ನು ಸೇವಿಸಬಹುದು ಮತ್ತು ಜೊತೆಗೆ ಮೂತ್ರಚಿಕಿತ್ಸೆ ಮಾಡಿಕೊಳ್ಳಬಹುದು.

ಮೂತ್ರಚಿಕಿತ್ಸೆಯು ಕ್ಯಾನ್ಸರ್ ಕೋಶಗಳನ್ನು ನಾಶಗೊಳಿಸಬಲ್ಲದು

ಮೂತ್ರಚಿಕಿತ್ಸೆಯು ದೇಹದ ಯಾವುದೇ ಆರೋಗ್ಯಕರ ಸಕ್ರಿಯವಾದ ಕೋಶಗಳನ್ನು ನಾಶಪಡಿಸದೇ ಕ್ಯಾನ್ಸರ್ ಕೋಶಗಳನ್ನು ನಾಶಗೊಳಿಸುತ್ತದೆ. ವಿಕಿರಣ ಮತ್ತು ರಾಸಾಯನಚಿಕಿತ್ಸೆಗಿಂತ ಅದು ಹೆಚ್ಚು ಪರಿಣಾಮಕಾರಿಯಾಗಿದೆ. ಇದು ಕ್ಯಾನ್ಸರ್ ಕಣಗಳ ಬೆಳವಣಿಗೆಯನ್ನು ತಡೆಗಟ್ಟುತ್ತದೆ ಮತ್ತು ದೇಹದ ಇತರ ಭಾಗಗಳಿಗೆ ಹರಡುವುದನ್ನು ತಡೆಯುತ್ತದೆ. ಇದು ಯಾವುದೇ ಅಡ್ಡಪರಿಣಾಮಗಳಿಲ್ಲದೆ ಕ್ಯಾನ್ಸರ್ ಕೋಶಗಳಲ್ಲಿನ ವಿಷಕಾರಿ ವಸ್ತುಗಳನ್ನು ನಾಶಪಡಿಸುತ್ತದೆ.

ವೈದ್ಯರು ಉಪಶಾಮಕಚಿಕಿತ್ಸೆ ಪಡೆಯುತ್ತಿರುವ ರೋಗಿಗಳ ಪ್ರಾಣದ ಆಸೆಯನ್ನು ಬಿಡುತ್ತಾರೆ. ಅವರ ನೋವನ್ನು ಕಡಿಮೆಗೊಳಿಸಲು ಮಾತ್ರ ಈ ಚಿಕಿತ್ಸೆಗಳನ್ನು ಬಳಸಲು ಸೂಚಿಸುತ್ತಾರೆ. ಉಪಶಾಮಕ ಚಿಕಿತ್ಸೆಗಳನ್ನು ಪಡೆಯುತ್ತಿರುವ ವ್ಯಕ್ತಿಗಳು ಸಹ ಮೂತ್ರಚಿಕಿತ್ಸೆಯನ್ನು ಅಳವಡಿಸಿಕೊಳ್ಳಬಹುದು. ಅದು ಅವರ ನೋವನ್ನು ನಿವಾರಿಸುತ್ತದೆ ಮತ್ತು ಅವರ ಜೀವಿತಾವಧಿಯನ್ನು ಹೆಚ್ಚಿಸುತ್ತದೆ.

ಮೂತ್ರವು ನೈಸರ್ಗಿಕ ದೈವೀಕ ಚಿಕಿತ್ಸಕ ಗುಣಗಳನ್ನು ಹೊಂದಿದೆ ಮತ್ತು ವಿವಿಧ ರೀತಿಯ ಖಾಯಿಲೆಗಳನ್ನು ನಿಯಂತ್ರಿಸಿ ಗುಣಪಡಿಸಲು ಒಂದೇ ರೀತಿಯ ನೈಸರ್ಗಿಕ ಚಿಕಿತ್ಸೆಯಿದೆ ಎಂದು ವೈದ್ಯರು ನಂಬಬೇಕು. ಈ ವಾಸ್ತವವನ್ನು ನಾನು ನನ್ನ ಪುಸ್ತಕದಲ್ಲಿ ಪ್ರಕರಣದ ಇತಿಹಾಸಗಳಿಂದ ಮತ್ತು ಸಾಕ್ಷಿಗಳಿಂದ ಸಾಬೀತುಪಡಿಸಿದ್ದೇನೆ, ಜೊತೆಗೆ ರೋಗಿಗಳ ವೈದ್ಯಕೀಯ ಪರೀಕ್ಷೆಯ ವರದಿಗಳನ್ನೂ ಪ್ರಕಟಿಸಿದ್ದೇನೆ. ವೈದ್ಯರು ತಮ್ಮದೇ ಆದ ಚಿಕಿತ್ಸೆಯ ವಿಧಾನಗಳನ್ನು ಅಳವಡಿಸಬಹುದು ಆದರೆ ಅದರ ಜೊತೆಗೇ ರೋಗಿಗಳು ಗುಣವಾಗುವ ಮತ್ತು ನೋವಿನಿಂದ ಮುಕ್ತರಾಗುವ ಅವಕಾಶವಿದ್ದಲ್ಲಿ ಇತರ ರೀತಿಯ ನೈಸರ್ಗಿಕ ಚಿಕಿತ್ಸೆಯ ವಿಧಾನಗಳಿಗೆ ಅಡ್ಡಿಪಡಿಸಬಾರದು.

ಅನೇಕ ಸಂದರ್ಭಗಳಲ್ಲಿ ರೋಗಿಗಳು ಆರಂಭಿಕ ಹಂತದಲ್ಲಿಯೇ ಮೂತ್ರ ಚಿಕಿತ್ಸೆಯನ್ನು ಅಳವಡಿಸಿಕೊಂಡು ಚಿಕಿತ್ಸಾ ಪದ್ಧತಿಯನ್ನು ಸರಿಯಾದ ವಿಧಾನದಲ್ಲಿ ಅನುಸರಿಸಿದರೆ ಅವರು ಶಸ್ತ್ರಚಿಕಿತ್ಸೆ, ಬಯಾಪ್ಸಿ, ರಾಸಾಯನ ಚಿಕಿತ್ಸೆ ಮತ್ತು ವಿಕಿರಣ ಚಿಕಿತ್ಸೆಯನ್ನು ತಪ್ಪಿಸಬಹುದು. ಇದು ಚಿಕಿತ್ಸೆಯ ಸಕಾರಾತ್ಮಕ ವಿಧಾನಗಳಲ್ಲಿ ಒಂದಾಗಿದೆ ಮತ್ತು ಎಲ್ಲಾ ಇತರ ವಿಧಾನಗಳು ಮತ್ತು ಪರ್ಯಾಯ ಚಿಕಿತ್ಸೆಗಳಿಗೆ ಹೋಲಿಸಿದರೆ ಎಲ್ಲಾ

ಕಾಯಿಲೆಗಳನ್ನು ನಿಯಂತ್ರಿಸಲು ಮತ್ತು ಗುಣಪಡಿಸಲು ಇದು ಕಡಿಮೆ ಅವಧಿಯನ್ನು ತೆಗೆದುಕೊಳ್ಳುತ್ತದೆ.

ಮಹಿಳೆಗೆ ಮೊದಲ ಬಾರಿಗೆ ತನ್ನ ಸ್ತನದಲ್ಲಿ ಗಡ್ಡೆ ಕಂಡುಬಂದ ಕೆಲವು ಸಂದರ್ಭಗಳಲ್ಲಿ, ವೈದ್ಯರು ಸೂಚಿಸಿದಂತೆ ಬಯಾಪ್ಸಿ, ಶಸ್ತ್ರಚಿಕಿತ್ಸೆ ಮತ್ತು ರಸಾಯನ ಚಿಕಿತ್ಸೆಯ ನೋವಿನ ಮತ್ತು ದುಬಾರಿ ವೈದ್ಯಕೀಯ ಚಿಕಿತ್ಸೆಗೆ ಒಳಗಾಗದೆ ಶಿವಂಭು – ಮೂತ್ರ ಚಿಕಿತ್ಸೆಯೊಂದಿಗೆ ಚಿಕಿತ್ಸೆ ಪಡೆಯಬಹುದು ಮತ್ತು ಗುಣವಾಗಬಹುದು. ಆಕೆ ಶಿವಂಭು – ಮೂತ್ರ ಚಿಕಿತ್ಸೆಯನ್ನು ಆರಂಭಿಕ ಹಂತದಲ್ಲಿ ಅಳವಡಿಸಿಕೊಂಡರೆ ಸ್ತನದಲ್ಲಿನ ಗಡ್ಡೆಯ ಗಾತ್ರವು ಕಡಿಮೆಯಾಗಲು ಪ್ರಾರಂಭಿಸುತ್ತದೆ ಮತ್ತು ಕೆಲವೇ ವಾರಗಳಲ್ಲಿ ಗಡ್ಡೆಯು ಸಂಪೂರ್ಣವಾಗಿ ಕರಗುತ್ತದೆ.

ಮೂತ್ರಚಿಕಿತ್ಸೆಯು ಬದುಕುಳಿಯುವ ಸಾಧ್ಯತೆಯನ್ನು ಹೆಚ್ಚಿಸುತ್ತದೆ ಮತ್ತು ಸಾವಿನ ಪ್ರಮಾಣವನ್ನು ಕಡಿಮೆಮಾಡುತ್ತದೆ

ಆಸ್ಪತ್ರಯಲ್ಲಿ ವೈದ್ಯಕೀಯ ಚಿಕಿತ್ಸೆಯನ್ನು ಮತ್ತು ರಸಾಯನಚಿಕಿತ್ಸೆಯನ್ನು ಪಡೆಯುತ್ತಿರುವ ಕ್ಯಾನ್ಸರ್ ರೋಗಿಗಳು ಮೂತ್ರಚಿಕಿತ್ಸೆಯನ್ನು ಅಳವಡಿಸಿಕೊಳ್ಳಬಹುದು. ಇದು ರೋಗಿಗಳ ಸೈರಣೆಯ ಸಾಮರ್ಥ್ಯವನ್ನು ಹೆಚ್ಚಿಸುತ್ತದೆ ಮತ್ತು ರಸಾಯನಚಿಕಿತ್ಸೆ ಮತ್ತು ಇತರ ಔಷಧಗಳ ಅಡ್ಡಪರಿಣಾಮಗಳನ್ನು ಅವರು ಅನುಭವವಾಗುವುದಿಲ್ಲ. ಅವರು ಮೂತ್ರಚಿಕಿತ್ಸೆಯನ್ನು ಮಾಡದಿರುವ ಇತರ ರೋಗಿಗಳಿಗೆ ಹೋಲಿಸಿದರೆ ಬೇಗನೆ ಗುಣವಾಗುತ್ತಾರೆ.

ಇದು ತಮ್ಮ ಜೀವಿತಾವಧಿಗೆ ಉಪಶಾಮಕ ಚಿಕಿತ್ಸೆಯನ್ನು ಪಡೆಯುತ್ತಿರುವ ಅಂತಿಮ ಘಟ್ಟದ ರೋಗಿಗಳ ನೋವನ್ನು ಕಡಿಮೆಮಾಡುತ್ತದೆ.

ಕ್ಯಾನ್ಸರ್ ವಿರುದ್ಧ ಹೋರಾಡಲು ಇದನ್ನು ಅತ್ಯುತ್ತಮವಾದ ಸಹಾಯ ವ್ಯವಸ್ಥೆಯೆಂದು ಪರಿಗಣಿಸಬಹುದು.

ಇದು ಕ್ಯಾನ್ಸರ್ ರೋಗಿಗಳ ಬದುಕುಳಿಯುವ ಸಾಧ್ಯತೆಯನ್ನು ಹೆಚ್ಚಿಸುತ್ತದೆ.

ಅನೇಕ ಸಂದರ್ಭಗಳಲ್ಲಿ ಇದು ಶಸ್ತ್ರಚಿಕಿತ್ಸೆ ಮತ್ತು ರಸಾಯನಚಿಕಿತ್ಸೆಗಳನ್ನು ತಪ್ಪಿಸಬಲ್ಲದು.

ಇದು ಕ್ಯಾನ್ಸರ್ ನಿಂದಾಗುವ ಮರಣಗಳ ಸಂಖ್ಯೆಯನ್ನು ಕಡಿಮೆಮಾಡಬಲ್ಲದು.

ಎಲ್ಲಾ ರೀತಿಯ ಕಾಯಿಲೆಗಳಿಂದ ನಿಮ್ಮನ್ನು ದೂರವಿರಿಸಲು ಮೂತ್ರ ಚಿಕಿತ್ಸೆಯು ಅತ್ಯುತ್ತಮ ನಿಯಂತ್ರಕ ವಿಧಾನಗಳಲ್ಲಿ ಒಂದಾಗಿದೆ. ಇದು ಎಲ್ಲಾ ರೀತಿಯ ದೀರ್ಘಕಾಲದ ಕಾಯಿಲೆಗಳನ್ನು ನಿಯಂತ್ರಿಸುತ್ತದೆ ಮತ್ತು ಗುಣಪಡಿಸುತ್ತದೆ.

ಯಾವುದೇ ರೋಗಗಳಿಲ್ಲ ಆರೋಗ್ಯವಂತ ವ್ಯಕ್ತಿಗಳೂ ಈ ಮೂತ್ರಚಿಕಿತ್ಸೆಯನ್ನು ಅಳವಡಿಸಿಕೊಳ್ಳಬಹುದು. ಅವರು ಕೆಲವೇ ದಿನಗಳಲ್ಲಿ ಚೈತನ್ಯದ ಅನುಭವ ಪಡೆಯುತ್ತಾರೆ ಮತ್ತು ಜೀವನವಿಡೀ ಆರೋಗ್ಯವಾಗಿರುತ್ತಾರೆ.

ಮೂತ್ರ ಚಿಕಿತ್ಸೆಯು ನಿಮ್ಮನ್ನು ಸುಂದರವಾಗಿಡಲು ಮತ್ತು ಪುನಶ್ಚೇತನಗೊಳಿಸುವುದಕ್ಕೆ ಮಾತ್ರವಲ್ಲ, ನಿಮ್ಮ ವ್ಯಕ್ತಿತ್ವದ ಮೇಲೂ ಪ್ರಭಾವ ಬೀರುತ್ತದೆ. ಇದು ನಿಮ್ಮನ್ನು ಹರ್ಷಚಿತ್ತದಿಂದ ಇರುವಂತೆ ಮಾಡುತ್ತದೆ. ಈ ಜಗತ್ತಿನಲ್ಲಿ ನಿಜವಾಗಿಯೂ ಅಂತಹ ಅದ್ಭುತ ವಸ್ತುವಿದೆಯೇ ಎಂದು ನಿಮ್ಮಲ್ಲಿ ಹಲವರು ಆಶ್ಚರ್ಯಪಡಬಹುದು. "ಪ್ರತ್ಯಕ್ಷವೇ ಸಾಕ್ಷಿ" ಎಂಬ ಗಾದೆಯಂತೆ, ಅದನ್ನು ಕುಡಿಯಿರಿ ಮತ್ತು ನೀವೇ ಕಂಡುಕೊಳ್ಳಿರಿ. ನೀವು ಅದನ್ನು ಪ್ರಯತ್ನಿಸುವವರೆಗೂ, ನಿಮ್ಮ ದೇಹದ ಮೇಲೆ ಅದು ಎಂತಹ ಉತ್ತಮ ಪ್ರಭಾವ ಬೀರಬಲ್ಲದು ಎಂಬುದು ನಿಮಗೆ ತಿಳಿಯುವುದಿಲ್ಲ.

ಕ್ಯಾನ್ಸರ್ ರೋಗಿಗಳು ದಿನವೂ ಸಹಜ ಚಟುವಟಿಕೆಗಳಾದ ಪ್ರಾಣಾಯಾಮ, ಯೋಗ ಮತ್ತು ನಡಿಗೆಯನ್ನು ದಿನವೂ ಮಾಡುವುದರೊಂದಿಗೆ ಮೂತ್ರಚಿಕಿತ್ಸೆಯನ್ನು ಅಳವಡಿಸಿಕೊಂಡಲ್ಲಿ ಅವರು ಬೇಗನೆ ಗುಣಮುಖರಾಗುತ್ತಾರೆ.

ಮೂತ್ರವು ಒಂದು ಸಾರ್ವತ್ರಿಕ ಔಷಧ

ವಿವಿಧ ರೋಗಗಳನ್ನು ಗುಣಪಡಿಸಲು ಈಗ ಮಾರುಕಟ್ಟೆಯಲ್ಲಿ ಸಾವಿರಾರು ಔಷಧಗಳು ಲಭ್ಯವಿದೆ. ಪ್ರತಿ ಔಷಧಿಯೂ ದೇಹದ ಅಂಗಗಳ ಮೇಲೆ ಮತ್ತು ವಿವಿಧ ವ್ಯವಸ್ಥೆಗಳ ಮೇಲೆ ಪ್ರತ್ಯೇಕ ಪ್ರಭಾವವನ್ನು ಬೀರುತ್ತದೆ. ಹೊಟ್ಟೆಯ ಔಷಧಗಳನ್ನು ಕಣ್ಣಿಗೆ ಹಾಕುವಂತಿಲ್ಲ. ಕಣ್ಣಿನ ಔಷಧಗಳನ್ನು ಕಿವಿಗೆ ಬಳಸುವಂತಿಲ್ಲ ಮತ್ತು ಕಿವಿಯ ಔಷಧಗಳನ್ನು ಬಾಯಿಗೆ ಬಳಸುವಂತಿಲ್ಲ. ಆದರೆ ಪ್ರತಿ ರೀತಿಯ ರೋಗಕ್ಕೂ, ಅದು ಹೇಗೇ ಉಂಟಾಗಿರಬಹುದು ಅಥವಾ ಯಾವುದೇ ಹಂತದಲ್ಲಿರಬಹುದು, ಅದನ್ನು ಸಾರ್ವತ್ರಿಕವಾಗಿ ಗುಣಪಡಿಸಬಲ್ಲ ಮತ್ತು ಮಾನವ ದೇಹದಲ್ಲಿಯೇ ಉತ್ಪತ್ತಿಯಾಗುವ ಏಕೈಕ ಔಷಧವೆಂದರೆ ಮೂತ್ರ. ದೇವರು ನಮಗೆ ಈ ಅದ್ಭುತವಾದ ಉಡುಗೊರೆಯನ್ನು ನಮ್ಮ ಜನ್ಮದಿಂದಲೇ ನಮಗೆ ನೀಡಿದ್ದು, ಇದು ಆಧುನಿಕ ವೈದ್ಯವಿಜ್ಞಾನದ ಪ್ರಕಾರ ಯಾವುದೇ ಹಂತದಲ್ಲಿದ್ದರೂ ಅದನ್ನು ಗುಣಪಡಿಸಬಲ್ಲ ಶಕ್ತಿಯನ್ನು ಹೊಂದಿದೆ

ವಿವಿಧ ರೋಗಗಳಿಗೆ ಪರಿಹಾರ

ಪ್ರಪಂಚದಲ್ಲಿ 8,000 ಕ್ಕೂ ಹೆಚ್ಚು ರೋಗಗಳಿವೆ ಎಂದು ಅಂದಾಜಿಸಲಾಗಿದೆ. ಹಲವಾರು ಸಂಖ್ಯೆಯ ಔಷಧಿ, ಪರ್ಯಾಯ ಮತ್ತು ಸಮಗ್ರ ಚಿಕಿತ್ಸಾ ವಿಧಾನಗಳಿವೆ. ಚಿಕಿತ್ಸೆಗೆ ನೀಡಲಾಗುವ ಕೆಲವು ಔಷಧಿಗಳು ರೋಗವನ್ನು ಗುಣಪಡಿಸಲು ಸೀಮಿತ ಪರಿಣಾಮಗಳನ್ನು ಹೊಂದಿರುತ್ತವೆ ಮತ್ತು ಕೆಲವು ಔಷಧಿಗಳು ಅಡ್ಡ ಪರಿಣಾಮಗಳನ್ನು ಹೊಂದಿರುತ್ತವೆ.

ಎಲ್ಲಾ ವಿವಿಧ ರೀತಿಯ ರೋಗಗಳನ್ನು ನಿಯಂತ್ರಿಸಲು ಮತ್ತು ಗುಣಪಡಿಸಲು ಶಿವಂಭು – ಮೂತ್ರ ಚಿಕಿತ್ಸೆಯ ವಿಧಾನ ಮತ್ತು ರೀತಿಗಳು ಒಂದೇ ಆಗಿರುತ್ತವೆ. ಜನರು ಈ ಪುಸ್ತಕದಲ್ಲಿ ತಿಳಿಸಿರುವಂತೆಯೇ ಎಲ್ಲಾ ಸೂಚನೆಗಳನ್ನು ಅನುಸರಿಸಬೇಕು.

ಮಧುಮೇಹ

ಸರಿಯಾದ ರೀತಿಯಲ್ಲಿ ಮೂತ್ರ ಚಿಕಿತ್ಸೆಯನ್ನು ಮಾಡಿದರೆ ಮಧುಮೇಹವನ್ನು ನಿಯಂತ್ರಿಸಬಹುದು/ಗುಣಪಡಿಸಬಹುದು. ಆರಂಭದಲ್ಲಿ ನೀವು ಮೂತ್ರ ಚಿಕಿತ್ಸೆಯ ಜೊತೆಗೆ ಮಧುಮೇಹಕ್ಕೆ ತೆಗೆದುಕೊಳ್ಳುತ್ತಿರುವ ಮಾತ್ರೆಗಳು/ಚುಚ್ಚುಮದ್ದುಗಳನ್ನು ತೆಗೆದುಕೊಳ್ಳಬೇಕು. ನೀವು ಸಕ್ಕರೆ ಮಟ್ಟವನ್ನು ಗಮನಿಸಿಕೊಂಡು ಕ್ರಮೇಣವಾಗಿ ಮಾತ್ರೆಗಳು/ಚುಚ್ಚುಮದ್ದುಗಳನ್ನು ಕಡಿಮೆ ಮಾಡಬೇಕು. 10 ರಿಂದ 15 ದಿನಗಳಲ್ಲಿಯೇ ನೀವು ಪ್ರಯೋಜನಗಳನ್ನು ಅರಿತುಕೊಳ್ಳುತ್ತೀರಿ.

ಮಧುಮೇಹ ಇರುವವರು ತಮ್ಮ ಸಕ್ಕರೆ ಮಟ್ಟವನ್ನು ನಿಯಮಿತವಾಗಿ ಗಮನಿಸಬೇಕು ಮತ್ತು ಅವರ ಉಪವಾಸದ ಸಕ್ಕರೆಯ ಮಟ್ಟವು 80 ಟ್ಟ/ಜ಼ಟ ಅಥವಾ ಅದಕ್ಕಿಂತ ಕಡಿಮೆಯಾದಾಗ, ಅವರು ತಮ್ಮ ಮಾತ್ರೆಗಳನ್ನು ಕಡಿಮೆ ಮಾಡಬೇಕು. ಅವರು 2 ಮಾತ್ರೆಗಳನ್ನು ತೆಗೆದುಕೊಳ್ಳುತ್ತಿದ್ದರೆ ಅವರು ಪ್ರತಿ ಬಾರಿ ½ ಮಾತ್ರೆ ಕಡಿಮೆ ಮಾಡಬೇಕು (ಅಂದರೆ 25% ರಷ್ಟು) ಹಾಗೆಯೇ ಅವರು ಚುಚ್ಚುಮದ್ದನ್ನು ತೆಗೆದುಕೊಳ್ಳುತ್ತಿದ್ದರೆ ಅವರು ಪ್ರತಿ ಬಾರಿ 25% ರಷ್ಟು ಕಡಿಮೆಗೊಳಿಸಬೇಕು. ಅವರು ಮೇಲಿನ ಸರಳ ವಿಧಾನದಲ್ಲಿ ತಮ್ಮ ರಕ್ತದ ಸಕ್ಕರೆಯನ್ನು ನಿಯಂತ್ರಿಸಬಹುದು ಮತ್ತು ಗುಣಪಡಿಸಬಹುದು ಮತ್ತು ತಮ್ಮ ನಿಯಮಿತ ಚಟುವಟಿಕೆಗಳನ್ನು ನಿರ್ವಹಿಸಬಹುದು. ತಮ್ಮ ರಕ್ತದಲ್ಲಿನ ಸಕ್ಕರೆಯ ಮಟ್ಟವು ದಿನದಿಂದ ದಿನಕ್ಕೆ ಇಳಿಯುತ್ತಿದೆ ಎಂದು ಜನರಿಗೆ ಅರಿವಾಗತೊಡಗುತ್ತದೆ ಮತ್ತು ಅವರ ಗಮನಕ್ಕೆ ಬರುತ್ತದೆ. ಅವರ ಪರೀಕ್ಷಾ

ವರದಿಗಳನ್ನು ಗಮನಿಸಿದ ನಂತರ ಅವರು ತಮ್ಮ ಮಾತ್ರೆಗಳು ಅಥವಾ ಚುಚ್ಚುಮದ್ದನ್ನು ಕ್ರಮೇಣ ಕಡಿಮೆ ಮಾಡಬಹುದು. ಹಾನಿಗೊಂಡಿರುವ ಮೇದೋಜ್ಜೀರಕ ಗ್ರಂಥಿಯು ಪುನರುಜ್ಜೀವನಗೊಳ್ಳುತ್ತದೆ ಮತ್ತು ಕಾರ್ಯನಿರ್ವಹಿಸಲು ಪ್ರಾರಂಭಿಸುತ್ತದೆ.

ಪೈಲ್ಸ್

ಶಿವಂಭು – ಮೂತ್ರ ಚಿಕಿತ್ಸೆಯಿಂದ ಪೈಲ್ಸ್ ಅನ್ನು ಗುಣಪಡಿಸಬಹುದು.

ಇದು ಗುದನಾಳದ ಕ್ಯಾನ್ಸರ್, ಟ್ಯೂಮರ್ ಮತ್ತು ಇತರ ವಿವಿಧ ಗುದದ್ವಾರ ಮತ್ತು ಗುದನಾಳದ ಸಮಸ್ಯೆಗಳಿಂದ ಬಳಲುತ್ತಿರುವ ಜನರ ತೊಂದರೆಗಳನ್ನು ನಿವಾರಿಸುತ್ತದೆ.

ಮೂತ್ರದ ವೆಟ್ ಪ್ಯಾಕ್ ಅನ್ನು ಸಾಧ್ಯವಾದಷ್ಟು ತೊಂದರೆಯಿರುವ ಭಾಗದಲ್ಲಿ ಇರಿಸಿ.

ಒಂದು ಅಥವಾ ಎರಡು ದಿನಗಳ ಹಳೆಯ ಮೂತ್ರವನ್ನು ಟಬ್‌ನಲ್ಲಿ ಸಂಗ್ರಹಿಸಿಡಿ ಮತ್ತು ಬೆಳಿಗ್ಗೆ 20 ಣಾ0 30 ನಿಮಿಷಗಳ ಕಾಲ ಆ ಟಬ್‌ನಲ್ಲಿ ಕುಳಿತುಕೊಳ್ಳಿ. ಪುಸ್ತಕದಲ್ಲಿ ಸೂಚಿಸಿದಂತೆ ಎಲ್ಲಾ ಇತರ ಸೂಚನೆಗಳನ್ನು ಅನುಸರಿಸಿ.

ಸೆರೆಬ್ರಲ್ ಪಾಲ್ಸಿ

ಸೆರೆಬ್ರಲ್ ಪಾಲ್ಸಿ, ಬುದ್ಧಿಮಾಂದ್ಯತೆ – ಅಂಗವೈಕಲ್ಯವು ಪಾರ್ಶ್ವವಾಯು ಉಂಟುಮಾಡುವ ಜನ್ಮಜಾತ ಮಿದುಳಿನ ಹಾನಿಯಿಂದಾಗಿ ಅನ್ಯೆಚ್ಛಿಕ ಸೆಳೆತದೊಂದಿಗೆ ಮೋಟಾರ್ ನಿಯಂತ್ರಣದ ಕೊರತೆಯ ತೊಂದರೆಯಾಗಿದೆ. ತಿರುಚಿದ ಕೈಗಳು ಮತ್ತು ಕಾಲುಗಳನ್ನು ಹೊಂದಿ ಅವರು ರೋಗಗ್ರಸ್ಥ'ರಾಗಿರುತ್ತಾರೆ. ಹೊರಗಿನ ಸಹಾಯವಿಲ್ಲದೆ ಅವರಿಗೆ ಚಲಿಸಲಾಗುವುದಿಲ್ಲ ಮತ್ತು ಮಾತನಾಡಲು, ಕೇಳಲು, ಕುಳಿತುಕೊಳ್ಳಲು ಮತ್ತು ನಿಲ್ಲಲು ಸಹ ಸಾಧ್ಯವಾಗುವುದಿಲ್ಲ.

ಮೂತ್ರ ಚಿಕಿತ್ಸೆಗೆ ಸೆರೆಬ್ರಲ್ ಪಾಲ್ಸಿ ಸೇರಿದಂತೆ ಹುಟ್ಟಿನಿಂದ ಬರುವ ಎಲ್ಲಾ ಕಾಯಿಲೆಗಳನ್ನು ನಿಯಂತ್ರಿಸುವ ಮತ್ತು ಗುಣಪಡಿಸುವ ಶಕ್ತಿಯಿದೆ. ಇದರಿಂದ, ಚಲಿಸಲು ಸಾಧ್ಯವಾಗದ ಮತ್ತು ಕುಳಿತುಕೊಳ್ಳಲು, ನಿಲ್ಲಲು, ಮಾತನಾಡಲು ಮತ್ತು ಕೇಳಲು ಸಾಧ್ಯವಿಲ್ಲದ ಹುಟ್ಟಿನಿಂದ ಸೆರೆಬ್ರಲ್ ಪಾಲ್ಸಿ ಪೀಡಿತ ಮಕ್ಕಳು ಕುಳಿತುಕೊಳ್ಳಲು, ನಿಲ್ಲಲು ಮತ್ತು ನಡೆಯಲು ಸಾಧ್ಯವಾಗುತ್ತದೆ. ಅವರು ಮಾತನಾಡಲು, ಕೇಳಲು, ಧ್ವನಿಗೆ ಪ್ರತಿಕ್ರಿಯಿಸಲು ಮತ್ತು ವ್ಯಕ್ತಿಗಳನ್ನು ಗುರುತಿಸಲು ಸಾಧ್ಯವಾಗುತ್ತದೆ. ಇದು ಸ್ಮರಣಶಕ್ತಿ, ಬುದ್ಧಿಶಕ್ತಿಯನ್ನು ಉತ್ತೇಜಿಸುತ್ತದೆ ಮತ್ತು ಮೆದುಳಿನ ಕಾರ್ಯವನ್ನು

ಅಭಿವೃದ್ಧಿಪಡಿಸುತ್ತದೆ ಹಾಗೂ ಅವರ ದೈಹಿಕ ವಿರೂಪತೆಯನ್ನು ಸುಧಾರಿಸುತ್ತದೆ. ಅವರ ತಿರುಚಿದ ಕೈಕಾಲುಗಳು ಸಡಿಲ, ಚಲನಶೀಲ ಮತ್ತು ನೇರವಾಗಬಹುದು. ಅವರ ದೇಹದಲ್ಲಿ ಸ್ನಾಯುಗಳು ಬೆಳೆಯಲು ಪ್ರಾರಂಭಿಸುತ್ತವೆ.

ಕಣ್ಣಿನ ಸಮಸ್ಯೆ ಮತ್ತು ಕಣ್ಣಿನ ಪೊರೆ

ಕಣ್ಣುಗಳಲ್ಲಿ ತಾಜಾ ಮೂತ್ರದ ಹನಿಗಳನ್ನು ಹಾಕಿ.

ಕಣ್ಣಿನ ಬಟ್ಟಲುಗಳಲ್ಲಿ ತಾಜಾ ಮೂತ್ರವನ್ನು ತುಂಬಿಸಿ ಮತ್ತು 10 ನಿಮಿಷಗಳ ಕಾಲ ಅವನ್ನು ಮಿಟುಕಿಸಿ.

ತಾಜಾ ಮೂತ್ರದಲ್ಲಿ ಬಟ್ಟೆಯನ್ನು ನೆನೆಸಿ ಮತ್ತು 10 ನಿಮಿಷಗಳ ಕಾಲ ಅದನ್ನು ನಿಮ್ಮ ಕಣ್ಣುಗಳ ಮೇಲೆ ಇರಿಸಿಕೊಳ್ಳಿ

ಮೇಲಿನ ಸೂಚನೆಗಳನ್ನು ದಿನಕ್ಕೆ 4 ಬಾರಿ ಅನುಸರಿಸಿ.

ಕೂದಲು ಉದುರುವಿಕೆ

ಒಂದು ದಿನದ ಮೂತ್ರದೊಂದಿಗೆ ನಿಮ್ಮ ತಲೆ ಸೇರಿದಂತೆ ನಿಮ್ಮ ಪೂರ್ಣ ದೇಹವನ್ನು ಮರ್ದನ ಮಾಡಿ.

ಒಂದು ದಿನ ಹಳೆಯ ಮೂತ್ರದಲ್ಲಿ ಬಟ್ಟೆಯನ್ನು ಅದ್ದಿ ಮತ್ತು ಮೂತ್ರದ ವೆಟ್ ಪ್ಯಾಕ್ ಅನ್ನು ನಿಮ್ಮ ತಲೆಯ ಮೇಲೆ ಇರಿಸಿಕೊಳ್ಳಿ.

ನಿಮ್ಮ ತಲೆಯನ್ನು ಮುಚ್ಚಲು ಪ್ಲಾಸ್ಟಿಕ್ ಕ್ಯಾಪ್ ಧರಿಸಿ.

ಅದನ್ನು ಇನ್ನೊಂದು ಬಟ್ಟೆಯಿಂದ ಮುಚ್ಚಿ ಮತ್ತು ಹಗಲಿನಲ್ಲಿ 2 ಗಂಟೆಗಳ ಕಾಲ ಅದನ್ನು ನಿಮ್ಮ ತಲೆಯ ಮೇಲೆ ಇರಿಸಿ. ನೀವು ರಾತ್ರಿಯಲ್ಲಿ ನಿಮ್ಮ ತಲೆಯ ಮೇಲೆ ಮೂತ್ರದ ವೆಟ್ ಪ್ಯಾಕ್ ಅನ್ನು ಇರಿಸಿಕೊಂಡು ಬೆಳಿಗ್ಗೆ ಅದನ್ನು ತೆಗೆದುಹಾಕಬಹುದು.

ಎಕ್ಸಿಮಾ

ನೀವು ಎಕ್ಸಿಮಾ ಇರುವ ಸ್ಥಳದಲ್ಲಿ ಮಸಾಜ್ ಮಾಡಬೇಡಿ. ಆ ಭಾಗಕ್ಕೆ ಮೂತ್ರವನ್ನು ಹಚ್ಚಿ ಒಣಗಲು ಬಿಡಿ. ಅದು ಒಣಗಿದ ನಂತರ ಮತ್ತೊಮ್ಮೆ ಮೂತ್ರವನ್ನು ಹಚ್ಚಿ ಒಣಗಿಸಿ. ನೀವು ಅದನ್ನು ಹಲವಾರು ಬಾರಿ ಮಾಡಬಹುದು. ಅದಲ್ಲದೇ, ನೀವು

ಸಾಧ್ಯವಾದಷ್ಟು ಕಾಲ ತೊಂದರೆ ಇರುವ ಭಾಗದ ಮೇಲೆ ಮೂತ್ರದ ವೆಟ್ ಪ್ಯಾಕ್ ಅನ್ನು ಇಡ್‌ಬಹುದು.

ಬಾಯಿ/ಒಸಡಿನ ಕ್ಯಾನ್ಸರ್

ಮೂತ್ರ ಚಿಕಿತ್ಸೆಯಿಂದ ಬಾಯಿ/ಒಸಡಿನ ಕ್ಯಾನ್ಸರ್ ಅನ್ನು ಗುಣಪಡಿಸಬಹುದು.

ತಾಜಾ ಮೂತ್ರವನ್ನು ನಿಮ್ಮ ಬಾಯಿಯಲ್ಲಿ 10 ರಿಂದ 20 ನಿಮಿಷಗಳ ಕಾಲ ಇರಿಸಿಕೊಳ್ಳಿ ಮತ್ತು ನಂತರ ಬಾಯಿಯನ್ನು ಮುಕ್ಕಳಿಸಿ ಉಗಿಯಿರಿ. ಇದನ್ನು ದಿನಕ್ಕೆ 6 ಬಾರಿ ಪುನರಾವರ್ತಿಸಿ.

ನಿಮ್ಮ ಮುಖ/ಒಸಡಿನ ಎರಡೂ ಬದಿಗಳಲ್ಲಿ ಮೂತ್ರದ ವೆಟ್ ಪ್ಯಾಕ್ ಅನ್ನು ಇಟ್ಟುಕೊಳ್ಳಿ.

ಈ ವಿಧಾನವನ್ನು ಯಾವುದೇ ರೀತಿಯ ಬಾಯಿ ಸಮಸ್ಯೆಗೆ ಅಂದರೆ ಹಲ್ಲು ನೋವು, ವಸಡು ಸಮಸ್ಯೆ ಅಥವಾ ಬಾಯಿ ಹುಣ್ಣಿಗೆ ಅಳವಡಿಸಿಕೊಳ್ಳಬಹುದು.

ಮೂತ್ರವನ್ನು ಕುಡಿಯುವುದು, ಮೂತ್ರದಿಂದ ದೇಹವನ್ನು ಮಸಾಜ್ ಮಾಡುವುದು ಮತ್ತು ಮೂತ್ರದ ವೆಟ್ ಪ್ಯಾಕ್ ಉಪಯೋಗಿಸುವುದು ಅವಶ್ಯಕ.

ದಂತ ಸಮಸ್ಯೆ

ಹಲ್ಲಿನ ಮತ್ತು ಇತರ ಬಾಯಿಯ ತೊಂದರೆಗಳಲ್ಲಿ ಮೂತ್ರವು ಪರಿಣಾಮಕಾರಿಯಾಗಿದೆ. ಹಲ್ಲುಗಳಲ್ಲಿನ ಸಾಮಾನ್ಯ ನೋವಿಗೆ ಕೆಲವು ನಿಮಿಷಗಳ ಕಾಲ ಮೂತ್ರವನ್ನು ಬಾಯಿಯಲ್ಲಿ ಇಟ್ಟುಕೊಳ್ಳಬೇಕು ಮತ್ತು ಆ ನಂತರ ತೊಳೆದುಕೊಳ್ಳಬೇಕು, ಇದನ್ನು ಬೆಳಿಗ್ಗೆ ಮತ್ತು ಸಂಜೆ ಆರು ಬಾರಿ ಪುನರಾವರ್ತಿಸಬೇಕು.

ಮಲಬದ್ಧತೆ

ಬಹಳಷ್ಟು ಜನರಲ್ಲಿ ಮಲಬದ್ಧತೆ ಒಂದು ಸಾಮಾನ್ಯ ತೊಂದರೆಯಾಗಿದೆ.

ಸಾಮಾನ್ಯವಾಗಿ ಮಲಬದ್ಧತೆಯು ಆಗಾಗ್ಗೆ ಕಂಡುಬಂದರೂ, ಕೆಲವು ಜನರು ದೀರ್ಘಕಾಲದ ಮಲಬದ್ಧತೆಯನ್ನು ಹೊಂದಿರುತ್ತಾರೆ ಹಾಗೂ ಅದು ಅವರ ದೈನಂದಿನ ಕಾರ್ಯಗಳನ್ನು ಮಾಡಿಕೊಳ್ಳುವಲ್ಲಿ ಅಡ್ಡಿಯುಂಟುಮಾಡುತ್ತದೆ. ದೀರ್ಘಕಾಲದ

ಮಲಬದ್ಧತೆಯು ಕರುಳಿನ ಚಲನೆಯಲ್ಲಿ ಜನರಿಗೆ ಅತಿಯಾದ ಒತ್ತಡವನ್ನು ಉಂಟುಮಾಡಬಹುದು.

ಜೀರ್ಣಾಂಗವ್ಯೂಹದ ಮೂಲಕ ತ್ಯಾಜ್ಯ ಅಥವಾ ಮಲವು ತುಂಬಾ ನಿಧಾನವಾಗಿ ಚಲಿಸಿದಾಗ ಅಥವಾ ಗುದನಾಳದಿಂದ ಪರಿಣಾಮಕಾರಿಯಾಗಿ ಹೊರಹಾಕಲು ಸಾಧ್ಯವಾಗದಿದ್ದಾಗ ಸಾಮಾನ್ಯವಾಗಿ ಮಲಬದ್ಧತೆ ಉಂಟಾಗುತ್ತದೆ, ಹಾಗೂ ಇದರಿಂದ ಮಲವು ಗಟ್ಟಿಯಾಗಿ ಒಣಗಲು ಕಾರಣವಾಗಬಹುದು.

ಪುಸ್ತಕದಲ್ಲಿ ತಿಳಿಸಿರುವಂತೆ ಶಿವಂಭು – ಮೂತ್ರ ಚಿಕಿತ್ಸೆಯ ಸರಿಯಾದ ವಿಧಾನವನ್ನು ಅನುಸರಿಸುವ ಮೂಲಕ ಸುಲಭ ವಿಧಾನದಲ್ಲಿ ಮಲಬದ್ಧತೆಯನ್ನು ನಿವಾರಿಸಬಹುದು.

ಮಲಬದ್ಧತೆ, ಹೊಟ್ಟೆ ನೋವು, ಹೊಟ್ಟೆ ಕ್ಯಾನ್ಸರ್ ಅಥವಾ ಯಾವುದೇ ರೀತಿಯ ಹೊಟ್ಟೆಯ ಸಮಸ್ಯೆಯಿಂದ ಬಳಲುತ್ತಿರುವವರು ಮೂತ್ರದ ಎನಿಮಾವನ್ನು ತೆಗೆದುಕೊಳ್ಳಬಹುದು. ಮೂತ್ರದ ಎನಿಮಾವನ್ನು ತಯಾರಿಸಲು 500 ಮಿಲಿ ಮೂತ್ರವನ್ನು ತೆಗೆದುಕೊಂಡು ಅದನ್ನು 250 ಮಿಲಿ ಬಿಸಿನೀರಿನೊಂದಿಗೆ ಬೆರೆಸಿ. ಇದನ್ನು ಹಗಲಿನಲ್ಲಿ ಬೆಳಗಿನ ಸಮಯದಲ್ಲಿ ತೆಗೆದುಕೊಳ್ಳಬಹುದು. ಇದನ್ನು 2 ಅಥವಾ 3 ದಿನಗಳವರೆಗೆ ಅಥವಾ ಅಗತ್ಯವಿದ್ದಾಗ ತೆಗೆದುಕೊಳ್ಳಬಹುದು.

ಕೆಲವೊಮ್ಮೆ ಅವರು ತಮ್ಮ ನೋವನ್ನು ನಿವಾರಿಸಲು ಅಗತ್ಯವಿದ್ದರೆ ಅಲ್ಪಾವಧಿಗೆ ಝುಂಡು–ನಿತ್ಯಂ ಮಾತ್ರಗಳು ಮತ್ತು ಚೂರ್ಣ ಅಥವಾ ಇತರ ಯಾವುದೇ ಔಷಧಿಗಳಂತಹ ವಿರೇಚಕಗಳನ್ನು ತೆಗೆದುಕೊಳ್ಳಬಹುದು.

ಡಯಾಲಿಸಿಸ್/ಕಿಡ್ನಿ ಸಮಸ್ಯೆಗೆ ವಿಧಾನ/ಚಿಕಿತ್ಸೆ

ಮೂತ್ರಪಿಂಡವು ರಕ್ತದಿಂದ ತ್ಯಾಜ್ಯವನ್ನು ಶೋಧಿಸಿ ತೆಗೆಯಲು ಸಾಧ್ಯವಾಗದಿದ್ದಾಗ ಡಯಾಲಿಸಿಸ್ ಅಗತ್ಯವುಂಟಾಗುತ್ತದೆ.

ನಿಮ್ಮನ್ನು ಆರೋಗ್ಯವಾಗಿಡಲು ಸರಿಯಾಗಿ ಕಾರ್ಯನಿರ್ವಹಿಸಲಾಗದೆ ಹಾನಿಗೊಳಗಾದ ಮೂತ್ರಪಿಂಡಗಳ ಪರಿಣಾಮವಾಗಿ ದೀರ್ಘಕಾಲದ ಮೂತ್ರಪಿಂಡ ಕಾಯಿಲೆಯು ಸಂಭವಿಸುತ್ತದೆ. ಡಯಾಲಿಸಿಸ್ ಚಿಕಿತ್ಸೆಗೆ ಮಾಸಿಕ ವೆಚ್ಚವನ್ನು ಪಾವತಿಸಲು ಸಹ ಅನೇಕರಿಗೆ ಕಷ್ಟವಾಗುತ್ತದೆ.

ಮೂತ್ರಪಿಂಡದ ತೊಂದರೆ ಇರುವವರು ಮತ್ತು ಡಯಾಲಿಸಿಸ್‌ಗೆ ಹೋಗುವವರು ಸಹ ಮೂತ್ರ ಚಿಕಿತ್ಸೆಯಿಂದ ಪ್ರಯೋಜನಗಳನ್ನು ಪಡೆಯಬಹುದು. ಅವರು ವೈದ್ಯರ ಸಲಹೆಯಂತೆ ಡಯಾಲಿಸಿಸ್ ಅನ್ನು ಮುಂದುವರಿಸಬಹುದು. ಅವರು ಅದರ ಜೊತೆಗೆ ಮೂತ್ರ ಚಿಕಿತ್ಸೆಯನ್ನು ಸಹ ಅಳವಡಿಸಿಕೊಳ್ಳಬಹುದು ಮತ್ತು ಇದರಿಂದ ಕ್ರಮೇಣವಾಗಿ ಅವರ ಮೂತ್ರಪಿಂಡಗಳು ಮೊದಲಿಗಿಂತ ಉತ್ತಮವಾಗಿ ಕಾರ್ಯನಿರ್ವಹಿಸಲು ಪ್ರಾರಂಭಿಸುತ್ತವೆ.

ಡಯಾಲಿಸಿಸ್‌ಗೆ ಒಳಗಾದ ವ್ಯಕ್ತಿಯು ಒಂದು ಬದಿಯಿಂದ 9" ಮೇಲಕ್ಕೆ ವಾಲಿರುವ ಹಾಸಿಗೆಯ ಮೇಲೆ ಮಲಗಬೇಕು. ಎತ್ತರವನ್ನು ಹೆಚ್ಚಿಸಲು ಮರದ ದಿಮ್ಮಿಗಳನ್ನು ಅಥವಾ ಇಟ್ಟಿಗೆಗಳನ್ನು ಒಂದು ಬದಿಯಲ್ಲಿ ಇರಿಸುವ ಮೂಲಕ ಹಾಸಿಗೆಯನ್ನು ಓರೆಯಾಗಿಸಬಹುದು. ಅವರು ತಲೆಯನ್ನು ಕೆಳಕ್ಕೆ ಮತ್ತು ಕಾಲುಗಳನ್ನು ಮೇಲಕ್ಕೆ ಇಟ್ಟುಕೊಂಡು ಹಾಸಿಗೆಯ ಮೇಲೆ ಮಲಗಬೇಕು. ಆ ರೀತಿಯ ಭಂಗಿಯಲ್ಲಿ ಮಲಗುವುದರಿಂದ, ಮೂತ್ರಪಿಂಡಗಳಲ್ಲಿ ರಕ್ತ ಪರಿಚಲನೆ ಹೆಚ್ಚುತ್ತದೆ ಮತ್ತು ಮೂತ್ರದ ಉತ್ಪಾದನೆಯು ಸಹ ಹೆಚ್ಚಾಗುತ್ತದೆ.

"ಚಿಕಿತ್ಸೆಯ ವಿಧಾನ ಮತ್ತು ರೀತಿ" ಯಲ್ಲಿ ತಿಳಿಸಿರುವ ಸೂಚನೆಗಳನ್ನು ಅನುಸರಿಸಿ.

ಕುಡಿಯಲು ಸಾಕಷ್ಟು ಮೂತ್ರವನ್ನು ಸಂಗ್ರಹಿಸಲು ಸಾಧ್ಯವಾಗದ ವ್ಯಕ್ತಿಯು ಇತರ ಆರೋಗ್ಯವಂತ ವ್ಯಕ್ತಿಯ ಮೂತ್ರವನ್ನು ಕುಡಿಯಬಹುದು. ಮಸಾಜ್ ಮಾಡಲು ಮತ್ತು ಮೂತ್ರದ ವೆಟ್ ಪ್ಯಾಕ್‌ಗಳಿಗಾಗಿ ಅವರು ಇತರ ಆರೋಗ್ಯವಂತ ವ್ಯಕ್ತಿಯ ಮೂತ್ರವನ್ನು ಸಂಗ್ರಹಿಸಬಹುದು.

ಡಯಾಲಿಸಿಸ್‌ನಲ್ಲಿರುವವರು ಅಥವಾ ರಕ್ತದಲ್ಲಿ ಹೆಚ್ಚಿನ ಪೊಟ್ಯಾಸಿಯಮ್ ಇರುವವರು ಈ ಕೆಳಗಿನ ಸೂಚನೆಗಳನ್ನು ಅನುಸರಿಸಬೇಕು"– ತರಕಾರಿಗಳಿಂದ ಹೆಚ್ಚುವರಿ ಪೊಟ್ಯಾಸಿಯಮ್ ಅನ್ನು ತೆಗೆದುಹಾಕಲು ತರಕಾರಿಗಳನ್ನು ಕತ್ತರಿಸಿ 4 ರಿಂದ 6 ಗಂಟೆಗಳ ಕಾಲ ನೀರಿನಲ್ಲಿ ನೆನೆಸಿ ಮತ್ತು ನಂತರ ಅದನ್ನು ಬಳಸಿ. ಈ ವಿಧಾನದಿಂದ ರಕ್ತದಲ್ಲಿನ ಹೆಚ್ಚುವರಿ ಪೊಟ್ಯಾಸಿಯಮ್ ಮಟ್ಟವು ಇಳಿಕೆಯಾಗುತ್ತದೆ.

ದೇಹದ ಭಾಗಗಳಲ್ಲಿ ಊತವಿರುವ ವ್ಯಕ್ತಿಯು ಕೆಲವು ದಿನಗಳವರೆಗೆ ಬೆಳಿಗ್ಗೆ ಒಂದು ಲಾಸಿಕ್ಸ್ ಮಾತ್ರೆಯನ್ನು ತೆಗೆದುಕೊಳ್ಳುವುದರಿಂದ ಊತವು ಕಡಿಮೆಯಾಗುತ್ತದೆ.

ಎಚ್ಐವಿ/ಏಡ್ಸ್

ದೇಶದಲ್ಲಿ ಸುಮಾರು 2.5 ಮಿಲಿಯನ್ ಜನರು ಎಚ್ಐವಿ/ಏಡ್ಸ್ ನೊಂದಿಗೆ ಬದುಕುತ್ತಿದ್ದಾರೆ

ಎಚ್ಐವಿ/ಏಡ್ಸ್ ಎಂದರೆ ರೋಗನಿರೋಧಕ ಶಕ್ತಿಯು ಕ್ರಮೇಣವಾಗಿ ಕಡಿಮೆಯಾಗುವ ಒಂದು ಕಾಯಿಲೆಯಾಗಿದೆ ಮತ್ತು ಸೋಂಕಿತರು ಯಾವುದೇ ಔಷಧಿಗೆ ಪ್ರತಿಕ್ರಿಯಿಸುವುದಿಲ್ಲ. ಎಚ್ಐವಿ ಸೋಂಕುಗಳು ಅಆ 4 ಎಣೆಗಳ ಟಿ ಕೋಶಗಳ ಸಂಖ್ಯೆಯಲ್ಲಿ ಪ್ರಗತಿಶೀಲ ಇಳಿತಕ್ಕೆ ಕಾರಣವಾಗುತ್ತವೆ. ಎಚ್ಐವಿ ಯ ಅಆ–4 ಎಣೆಗಳ ಕೊರತೆಯಿಂದಾಗಿ ರೋಗಿಯ ಪ್ರತಿರಕ್ಷಣಾ ವ್ಯವಸ್ಥೆಯು ಕ್ರಮೇಣ ಕಡಿಮೆಯಾಗುತ್ತದೆ. ರೋಗಿಯ ಆರೋಗ್ಯ ದಿನದಿಂದ ದಿನಕ್ಕೆ ಹದಗೆಡುತ್ತದೆ ಮತ್ತು ಅವರು ವಿವಿಧ ಸಮಸ್ಯೆಗಳಿಂದ ಬಳಲುತ್ತಾರೆ. ರೋಗನಿರೋಧಕ ವ್ಯವಸ್ಥೆಯ ಕ್ಷೀಣಿಸುವುದನ್ನು ವಿಳಂಬಗೊಳಿಸಲು ವೈದ್ಯರು ಅವರಿಗೆ ಕೆಲವು ಔಷಧಗಳು ಮತ್ತು ಆಂಟಿರೆಟ್ರೊವೈರಲ್ ಥೆರಪಿ "ಂಖಖಿ" ಅನ್ನು ತೆಗೆದುಕೊಳ್ಳಲು ಸೂಚಿಸುತ್ತಾರೆ. ಆದಾಗ್ಯೂ ಇಂದಿನವರೆಗೂ ವೈದ್ಯಕೀಯ ವಿಜ್ಞಾನದ ಪ್ರಕಾರ ಇದಕ್ಕೆ ಯಾವುದೇ ಚಿಕಿತ್ಸೆ ಇಲ್ಲದಿರುವುದರಿಂದ ಅವರ ನೋವುಗಳು ಹೆಚ್ಚುತ್ತಲೇ ಹೋಗುತ್ತವೆ.

ಆಂಟಿರೆಟ್ರೊವೈರಲ್ ಥೆರಪಿ "ಂಖಖಿ" ಗಿಂತ ಮೂತ್ರ ಚಿಕಿತ್ಸೆಯು ಹೆಚ್ಚು ಶಕ್ತಿಶಾಲಿಯಾಗಿದೆ. ಇದು ಎಚ್ಐವಿ/ಏಡ್ಸ್ ರೋಗಿಗಳ ಆರೋಗ್ಯವು ಕ್ಷೀಣವಾಗುವುನ್ನು ನಿಯಂತ್ರಿಸುತ್ತದೆ ಮತ್ತು ಅವರ ಸಾಮರ್ಥ್ಯದ ಶಕ್ತಿಯನ್ನು ಸುಧಾರಿಸುತ್ತದೆ. ಇದು ಎಚ್ಐವಿ/ಏಡ್ಸ್ ಅನ್ನು ನಿಯಂತ್ರಿಸಬಹುದು ಮತ್ತು ಗುಣಪಡಿಸಬಹುದು ಮತ್ತು ಎಲ್ಲಾ ಇತರ ವಿವಿಧ ಸಮಸ್ಯೆಗಳಿಂದ ಅವುಗಳನ್ನು ನಿವಾರಿಸುತ್ತದೆ. ಇದು ಅವರ ಪ್ರತಿರಕ್ಷಣಾ ವ್ಯವಸ್ಥೆಯನ್ನು ಬಲಪಡಿಸುತ್ತದೆ ಮತ್ತು ಅವರ ಅಆ 4 ಎಣೆಗಳನ್ನು ಹೆಚ್ಚಿಸುತ್ತದೆ. 50 ಕ್ಕಿಂತ ಕಡಿಮೆ ಅಆ 4 ಎಣೆ ಇರುವ ಕೆಲವರ ಅಆ ಸಂಖ್ಯೆಯನ್ನು 800 ಕ್ಕಿಂತ ಜಾಸ್ತಿಗೆ ಏರಿಸಿಕೊಳ್ಳಬಹುದು.

ಮೂತ್ರ ಚಿಕಿತ್ಸೆಯು ರೋಗನಿರೋಧಕ ಶಕ್ತಿಯನ್ನು ಹೆಚ್ಚಿಸುತ್ತದೆ ಮತ್ತು ಸಿಡಿ 4 ಎಣೆಗಳನ್ನು ಹೆಚ್ಚಿಸುತ್ತದೆ.

ಇದು ವೈರಾಣು ಸೋಂಕನ್ನು ಕಡಿಮೆ ಮಾಡುತ್ತದೆ ಮತ್ತು ಎಲ್ಲಾ ಪ್ರಮುಖ ಸಮಸ್ಯೆಗಳನ್ನು ನಿವಾರಿಸುತ್ತದೆ.

ಇದು ಎಲ್ಲಾ ರೀತಿಯ ದೀರ್ಘಕಾಲದ ಕಾಯಿಲೆಗಳನ್ನು ಗುಣಪಡಿಸುವ ಸಂಪೂರ್ಣ ಔಷಧರಹಿತ ಪರಿಣಾಮಕಾರಿ ವ್ಯವಸ್ಥೆಯಾಗಿದೆ.

ಇದು ನಮ್ಮ ದೇಹವನ್ನು ಪುನಶ್ಚೇತನಗೊಳಿಸುತ್ತದೆ ಮತ್ತು ಜನರ ಸಾಮಾನ್ಯ ಆರೋಗ್ಯವನ್ನು ಕಾಪಾಡುತ್ತದೆ.

ಇದು ದೇಹದಲ್ಲಿ ಸಂಗ್ರಹವಾಗಿರುವ ವಿಷವನ್ನು ಕರಗಿಸಿ ತೆಗೆದುಹಾಕುತ್ತದೆ.

ಇದು ಯಾವುದೇ ಅಡ್ಡ ಪರಿಣಾಮಗಳಿರದ ಸುರಕ್ಷಿತ ಚಿಕಿತ್ಸಾ ವಿಧಾನವಾಗಿದೆ.

ಇದು ರೋಗನಿರೋಧಕ ಶಕ್ತಿಯನ್ನು ಹೆಚ್ಚಿಸುತ್ತದೆ, ನರಗಳ ಅಸ್ವಸ್ಥತೆಯನ್ನು ಸುಧಾರಿಸುತ್ತದೆ, ನಮ್ಮ ದೇಹದಲ್ಲಿ ಸಂಗ್ರಹವಾಗಿರುವ ವಿಷವನ್ನು ಕರಗಿಸುತ್ತದೆ ಮತ್ತು ತೆಗೆದುಹಾಕುತ್ತದೆ.

ಇದು ಸತ್ತ ಅಂಗಾಂಶಗಳನ್ನು ಪುನರುಜ್ಜೀವನಗೊಳಿಸುತ್ತದೆ; ಮೆದುಳು, ಹೃದಯ, ಶ್ವಾಸಕೋಶಗಳು, ಮೇದೋಜ್ಜೀರಕ ಗ್ರಂಥಿ, ಯಕೃತ್ತು ಮತ್ತು ಕರುಳು ಮುಂತಾದ ಪ್ರಮುಖ ಅಂಗಗಳ ಪ್ರತಿರೋಧ ಶಕ್ತಿಯನ್ನು ಪುನರ್ನಿರ್ಮಾಣ ಮಾಡುತ್ತದೆ.

ಹೆಚ್ಚಿನ ಎಚ್ಐವಿ/ಏಡ್ಸ್ ರೋಗಿಗಳಿಗೆ ಆಂಟಿರೆಟ್ರೋವೈರಲ್ ಥೆರಪಿ (ಂಖಖ) ಯ ಅಗತ್ಯ ಬೀಳುವುದಿಲ್ಲ.

ಜಗದೀಶ್ ಆರ್ ಭುರಾನಿ

ಬಂಜೆತನ

ಕೆಲವು ಪ್ರಮುಖ ಅಂಶಗಳು:–

ಸಂಗಾತಿಯ ಮೂತ್ರವನ್ನು ಕುಡಿಯುವುದು ಲೈಂಗಿಕತೆಯನ್ನು ಉತ್ತೇಜಿಸುತ್ತದೆ.

ಪತಿ-ಪತ್ನಿಯರು ಪರಸ್ಪರರ ಮೂತ್ರವನ್ನು ಕುಡಿಯಬೇಕು.

ಅವರು ಪರಸ್ಪರರ ಮೂತ್ರದೊಂದಿಗೆ ತಮ್ಮ ದೇಹಕ್ಕೆ ಮರ್ದನವನ್ನು ಮಾಡಬೇಕು

ಇದು ಪತ್ನಿಯ ದೇಹದಿಂದ ಪತಿನ ದೇಹಕ್ಕೆ ಹಾರ್ಮೋನುಗಳನ್ನು ವರ್ಗಾಯಿಸಿ ವೀರ್ಯವನ್ನು ಶಕ್ತಿಯುತಗೊಳಿಸುತ್ತದೆ. ಇದರಿಂದ ವೀರ್ಯದ ಹೆಚ್ಚಳವಷ್ಟೇ ಅಲ್ಲದೆ ಇದು ಲೈಂಗಿಕ ಸಾಮರ್ಥ್ಯವನ್ನು ಹೆಚ್ಚಿಸುತ್ತದೆ ಮತ್ತು ಗರ್ಭಧರಿಸಲು ಸಾಧ್ಯವಾಗಿಸುತ್ತದೆ.

ಗರ್ಭಧರಿಸುವ ಮಹತ್ವಾಕಾಂಕ್ಷೆಯಿರುವ ಕೆಲ ಮಹಿಳೆಯರು ಹಲವು ಅನಿರೀಕ್ಷಿತ ಕಾರಣಗಳಿಂದ ಬಂಜೆತನದಿಂದ ಅಥವಾ ಪತಿನ ಸಕ್ರಿಯ ವೀರ್ಯದ ಕೊರತೆಯಿಂದಾಗಿ ಗರ್ಭಧರಿಸಲು ಸಾಧ್ಯವಾಗುವುದಿಲ್ಲ. ತಮ್ಮ ಸ್ವಂತ ಮಕ್ಕಳನ್ನು ಹೊಂದುವ ಮಹತ್ವಾಕಾಂಕ್ಷೆಯನ್ನು ಸಂಪೂರ್ಣವಾಗಿ ಪೂರೈಸಲು, ಪತಿ ಮತ್ತು ಪತ್ನಿ ಇಬ್ಬರೂ ಪರಸ್ಪರರ ತಾಜಾ ಮೂತ್ರವನ್ನು ಕುಡಿಯಬೇಕು. ಇಬ್ಬರೂ ಹಣ್ಣಿನರಸಗಳ ಜೊತೆಗೆ ಸಮತೋಲಿತ ಮತ್ತು ಲಘು ಆಹಾರವನ್ನು ತೆಗೆದುಕೊಳ್ಳಬೇಕು ಮತ್ತು ಮೂತ್ರ ಚಿಕಿತ್ಸೆಯ ಸರಿಯಾದ ವಿಧಾನವನ್ನು ಅನುಸರಿಸಬೇಕು. ಒಂದೇ ಆಹಾರವನ್ನು ಸೇವಿಸಿದರೆ ಇಬ್ಬರ ಮೂತ್ರವೂ ಒಂದೇ ರೀತಿಯ ಮೂಲ ರುಚಿಯನ್ನು ಹೊಂದಿರುತ್ತದೆ.

ಪತ್ನಿಯು ಪತಿಯ ಮೂತ್ರವನ್ನು ಕುಡಿಯಬೇಕು ಮತ್ತು ತನ್ನ ದೇಹವನ್ನು ಪತಿಯ ಮೂತ್ರದಿಂದ ಮರ್ದನ ಮಾಡಿಕೊಳ್ಳಬೇಕು ಮತ್ತು ಪತಿಯು ಪತ್ನಿಯ ಮೂತ್ರವನ್ನು ಕುಡಿಯಬೇಕು ಮತ್ತು ಅವನ ದೇಹವನ್ನು ಪತ್ನಿಯ ಮೂತ್ರದಿಂದ ಮರ್ದನ ಮಾಡಿಕೊಳ್ಳಬೇಕು. ಅವರು ತಮ್ಮ ಲೈಂಗಿಕ ಅಂಗಗಳನ್ನು ಪರಸ್ಪರರ ಮೂತ್ರದಿಂದ ತೊಳೆಯಬೇಕು. ಇದು ಸಂಗಾತಿಯ ದೇಹದಿಂದ ಹಾರ್ಮೋನುಗಳನ್ನು ವರ್ಗಾಯಿಸುತ್ತದೆ ಮತ್ತು ವೀರ್ಯವನ್ನು ಬಲಪಡಿಸುತ್ತದೆ ಮತ್ತು ಗರ್ಭಧಾರಣೆಯನ್ನು ಸಾಧ್ಯವಾಗಿಸುತ್ತದೆ. ವೀರ್ಯಾಣುಗಳ ಸಂಖ್ಯೆಯನ್ನು ಹೆಚ್ಚಿಸುವುದರ ಜೊತೆಗೆ ಲೈಂಗಿಕ ಪ್ರಚೋದಕ ಸಾಮರ್ಥ್ಯ ಮತ್ತು ಲೈಂಗಿಕ ಆನಂದವನ್ನು ಹೆಚ್ಚಿಸುತ್ತದೆ. ಈ ಚಿಕಿತ್ಸೆಯನ್ನು

ಮಾಡುವಾಗ ಅವರು ಸಂಭೋಗವನ್ನು ಮುಂದುವರೆಸಬೇಕು ಮತ್ತು ಈ ವೀರ್ಯಾಣುಗಳಲ್ಲಿ ಒಂದು ಯಶಸ್ವಿಯಾಗುವವರೆಗೆ ಪ್ರಯತ್ನಿಸುತ್ತಲೇ ಇರಬೇಕು. ಹೆರಿಗೆಯ ಸಮಯದಲ್ಲಿ ಪತ್ನಿ ಕುಡಿದ ಪತಿಯ ಮೂತ್ರವು ಹೆರಿಗೆಗೆ ಸಹಾಯ ಮಾಡುತ್ತದೆ ಮತ್ತು ಗರ್ಭಾವಸ್ಥೆಯಲ್ಲಿ ಅವಳು ತನ್ನದೇ ಮೂತ್ರವನ್ನು ಕುಡಿಯಬಹುದು.

ಕೆಲವು ಮಹಿಳೆಯರು ಹೊಟ್ಟೆ ನೋವು, ಬಿಳಿ ಸ್ರಾವ, ಅಧಿಕ ರಕ್ತಸ್ರಾವ ಮತ್ತು ಅನಿಯಮಿತ ಮುಟ್ಟಿನ ಸಮಸ್ಯೆಗಳಿಂದ ಅಂದರೆ ಮುಟ್ಟಿನ–ಪೂರ್ವ ತೊಂದರೆ (ಈಖ) ಗಳಿಂದ ಬಳಲುತ್ತಾರೆ. ಅವರಿಗೆ 28 ದಿನಗಳ ಮಾಸಿಕ ಚಕ್ರಕ್ಕೆ ಮೊದಲೇ ಮುಟ್ಟು ಬರುತ್ತದೆ ಮತ್ತು ಅವರು ವಿವಿಧ ಸಮಸ್ಯೆಗಳಿಂದ ಬಳಲುತ್ತಾರೆ. ಅವರಲ್ಲಿ ಕೆಲವರು ಹಿಸ್ಟೇರೆಕ್ಟಮಿ(ಗರ್ಭಾಶಯದ ತೆಗೆದುಹಾಕುವುದು) ಮಾಡಿಸಿಕೊಳ್ಳುತ್ತಾರೆ. ಮೂತ್ರ ಚಿಕಿತ್ಸೆಯು ಅವರ ಹಾರ್ಮೋನುಗಳನ್ನು ಮರುಸಮತೋಲನಗೊಳಿಸಲು ದೇಹದ ನೈಸರ್ಗಿಕ ಚಿಕಿತ್ಸೆ ಪ್ರಕ್ರಿಯೆಗಳನ್ನು ಉತ್ತೇಜಿಸುತ್ತದೆ ಮತ್ತು ಅವರ ಮಾಸಿಕ ಚಕ್ರಗಳನ್ನು ಕ್ರಮಬದ್ಧಗೊಳಿಸುತ್ತದೆ.

ಜಗದೀಶ್ ಆರ್ ಭರಾನಿ

ಮೂತ್ರದ ಚುಚ್ಚುಮದ್ದು

ಮೂತ್ರ ಚಿಕಿತ್ಸೆಯಿಂದ ಪ್ರಯೋಜನಗಳನ್ನು ಸಾಧಿಸಲು ಕೆಲವು ಬಾರಿ ರೋಗಿಗಳಿಗೆ ಮೂತ್ರದ ಚುಚ್ಚುಮದ್ದನ್ನು ಸಹ ನೀಡಬಹುದು.

ಅಲೋಪತಿಯ ಯಾವುದೇ ಇತರ ಚುಚ್ಚುಮದ್ದಿನಂತೆಯೇ ಸ್ವಮೂತ್ರ ಚುಚ್ಚುಮದ್ದು ನೀಡುವ ತಂತ್ರವು ಇರುತ್ತದೆ.

ಒಂದೇ ಒಂದು ವ್ಯತ್ಯಾಸವೆಂದರೆ ಸ್ವಮೂತ್ರದ ಚುಚ್ಚುಮದ್ದನ್ನು ಆಲೋಪತಿ ಚುಚ್ಚುಮದ್ದಿಗಿಂತ ಸ್ವಲ್ಪ ನಿಧಾನವಾಗಿ ಕೊಡಬೇಕು.

ಸ್ವಮೂತ್ರ ಚುಚ್ಚುಮದ್ದು ನೀಡುವ ತಂತ್ರ:

ಗ್ಲುಟಿಯಲ್ ಪ್ರದೇಶವನ್ನು ನಾಲ್ಕು ಚತುರ್ಭುಜಗಳಾಗಿ ವಿಂಗಡಿಸಿ.

ಮೇಲಿನ ಸೀಮೆಯನ್ನು ಇಲಿಯಾಕ್ ಕ್ರೆಸ್ಟ್ ಎಂದು ಗುರುತಿಸಿ.

ಕೆಳಗಿನ ಸೀಮೆಯನ್ನು ಗ್ಲುಟಿಯಲ್ ಪದರದಿಂದ ಗುರುತಿಸಿ.

ಪಕ್ಕದ ಸೀಮೆಯನ್ನು ಮುಂಭಾಗದ ಮೇಲಿನ ಇಲಿಯಾಕ್ ಬೆನ್ನುಮೂಳೆಯಿಂದ ಗುರುತಿಸಿ.

ಮಧ್ಯದ ಗಡಿಯನ್ನು ಮಧ್ಯರೇಖೆಯಿಂದ ಗುರುತಿಸಿ.

ಅಂತಸ್ಸ್ನಾಯು ಚುಚ್ಚುಮದ್ದನ್ನು ಮೇಲಿನ ಮತ್ತು ಹೊರಗಿನ ಚತುರ್ಭುಜದಲ್ಲಿ ನೀಡಬೇಕು.

ಕನಿಷ್ಠ ಡೋಸ್ 2 ಸಿಸಿ ಮತ್ತು ಗರಿಷ್ಠ ಡೋಸ್ 5 ಸಿಸಿ ಆಗಿರಬೇಕು.

ಆರಂಭಿಕ ಡೋಸ್ 2 ಸಿಸಿ ಆಗಿರಬೇಕು. ನಂತರ ಅದನ್ನು ಕ್ರಮೇಣ ಹೆಚ್ಚಿಸಬಹುದು.

ಯಾವುದೇ ಅಲೋಪತಿ ಚುಚ್ಚುಮದ್ದಿನಂತೆ ಚುಚ್ಚುಮದ್ದನ್ನು ನೀಡುವಾಗ ಸ್ವಲ್ಪ ನೋವಾಗುತ್ತದೆ.

ತರಾತುರಿ ಮಾಡಬೇಡಿ. ಸ್ವಮೂತ್ರ ಚುಚ್ಚುಮದ್ದು ವೈದ್ಯಕೀಯ ಕಾನೂನು ಸಮಸ್ಯೆಗಳನ್ನು ಉಂಟುಮಾಡಬಹುದು.

ಆದ್ದರಿಂದ ೦ಗಖಿ ಗೆ ಧನಾತ್ಮಕವಾಗಿರುವ ಅರ್ಹ ವೈದ್ಯಕೀಯ ಸಿಬ್ಬಂದಿ (ವೈದ್ಯ ಅಥವಾ ನರ್ಸ್) ಇದನ್ನು ನೀಡಬೇಕು.

ಗಮನಿಸಿ: – ರೋಗಿಗೆ ಚುಚ್ಚುಮದ್ದನ್ನು ನೀಡುವ ಸಮಯದಲ್ಲಿಯೇ ರೋಗಿಯ 2 ಸಿಸಿ ತಾಜಾ ಸ್ವಮೂತ್ರವನ್ನು ಕ್ರಿಮಿನಾಶಕ ಪಾತ್ರೆಯಲ್ಲಿ ಸಂಗ್ರಹಿಸಬೇಕು.

ಮೂತ್ರದ ಚುಚ್ಚುಮದ್ದನ್ನು ದಿನಕ್ಕೆ ಒಮ್ಮೆ 10 ದಿನಗಳವರೆಗೆ ನೀಡಬಹುದು

ಹೆಚ್ಚಿನ ವಿವರಗಳಿಗಾಗಿ ಸಂಪರ್ಕಿಸಿ:–

ಡಾ.ಪ್ರತಾಪ್‌ರಾವ್ ಬಿ ದೇಶಮುಖ್,

ಇ–ಮೇಲ್: dr.prataprao@gmail.com

ಮೊಬೈಲ್: 088059 93619/093702 04414

ಜಗದೀಶ್ ಆರ್ ಭುರಾನಿ

ಮೂತ್ರ ಉಪವಾಸ

ಮೂತ್ರ ಉಪವಾಸ ಪದ್ಧತಿಯು ಬಹುತೇಕ ಕಾಯಿಲೆಗಳ ಹಾಗೂ ದೀರ್ಘಕಾಲಿಕ ರೋಗಗಳ ಮೂಲ ಕಾರಣವನ್ನು ನಿವಾರಿಸುವಷ್ಟು ಶಕ್ತಿಶಾಲಿಯಾಗಿದೆ. ಮೂತ್ರ ಉಪವಾಸವಿರುವವರು ಇಡೀ ದಿನ (ಹಗಲು–ರಾತ್ರಿ)ಕೇವಲ ತಮ್ಮ ಮೂತ್ರ ಹಾಗೂ ನೀರನ್ನಷ್ಟೇ ಕುಡಿಯುತ್ತಿರಬೇಕು. ಯಾವುದೇ ರೀತಿಯ ಆಹಾರ ಅಥವಾ ಹಣ್ಣಿನ ರಸವನ್ನೂ ಸೇವಿಸಬಾರದು.

ಉಪವಾಸ ಎನ್ನುವುದು ಬಹಳ ಪ್ರಾಚೀನ ಚಿಕಿತ್ಸಾ ವಿಧಾನ. ಮೂತ್ರ ಚಿಕಿತ್ಸೆಯ ಕುರಿತಾದ "ದಿ ವಾಟರ್ ಆಫ್ ಲೈಫ್" ಎನ್ನುವ ಪುಸ್ತಕ ಬರೆದ ಜೆ.ಡಬ್ಲ್ಯೂ. ಆರ್ಮ್ಸ್ಟ್ರಾಂಗ್, ಸ್ವತಃ ಮೂತ್ರ ಚಿಕಿತ್ಸೆ ಅಳವಡಿಸಿಕೊಂಡಿದ್ದರು ಮತ್ತು ಆಹಾರ– ಪಾನೀಯಗಳಿಲ್ಲದೆ 45 ದಿನಗಳ ಕಾಲ ಮೂತ್ರ ಉಪವಾಸವಿದ್ದು ತಮ್ಮ ರೋಗಗಳನ್ನು ಗುಣಪಡಿಸಿಕೊಂಡರು. ಅವರ ಶಿಫಾರಸ್ಸಿನ ಮೇರೆಗೆ ಅವರಲ್ಲಿಗೆ ಬರುತ್ತಿದ್ದ ರೋಗಿಗಳು 30 ರಿಂದ 60 ದಿನಗಳ ಕಾಲ ಮೂತ್ರ ಉಪವಾಸ ವಿಧಾನ ಅನುಸರಿಸಿ ತಮ್ಮ ತಮ್ಮ ರೋಗಗಳನ್ನು ಗುಣಪಡಿಸಿಕೊಂಡಿದ್ದಾರೆ.

ಮೂತ್ರ ಉಪವಾಸ ವನ್ನು ದೀರ್ಘ ಅವಧಿಯವರೆಗೆ ಅನುಸರಿಸುವುದರಿಂದ ಉತ್ತಮ ಫಲಿತಾಂಶಗಳು ಸಿಗುತ್ತವೆ ಮತ್ತು ಕಾಯಿಲೆಯ ಮೂಲ ಕಾರಣ ನಾಶವಾಗುತ್ತದೆ ಹಾಗೂ ಆ ಸಮಸ್ಯೆ ಮತ್ತೆ ಮತ್ತೆ ಬರುವುದಿಲ್ಲ.

ದೀರ್ಘ ಅವಧಿಯವರೆಗೆ ಮೂತ್ರ ಉಪವಾಸ ಮಾಡಲಾಗದವರು ಈ ಸುಲಭ ವಿಧಾನವನ್ನು ಅನುಸರಿಸಬಹುದು: – ಅಂತಹವರು ತಮ್ಮ ಉಪವಾಸ ಮಾಡಬಲ್ಲ ಸಾಮರ್ಥ್ಯಾನುಸಾರ ಸತತವಾಗಿ 10 ದಿನ, 5 ದಿನ, 3 ದಿನ ಅಥವಾ 2 ದಿನಗಳ ಕಾಲ ಮೂತ್ರ ಮತ್ತು ನೀರನ್ನು ಕುಡಿದು ಮೂತ್ರ ಉಪವಾಸ ಮಾಡಬಹುದು. ಉಪವಾಸವನ್ನು ಮುಗಿಸಿದ ಅವರು ಬೆಚ್ಚಗಿನ ನೀರಿನಲ್ಲಿ ಜೇನಿನೊಂದಿಗೆ ನಿಂಬೆರಸವನ್ನು ಕುಡಿಯಬೇಕು. ಆನಂತರ ಅವರು ಹಣ್ಣಿನ ರಸವನ್ನು ಕುಡಿಯಬಹುದು, ಹಣ್ಣುಗಳು ಮತ್ತು ಲಘು ಆಹಾರ ಸೇವನೆ ಮಾಡಬಹುದು.

2 ದಿನ ಮೂತ್ರ ಉಪವಾಸ ಮಾಡಲಾಗದೆ ದೇಹದಲ್ಲಿ ನಿಶ್ಯಕ್ತಿ ಕಂಡುಬಂದಲ್ಲಿ, ಅಂತಹವರು ಪ್ರತಿ ಪರ್ಯಾಯ ದಿನಗಳಲ್ಲಿ ಉಪವಾಸ ಮಾಡಬಹುದು. ಒಂದು ದಿನ ಮೂತ್ರ ಮತ್ತು ನೀರನ್ನು ಕುಡಿದು ಮೂತ್ರ ಉಪವಾಸ ಮಾಡಬಹುದು. ಹಾಗೂ

ಮಾರನೆಯ ದಿನದಂದು ಹಣ್ಣಿನ ರಸವನ್ನು ಕುಡಿಯಬಹುದು, ಹಣ್ಣುಗಳು ಮತ್ತು ಲಘು ಆಹಾರ ಸೇವನೆ ಮಾಡಬಹುದು.

ಮೇಲೆ ತಿಳಿಸಿದಂತೆ ಉಪವಾಸ ಮತ್ತು ಲಘು ಆಹಾರ ಸೇವನೆಯ ಚಿಕಿತ್ಸೆ ಪಡೆಯುವ ಅವಧಿಯುದ್ದಕ್ಕೂ ಅವರು ಇಡೀ ದೇಹಕ್ಕೆ ಮೂತ್ರದಿಂದ ಮರ್ದನ ಮಾಡಿಕೊಳ್ಳುವುದು, ಹೊಟ್ಟೆಯ ಮೇಲೆ ಹಾಗೂ ತೊಂದರೆ ಇರುವ ದೇಹದ ಭಾಗಗಳ ಮೇಲೆ ಮೂತ್ರದ ವೆಟ್ ಪ್ಯಾಕ್ ಇರಿಸಿಕೊಳ್ಳುವುದನ್ನು ಮುಂದುವರಿಸಬೇಕು.

ಸಾಧ್ಯವಾದಷ್ಟು ತಾಜಾ ಆದ ಸ್ವ ಮೂತ್ರ ಪಾನ ಮಾಡುವುದು ಉತ್ತಮ.

ಕೆಲವು ಸಂದರ್ಭಗಳಲ್ಲಿ ಇತರ ಆರೋಗ್ಯವಂತ ವ್ಯಕ್ತಿಯ ಮೂತ್ರವನ್ನೂ ಸೇವಿಸಬಹುದು.

ಚಿಕಿತ್ಸೆಯ ಅವಧಿಯಲ್ಲಿ ಉಪವಾಸ ಕೈಗೊಂಡಿರುವಾಗ ಅವರು ಯಾವುದೇ ಔಷಧಿ/ಗುಳಿಗೆಗಳನ್ನು ತೆಗೆದುಕೊಳ್ಳಬಾರದು. ಆದಾಗ್ಯೂ ಅವರು ಬಿಪಿ, ಹೃದಯ ಸಮಸ್ಯೆ ಅಥವಾ ಯಾವುದೇ ಅತ್ಯಂತ ಅಗತ್ಯವಿರುವ ಔಷಧಿಯನ್ನು ತೆಗೆದುಕೊಳ್ಳುವುದನ್ನು ಮುಂದುವರಿಸಬಹುದು

ಜಗದೀಶ್ ಆರ್ ಭುರಾನಿ

ಚಿಕಿತ್ಸೆಯ ವಿಧಾನ ಹಾಗೂ ಪದ್ಧತಿ

ಮೂತ್ರ ಚಿಕಿತ್ಸೆಯ ಸರಿಯಾದ ವಿಧಾನವೆಂದರೆ:

ಎ) ಮೂತ್ರ ಕುಡಿಯುವುದು

ಬಿ) ಮೂತ್ರದಿಂದ ಇಡೀ ದೇಹವನ್ನು ಮರ್ದನ ಮಾಡುವುದು

ಸಿ) ದೇಹದ ಯಾವ ಭಾಗದಲ್ಲಿ ತೊಂದರೆ ಇದೆಯೋ ಅಲ್ಲಿ ಮೂತ್ರದ ವೆಟ್ ಪ್ಯಾಕ್ ಇರಿಸಿಕೊಳ್ಳುವುದು

ಡಿ) ನೀರು, ಹಣ್ಣಿನ ರಸ ಕುಡಿಯುವುದು ಹಾಗೂ ಸಮತುಲಿತ ಲಘು ಆಹಾರ ಸೇವಿಸುವುದು.

ಇ) ದಿನಕ್ಕೆ ಮೂರು ಬಾರಿ ಕಣ್ಣು, ಕಿವಿ ಮತ್ತು ಮೂಗಿನಲ್ಲಿ ತಾಜಾ ಮೂತ್ರದ ಹನಿಗಳಾನ್ನು ಹಾಕಿಕೊಳ್ಳುವುದು

ದೀರ್ಘಕಾಲದಿಂದ ಕಾಯಿಲೆ ಅನುಭವಿಸುತ್ತಿರುವವರು ಗರಿಷ್ಠ ಲಾಭ ಪಡೆಯಲು, ಮೂತ್ರ ಕುಡಿಯುವುದು, ಮೂತ್ರದಿಂದ ದೇಹ ಮರ್ದನ ಮಾಡಿಕೊಳ್ಳುವುದು ಹಾಗೂ ಮೂತ್ರದ ವೆಟ್ ಪ್ಯಾಕ್ ಇರಿಸಿಕೊಳ್ಳುವುದರ ಜೊತೆಗೆ ಲಘು ಹಾಗೂ ಸಮತುಲಿತ ಆಹಾರ ಸೇವಿಸುವುದು ಬಹಳ ಮುಖ್ಯ..

ಜನರು ಧನಾತ್ಮಕ ಭಾವನೆ ಬೆಳೆಸಿಕೊಳ್ಳಬೇಕು ಹಾಗೂ ತಮ್ಮ ಎಲ್ಲಾ ನೋವು ಮತ್ತು ನರಳಾಟಗಳಿಂದ ಮುಕ್ತಿ ನೀಡಿ ಜೀವ ಉಳಿಸುವ ನೈಸರ್ಗಿಕ ಚಿಕಿತ್ಸೆಯ ಬಗ್ಗೆ ಸಂಪೂರ್ಣ ನಂಬಿಕೆ ಹೊಂದಿರಬೇಕು. ಈ ಚಿಕಿತ್ಸೆಯಲ್ಲಿ, ವ್ಯಕ್ತಿಯ ನಂಬಿಕೆ, ಆಸಕ್ತಿ, ಪ್ರಯತ್ನ, ಆಹಾರ ಸೇವನೆ ವಿಧಾನ ಮತ್ತು ಚಿಕಿತ್ಸಾ ವಿಧಾನವನ್ನು ಆಧರಿಸಿ ಲಾಭಗಳನ್ನು ಪಡೆಯಬಹುದು. ಯಾರು ಈ ಚಿಕಿತ್ಸೆಯನ್ನು ಸ್ವ ಇಚ್ಛೆಯಿಂದ ಹಾಗೂ ಸಂತೋಷದಿಂದ ಸ್ವೀಕರಿಸುವರೋ, ಅಂತಹವರು 10 ದಿನಗಳ ಅಲ್ಪಾವಧಿಯಲ್ಲೇ ದಿನದಿಂದ ದಿನಕ್ಕೆ ತಮ್ಮ ಆರೋಗ್ಯ ಸುಧಾರಿಸುವುದನ್ನು ಸ್ವತಃ ಕಾಣಬಹುದು.

ಜನರು ತಾವು ಯಾವ ರೀತಿ ಆಹಾರ ಸೇವಿಸುವರೋ, ಏನನ್ನು ಕುಡಿಯುತ್ತಾರೋ, ಅದರ ಪ್ರಕಾರ ಅವರ ಮೂತ್ರದ ಬಣ್ಣ ಮತ್ತು ರುಚಿ ಇರುತ್ತದೆ. ಯಾರು ಪ್ರತಿ ಗಂಟೆಗೊಮ್ಮೆ ಹೆಚ್ಚು ನೀರು ಮತ್ತು ಹಣ್ಣಿನ ರಸಗಳನ್ನು ಕುಡಿಯುವರೋ, ಅಂತಹವರು ಹೆಚ್ಚು ಮೂತ್ರ ವಿಸರ್ಜಿಸುತ್ತಾರೆ, ಅವರ ಆಂತರಿಕ ದೇಹ ಸ್ವಚ್ಛಗೊಳ್ಳುತ್ತದೆ ಮತ್ತು

ಮೂತ್ರದ ಬಣ್ಣ ನೀರಿನ ಹಾಗೆ ಬಣ್ಣರಹಿತವಾಗಿರುತ್ತದೆ. ಅದೇ ರೀತಿ ಯಾರು ಸಮತುಲಿತ ಲಘು ಆಹಾರ ಸೇವಿಸವರೋ ಮತ್ತು ತಮ್ಮ ಆಹಾರದಲ್ಲಿ ಎಣ್ಣೆ, ಜಿಡ್ಡು, ಉಪ್ಪು, ಸಂಬಾರ ಪದಾರ್ಥ ಹಾಗೂ ಮೆಣಸಿನಕಾಯಿ ಸೇವಿಸುವುದಿಲ್ಲವೋ, ಅಂತಹವರ ಮೂತ್ರವು ವಾಸನೆಯಿಂದ ಕೂಡಿರುವುದಿಲ್ಲ.

ತಮ್ಮ ದಿನನಿತ್ಯದ ಕೆಲಸಗಳಲ್ಲಿ ಹಾಗೂ ಇತರ ಚಟುವಟಿಕೆಗಳಲ್ಲಿ ನಿರತರಾಗಿರುವವರು ಮತ್ತು ಯಾರಿಗೆ ಇಡೀ ಚಿಕಿತ್ಸೆಯ ವಿಧಾನವನ್ನು ಪಾಲಿಸಲು ಸಮಯದ ಅಭಾವವಿರುತ್ತದೆಯೋ, ಆದರೆ ಆರೋಗ್ಯ ಚೆನ್ನಾಗಿರಬೇಕೆಂದು ಬಯಸುವವರೋ, ಅಂತಹ ವ್ಯಕ್ತಿಗಳು ಈ ಕೆಳಕಂಡಂತೆ ಮೂತ್ರವನ್ನು ಕುಡಿಯಬಹುದು.:–

ರಾತ್ರಿಯಲ್ಲಿ ಲಘು ಆಹಾರ ಸೇವಿಸಿದ ನಂತರ ಮತ್ತು ಮಲಗುವ ಮುನ್ನ 3 ಲೋಟಗಳಷ್ಟು (750 ಮಿಲಿ) ಬೆಚ್ಚಗಿನ ನೀರನ್ನು ಕುಡಿಯಬೇಕು. ಮಧ್ಯರಾತ್ರಿಯಲ್ಲಿ ಅಥವಾ ಮುಂಜಾವಿನಲ್ಲಿ ಅವರು ತಿಳಿ ಹಳದಿ ಅಥವಾ ಬಣ್ಣ ರಹಿತ ಮೂತ್ರ ವಿಸರ್ಜಿಸುವರು. ಅದನ್ನು ಅವರು ಕುಡಿಯಬೇಕು. ಅದಾದ ನಂತರ, ತಮ್ಮ ಅನುಕೂಲಕ್ಕೆ ತಕ್ಕಂತೆ ದಿನದಲ್ಲಿ 2 ಅಥವಾ 3 ಬಾರಿ ಮೂತ್ರ ಕುಡಿಯಬಹುದು. ಈ ರೀತಿ, ಬೆಳಗಿನ ಉಪಾಹಾರಕ್ಕೆ ಮುಂಚೆಯೇ ಅವರು 1 ಅಥವಾ 1½ ಲೀಟರ್ ಮೂತ್ರ ಕುಡಿಯಬಹುದು. ದಿನದ ಉಳಿದ ವೇಳೆಗಳಲ್ಲಿ ಅನುಕೂಲವಾದಾಗಲೂ ಮೂತ್ರ ಕುಡಿಯುತ್ತಿದ್ದರೆ, ಆರೋಗ್ಯ ಉತ್ತಮವಾಗಿರುತ್ತದೆ.

ಜಗದೀಶ್ ಆರ್ ಭುರಾನಿ

ಮೂತ್ರವನ್ನು ಕುಡಿಯುವ ವಿಧಾನ

ಒಂದು ಲೋಟ ನೀರಿನಲ್ಲಿ ರಾತ್ರಿ ಮೂರು ಬೇವಿನ ಎಲೆಗಳನ್ನು ಹಾಕಿ, ಆ ನೀರನ್ನು ಬೆಳಿಗ್ಗೆ ಎದ್ದ ತಕ್ಷಣ ಕುಡಿಯಿರಿ. ನಿಮಗೆ ಬೇಗ ಗುಣವಾಗಲಿ ಮತ್ತು ಆರೋಗ್ಯವಂತರಾಗಲಿ ಎಂದು ದೇವರನ್ನು ಪ್ರಾರ್ಥಿಸಿಕೊಳ್ಳಿ.

ಬೆಳಿಗ್ಗೆ 1 ಲೀಟರ್‌ನಷ್ಟು ಬಿಸಿಯಾದ/ಉಗುರು ಬೆಚ್ಚಗಿನ ನೀರನ್ನು ಕುಡಿಯಿರಿ. (250 ಮಿಲಿಯ 4 ಲೋಟಗಳು)

ನಂತರ ಪ್ರತಿ ಗಂಟೆಗೆ ಒಮ್ಮೆ ಆಗಷ್ಟೇ ವಿಸರ್ಜಿಸಿದ ಮೂತ್ರ ಅಥವಾ ನೀರನ್ನು ಕುಡಿಯಿರಿ.

ಬೆಳಿಗ್ಗೆ ಮತ್ತು ಸಂಜೆಯ ಒಳಗೆ ದಿನಕ್ಕೆ 2.5 ಲೀಟರ್ (ಮತ್ತು ಸಾಧ್ಯವಾದರೆ ಇನ್ನೂ ಹೆಚ್ಚು) ಮೂತ್ರವನ್ನು ಕುಡಿಯಿರಿ.

ಬಿಳಿಬಣ್ಣದ (ನೀರಿನಂತೆ ಬಣ್ಣರಹಿತ) ಅಥವಾ ತಿಳಿಹಳದಿ ಬಣ್ಣದ ಮೂತ್ರವನ್ನು ಕುಡಿಯಿರಿ. ಒಂದು ಬಾರಿಗೆ 250 ಮಿಲಿ ಮೂತ್ರವನ್ನು ಕುಡಿಯಿರಿ ಹಾಗೂ ಉಳಿದ ಮೂತ್ರವನ್ನು ಒಂದು ಸೀಸೆಯಲ್ಲಿ ಸಂಗ್ರಹಿಸಿ, ಅದನ್ನೇ ದೇಹ ಮರ್ದನ ಮತ್ತು ಮೂತ್ರದ ವೆಟ್ ಪ್ಯಾಕ್‌ಗೆ ಬಳಸಿ.

ಯಾರು ಪ್ರತಿ ಗಂಟೆಗೊಮ್ಮೆ ಹೆಚ್ಚು ನೀರು ಮತ್ತು ಹಣ್ಣಿನ ರಸಗಳನ್ನು ಕುಡಿಯುವರೋ ಹಾಗೂ ಕೇವಲ್ ಸಮತೋಲಿತ ಆಹಾರವನ್ನು ಮಾತ್ರ ಸೇವಿಸುವರೋ, ಅಂತಹವರ ಮೂತ್ರವು ಯಾವುದೇ ವಾಸನೆ ಹೊಂದಿರುವುದಿಲ್ಲ. ಬಿಳಿಬಣ್ಣದ ಮೂತ್ರವನ್ನು ಯಾವುದೇ ಹಿಂಜರಿಕೆಯಿಲ್ಲದೆ ಕುಡಿಯಬಹುದು. ಏಕೆಂದರೆ ಇದು ಶುದ್ಧವಾದ ನೀರಿನಂತೆಯೇ ರುಚಿಯನ್ನು ಹೊಂದಿರುತ್ತದೆ ಮತ್ತು ಇದರಲ್ಲಿ ಆರೋಗ್ಯಕರ ಜೀವನಕ್ಕೆ ಅವಶ್ಯವಾದ ಅಮೂಲ್ಯ ಪ್ರೋಟೀನುಗಳು ಮತ್ತು ವಿಟಮಿನ್‌ಗಳು ಇರುತ್ತವೆ.

ಕೇವಲ ಮೂತ್ರ ಕುಡಿಯುವುದರಿಂದಲೇ, ವ್ಯಕ್ತಿಯ ಆಂತರಿಕ ದೇಹವು ಸ್ವಚ್ಛವಾಗುತ್ತದೆ, ನವಚೇತನ ತುಂಬಿಕೊಳ್ಳುತ್ತದೆ ಮತ್ತು ದೇಹದಲ್ಲಿ ಶಕ್ತಿ ಸಂಚಾರದ ಅನುಭವವಾಗುತ್ತದೆ. ವ್ಯಕ್ತಿಯ ಹಾನಿಗೊಳಗಾದ ಮಿದುಳು, ಹೃದಯ, ಶ್ವಾಸಕೋಶಗಳು, ಮೇದೋಜೀರಕ ಹಾಗೂ ಯಕೃತ್ತು ಇತ್ಯಾದಿ ಅಂಗಗಳಲ್ಲಿ ರೋಗನಿರೋಧಕ ಶಕ್ತಿಯು ಹೆಚ್ಚಾಗಿ ಪುನಶ್ಚೇತನಗೊಳ್ಳುತ್ತದೆ.

ಮೂತ್ರ ಸೇವನೆ ಅತ್ಯುತ್ತಮ ಟಾನಿಕ್. ಯಾರು ಮೂತ್ರವನ್ನು ಕುಡಿಯುವ ಪ್ರಯೋಗ ಮಾಡುವರೋ, ಮೊದಲ ಬಾರಿಗೆ ಕುಡಿದಾಗಲೇ ಅವರಿಗೆ ಈ ಚಿಕಿತ್ಸೆಯ ಬಗ್ಗೆ ಸಂತೃಪ್ತಿ ಸಿಗುತ್ತದೆ ಹಾಗೂ ಈ ಚಿಕಿತ್ಸೆಯ ಬಗ್ಗೆ ವಿಶ್ವಾಸ ಮೂಡುತ್ತದೆ. ದಿನದ ಯಾವುದೇ ಸಮಯದಲ್ಲಿ, ಒಂದು ದಿನಕ್ಕೆ ಒಂದು ಲೀಟರ್ ಮೂತ್ರ ಕುಡಿಯುವವರು(ಬಣ್ಣರಹಿತ ಅಥವಾ ಹಳದಿ) ಮತ್ತು ದಿನಕ್ಕೆ ಒಂದು ಬಾರಿ ಮೂತ್ರದಿಂದ ದೇಹವನ್ನು ಮರ್ದನ ಮಾಡಿಕೊಳ್ಳುವವರು ತಮ್ಮ ದೈಹಿಕ ನೋವು, ನರಳಾಟದಿಂದ ಶೀಘ್ರ ಪರಿಹಾರ ಪಡೆಯುತ್ತಾರೆ ಮತ್ತು ಕ್ರಮೇಣವಾಗಿ ತಮ್ಮ ಕಾಯಿಲೆ ನಿಯಂತ್ರಣಕ್ಕೆ ತಂದುಕೊಳ್ಳುತ್ತಾರೆ. ಆರೋಗ್ಯವಾಗಿರಲಿಕ್ಕಾಗಿ ಪ್ರತಿನಿತ್ಯ ಹತ್ತಾರು ಗುಳಿಗೆಗಳನ್ನು ನುಂಗುವುದನ್ನು ನಿಲ್ಲಿಸಿ..

ಮೂತ್ರ ಚಿಕಿತ್ಸೆಯನ್ನು ಅಳವಡಿಸಿಕೊಳ್ಳಲು ಬಯಸುವ ವ್ಯಕ್ತಿ, ಆದರೆ ಮೂತ್ರ ಕುಡಿಯಲು ಹಿಂಜರಿಯುವ ವ್ಯಕ್ತಿಗಳು ಆರಂಭದಲ್ಲಿ ಮೂತ್ರದಿಂದ ಮರ್ದನ ಮಾಡಿಕೊಳ್ಳುವ ಚಿಕಿತ್ಸೆಯನ್ನು ಆರಂಭಿಸಬಹುದು. ಸ್ವಲ್ಪ ದಿನಗಳಲ್ಲಿ ಅದರ ಫಲ ಕಾಣಲು ಆರಂಭಿಸಿದ ನಂತರ ಮೂತ್ರ ಕುಡಿಯಲು ಮನಸ್ಸು ಮಾಡಬಹುದು.

ತಾಯಿಯಾದವಳು ಮೂತ್ರ ವಿಸರ್ಜಿಸಿದ ತಕ್ಷಣ ತನ್ನ ಬಣ್ಣ ರಹಿತ ಮೂತ್ರವನ್ನು ಸಂಗ್ರಹಿಸಿ ತನ್ನ ಮಗುವಿಗೆ ಕುಡಿಸಬಹುದು. ಆದರೆ ಅವಳು ಹೆಚ್ಚು ನೀರು ಸೇವಿಸಿರಬೇಕು ಮತ್ತು ಸಮತುಲಿತ ಲಘು ಆಹಾರ ಸೇವಿಸಬೇಕು. ಸೆರೆಬರಲ್ ಪಾಲ್ಸಿ ಮತ್ತು ಹುಟ್ಟಿನಿಂದ ಮಾನಸಿಕ ಅಸ್ವಸ್ಥತೆಯಂತಹ ಕಾಯಿಲೆಗಳಿರುವ ಮಕ್ಕಳಿಗೆ ಮೂತ್ರವನ್ನು ನೀಡಬಹುದು ಮತ್ತು ಈ ಚಿಕಿತ್ಸೆಯನ್ನು ಅಳವಡಿಸಿಕೊಳ್ಳಬಹುದು.

ಮೂತ್ರದಿಂದ ಮರ್ದನ

ದೇಹದ ಭಾಗಗಳನ್ನು ಮೂತ್ರದಿಂದ ಉಜ್ಜಿಕೊಳ್ಳುವುದು/ಮರ್ದನ ಮಾಡಿಕೊಳ್ಳುವುದು ಇತರ ಎಲ್ಲಾ ರೀತಿಯ ಮರ್ದನಗಳಿಗಿಂತ ಶ್ರೇಷ್ಠವಾದದ್ದು ಮತ್ತು ಮೂತ್ರ ಚಿಕಿತ್ಸೆ ಪಡೆಯುತ್ತಿರುವಾಗ ರೋಗಿಗೆ ಪೌಷ್ಟಿಕತೆ ಪೂರೈಸಲು ಇದು ಬಹಳ ಅವಶ್ಯವಾದ ಭಾಗ.

ಮೂತ್ರದಿಂದ ದೇಹಮರ್ದನ ಮಾಡಿಕೊಂಡರೆ ಎಲ್ಲಾ ಬಗೆಯ ಚರ್ಮ ರೋಗಗಳನ್ನು ಗುಣಪಡಿಸಬಹುದು. ಚರ್ಮವು ಸ್ವಚ್ಛವಾಗಿ ಅಸಹಜವಾದ ಕಪ್ಪು ಕಲೆಗಳು ಹಾಗೂ ಬಿಳಿ ಪ್ಯಾಚ್‌ಗಳು ಮಾಯವಾಗುತ್ತವೆ. ಯಾವುದೇ ಸ್ಪಾ ಅಥವಾ ಬ್ಯೂಟಿ ಪಾರ್ಲರ್‌ಗೆ ಭೇಟಿ ನೀಡಿದರೂ, ಸಿಗಲಾದ ಸಹಜ ಕಾಂತಿಯನ್ನು ಚರ್ಮ ಗಳಿಸುತ್ತದೆ.

ಮೂತ್ರದಿಂದ ಮರ್ದನ ಮಾಡುವ ಮೂಲಕ ಮತ್ತು ದೇಹಕ್ಕೆ ಹಚ್ಚುವ ಮೂಲಕ ಚರ್ಮದ ಸಂಕೀರ್ಣ ಕಾಯಿಲೆಗಳು ಸಂಪೂರ್ಣವಾಗಿ ಗುಣವಾಗುತ್ತವೆ ಮತ್ತು ಚರ್ಮವು ತಿಳಿ ಮತ್ತು ಮೃದುವಾಗುತ್ತದೆ.

ದೇಹದ ಭಾಗಗಳ ನಡುಕ ಮತ್ತು ಮರಗಟ್ಟುವಿಕೆ ಮತ್ತು ಪಾರ್ಶ್ವವಾಯುಗಳಿಗೆ ಮೂತ್ರದಿಂದ ಮರ್ದನ ಮಾಡುವುದು ತುಂಬಾ ಪರಿಣಾಮಕಾರಿಯಾಗಿದೆ ಮತ್ತು ಕೀಲುಗಳು ಸಡಿಲವಾಗಿ, ನಮ್ಯವಾಗಿ ಹೆಚ್ಚು ಚಲನಶೀಲಗೊಳ್ಳುತ್ತವೆ.

ಜ್ವರವಿದ್ದಾಗ, ಮೂತ್ರವನ್ನು ದೇಹಕ್ಕೆ ಲೇಪಿಸಿದರೆ, ಜ್ವರ ಸಾಕಷ್ಟು ಕಡಿಮೆಯಾಗುತ್ತದೆ. ಕತ್ತರಿಸಿದ ಗಾಯಗಳು, ಸುಟ್ಟಗಾಯಗಳಿಗೆ ಮೂತ್ರವು ಅತ್ಯುತ್ತಮ ನಂಜು ನಿರೋಧಕವಾಗಿದ್ದು, ರಾಮಬಾಣದಂತೆ ಕೆಲಸ ಮಾಡುತ್ತದೆ.

ಮೂತ್ರದಿಂದ ತಲೆಯಿಂದ ಪಾದಗಳವರೆಗೆ ಇಡೀ ದೇಹವನ್ನು ಈ ಕೆಳಗಿನಂತೆ ಮರ್ದನ ಮಾಡಿಕೊಳ್ಳಿ:-

ಇಡೀ ದೇಹಕ್ಕೆ ಮೂತ್ರ ಲೇಪಿಸಿ, ಅದು ಒಣಗುವವರೆಗೆ ಹಗುರವಾಗಿ ಉಜ್ಜಿ.

ಇದೇ ರೀತಿ ದಿನದಲ್ಲಿ 3 ಬಾರಿ ಮರ್ದಿಸಿಕೊಳ್ಳಿ

3 ಬಾರಿ ಸರಿಯಾಗಿ ಇಡೀ ದೇಹವನ್ನು ಮರ್ದಿಸಿಕೊಳ್ಳಲು ಸುಮಾರು 1 ಗಂಟೆ ಹಿಡಿಯುತ್ತದೆ.

ಮೇಲೆ ತಿಳಿಸಿದ ರೀತಿಯಲ್ಲಿ ದಿನದಲ್ಲಿ ಬೆಳಿಗ್ಗೆ ಮತ್ತು ಸಂಜೆ 2 ಬಾರಿ ಮರ್ದನ ಮಾಡಿಕೊಳ್ಳಿ.

ಮರ್ದನ ಮಾಡಿಕೊಳ್ಳಲು 1 ಅಥವಾ 2 ದಿನ ಹಳೆಯ ಮೂತ್ರವನ್ನ ಉಪಯೋಗಿಸಬಹುದು. ಅದಕ್ಕೆ ಯಾವುದೇ ರೀತಿಯ ವಾಸನೆ ಇರುವುದಿಲ್ಲ, ಹಾಗಾಗಿ ಇದು ದಿನಾಲೂ ಉಪಯೋಗಿಸಲು ಸುಲಭ ಮತ್ತು ಅನುಕೂಲಕರವಾಗಿರುತ್ತದೆ. ಇದು ದೀರ್ಘಕಾಲದ ಮೂತ್ರ ಮರ್ದನದ ಅತ್ಯುತ್ತಮ ವಿಧಾನವಾಗಿರುತ್ತದೆ.

ಒಂದೆರಡು ವಾರಗಳು ಕಾಲದಿಂದ ಸಂಗ್ರಹಿಸಿಟ್ಟ ಮೂತ್ರವನ್ನು ಸಹ ಉಪಯೋಗಿಸಬಹುದು. ಆದರೆ ಆ ಮೂತ್ರವು ವಾಸನೆಯಿಂದ ಕೂಡಿರುತ್ತದೆ ಮತ್ತು ಉಪಯೋಗಿಸಲು ಅನನುಕೂಲಕರ ಮತ್ತು ಕಷ್ಟಕರವಾಗಿರುತ್ತದೆ. ಆದರೆ ಅದು ಅವರ ವೈಯಕ್ತಿಕ ಆಯ್ಕೆಯಾಗಿರುತ್ತದೆ.

ಸೆರೆಬರಲ್ ಪಾಲ್ಸಿ ಮತ್ತು ಹುಟ್ಟಿನಿಂದ ಬಂದಂತಹ ಕಾಯಿಲೆಗಳಿರುವ ಮಕ್ಕಳಿಗೆ ಈ ಚಿಕಿತ್ಸಾ ವಿಧಾನವನ್ನು ಅಳವಡಿಸಿಕೊಳ್ಳಬಹುದು

ಮೂತ್ರದ ವೆಟ್ ಪ್ಯಾಕ್

ಮೂತ್ರವು ದಂತ ಹಾಗೂ ಬಾಯಿ ಸಂಬಂಧಿತ ಇತರ ಸಮಸ್ಯೆಗಳಿಗೂ ಪರಿಣಾಮಕಾರಿ ಚಿಕಿತ್ಸೆ. ಹಲ್ಲಿನಲ್ಲಿ ಸಾಧಾರಣ ನೋವಿದ್ದರೆ, ಬಾಯಿಯಲ್ಲಿ ಮೂತ್ರವಿರಿಸಿಕೊಂಡು, ಹಲವು ನಿಮಿಷ ಮುಕ್ಕಳಿಸಿ ಮೂತ್ರವನ್ನು ಉಗಿಯಬೇಕು. ದಿನದಲ್ಲಿ 5–6 ಬಾರಿ ಹೀಗೆ ಮಾಡಿದರೆ ಹಲ್ಲು ನೋವು ಮಾಯವಾಗುತ್ತದೆ.

ಮೂತ್ರದಿಂದ ದೇಹವನ್ನು ಮರ್ದನ ಮಾಡಿಕೊಂಡ ನಂತರ, ಮೂತ್ರದ ವೆಟ್ ಪ್ಯಾಕನ್ನು ಹೊಟ್ಟೆಯ ಮೇಲೆ ಮತ್ತು ದೇಹದಲ್ಲಿ ತೊಂದರೆ ಇರುವ ಭಾಗಗಳ ಮೇಲೆ 2 ಗಂಟೆಗಳ ಕಾಲ ದಿನಕ್ಕೆ 2 ಬಾರಿ ಇರಿಸಿಕೊಳ್ಳಿ. ಪುನಃ ರಾತ್ರಿಯಲ್ಲಿ ಮೂತ್ರದ ವೆಟ್ ಪ್ಯಾಕ್ ಇರಿಸಿಕೊಂಡು ಬೆಳಿಗ್ಗೆ ಎದ್ದಾಗ ತೆಗೆದುಬಿಡಿ.

ಮೂತ್ರದ ವೆಟ್ ಪ್ಯಾಕ್ ಮಾಡುವುದು ಹೇಗೆ: ಸ್ವಚ್ಛವಾದ ಬಿಳಿ ಹತ್ತಿ ಬಟ್ಟೆಯನ್ನು(ಪಂಚೆ ಇತ್ಯಾದಿ) ತೆಗೆದುಕೊಂಡು ಅದನ್ನು ಮೂತ್ರದಲ್ಲಿ ನೆನೆಸಿ. ಒದ್ದೆಯಾದ ಬಟ್ಟೆಯನ್ನು ಚೆಂಡಿನಂತೆ ಸುತ್ತಿ ಹೊಟ್ಟೆ ಅಥವಾ ಸಮಸ್ಯೆ ಇರುವ ಇತರ ಭಾಗದ ಮೇಲೆ ಉರುಳಿಸಿ.

ಬಟ್ಟೆಯನ್ನು ಮುಚ್ಚಲು ಅದನ್ನು ಪ್ಲಾಸ್ಟಿಕ್ ಚೀಲದಿಂದ ಸುತ್ತಿಡಿ.

ಈ ಪ್ಲಾಸ್ಟಿಕ್ ಹೊದಿಕೆಯ ಮೇಲೆ ಮತ್ತೊಂದು ಹತ್ತಿ ಬಟ್ಟೆಯನ್ನು ಸುತ್ತಿ.

ಮೂತ್ರದ ವೆಟ್ ಪ್ಯಾಕ್ ತೆಗೆದ ನಂತರ, ಉಗುರು ಬೆಚ್ಚನೆ ನೀರಿನಿಂದ ಸ್ನಾನ ಮಾಡಿ

ಕೇವಲ ಮೂತ್ರದ ವೆಟ್ ಪ್ಯಾಕ್ ಇರಿಸಿಕೊಳ್ಳುವುದರಿಂದ ಔಷಧಿಗಳು ಗುಣಪಡಿಸಲಾಗದ ಗ್ಯಾಂಗ್ರಿನ್, ದೀರ್ಘ ಕಾಲದ ಅಲ್ಸರ್ ಮತ್ತು ಗಾಯಗಳು ಗುಣವಾಗುತ್ತವೆ. ಮೂತ್ರದ ವೆಟ್ ಪ್ಯಾಕ್‌ನಿಂದ ಕೂದಲುದುರುವುದು ನಿಲ್ಲುತ್ತದೆ ಹಾಗೂ ಕೂದಲು ಗಟ್ಟಿಯಾಗುತ್ತವೆ ಮತ್ತು ಉದ್ದವಾಗಿ ಬೆಳೆಯಲಾರಂಭಿಸುತ್ತವೆ. ತಲೆ ಬೋಳಾದ ವ್ಯಕ್ತಿಗಳು ಮೂತ್ರದ ವೆಟ್ ಪ್ಯಾಕ್ ಇರಿಸಿಕೊಂಡರೆ ಅಥವಾ ಮೂತ್ರ ಮರ್ದನ ಮಾಡಿಕೊಂಡರೆ, ಅಂತಹವರ ತಲೆಯಲ್ಲಿ ಕೂದಲು ಪುನಃ ಬಲಿಷ್ಟವಾಗಿ ಬೆಳೆಯುವುದನ್ನು ಕಂಡು ಆಶ್ಚರ್ಯಪಡುವಂತಾಗುತ್ತದೆ.

ನಡೆಯಲು ಹಾಗೂ ಮೆಟ್ಟಿಲು ಹತ್ತಲು ಕಷ್ಟಪಡುವ, ಸಂಧಿವಾತವಿರುವ ವ್ಯಕ್ತಿಗಳು ಮೊಣಕಾಲುಗಳಿಗೆ ಮೂತ್ರವನ್ನು ಹಚ್ಚಿಕೊಂಡು ಅದು ಒಣಗುವವರೆಗೆ ಹಗುರವಾಗಿ

ಉಜ್ಜಬಹುದು. ದಿನದಲ್ಲಿ 3 ಬಾರಿ ಈ ರೀತಿ ಮಾಡಬೇಕು. ಬೇಕಾದರೆ ಮೂತ್ರದ ವೆಟ್ ಪ್ಯಾಕ್ ಸಹ ಇರಿಸಿಕೊಳ್ಳಬಹುದು. ಇದು ಇನ್ನೂ ಹೆಚ್ಚಿನ ಪರಿಣಾಮ ನೀಡುತ್ತದೆ. ದಿನದಲ್ಲಿ 3–4 ಬಾರಿ ವೆಟ್ ಪ್ಯಾಕ್ ಇರಿಸಿಕೊಳ್ಳಬೇಕು. ಹೀಗೆ ಮಾಡಿದರೆ, 10 ರಿಂದ 15 ದಿನಗಳೊಳಗೆ ತೀವ್ರವಾದ ಮಂಡಿ ನೋವೂ ಸಹ ಮಾಯವಾಗುತ್ತದೆ ಮತ್ತು ಅವರು ಸರಾಗವಾಗಿ ನಡೆಯಬಹುದು ಹಾಗೂ ಮೆಟ್ಟಿಲು ಹತ್ತಬಹುದು.

ಜನರು ಮೂತ್ರವನ್ನು ಕುಡಿಯುವ, ಇಡೀ ದೇಹವನ್ನು ಮೂತ್ರದಿಂದ ಮಸಾಜ್ ಮಾಡುವ ಮತ್ತು ಹೊಟ್ಟೆಯ ಮೇಲೆ ಮತ್ತು ತೊಂದರೆಯಿರುವ ದೇಹದ ಭಾಗಗಳ ಮೇಲೆ ಮೂತ್ರದ ವೆಟ್ ಪ್ಯಾಕ್ ಅನ್ನು ಇರಿಸಿಕೊಳ್ಳುವ ಮೂಲಕ ಚಿಕಿತ್ಸೆಯನ್ನು ಪ್ರಾರಂಭಿಸಬಹುದು. ಪ್ರತಿ ಗಂಟೆಗೊಮ್ಮೆ ಮೂತ್ರ, ನೀರು ಮತ್ತು ಜ್ಯೂಸ್‌ಗಳನ್ನು ಕುಡಿಯಬೇಕು ಮತ್ತು ಅದರೊಂದಿಗೆ ಅವರು ಲಘು ಸಮತೋಲಿತ ಆಹಾರವನ್ನು ತೆಗೆದುಕೊಳ್ಳಬಹುದು. ಇದು ಸುರಕ್ಷಿತ ವಿಧಾನವಾಗಿರುವುದರಿಂದ ರೋಗವನ್ನು ನಿಯಂತ್ರಿಸಲು ಮತ್ತು ಗುಣಪಡಿಸಲು ಪ್ರಯೋಜನಗಳನ್ನು ಪಡೆಯಲು ಇದನ್ನು ದೀರ್ಘಕಾಲದವರೆಗೆ ಮುಂದುವರಿಸಬಹುದು.

ಈ ಚಿಕಿತ್ಸೆಯ ಜೊತೆ ನಡಿಗೆ, ವ್ಯಾಯಾಮ, ಯೋಗ ಮತ್ತು ಭೌಯಚಿಕಿತ್ಸೆಯ ಜೊತೆಗೆ ಈ ಮೂತ್ರ ಚಿಕಿತ್ಸೆ ಮಾಡಿಕೊಂಡಾಗ, ವ್ಯಕ್ತಿಯ ರೋಗನಿರೋಧಕ ಶಕ್ತಿ ಹೆಚ್ಚುತ್ತದೆ ಮತ್ತು ದೀರ್ಘಕಾಲಿಕ ಕಾಯಿಲೆಗೆ ಒಳಗಾದವರು ಬಹಳ ಬೇಗನೆ ಪುನಃಚೇತರಿಸಿಕೊಳ್ಳಬಹುದು.

ಒಬ್ಬ ವ್ಯಕ್ತಿಯು ಕೇವಲ ಮೂತ್ರವನ್ನು ಕುಡಿಯುವುದರ ಮೂಲಕ ಅಥವಾ ಮೂತ್ರದಿಂದ ದೇಹವನ್ನು ಮಸಾಜ್ ಮಾಡುವ ಮೂಲಕ ಅಥವಾ ಮೂತ್ರ ವೆಟ್ ಪ್ಯಾಕ್ ಅನ್ನು ಇಟ್ಟುಕೊಳ್ಳುವುದರ ಮೂಲಕ ಕ್ರಮೇಣ ಸುಧಾರಣೆಯನ್ನು ಸಾಧಿಸಬಹುದು.

ಅನುಸರಿಸಬೇಕಾದ ಸಮತೋಲಿತ ಹಾಗೂ ಲಘು ಆಹಾರ

ಬೆಳಗಿನ ಉಪಾಹಾರಕ್ಕೆ:

6 ಪೀಸ್ ವಾಲ್‌ನಟ್ ಮತ್ತು 10 ಪೀಸ್ ಬಾದಾಮಿಯೊಂದಿಗೆ ಬಿಳಿ ಓಟ್ಸ್ ಗಂಜಿ

ಬೆಳಿಗ್ಗೆ 11 ಗಂಟೆಗೆ : ಹಸಿರು ಸೇಬು, ಬಾಳೆಹಣ್ಣು, ಪಪಾಯ, ಮರಸೇಬು, ಸ್ಟ್ರಾಬೆರ್ರಿ

ಮಧ್ಯಾಹ್ನದ ಊಟಕ್ಕೆ: ಮೊಸರು ಅಥವಾ ಬೇಯಿಸಿದ ಹಸಿರು ತರಕಾರಿಗಳೊಂದಿಗೆ ಕೆಂಪು ಕುಸುಬಲಕ್ಕಿ ಅಥವಾ ಸಿರಿಧಾನ್ಯದ ಅನ್ನ

ರಾತ್ರಿಯ ಊಟಕ್ಕೆ: ಮೊಳಕೆಕಟ್ಟಿದ ಹೆಸರುಕಾಳು ಅಥವಾ ಸೂಪ್, ಬೇಯಿಸಿದ ತರಕಾರಿಗಳ ಸೂಪ್ ಅಥವಾ ಸಲಾಡ್

ಇವುಗಳನ್ನೂ ಸೇರಿಸಿಕೊಳ್ಳಬಹುದು: ಬೆಲ್ಲ, ಜೇನುತುಪ್ಪ, ಖರ್ಜೂರ, ಶುಂಠಿ, ಬೆಳ್ಳುಳ್ಳಿ ಮತ್ತು ನಿಂಬೆಹಣ್ಣು

ಬೇಯಿಸಿದ ತರಕಾರಿಗಳು: ಕ್ಯಾರಟ್, ಎಲೆಕೋಸು, ಹುರುಳಿಕಾಯಿ ಮತ್ತು ಬೇಬಿ ಕಾರ್ನ್

ಸಲಾಡ್ : ಟೊಮ್ಯಾಟೊ, ಸೌತೆಕಾಯಿ ಮತ್ತು ತುರಿದ ಕ್ಯಾರಟ್

ಬೆಳಗಿನ ಜಾವದ ಮೊದಲ ಹಾಗೂ ಕೊನೆಯ ಭಾಗದ ಮೂತ್ರವನ್ನು ಚೆಲ್ಲಿ, ಉಳಿದ ಮೂತ್ರವನ್ನು ಕುಡಿಯಬೇಕು.

ಇವುಗಳನ್ನು ಉಪಯೋಗಿಸಬೇಡಿ: ಸಾಬೂನು, ರೀಫೈನ್ಡ್ ಸಕ್ಕರೆ, ಉಪ್ಪು, ಮೆಣಸಿನಕಾಯಿ, ಎಣ್ಣೆ, ತೆಂಗಿನಕಾಯಿ

ಸ್ನಾನ ಮಾಡುವಾಗ ಮುಲ್ತಾನಿ ಮಣ್ಣು ಹಚ್ಚಿ ಸ್ನಾನ ಮಾಡಬಹುದು

ಸ್ನಾನಕ್ಕೆ, ಬಿಸಿನೀರಿಗೆ ಬೇವಿನ ಎಲೆ ಮತ್ತು ಸ್ವಲ್ಪ ಕೊಬ್ಬರಿ ಎಣ್ಣೆ ಸೇರಿಸಬಹುದು

ಕೆಮ್ಮು, ನೆಗಡಿ, ಜ್ವರ ಇದ್ದರೆ ಜೇನುತುಪ್ಪ, ನಿಂಬೆ ರಸ, ಶುಂಠಿ ರಸ, ಅರಿಶಿನವನ್ನು ಬೆಚ್ಚಗಿನ ನೀರಿನಲ್ಲಿ ಬೆರೆಸಿ ಪ್ರತಿನಿತ್ಯ ಬೆಳಿಗ್ಗೆ ಕುಡಿಯಿರಿ. ಇದನ್ನೇ ಸಂಜೆ ಹಾಗೂ ರಾತ್ರಿ

ಮಾಡಿ. ನಿಂಬೆರಸದೊಂದಿಗೆ ಜೇನುತುಪ್ಪ ಮತ್ತು ಶುಂಠಿರಸವನ್ನು ಬಿಸಿನೀರಿನೊಂದಿಗೆ ಬೆರೆಸಿ ಕುಡಿಯಬಹುದು.

ಪ್ರತಿ 2 ಗಂಟೆಗಳಿಗೊಮ್ಮೆ, ಅಂದರೆ ದಿನದಲ್ಲಿ ಆರು ಲೋಟ ಈ ಕೆಳಗಿನ ಯಾವುದೇ ಹಣ್ಣಿನ ರಸ ಕುಡಿಯಿರಿ:

ಕ್ಯಾರಟ್	ಸೇಬು	ಮೂಸಂಬಿ
ಟೊಮಾಟೊ	ನಿಂಬೆಹಣ್ಣು	ಮಜ್ಜಿಗೆ
ದಾಳಿಂಬೆ	ಎಳನೀರು	ಸೋಯಾ ಹಾಲು
ಗೋಧಿ ಹುಲ್ಲು	ಹಾಗಲಕಾಯಿ	ಹಸುವಿನ/ಮೇಕೆಯ ಕೆನೆ ತೆಗೆದ ಹಾಲು,

ಬಾರ್ಲಿ ನೀರು ಜೇನುತುಪ್ಪ, ಶುಂಠಿ ರಸ, ಅರಿಶಿನ ಬೆರೆಸಿದ ಕೆನೆರಹಿತ ಹಾಲು,

ಕ್ಯಾನ್ಸರ್ ರೋಗಿಗಳು ಪ್ರತಿನಿತ್ಯ ಕನಿಷ್ಠ ಕ್ಯಾರಟ್, ಟೊಮಾಟೊ ಗೋಧಿಹುಲ್ಲು ಮತ್ತು ದಾಳಿಂಬೆಯ ರಸವನ್ನು ಕುಡಿಯುವಂತೆ ಶಿಫಾರಿಸಲಾಗಿದೆ. ಅವರು ಜೇನುತುಪ್ಪದೊಂದಿಗೆ ನಿಂಬೆ ರಸವನ್ನು ಬಿಸಿ ನೀರಿನಲ್ಲಿ ತೆಗೆದುಕೊಳ್ಳಬಹುದು. ಬಿಸಿ ನೀರಿಗೆ ಒಂದು ಲೋಟ ನಿಂಬೆ ರಸ ಮತ್ತು ಒಂದು ಚಮಚದಷ್ಟು ಜೇನುತುಪ್ಪ ಬೆರೆಸಿ ಪ್ರತಿನಿತ್ಯ ಕುಡಿಯಬಹುದು. ಬಿಸಿನೀರಿನಲ್ಲಿ ನಿಂಬೆ ರಸ ಮತ್ತು ಜೇನುತುಪ್ಪ ಬೆರೆಸಿ ಕುಡಿದರೆ, ಕ್ಯಾನ್ಸರ್ ಗೆಡ್ಡೆಯ ಬೆಳವಣಿಗೆಯನ್ನು ನಿಯಂತ್ರಿಸಬಹುದು. ಬಿಸಿ ನೀರಿನಲ್ಲಿನ ನಿಂಬೆ ರಸದ ಕಹಿ, ಕ್ಯಾನ್ಸರ್ ಕೋಶಗಳನ್ನು ಕೊಲ್ಲುತ್ತದೆ.

ಕೀಮೋಥೆರಪಿ ಮಾಡಿಸಿಕೊಳ್ಳುತ್ತಿರುವ ಕ್ಯಾನ್ಸರ್ ರೋಗಿಗಳು ಇತರ ಆರೋಗ್ಯವಂಥ ವ್ಯಕ್ತಿಯ ಮೂತ್ರವನ್ನು ಕುಡಿಯಬಹುದು. ಆಗ ಅವರಿಗೆ ಕೀಮೋಥೆರಪಿಯ ಅಡ್ಡಪರಿಣಾಮಗಳು ಉಂಟಾಗುವುದಿಲ್ಲ.

ಉತ್ತಮ ಫಲಿತಾಂಶ ಪಡೆಯಲು ವಾರದಲ್ಲಿ 2 ದಿನ ಕೇವಲ ಮೂತ್ರ ಮತ್ತು ನೀರು ಕುಡಿಯುತ್ತ ಮೂತ್ರ ಉಪವಾಸ ಮಾಡಬಹುದು. 2 ದಿನ ಲಘು ಆಹಾರ ಮತ್ತು ಹಣ್ಣಿನ ರಸಗಳನ್ನು ಸೇವಿಸಿ ಮತ್ತು ಪ್ರತಿ 3ನೇ ದಿನ ಮೂತ್ರ ಉಪವಾಸ ಮಾಡಬೇಕು. ಜೊತೆಗೆ, ವಾರದಲ್ಲಿ 2 ದಿನ ಮೂತ್ರ ಉಪವಾಸ ಮಾಡಬಹುದು

ಮೇಲಿನ ವಿಧಾನದಲ್ಲಿ ಮೂತ್ರ ಚಿಕಿತ್ಸೆಯನ್ನು ಅಳವಡಿಸಿಕೊಳ್ಳುವ ವ್ಯಕ್ತಿಗಳು ವಿಟಮಿನ್, ಆಂಟಬಯೋಟಿಕ್, ಪ್ರಬಲ ಮಾತ್ರಗಳು ಮತ್ತು ಚುಚ್ಚುಮದ್ದನ್ನು ತೆಗೆದುಕೊಳ್ಳಬಾರದು. ಆದರೆ, ಅವರು ಮಧುಮೇಹ, ಬಿ.ಪಿ.ಗೆ ಹೃದಯ ಮತ್ತು ಇತರ ಸಮಸ್ಯೆಗಳಿಗೆ ಅಗತ್ಯವೆಂದು ಭಾವಿಸಿದರೆ ಮತ್ತು ತಪ್ಪಿಸಲು ಸಾಧ್ಯವಿಲ್ಲದಿದ್ದರೆ ಲಘು ಮಾತ್ರಗಳನ್ನು ತೆಗೆದುಕೊಳ್ಳಬಹುದು. ತಮ್ಮ ಆರೋಗ್ಯದಲ್ಲಿ ಪ್ರಗತಿ ಕಂಡುಬಂದಂತೆಲ್ಲಾ ಕ್ರಮೇಣವಾಗಿ ಈ ಮಾತ್ರಗಳನ್ನು ಕಡಿಮೆಗೊಳಿಸಬೇಕು.

ದೀರ್ಘಕಾಲಿಕ ಕಾಯಿಲೆಯಿಂದ ನರಳುತ್ತಿರುವ ಜನರು, ವೈದ್ಯರು ಸೂಚಿಸಿದ ಚಿಕಿತ್ಸೆ ಮಾಡಿಸಿಕೊಳ್ಳುತ್ತಿರುವಾಗಲೇ ಮೂತ್ರ ಚಿಕಿತ್ಸೆಯನ್ನು ಅಳವಡಿಸಿಕೊಳ್ಳಬಹುದು. ತಮ್ಮ ಆರೋಗ್ಯದಲ್ಲಿ ಬದಲಾವಣೆ ಕಂಡುಬರುತ್ತಿದ್ದಂತೆ ಕ್ರಮೇಣವಾಗಿ ಎಲ್ಲಾ ಗುಳಿಗೆಗಳ ಸೇವನೆ ನಿಲ್ಲಿಸಬಹುದು.

3 ತಿಂಗಳ ನಂತರ ಈ ಕೆಳಗಿನ ಆಹಾರ ಸೇವನೆ ಅನುಸರಿಸಿ:

ಚಪಾತಿ(ರೋಟಿ) : ಕೊಲೆಸ್ಟ್ರಾಲ್ ನಿರ್ವಹಣೆ ಆಟ್ಟಾ ಜೊತೆ ಸಾದ ಆಟ್ಟಾ ಬೆರೆಸಿ

ಹೆಸರುಕಾಳು ದೋಸೆ ಅಥವಾ ಇಡ್ಲಿ (ಮೊಳಕೆಕಟ್ಟಿದ ಹೆಸರುಕಾಳನ್ನು ಚೆನ್ನಾಗಿ ರುಬ್ಬಿಕೊಳ್ಳಬೇಕು)

ಸ್ವಲ್ಪ ಪ್ರಮಾಣದಲ್ಲಿ ಹಸುವಿನ ಶುದ್ಧ ತುಪ್ಪ(ಗರಿಷ್ಟ ದಿನಕ್ಕೆ ಒಂದು ಚಮಚ)

ಸ್ವಲ್ಪ ಪ್ರಮಾಣದಲ್ಲಿ ಕೊಲೆಸ್ಟ್ರಾಲ್ ಮುಕ್ತ ಬೆಣ್ಣೆ (ಗರಿಷ್ಟ ದಿನಕ್ಕೆ 10 ಗ್ರಾಂ)

ತರಕಾರಿಗಳು: ಪಾಲಾಕ್ ಸೊಪ್ಪು, ಮೆಂತ್ಯ ಸೊಪ್ಪು, ಸೋರೇಕಾಯಿ, ಹೀರೇಕಾಯಿ, ಹಾಗಲಕಾಯಿ, ಎಲೆಕೋಸು, ಹೂಕೋಸು, ತೊಗರಿಬೇಳೆ, ಹೆಸರುಬೇಳೆ, ಉದ್ದಿನಬೇಳೆ ಮತ್ತು ಈರುಳ್ಳಿ. ಕಲ್ಲುಪ್ಪು (ಸೈಂಧವ ಲವಣ), ಕಪ್ಪುಮೆಣಸು, ಜೀರಿಗೆ ಮತ್ತು ಅಗಸೆಬೀಜಗಳನ್ನು ಸಣ್ಣ ಪ್ರಮಾಣದಲ್ಲಿ ಸೇವಿಸಬಹುದು.

ಮೂತ್ರ ಚಿಕಿತ್ಸೆಯನ್ನು ಆರೋಗ್ಯಂತ ವ್ಯಕ್ತಿಗಳು ಸಹ ಅಳವಡಿಸಿಕೊಳ್ಳಬಹುದು. ಅವರ ರೋಗನಿರೋಧಕ ಶಕ್ತಿಯು ಹೆಚ್ಚುತ್ತದೆ ಮತ್ತು ಅವರು ದೇಹದಲ್ಲಿ ಚೈತನ್ಯವನ್ನು ಪಡೆಯುತ್ತಾರೆ.

ಜಗದೀಶ್ ಆರ್ ಭರಾನಿ

ಮಧುಮೇಹದ ಚಿಕಿತ್ಸಾ ವಿಧಾನ

ವಿಶ್ವ ಆರೋಗ್ಯ ಸಂಸ್ಥೆಯ ಪ್ರಕಾರ:–

2015ರಲ್ಲಿ ಭಾರತವು 69.2 ದಶಲಕ್ಷ ಮಧುಮೇಹವಿರುವ ಜನರನ್ನು ಹೊಂದಿತ್ತು.

ವಿಶ್ವವ್ಯಾಪಿಯಾಗಿ ಅದು 422 ದಶಲಕ್ಷ ಜನರನ್ನು ಬಾಧಿಸುತ್ತಿದೆ.

ವಿಶ್ವದಲ್ಲಿ ಬಹುತೇಕ ಎಲ್ಲೆಡೆಯೂ ಮಧುಮೇಹ ಸರ್ವೇಸಾಮಾನ್ಯವಾಗಿದೆ.

ಅನೇಕ ದೀರ್ಘಕಾಲಿಕ ಕಾಯಿಲೆಗಳಿಗೆ ಅದು ಮೂಲ ಎಂದು ಪರಿಗಣಿಸಲಾಗುತ್ತಿದೆ

ಮಧುಮೇಹವು ಒಂದು ಗಂಭೀರವಾದ ಹಾರ್ಮೋನ್ ಸಮಸ್ಯೆಯಾಗಿದ್ದು, ಇದಕ್ಕೆ ಚಿಕಿತ್ಸೆ ಪಡೆಯದೆ ಹೋದರೆ ಕುರುಡುತನ, ಮೂತ್ರಪಿಂಡ ಕಾರ್ಯವೈಫಲ್ಯ, ಹೃದ್ರೋಗ/ಪಾರ್ಶ್ವವಾಯು, ನರಗಳ ಹಾನಿ, ಮತ್ತು ಕೊಯ್ತಿಗೆತ (ಆಂಪ್ಯುಟೇಶನ್) ಒಳಗೊಂಡಂತೆ ಗಂಭೀರವಾದ ಆರೋಗ್ಯ ಸಮಸ್ಯೆಗಳು ಏರ್ಪಡುತ್ತವೆ.

ಅನೇಕ ಸಂದರ್ಭಗಳಲ್ಲಿ ಇನ್ಸುಲಿನ್/ಬಾಯಿಯ ಮೂಲಕ ಮಾತ್ರೆಗಳನ್ನು ತೆಗೆದುಕೊಳ್ಳುವ ಮಧುಮೇಹಿ ರೋಗಿಗಳು ಅನಿಯಂತ್ರಿತ ಸಕ್ಕರೆ ಮಟ್ಟವನ್ನು ಹೊಂದಿ ವಿವಿಧ ರೀತಿಯ ಆರೋಗ್ಯ ಸಮಸ್ಯೆಗಳಿಗೆ ತುತ್ತಾಗುತ್ತಾರೆ.

ಮಧುಮೇಹವನ್ನು ನಿಯಂತ್ರಿಸಿ/ಗುಣಪಡಿಸಿಕೊಳ್ಳಿ

ಅತ್ಯಂತ ಸಾಮಾನ್ಯ ವಿಧದ ಮಧುಮೇಹವೆಂದರೆ ಟೈಪ್ 1 ಮಧುಮೇಹ ಮತ್ತು ಟೈಪ್ 2 ಮಧುಮೇಹ

ಟೈಪ್ 1 ಮಧುಮೇಹವು ಯಾವುದೇ ವಯಸ್ಸಿನಲ್ಲಿ ಬರಬಹುದಾದರೂ, ಸಾಮಾನ್ಯವಾಗಿ ಇದು ಚಿಕ್ಕ ಮಕ್ಕಳು ಮತ್ತು ಎಳೆಯ ಯುವಕ/ಯುವತಿಯರಲ್ಲಿ ಕಾಣಿಸಿಕೊಳ್ಳುತ್ತದೆ

ಟೈಪ್ 2 ಮಧುಮೇಹವು ಸಾಮಾನ್ಯವಾಗಿ ಮಧ್ಯವಯಸ್ಕರಲ್ಲಿ ಮತ್ತು ವಯೋವೃದ್ಧರಲ್ಲಿ ಕಾಣಿಸಿಕೊಳ್ಳುತ್ತದೆ

ಟೈಪ್ 2 ಮಧುಮೇಹವು ಅತ್ಯಂತ ಸಾಮಾನ್ಯ ವಿಧದ ಮಧುಮೇಹವಾಗಿದೆ.

ಟೈಪ್ 1 ಮತ್ತು ಟೈಪ್ 2 ಮಧುಮೇಹವಿರುವ ರೋಗಿಗಳು ಜೀವಂತವಾಗಿರಲು ತಮ್ಮ ಜೀವನಪರ್ಯಂತ ಪ್ರತಿದಿನ ಇನ್ಸುಲಿನ್/ಬಾಯಿಯ ಮೂಲಕ ಔಷಧಗಳನ್ನು ತೆಗೆದುಕೊಳ್ಳಬೇಕಾಗುತ್ತದೆ.

ವೈದ್ಯಕೀಯ ವಿಜ್ಞಾನದ ಪ್ರಕಾರ, ಮಧುಮೇಹವನ್ನು ಸರಿಪಡಿಸುವುದೋ ಅಥವಾ ಗುಣಪಡಿಸುವುದೋ ಸಾಧ್ಯವಿಲ್ಲ.

ಮಧುಮೇಹ ಇರುವ ಜನರು ಜೀವನದುದ್ದಕ್ಕೂ ಮಧುಮೇಹಿಗಳಾಗಿಯೇ ಇರಬೇಕು.

ಮೂತ್ರಚಿಕಿತ್ಸೆ ಅತ್ಯಂತ ಶಕ್ತಿಶಾಲಿಯಾದ ನೈಸರ್ಗಿಕ ವಿಧದ ಪ್ರಾಚೀನ ಚಿಕಿತ್ಸೆಯಾಗಿದೆ.

ಇದು ಇನ್ಸುಲಿನ್ ಅಥವಾ ಬಾಯಿಯ ಮೂಲಕ ತೆಗೆದುಕೊಳ್ಳುವ ಔಷಧದ ಪ್ರಮಾಣವನ್ನು ಗಣನೀಯವಾಗಿ ಕಡಿಮೆ ಮಾಡುತ್ತದೆ.

ಮೂತ್ರಚಿಕಿತ್ಸೆಯು ಮಧುಮೇಹವನ್ನು ನಿಯಂತ್ರಿಸಬಹುದು/ಗುಣಪಡಿಸಬಹುದು ಮತ್ತು ಸಂಪೂರ್ಣವಾಗಿ ಬದಲಾಯಿಸಬಹುದು.

ಇದು ಅತ್ಯಂತ ಸುಲಭವಾದ/ಸುರಕ್ಷಿತವಾದ ನೈಸರ್ಗಿಕ ಚಿಕಿತ್ಸಾ ವಿಧಾನವಾಗಿದೆ.

ಮೂತ್ರ ಚಿಕಿತ್ಸೆಯು ಮಧುಮೇಹದಿಂದ ಬರಬಹುದಾದ ಹೃದ್ರೋಗ, ಏರುರಕ್ತದೊತ್ತಡ, ಮತ್ತು ಡಯಾಬೆಟಿಕ್ ರೆಟಿನೋಪತಿ ಮುಂತಾದ ಇತರ ಆರೋಗ್ಯ ಸಂಕೀರ್ಣತೆಗಳ ವಿರುದ್ಧ ರಕ್ಷಣೆ ಒದಗಿಸುತ್ತದೆ.

ಅನಿಯಂತ್ರಿತ ಮಧುಮೇಹದಿಂದಾಗಿ ಉಂಟಾಗಬಹುದಾದ ಸಂಕೀರ್ಣತೆಗಳನ್ನು ಇದು ತಡೆಗಟ್ಟಿ ಆರೋಗ್ಯಕರ ಜೀವನ ನಡೆಸಲು ನೆರವಾಗುತ್ತದೆ.

ಟೈಪ್ 2 ಮಧುಮೇಹವಿರುವ ರೋಗಿಗಳು ಕೇವಲ 3 ವಾರಗಳಲ್ಲಿ (21 ದಿನಗಳು) ತಮ್ಮ ಮಧುಮೇಹವನ್ನು ನಿಯಂತ್ರಿಸಿಕೊಂಡು ಔಷಧ ಸೇವನೆಯನ್ನು ಗಣನೀಯವಾಗಿ ಕಡಿಮೆ ಮಾಡಿಕೊಳ್ಳಬಹುದು.

ಟೈಪ್ 2 ಮಧುಮೇಹಿಗಳನ್ನು ಕೇವಲ 2 ತಿಂಗಳುಗಳಲ್ಲಿ(60 ದಿನಗಳು) ಮಧುಮೇಹದಿಂದ ಗುಣಪಡಿಸಬಹುದು.

ಅವರ ಮಧುಮೇಹವು ಸಂಪೂರ್ಣ ಬದಲಾಗಿ, ಯಾವುದೇ ಇತರ ಆರೋಗ್ಯ ಸಮಸ್ಯೆಗಳು ತಲೆದೋರದಂತೆ ತಡ್ಡೆಗಟ್ಟಬಹುದು. ಅವರು ಮೂತ್ರಚಿಕಿತ್ಸೆಯನ್ನು ಮುಂದುವರೆಸಬಹುದು.

ಇನ್ಸುಲಿನ್ ಅಥವಾ ಬಾಯಿಯ ಮೂಲಕ ಸೇವಿಸುವ ಔಷಧಗಳ ಮೇಲೆ ಅವಲಂಬಿಸದೆ ಅವರು ಆರೋಗ್ಯಕರ ಜೀವನ ನಡೆಸಬಹುದು.

ನಂತರದಲ್ಲಿ ಅವರಿಗೆ ಇನ್ಸುಲಿನ್/ಬಾಯಿಯ ಮೂಲಕ ತೆಗೆದುಕೊಳ್ಳುವ ಔಷಧಗಳ ಅಗತ್ಯ ಏರ್ಪಡುವುದಿಲ್ಲ.

ಟೈಪ್ 1 ಮಧುಮೇಹ ಇರುವ ರೋಗಿಗಳು ಕೂಡ ಕೇವಲ 3ವಾರಗಳಲ್ಲಿ (21 ದಿನಗಳಲ್ಲಿ) ತಮ್ಮ ಮಧುಮೇಹವನ್ನು ನಿಯಂತ್ರಿಸಿಕೊಳ್ಳಬಹುದು. ಮತ್ತು ಔಷಧಗಳ ಸೇವನೆ ಗಣನೀಯವಾಗಿ ಕಡಿಮೆಯಾಗುತ್ತದೆ.

ಆದರೆ ಅವರು ಮೂತ್ರಚಿಕಿತ್ಸೆಯನ್ನು ಮುಂದುವರಿಸಬೇಕಾಗುತ್ತದೆ. ಅವರ ಮಧುಮೇಹವನ್ನೂ ಗುಣಪಡಿಸಬಹುದು. ದೀರ್ಘಕಾಲದವರೆಗೆ ಮುಂದುವರೆಸುವುದರಿಂದ ಟೈಪ್ 1 ಮಧುಮೇಹಿಗಳನ್ನು ಗುಣಪಡಿಸಬಹುದು.

ಮಧುಮೇಹವನ್ನು ನಿಯಂತ್ರಿಸಲು ಅಥವಾ ಗುಣಪಡಿಸಲು ಚಿಕಿತ್ಸಾ ವಿಧಾನ

ಸರಿಯಾದ ವಿಧಾನದಲ್ಲಿ ಮತ್ತು ಸಮತೋಲನ ಆಹಾರದ ಮೂಲಕ ಮಾತ್ರವೇ ಮಧುಮೇಹವನ್ನು ಮೂತ್ರಚಿಕಿತ್ಸೆಯಿಂದ ಗುಣಪಡಿಸಬಹುದು.

ಆರಂಭದಲ್ಲಿ ಮಧುಮೇಹ ರೋಗಿಗಳು ತಾವು ತೆಗೆದುಕೊಳ್ಳುತ್ತಿರುವಂತಹ ಇನ್ಸುಲಿನ್ ಅಥವಾ ಬಾಯಿಯ ಮೂಲಕ ತೆಗೆದುಕೊಳ್ಳುವ ಔಷಧವನ್ನು ಮೂತ್ರ ಚಿಕಿತ್ಸೆಯ ಜೊತೆಗೆ ತೆಗೆದುಕೊಳ್ಳಬೇಕು. ತಮ್ಮ ಸಕ್ಕರೆ ಮಟ್ಟವನ್ನು ಗಮನಿಸಿಕೊಳ್ಳುತ್ತಾ ನಿಧಾನವಾಗಿ ಬಾಯಿಯ ಮೂಲಕ ತೆಗೆದುಕೊಳ್ಳುವ ಮಾತ್ರೆ ಅಥವಾ ಇನ್ಸುಲಿನ್ ಪ್ರಮಾಣವನ್ನು ಕಡಿಮೆ ಮಾಡುತ್ತಾ ಬರಬೇಕು.

ಮಧುಮೇಹ ಇರುವ ವ್ಯಕ್ತಿಗಳು ದಿನದಲ್ಲಿ 3 ಬಾರಿ ಅಂದರೆ ಉಪಾಹಾರ, ಮಧ್ಯಾಹ್ನದ ಊಟ ಮತ್ತು ರಾತ್ರಿಯ ಊಟದ ಮುನ್ನ ಗ್ಲುಕೋಮೀಟರ್‌ನಿಂದ ತಮ್ಮ ರಕ್ತದಲ್ಲಿನ ಸಕ್ಕರೆ ಮಟ್ಟವನ್ನು ಪರೀಕ್ಷಿಸಿಕೊಳ್ಳಬೇಕು. ಯಾವಾಗ ಅವರ ರಕ್ತ ಸಕ್ಕರೆ ಮಟ್ಟವು 70 ಟ್ಟ/ಜಟ ಕ್ಕಿಂತ ಕಡಿಮೆ ತೋರಿಸುತ್ತದ್ದೋ ಆಗ ತಮ್ಮ ಮಾತ್ರೆಗಳನ್ನು ಕಡಿಮೆ ಮಾಡಬೇಕು. 2 ಮಾತ್ರೆಗಳನ್ನು ತೆಗೆದುಕೊಳ್ಳುತ್ತಿರುವ ಟೈಪ್ 2 ಮಧುಮೇಹಿಗಳು 1/2 ಮಾತ್ರೆ, ಅಂದರೆ 25%ಅನ್ನು ಕಡಿಮೆ ಮಾಡಬಹುದು.

20 ಯೂನಿಟ್ ಇನ್ಸುಲಿನ್ ತೆಗೆದುಕೊಳ್ಳುತ್ತಿರುವ ಟೈಪ್ 1 ಮಧುಮೇಹಿಗಳು ಅದನ್ನು 5 ಯೂನಿಟ್‌ಗಳು ಅಂದರೆ, 25% ಕಡಿಮೆ ಮಾಡಬಹುದು. ಕೇವಲ 10 ರಿಂದ 15 ದಿನಗಳೊಳಗೆ ಫಲಿತಾಂಶವು ಗೋಚರಿಸುತ್ತದೆ.

ವ್ಯಕ್ತಿಗಳು ತಮ್ಮ ರಕ್ತದಲ್ಲಿನ ಸಕ್ಕರೆ ಮಟ್ಟವನ್ನು ಮೇಲೆ ತಿಳಿಸಿದ ಸರಳ ಹಾಗು ಸುರಕ್ಷಿತ ವಿಧಾನದಿಂದ ತಮ್ಮ ಮಧುಮೇಹವನ್ನು ನಿಯಂತ್ರಿಸಿಕೊಳ್ಳಬಹುದು ಅಥವಾ ಗುಣಪಡಿಸಿಕೊಳ್ಳಬಹುದು. 10 ದಿನಗಳೊಳಗೆ ತಮ್ಮ ರಕ್ತದಲ್ಲಿನ ಸಕ್ಕರೆ ಮಟ್ಟ ಸುಧಾರಣೆಯಾಗುತ್ತಿರುವುದನ್ನು ಅವರೇ ಗಮನಿಸುತ್ತಾರೆ.

ಮೂತ್ರ ಚಿಕಿತ್ಸೆ ಮಾಡಿಕೊಳ್ಳುತ್ತಿರುವಾಗ :

ಟೈಪ್2 ಮಧುಮೇಹಿಗಳು ಮಾತ್ರೆಗಳನ್ನು ತೆಗೆದುಕೊಳ್ಳದೆಯೇ 60 ದಿನಗಳಲ್ಲಿ ಗುಣ ಹೊಂದಬಹುದು.

ಟೈಪ್1 ಮಧುಮೇಹಿಗಳು, ಕಡಿಮೆ ಯೂನಿಟ್ಸ್ ಇನ್ಸುಲಿನ್ ತೆಗೆದುಕೊಳ್ಳುವ ಮೂಲಕ 21 ದಿನಗಳಲ್ಲಿ ಮಧುಮೇಹವನ್ನು ನಿಯಂತ್ರಿಸಿಕೊಳ್ಳಬಹುದು.ಅರು 3 ರಿಂದ 6 ತಿಂಗಳಲ್ಲಿ ಮಧುಮೇಹದಿಮ್ದ ಗುಣಮುಖರಾಗುವರು

ಮಧುಮೇಹವನ್ನು ನಿಯಂತ್ರಿಸಲು/ಗುಣಪಡಿಸಲು ಸುರಕ್ಷಿತ/ಸರಳ ವಿಧಾನ

1) ಮುಂಜಾನೆ: 1 ಲೀಟರ್ ಬಿಸಿ/ಬೆಚ್ಚಗಿನ ನೀರು ಕುಡಿಯಿರಿ (4 ಗ್ಲಾಸ್ ಥ 250 ಮಿ.ಲೀ).

   ನೀರನ್ನು ನಿಧಾನವಾಗಿ ಕುಡಿಯಿರಿ. 4 ಗ್ಲಾಸ್ ನೀರು ಕುಡಿಯಲು ನೀವು ಒಂದು ಘಂಟೆ ತೆಗೆದುಕೊಳ್ಳಬಹುದು. 4 ಗ್ಲಾಸ್ ಕುಡಿಯಲು ಸಾಧ್ಯವಾಗದಿದ್ದಲ್ಲಿ, 2 ಗ್ಲಾಸ್ ಕುಡಿದು ಕ್ರಮೇಣ ಹೆಚ್ಚಿಸಬಹುದು.

2) ಮುಂಜಾನೆ ನೀರಿನೊಂದಿಗೆ 2 ಎಸಳು ಬೆಳ್ಳುಳ್ಳಿ ನುಂಗಿ. 60 ನಿಮಿಷಗಳ ಬಳಿಕ ಉಪಾಹಾರ ಸೇವಿಸಿ

   ದಿನದಲ್ಲಿ ಮತ್ತು ರಾತ್ರಿಯಲ್ಲಿ 4 ಬಾರಿ (4ಗ್ಲಾಸ್ ಥ 250 ಮಿ.ಲೀ) ತಾಜಾ ಮೂತ್ರ ಕುಡಿಯಿರಿ. ರಾತ್ರಿ ಮಲಗುವ ಮುನ್ನ 2 ಗ್ಲಾಸ್ ನೀರು ಕುಡಿಯಿರಿ. ಮಧ್ಯರಾತ್ರಿ/ಬೆಳಿಗ್ಗೆ ಮೂತ್ರ ಕುಡಿಯಿರಿ

ಒಂದು ದಿನ ಹಳೆಯ ಮೂತ್ರದಿಂದ ಬೆಳಿಗ್ಗೆ ಒಂದು ಬಾರಿ ಸಂಪೂರ್ಣ ದೇಹವನ್ನು ಮಾಲೀಶ್ ಮಾಡಿಕೊಳ್ಳಿ. 1/2 ಘಂಟೆಯ ನಂತರ ಬೆಚ್ಚಗಿನ ನೀರಿನಲ್ಲಿ ಸ್ನಾನ ಮಾಡಿ.

ಎಣ್ಣೆ ಮತ್ತು ಮೆಣಸಿನಕಾಯಿ ಇಲ್ಲದೆ (ಅಥವಾ ಸಣ್ಣ ಪ್ರಮಾಣದಲ್ಲಿ ಉಪಯೋಗಿಸಬಹುದು) ಸಮತೋಲಿತ ಲಘು ಆಹಾರ ಸೇವಿಸಿ. ಸಕ್ಕರೆ, ಹಾಲು, ಚಹಾ, ಕಾಫಿ, ಬೇಕರಿ ಮತ್ತು ಡೈರಿ ಉತ್ಪನ್ನಗಳನ್ನು ಸೇವಿಸಬೇಡಿ/ಸೇವಿಸುವುದನ್ನು ತಪ್ಪಿಸಿ.

ಉಪಾಹಾರ:−

1) ಒಂದು ಹಸಿರು ಸೇಬು ಅಥವಾ ಹಸಿರು ಮರಸೇಬು ಸೇವಿಸಿ

2) ಒಂದು ಲೋಟ ಮಜ್ಜಿಗೆ ಕುಡಿಯಿರಿ

ಮಧ್ಯಾಹ್ನದ ಊಟ: ಮನೆಯಲ್ಲೇ ತಯಾರಿಸಿದ ಲಘು ಆಹಾರದೊಂದಿಗೆ ಮಿಲೆಟ್ ಗಂಜಿ/ಅನ್ನ

ಸಂಜೆ: ಒಂದು ಕಿವಿ ಹಣ್ಣು ಮತ್ತು ಒಂದು ಕಿತ್ತಳೆ ಹಣ್ಣು ತಿನ್ನಿ

ರಾತ್ರಿ ಊಟ:−

1) ನಿಂಬೆಹಣ್ಣು ಹಾಕಿಕೊಂಡು ಒಂದು ಬಟ್ಟಲು ಮೊಳಕೆ ಬರಿಸಿದ ಹೆಸರುಕಾಳು ತಿನ್ನಿ

2) ಮನೆಯಲ್ಲೇ ತಯಾರಿಸಿದ ಹಗುರ ಆಹಾರ, ಖಿಚಡಿಗ ಸೋಯಾ ಪನ್ನೀರ್ ತಿನ್ನಬಹುದು

ವಾರದಲ್ಲಿ ಒಂದು ದಿನ ಮೂತ್ರ ಉಪವಾಸ ಅಳವಡಿಸಿಕೊಂಡು ಪ್ರಯೋಗಿಸಿಕೊಳ್ಳಿ ಉಪವಾಸ ಮಾಡುವ ದಿನ ಮಧುಮೇಹಿಗಳು ಬಾಯಿಯ ಮೂಲಕ ತೆಗೆದುಕೊಳ್ಳುವ ಮಾತ್ರೆ/ಇನ್ಸುಲಿನ್ ತೆಗೆದುಕೊಳ್ಳಬಾರದು.

ಮೂತ್ರ ಚಿಕಿತ್ಸೆಯೊಂದಿಗೆ ಅಗತ್ಯಕಂಡಂತೆ, ರಕ್ತದೊತ್ತಡ, ಹೃದಯದ ಕಾಯಿಲೆಗಳು ಮತ್ತು ಇತರ ಸಮಸ್ಯೆಗಳಿಗೆ ಔಷಧ/ಮಾತ್ರೆ ತೆಗೆದುಕೊಳ್ಳಬಹುದು.

ಮೂತ್ರ ಉಪವಾಸ ಮಾಡಲು ಸಾಧ್ಯವಿಲ್ಲದವರು ಕೆಳಕಂಡವನ್ನು ಅನುಸರಿಸಬಹುದು:−

ಮಧ್ಯಾಹ್ನದ ಊಟ: ಒಂದು ಹಸಿರು ಸೇಬು ಅಥವಾ ಹಸಿರು ಮರಸೇಬು

ರಾತ್ರಿ ಊಟ: ಒಂದು ಹಸಿರು ಸೇಬು ಅಥವಾ ಹಸಿರು ಮರಸೇಬು ಮತ್ತು ಒಂದು ಬಟ್ಟಲು ಮೊಳಕೆ ಬರಿಸಿದ ಹೆಸರುಕಾಳು

ಕೊರೋನಾ ವೈರಸ್ – ಕೋವಿಡ್–19ರ ಪುರಾವೆಗಳು

ಪುರಾವೆ – 1

69 ವರ್ಷ ವಯಸ್ಸಿನ ಸುದರ್ಶನ್ ರಾವ್ ಅವರು ಮಧುಮೇಹಿಗಳಾಗಿದ್ದು, ಅವರ ಕಾಲಿನಲ್ಲಿ 6ಸೆಂ.ಮೀ ಥ 3 ಸೆಂ.ಮೀ ಅಳತೆಯ ಗ್ಯಾಂಗ್ರೀನ್ ಗಾಯದ ಶಸ್ತ್ರಚಿಕಿತ್ಸೆಗಾಗಿ ಆಸ್ಪತ್ರೆಗೆ ದಾಖಲಾಗಿದ್ದರು.

ಶಸ್ತ್ರಚಿಕಿತ್ಸೆಗೆ ಮುನ್ನ ವೈದ್ಯರು ಕೋವಿಡ್ ಪರೀಕ್ಷೆ ಮಾಡಿಸಿಕೊಳ್ಳುವಂತೆ ಸೂಚಿಸಿದ್ದರು.

ಅಕ್ಟೋಬರ್ 15, 2020 ರಂದು ಕೋವಿಡ್–ಪಾಸಿಟಿವ್ ಎಂದು ಪರೀಕ್ಷಾ ವರದಿ ಬಂದಿತು ಮತ್ತು ವೈದ್ಯರು ಶಸ್ತ್ರಚಿಕಿತ್ಸೆ ನಡೆಸದೆ ಅವರನ್ನು ಹಿಂದಕ್ಕೆ ಕಳುಹಿಸಿದರು.

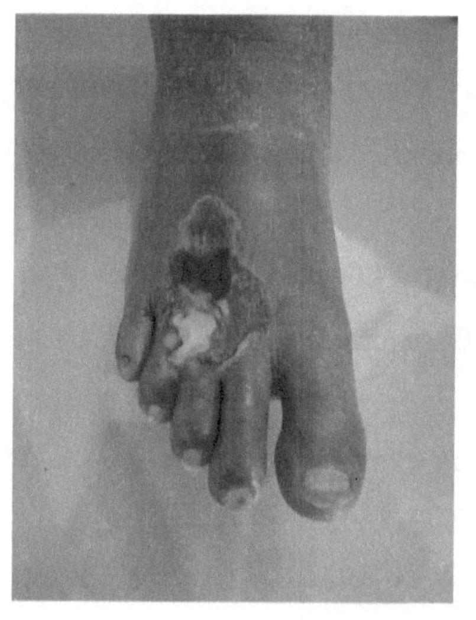

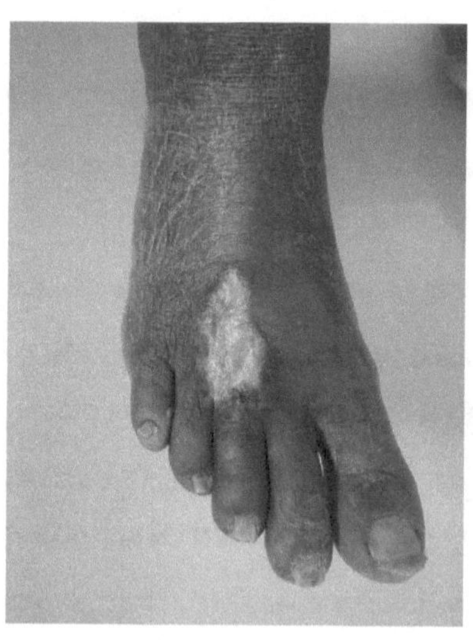

17 ಅಕ್ಟೋಬರ್ 2020	9 ಮಾರ್ಚ್ 2021
ಚಿಕಿತ್ಸೆಯ ಮೊದಲು.	ಚಿಕಿತ್ಸೆಯ ನಂತರ.

ಸೋಂಕು ತಗಲಿದ್ ಗಾಯದಿಂದ ಹೊರಬರುತ್ತಿದ್ದ ಕೀವು ಪ್ರತಿದಿನ ಕಡಿಮೆಯಾಗುತ್ತಿರುವುದರಿಂದ ಗ್ಯಾಂಗ್ರೀನ್ ಗಾಯವು ವಾಸಿಯಾಗಲು ಪ್ರಾರಂಭಿಸಿದೆ ಎಂದು ಕೆಲವೇ ದಿನಗಳಲ್ಲಿ ಅವರು ಅರಿತುಕೊಂಡರು. ಗಾಯದ ಮೇಲಿನ ರಕ್ತದ ಗುರುತು/ನೋವು ಸಹ ಕಡಿಮೆಯಾಗತೊಡಗಿತು. 2 ವಾರಗಳ ನಂತರ ಅವರು ಕೋವಿಡ್ –19 ಗಾಗಿ ವೈದ್ಯಕೀಯ ಪರೀಕ್ಷೆ ಮಾಡಿಸಿದರು ಮತ್ತು ನವೆಂಬರ್ 4 ರಂದು ಅವರ ಪರೀಕ್ಷಾ ವರದಿಯು ಕೋವಿಡ್ ನೆಗೆಟವ್ ಎಂದು ಬಂದಿತು.

ಮಾರ್ಚ್ 9, 2021 ರಂದು ಅವರು ಶಿವಂಭು– ಮೂತ್ರ ಚಿಕಿತ್ಸೆ ಎಂದು ಕರೆಯಲ್ಪಡುವ ಜೀವಾಮೃತ ದಿಂದ ಕೋವಿಡ್–19, ಮಧುಮೇಹ ಮತ್ತು ಶಸ್ತ್ರಚಿಕಿತ್ಸೆ ಇಲ್ಲದೆಯೇ ಅವರ ಕಾಲಿನಲ್ಲಿ ಬೆಳೆದಿದ್ದ ಗ್ಯಾಂಗ್ರೀನ್‌ನಿಂದ ಗುಣಮುಖರಾದರು.

ಪುರಾವೆ – 2

ಕೋವಿಡ್–19 ರ ಪುರಾವೆ – 2

ಕೋವಿಡ್–ಪಾಸಿಟಿವ್ ಎಂದು ಪತ್ತೆಯಾದ ಶ್ರೀ ಮನೀಶ್ ಕುಮಾರ್ ಅವರಿಗೆ "ಶಿವಂಭು – ಥೆರಪಿ" ಯೊಂದಿಗೆ ಚಿಕಿತ್ಸೆ ನೀಡಲಾಯಿತು ಮತ್ತು ಗುಣಪಡಿಸಲಾಯಿತು. ವೈದ್ಯಕೀಯ ಚಿಕಿತ್ಸೆ ಇಲ್ಲದೆ ಅವರ ಕೋವಿಡ್ ವೈದ್ಯಕೀಯ ಪರೀಕ್ಷೆಯ ವರದಿಯು ಕೋವಿಡ್–ನೆಗೆಟಿವ್ ಎಂದು ಘೋಷಿಸಲಾಗಿದೆ:

ಆತ್ಮೀಯ ಡಾ.ಜಗದೀಶ್

ನಿಮ್ಮ ಅಮೂಲ್ಯ ಸಮಯ ಮತ್ತು ಕಾಳಜಿಯೊಂದಿಗೆ ದಿನನಿತ್ಯದ ಉಚಿತ ಸಮಾಲೋಚನೆಗಾಗಿ ಮತ್ತು ನನಗೆ ಬಂದ ಕರೋನಾವನ್ನು ಗುಣಪಡಿಸಲು ನೀವು ಮಾಡಿದ ಚಿಕಿತ್ಸೆಗಾಗಿ ಮತ್ತು ನೀವು ಪ್ರಾರಂಭಿಸಿದ ಶಿವಂಭು ಮೂತ್ರ ಚಿಕಿತ್ಸೆಗಾಗಿ ನಾನು ನನ್ನ ಹೃದಯದಿಂದ ನಾನು ನಿಮಗೆ ಧನ್ಯವಾದ ಹೇಳಲು ಬಯಸುತ್ತೇನೆ

ನಾನು ಯಾವುದೇ ಔಷಧಿಗಳನ್ನು ತೆಗೆದುಕೊಳ್ಳದೆ ನಿಮ್ಮ ಅಮೂಲ್ಯ ಸಲಹೆ ಮತ್ತು ಚಿಕಿತ್ಸೆಯನ್ನು ಅನುಸರಿಸಿಕೊಂಡು ಶೀಘ್ರದಲ್ಲೇ ಚೇತರಿಸಿಕೊಂಡೆ ಮತ್ತು ಕೋವಿಡ್ ನೆಗೆಟಿವ್ ಬಂದಿತು. ನಾನು ಮೂತ್ರ ಚಿಕಿತ್ಸೆಯನ್ನು ಅಳವಡಿಸಿಕೊಂಡೆ ಮತ್ತು ಚಿಕಿತ್ಸೆಯನ್ನು ಅನುಸರಿಸಿದೆ. ಕರೋನಾದಿಂದ ಪೀಡಿತರಲ್ಲಿ ಸಾಮಾನ್ಯವಾಗಿ ಕಂಡುಬರುವ ನನ್ನ ಶಕ್ತಿಯ ಮಟ್ಟಗಳ ಇಳಿಕೆಯು ನನಗೆ ಎಂದಿಗೂ ಕಂಡುಬರಲಿಲ್ಲ.

ಅಷ್ಟೇ ಅಲ್ಲದೆ, ಚಿಕಿತ್ಸೆಯ ಸಮಯದಲ್ಲಿ, ಕೇವಲ 3 ದಿನಗಳು ಹಚ್ಚುವಷ್ಟರಲ್ಲಿ ನನ್ನ ಬಹಳ ಹಳೆಯ ಕಲ್ಲೊತ್ತು ಸಹ ವಾಸಿಯಾಯಿತು. ಮಸಾಜ್ ಮತ್ತು ಪಟ್ಟಿಯಿಂದ ನನ್ನ ಮೈಕೈ ನೋವು ಕೂಡಾ ದೂರವಾಯಿತು.

ಇದೊಂದು ಪವಾಡಮಯ ಚಿಕಿತ್ಸೆ, ಇದನ್ನು ಪ್ರತಿಯೊಬ್ಬರೂ ಅನುಸರಿಸಬೇಕು ಮತ್ತು ದೇವರು ಮಾನವ ದೇಹವನ್ನು ಮಾಡಿದಾಗ, ಅವನು ಶಿವಂಭು ಚಿಕಿತ್ಸೆಯ ಸಹಾಯದಿಂದ ಎಲ್ಲಾ ರೋಗಗಳನ್ನು ಸ್ವತಃ ಗುಣಪಡಿಸಿಕೊಳ್ಳುವ ಶಕ್ತಿಯನ್ನೂ ದೇಹಕ್ಕೆ ನೀಡಿದ್ದಾನೆ ಎಂದು ನನಗೆ ಅನಿಸುತ್ತಿದೆ.

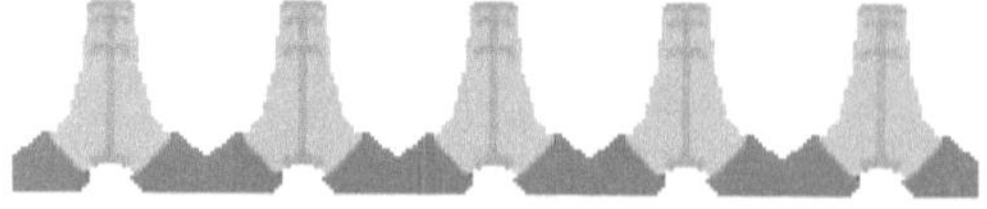

ಮನೀಶ್ ಕುಮಾರ್

18 ಜನವರಿ 2021

ಪುರಾವೆ – 3

ಕೋವಿಡ್–19 ರ ಪುರಾವೆ –3

ಅತ್ಯಂತ ಗೌರವನೀಯ ಜಗದೀಶ್ ಭುರಾನಿ ಸರ್,

ಮೊದಲನೆಯದಾಗಿ ನನ್ನ ಹೃದಯಪೂರ್ವಕ ನಮನಗಳು ಮತ್ತು

ನಿಮ್ಮ ಪವಿತ್ರ ಪಾದಗಳಿಗೆ ನನ್ನ ಸಾದರ ಪ್ರಣಾಮಗಳು, ಸರ್.

31 ಮಾರ್ಚ್ 2021 ರಂದು ಆಂಟಿಜೆನ್ ಪರೀಕ್ಷೆಯಿಂದ ನನಗೆ ಕೋವಿಡ್ ಪಾಸಿಟಿವ್ ಎಂದು ನಿರ್ಣಯಿಸಲಾಯಿತು.

ಏಪ್ರಿಲ್‌ನ ಮೊದಲ ತಾರೀಕಿನಂದು ಮಧ್ಯಾಹ್ನ 3 ಗಂಟೆಗೆ ನನಗೆ ನಿಮ್ಮ ಕರೆ ಬಂದಿತು ಮತ್ತು ಸ್ವಮೂತ್ರ ಚಿಕಿತ್ಸೆಯಿಂದ ನನ್ನ ಕೋವಿಡ್ ಸೋಂಕನ್ನು ಗುಣಪಡಿಸಲು ನೀವು ನಿಮ್ಮ ದಯಾಶೀಲ ಮಾರ್ಗದರ್ಶನವನ್ನು ನೀಡಿದ್ದಿರಿ.

ಸರ್ ನಾನು ಏಪ್ರಿಲ್ 2 ರಿಂದ 3 ದಿನಗಳ ಮೂತ್ರ ಮತ್ತು ಉಗುರು ಬೆಚ್ಚಗಿನ ನೀರಿನ ಮೂತ್ರ ಉಪವಾಸವನ್ನು ಪ್ರಾರಂಭಿಸಿದೆ. ತದನಂತರ ನಾನು 13 ಏಪ್ರಿಲ್ 2021, ಅಂದರೆ ಇಂದಿನವರೆಗೂ ಮೂತ್ರ ಚಿಕಿತ್ಸೆಯನ್ನು ಮುಂದುವರಿಸುತ್ತಿದ್ದೇನೆ.

ನಾನು ದಾಲಿಯಾ ಅಥವಾ ಖಿಚಡಿಯಂತಹ ಲಘು ಊಟವನ್ನು ಒಂದು ಬಾರಿ ತೆಗೆದುಕೊಳ್ಳುತ್ತಿದ್ದೇನೆ ಮತ್ತು ಒಂದು ಲೀಟರ್‌ಗಿಂತಲೂ ಹೆಚ್ಚು ಸಂಪೂರ್ಣ ಮೂತ್ರವನ್ನು ಕುಡಿಯುತ್ತಿದ್ದೇನೆ. ಏಪ್ರಿಲ್ 9 ರಂದು, ಸರ್, ನಾನು ಮತ್ತೊಂದು ಆಂಟಿಜೆನ್ ಪರೀಕ್ಷೆಯನ್ನು ಮಾಡಿಸಿಕೊಂಡಿದ್ದು,. ವರದಿಯು ಕೋವಿಡ್ ನೆಗೆಟಿವ್ ಆಗಿತ್ತು.

ಸರ್ ನಿಮಗೆ ಧನ್ಯವಾದ ಹೇಳಲು ನನ್ನ ಬಳಿ ಪದಗಳಿಲ್ಲ. ನನ್ನ ಈ ಜೀವನದ ಕೊನೆಯ ಉಸಿರು ಇರುವವರೆಗೂ ನಿಮ್ಮ ಸಹಾಯವನ್ನು ನಾನು ಎಂದಿಗೂ ಮರೆಯುವುದಿಲ್ಲ.

ಗಿರೀಶ್ ಚಂದ್ರ ಜೋಶಿ

ಉತ್ತರಾಖಂಡ,

girishchandrajoshipth@gmail.com

13 ಏಪ್ರಿಲ್ 2021

ಪುರಾವೆ – 4

ಕೊರೊನಾವೈರಸ್ ಮತ್ತು ಚಿಕನ್ ಗುನ್ಯಾ

ಆತ್ಮೀಯರೇ,

ನಾನು ಕರೋನಾದಿಂದ ನನ್ನನ್ನು ಗುಣಪಡಿಸಿಕೊಂಡದ್ದರಿಂದ ಮೂತ್ರ ಚಿಕಿತ್ಸೆಯ ಪ್ರಯೋಜನಗಳನ್ನು ಹಂಚಿಕೊಳ್ಳಲು ನನಗೆ ತುಂಬಾ ಸಂತೋಷವಾಗಿದೆ ಮತ್ತು ಈಗ ನನಗೆ ಮತ್ತೆ ಕರೋನಾ ಬಂದರೆ ಅದು ಸಹ ಮೂತ್ರದಿಂದ ಗುಣವಾಗುತ್ತದೆ ಎಂದು ನನಗೆ ಗೊತ್ತಾಗಿದೆ.

ಕರೋನಾದ ಮೊದಲ ಅಲೆಯ ಸಮಯದಲ್ಲಿ ನನಗೆ ವಿಪರೀತ ಜ್ವರ, ಶೀತ ಮತ್ತು ಕೆಮ್ಮು ಬಂದಿತು.

ನಾನು ಹಗಲು ರಾತ್ರಿ ಮೂತ್ರವನ್ನು ಸೇವಿಸಿದೆ ಮತ್ತು ಸಾಕಷ್ಟು ನೀರು ಮತ್ತು ಸಾಮಾನ್ಯ ಆಹಾರವನ್ನು ಸೇವಿಸಿದೆ. 24 ಗಂಟೆಗಳ ನಂತರ ಜ್ವರ ಹೋಯಿತು ಆದರೆ ನನಗೆ ಹಿಂದೆಲ್ಲಾ ಜ್ವರ ಬಂದಾಗ ಇಲ್ಲದಂತೆ ತುಂಬಾ ನಿಶ್ಶಕ್ತಿಯಾಗಿತ್ತು.

ಅಂತಹ ಜ್ವರವನ್ನು ನನ್ನ ಇಡೀ ಜೀವನದಲ್ಲಿ ನಾನು ಎಂದಿಗೂ ಅನುಭವಿಸಿರಲಿಲ್ಲ.

ನನ್ನ ದೇಹವು ಹಿಂದೆಂದೂ ಹೋರಾಡದ ಯಾವುದರೊಂದಿಗೋ ಹೋರಾಡುತ್ತಿದೆ ಎಂದು ನನಗೆ ತಿಳಿದಿತ್ತು.

ನಾನು ನಿಶ್ಶಕ್ತಿಯೊಂದಿಗೆ 20 ದಿನಗಳವರೆಗೆ ಜ್ವರವನ್ನು ಅನುಭವಿಸಿದೆ.

ನಾನು ಕರೋನಾ ಬಂದಿದೆ ಎಂದು ನನಗೆ ತಿಳಿಯಿತು ನನ್ನನ್ನು ನಾನು ಸ್ವಯಂ-ಪ್ರತ್ಯೇಕಿಸಿಕೊಂಡು ಮೂತ್ರವನ್ನು ಕುಡಿಯುತ್ತಾ ಬಂದೆ. ನಾನು ಹಗಲು ರಾತ್ರಿ ಮೂತ್ರವನ್ನು ಸೇವಿಸಿದೆ ಮತ್ತು ಬಹಳಷ್ಟು ನೀರನ್ನು ಕುಡಿದೆ. 24 ಗಂಟೆಗಳ ನಂತರ. ಜ್ವರ ಹೋಯಿತು ಆದರೆ ನನಗೆ ನನಗೆ ಹಿಂದೆಲ್ಲಾ ಜ್ವರ ಬಂದಾಗ ಇಲ್ಲದಂತೆ ತುಂಬಾ ದುರ್ಬಲವಾಗಿದ್ದೆ. ನಾನು ತುಂಬಾ ಮೂತ್ರವನ್ನು ಕುಡಿದೆ.

ಎರಡನೇ ಅಲೆಯ ಸಮಯದಲ್ಲಿ ನನಗೆ ಅತಿಸಾರ ಮತ್ತು ಜ್ವರ ಬಂದಿತು.

ಸಂಪೂರ್ಣವಾಗಿ ಮೂತ್ರದ ಸೇವನೆ ಮಾಡುವುದರೊಂದಿಗೆ ನಾನು ಒಂದು ವಾರದೊಳಗೆ ಸಂಪೂರ್ಣವಾಗಿ ಗುಣವಾಗಿದ್ದೆ.

ನಾನು ಚೇತರಿಸಿಕೊಳ್ಳುತ್ತಿದ್ದೇನೆ ಮತ್ತು ಮೂತ್ರ ಚಿಕಿತ್ಸೆಯಲ್ಲಿ ನನಗೆ ಸಂಪೂರ್ಣ ನಂಬಿಕೆ ಇದ್ದುದರಿಂದ ನಾನು ಚೇತರಿಸಿಕೊಂಡೆ.

ಮೂತ್ರ ಚಿಕಿತ್ಸೆಯಿಂದ ಚಿಕೂನ್‌ಗುನ್ಯಾದಿಂದ ನಾನು ಚೇತರಿಸಿಕೊಂಡ ಬಗ್ಗೆಯೂ ನಾನು ಹೇಳಲೇಬೇಕು.

ನನಗೆ ತೀವ್ರವಾದ ಮೈಕೈ ನೋವು ಮತ್ತು ಜ್ವರ ಇತ್ತು. ಶೌಚಕ್ಕೆ ಎದ್ದು ಹೋಗಲು ಸಾಧ್ಯವಾಗದೆ ತೆವಳಿಕೊಂಡು ಹೋಗುತ್ತಿದ್ದೆ.

ನನಗೆ ಮೂತ್ರವನ್ನು ಕುಡಿಯುತ್ತಲೇ ಬಂದೆ ಮತ್ತು ಎರಡು ದಿನಗಳಲ್ಲಿ ಜ್ವರ ಕಡಿಮೆಯಾಯಿತು. 2 ತಿಂಗಳ ಕಾಲ ಕೀಲು ನೋವು ಇತ್ತು ಆದರೆ ನಾನು ನಿಯಮಿತವಾಗಿ ದಿನಕ್ಕೆ 4 ಬಾರಿ ಮೂತ್ರ ಕುಡಿಯುತ್ತಿದ್ದೆ ಮತ್ತು ಸಂಪೂರ್ಣವಾಗಿ ಗುಣಮುಖನಾದೆ.

ಧನ್ಯವಾದಗಳು

ವಂದನೆಗಳು

ಪ್ರೀತಿಯೊಂದಿಗೆ

ಮಧು ರಾಂಧವ

ನವ ದೆಹಲಿ

madhurandhawa@yahoo.com

26/09/2021

ಕ್ಯಾನ್ಸರ್ ರೋಗಿಗಳ ನಿದರ್ಶನಗಳು

ಪುರಾವೆ – 5

ಬಯಾಫ್ಸಿ ಮತ್ತು ಶಸ್ತ್ರಚಿಕಿತ್ಸೆ ಇಲ್ಲದೆ ಸ್ತನದ ಕ್ಯಾನ್ಸರ್ ಗುಣವಾಯಿತು

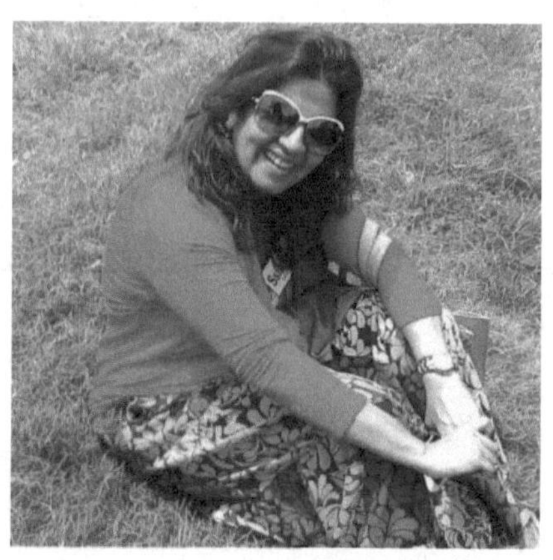

ಶ್ರೀಮತಿ ಎಸ್ ಸಿಮ್ರಿನ್ ಭುರಾನಿ

ಬೆಂಗಳೂರಿನ 41 ವರ್ಷ ವಯಸ್ಸಿನ ಶ್ರೀಮತಿ ಎಸ್. ಸಿಮ್ರಿನ್ ಭುರಾನಿ ಅವರ ಬಲಗಡೆ ಸ್ತನದಲ್ಲಿ ಒಂದು ಗಡ್ಡೆ ಇರುವುದು ಭಾಸವಾಗಿ, ಆಕೆ ಜೂನ್ 7, 2015 ರಂದು ಸ್ಕ್ಯಾನಿಂಗ್ ಪರೀಕ್ಷೆ ಮಾಡಿಸಿಕೊಂಡರು. ಆಗ ಆಕೆಗೆ ಸ್ತನದ ಕ್ಯಾನ್ಸರ್ ಇರುವುದು ಪತ್ತೆಯಾಗಿ, ಸ್ಕ್ಯಾನಿಂಗ್ ವರದಿಯಲ್ಲಿ ಆಕೆಯ ಬಲಸ್ತನದಲ್ಲಿ 5.6 ಥ 2.5 ಸೆಂ.ಮೀ. ಅಳತೆಯ ಗಡ್ಡೆ ಇದೆಯೆಂದು ವರದಿಯು ಸೂಚಿಸಿತು. ವೈದ್ಯರು ಆಕೆಗೆ ಬಯಾಫ್ಸಿ ಮಾಡಿಸಿ ಶಸ್ತ್ರಚಿಕಿತ್ಸೆ ಮಾಡಿಸುವಂತೆ ಸೂಚಿಸಿದರು.

ಆದರೆ ಆಕೆ ಬಯಾಫ್ಸಿ ಪರೀಕ್ಷೆ ಮತ್ತು ಶಸ್ತ್ರಚಿಕಿತ್ಸೆ ಮಾಡಿಸಲಿಲ್ಲ. ಬದಲಿಗೆ ಆಕೆಯು ಮೂತ್ರ ಚಿಕಿತ್ಸೆಯನ್ನು ಪ್ರಾರಂಭಿಸಿರು. ಕೆಲವೇ ದಿನಗಳಲ್ಲಿ ಗಡ್ಡೆಯು ನಿಧಾನವಾಗಿ ಕರಗುವ ಅನುಭವವಾಗತೊಡಗಿತು.

2 ವಾರಗಳ ಬಳಿಕ, ಅಂದರೆ ಜೂನ್ 21, 2005ರಂದು ಆಕೆ ಪುನಃ ಸ್ಕ್ಯಾನಿಂಗ್ ಪರೀಕ್ಷೆ ಮಾಡಿಸಿದಾಗ, ಹಿಂದೆ 5.6 ಥ 2.5ಸೆಂ.ಮೀ. ಇದ್ದ ಗಡ್ಡೆಯು 2.6 ಥ 1.8 ಸೆಂ.ಮೀ.ಗೆ ಇಳಿದಿದೆ ಎಂದು ವರದಿಯಲ್ಲಿ ಕಂಡುಬಂದಿತ್ತು.

ಆಕೆಯ ಮೂತ್ರ ಚಿಕಿತ್ಸೆಯನ್ನು ಮುಂದುವರೆಸಿದರು ಮತ್ತು 45 ದಿನಗಳ ಬಳಿಕ ಆಕೆಯ ಎದೆಯಲ್ಲಿ ಯಾವುದೇ ಗಡ್ಡೆ ಇರಲಿಲ್ಲ, ಮತ್ತು ಆಕೆಯ ಸ್ತನದಲ್ಲಿದ್ದ ಗಡ್ಡೆಯು ಸಂಪೂರ್ಣವಾಗಿ ಮಾಯವಾಗಿರುವುದು ಕಂಡುಬಂದಿತ್ತು.

ಕ್ಯಾನ್ಸರ್ ಇದೆಯೆಂದು ರೋಗನಿರ್ಣಯ ಮಾಡಲಾದ ರೋಗಿಗಳು, ಆರಂಭಿಕ ಹಂತದಲ್ಲೇ ಮೂತ್ರ ಚಿಕಿತ್ಸೆಯನ್ನು ಅಳವಡಿಸಿಕೊಂಡು ಬಯಾಪ್ಸಿ, ಶಸ್ತ್ರಚಿಕಿತ್ಸೆ ಅಥವಾ ಕೀಮೋಥೆರಪಿ ಮಾಡಿಸಿಕೊಳ್ಳುವುದನ್ನು ತಪ್ಪಿಸಬಹುದು. ವಿವಿಧ ವೈದ್ಯಕೀಯ ಪರೀಕ್ಷೆಗಳಿಗೆ ಅವರು ಲಕ್ಷಾಂತರ ರೂಪಾಯಿ ಖರ್ಚು ಮಾಡುವ ಅಗತ್ಯವಿಲ್ಲ.

ಪುರಾವೆ – 6

4 ತಿಂಗಳಲ್ಲಿ ಅಂತ್ಯದ ನಾಲ್ಕನೆ ಹಂತದ ಕ್ಯಾನ್ಸರ್ ಗುಣವಾಯಿತು

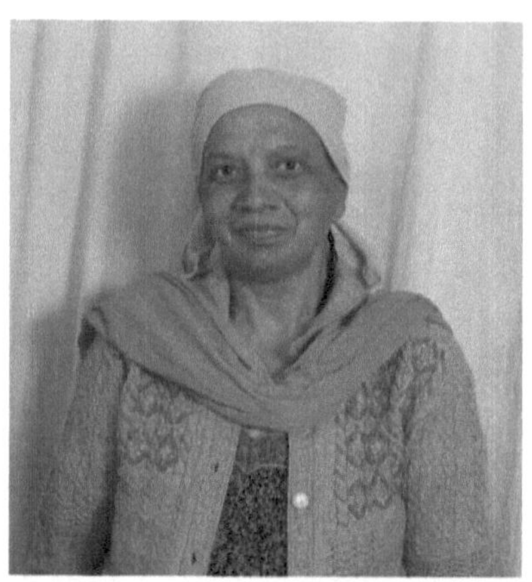

ಸ್ತನ, ಶ್ವಾಸಕೋಶ ಮತ್ತು ಮೂಳೆಯ ಕ್ಯಾನ್ಸರ್

ದೆಹಲಿಯ ನಿವಾಸಿಯಾದ 54 ವರ್ಷ ವಯಸ್ಸಿನ ಶ್ರೀಮತಿ ಸುರೇಶ್ ರಾಣಿ (ಮಹಿಳೆ) ಅವರಿಗೆ ಜುಲೈ 2012ರಲ್ಲಿ, ಮೆಟಾಸ್ಟಾಟಿಕ್ ಸ್ತನದ ಕಾರ್ಸಿನೋಮ, ಲಿಂಫ್ ನೋಡಲ್, ಮೂಳೆಯ ಮತ್ತು ಎಡ ಕಲಿಜೊತ್ತಿಗೆ ಪರಿಣಾಮ ಬೀರಿದ ಫ್ಲೂರಲ್ ಎಫ್ಯೂಶನ್ (ಸ್ತನದ, ಶ್ವಾಸಕೋಶದ ಮತ್ತು ಮೂಳೆಯ ಕ್ಯಾನ್ಸರ್) ಇರುವುದು ಪತ್ತೆಯಾಯಿತು. ಆಕೆಯು ಅಗತ್ಯವಾದ ವೈದ್ಯಕೀಯ ತಪಾಸಣೆ ಮತ್ತು ಬಯಸ್ಸಿ ಪರೀಕ್ಷೆ ಮಾಡಿಸಿಕೊಂಡರು. ಊಖಿ_ಅಖಿ ವರದಿಯಲ್ಲಿ, ರೋಗವು ವ್ಯಾಪಿಸಿದ್ದು, ಕ್ಯಾನ್ಸರ್ ಎರಡೂ ಶ್ವಾಸಕೋಶಗಳಿಗೆ, ಬಲ ಸ್ತನಕ್ಕೆ, ಮೂಳೆಗಳಿಗೆ ಮತ್ತು ದೇಹದ ಇತರ ಭಾಗಗಳಿಗೆ ಹರಡಿರುವುದು ತಿಳಿಯಿತು. ಆಕೆಯ ಶ್ವಾಸಕೋಶಗಳಲ್ಲಿ ಬಹಳಷ್ಟು ನೀರು ತುಂಬಿಕೊಂಡಿತ್ತು.

ಆಕೆಯು 4ನೇ ಹಂತದ ಕ್ಯಾನ್ಸರ್ ತಲುಪಿರುವ ಕಾರಣ ಆಕೆಗೆ ಕೀಮೊಥೆರಪಿ ಅಥವಾ ಯಾವುದೇ ಚಿಕಿತ್ಸೆ ನೀಡುವುದು ಸಾಧ್ಯವಿಲ್ಲ ಎಂದು ವೈದ್ಯರು ಹೇಳಿದರು. ಆಕೆಯು ಉಳಿಯುವ ಸಾಧ್ಯತೆಯೂ ಕಡಿಮೆ ಎಂದೂ ಹೇಳಿದರು.

ಈ ಹಿಂದೆ ಮೇ 2002ರಲ್ಲಿ ಆಕೆಯು ತಮ್ಮ ಎಡ ಸ್ತನದಿಂದ ಗೆಡ್ಡೆಯನ್ನು ತೆಗೆಸಲು ಶಸ್ತ್ರಚಿಕಿತ್ಸೆಗೆ ಒಳಗಾಗಿದ್ದರು. ಬಯಾಸ್ಸಿ ಪರೀಕ್ಷೆಯ ನಂತರ, ಅವರಿಗೆ ಇನ್ವೇಸೀವ್ ಡಕ್ಟಲ್ ಕಾರ್ಸಿನೊಮ (ಸ್ತನದ ಕ್ಯಾನ್ಸರ್) ಇರುವುದು ಪತ್ತೆಯಾಯಿತು. ಶಸ್ತ್ರಚಿಕಿತ್ಸೆಯ

ನಂತರ ಆಕೆಯು ಕೀಮೊಥೆರಪಿಯ 6 ಆವರ್ತನ ಮತ್ತು ರೇಡಿಯೊಥೆರಪಿಯ 16 ಆವರ್ತನಗಳನ್ನು ಪಡೆದುಕೊಂಡರು. ಪ್ರತಿ ವರ್ಷವೂ ಆಕೆಯು ವೈದ್ಯಕೀಯ ಪರೀಕ್ಷೆ ಮಾಡಿಸಿಕೊಂಡಿದ್ದು, ಎಲ್ಲವೂ ಸಹಜವಾಗಿದ್ದವು.

ಜೂನ್/ಜುಲೈ 2012ರ ತಿಂಗಳಲ್ಲಿ, ಆಕೆಯ ಆರೋಗ್ಯವು ಕ್ಷೀಣಿಸತೊಡಗಿತು. ಉಸಿರಾಟದಲ್ಲಿ ತೊಂದರೆ, ಕೈಕಾಲುಗಳಲ್ಲಿ ಊತ, ವಾಂತಿ ಮತ್ತು ದೇಹದಲ್ಲಿನ ನೋವಿನಿಂದಾಗಿ ಬಹಳ ಕಷ್ಟಪಡುತ್ತಿದ್ದರು. ಆಕೆಗೆ ಏನನ್ನೂ ತಿನ್ನುವುದಾಗಲಿ, ಜೀರ್ಣಿಸಿಕೊಳ್ಳುವುದಾಗಲಿ ಸಾಧ್ಯವಾಗಲಿಲ್ಲ. ಆಕೆಯು ಬಹಳ ನಿತ್ರಾಣವಾಗಿ, ಕೂರಲು, ನಿಲ್ಲಲು ಅಥವಾ ನಡೆಯಲು ಸಾಧ್ಯವಾಗದೆ ಹಾಸಿಗೆ ಹಿಡಿದರು.

ಸುರೇಶ್ ರಾಣೆಯವರ ಮಗಳಾದ ರಶ್ಮಿ ಅಂತರ್ಜಾಲದಲ್ಲಿ ಮೂತ್ರಚಿಕಿತ್ಸೆಯ ಬಗ್ಗೆ ನನ್ನ ಜಾಲತಾಣವನ್ನು ನೋಡಿದ್ದರು ಮತ್ತು ನನ್ನನ್ನು ದೂರವಾಣಿಯಲ್ಲಿ ಸಂಪರ್ಕಿಸಿ, ತನ್ನ ತಾಯಿಯ ವೈದ್ಯಕೀಯ ಇತಿಹಾಸವನ್ನು ತಿಳಿಸಿದರು. ಪತ್ರದ ಮೂಲಕ ತನ್ನ ತಾಯಿಯ ರೋಗನಿರ್ಣಯದ ವರದಿಗಳನ್ನು 09–09–2012 ರಂದು ನನಗೆ ಕಳಿಸಿದರು ಮತ್ತು ಮೂತ್ರಚಿಕಿತ್ಸೆಯ ಲಾಭಗಳ ಬಗ್ಗೆ ನನ್ನೊಂದಿಗೆ ಚರ್ಚಿಸಿದರು.

ನನ್ನ ಸಲಹೆಯ ಮೇರೆಗೆ ಶ್ರೀಮತಿ ಸುರೇಶ್ ರಾಣೆ 12–09–2012ರಂದು ಮೂತ್ರಚಿಕಿತ್ಸೆ ಆರಂಭಿಸಿದರು. ಆಕೆಯು ಬಹಳ ನಿತ್ರಾಣವಾಗಿಯೂ ಮತ್ತು ಅಸ್ಥಿರವಾಗಿಯೂ ಇದ್ದುದರಿಂದ, ಆಕೆಯ ಪುತ್ರಿ ರಶ್ಮಿಯು ಅಗಾಧ ಪ್ರಮಾಣದ ನೀರನ್ನು ಕುಡಿದು, ಲಘು ಆಹಾರವನ್ನು ಸೇವಿಸುವ ವಿಧಾನವನ್ನು ಅಳವಡಿಸಿಕೊಂಡು, ಆಕೆಯು ತಿಳಿ, ವಾಸನೆರಹಿತ ಮೂತ್ರವನ್ನು ವಿಸರ್ಜಿಸುವಂತೆ ಆದರು. ಆಕೆಯು ತನ್ನ ಮೂತ್ರವನ್ನು ಸಂಗ್ರಹಿಸಿ, ಅದನ್ನು ತನ್ನ ತಾಯಿಗೆ ಕುಡಿಯಲು ನೀಡಿದರು ಮತ್ತು ಆಕೆಯ ತನ್ನ ಮೂತ್ರದಿಂದ ತಾಯಿಯ ಪೂ ದೇಹದ ಮಸಾಜ್ ಕೂಡ ಮಾಡುತ್ತಿದ್ದರು.

ಕೇವಲ ಮೂರು ದಿನಗಳಲ್ಲಿ ಆಕೆಗೆ ದೇಹದಲ್ಲಿ ಶಕ್ತಿ ಮತ್ತು ಚೈತನ್ಯ ತುಂಬಿದ ಅನುಭವವಾಯಿತು. ಯಾವುದೇ ಕಷ್ಟವಿಲ್ಲದೆ ಉಸಿರಾಡಲು ಸಾಧ್ಯವಾಯಿತು. ಅಕೆಯು ತಾನೇ ಎದ್ದು, ತನ್ನ ಮೂತ್ರವನ್ನು ಕುಡಿಯುವುದು ಸಾಧ್ಯವಾಯಿತು. ನಿಧಾನವಾಗಿ ಆಕೆಯ ಪ್ರತಿರೋಧ ಶಕ್ತಿಯು ವರ್ಧಿಸಿ, ದಿನೇ ದಿನೇ ಆಕೆಯ ಆರೋಗ್ಯವು ಸುಧಾರಿಸಿತು.

ಹೆಚ್ಚು ಪ್ರಮಾಣದ ನೀರು, ಹಣ್ಣಿನ ರಸಗಳಲ್ಲೂ ಕುಡಿದು, ಲಘು ಆಹಾರವನ್ನು ಸೇವಿಸುವ ಮೂಲಕ ಆಕೆಯು ಮೂತ್ರಚಿಕಿತ್ಸೆಯ ಸರಿಯಾದ ವಿಧಾನವನ್ನು

ಅಳವಡಿಸಿಕೊಂಡರು. ಇದರ ಜೊತೆಗೆ ಆಕೆಯ ತನ್ನ ಮಗಳ ಮೂತ್ರವನ್ನೂ ಸೇವಿಸುತ್ತಿದ್ದರು, ಜೊತೆಗೆ ತಮ್ಮ ಸ್ವಂತ ಮೂತ್ರವನ್ನೂ ಸೇವಿಸುತ್ತಿದ್ದರು ಮತ್ತು ಮೂತ್ರದಿಂದ ದಿನಕ್ಕೆರಡು ಬಾರಿ ತನ್ನ ದೇಹವನ್ನು ಮಾಲಿಶ್ ಮಾಡಿಕೊಳ್ಳುತ್ತಿದ್ದರು.

2 ವಾರಗಳಲ್ಲಿ (14 ದಿನಗಳು) ಆಕೆಯ ಪ್ರತಿರೋಧ ಶಕ್ತಿಯು ವರ್ಧಿಸಿ, ಆಕೆಯ ದೇಹದಲ್ಲಿ ಚೈತನ್ಯ ತುಂಬಿತು ಮತ್ತು ಆಕೆಯು ಸ್ಥಿರವಾದರು. ಆಕೆಗೆ ಲಘು ಆಹಾರ ಸೇವಿಸಿ, ಜೀರ್ಣಿಸಿಕೊಳ್ಳುವುದು ಸಾಧ್ಯವಾಯಿತು. ಆಕೆಗೆ ನಿಲ್ಲಲು, ನಿಧಾನವಾಗಿ ನಡೆಯಲು ಸಾಧ್ಯವಾಯಿತು. ಆಕೆಯ ಕೈಕಾಲುಗಳ ಊತ ಮತ್ತು ದೇಹದ ನೋವು ಶಮನವಾಯಿತು. ಆಕೆಯ ಶ್ವಾಸಕೋಶಗಳಲ್ಲಿದ್ದ ನೀರಿನ ಪ್ರಮಾಣ ತಗ್ಗಿತು ಮತ್ತು ಆಕೆಗೆ ಸಹಜವಾಗಿ ಉಸಿರಾಡುವುದು ಸಾಧ್ಯವಾಯಿತು.

ಉತ್ತಮವಾದ ಮತ್ತು ಸ್ವಲ್ಪ ಶೀಘ್ರವಾದ ಫಲಿತಾಂಶಕ್ಕಾಗಿ ಆಕೆಯು 7 ದಿನಗಳ ಅಂತರದಲ್ಲಿ ಲಘು ಕೀಮೊಥೆರಪಿ ಮಾಡಿಸಿಕೊಳ್ಳಬಹುದು ಎಂದು ನಾನು ಸಲಹೆ ನೀಡಿದೆ. ಲಘು ಕೀಮೊಥೆರಪಿಯಿಂದ ಕೆಲವು ಕ್ಯಾನ್ಸರ್ ಜೀವಕೋಶಗಳು ಕುಗ್ಗಿ, ನಾಶವಾಗುತ್ತವೆ ಮತ್ತು ಕ್ಯಾನ್ಸರ್ ಅನ್ನು ಗುಣಪಡಿಸಲು ಮೂತ್ರಚಿಕಿತ್ಸೆಯ ಜೊತೆಗೆ ಇದು ಬಹಳ ಸಹಾಯಕವಾದ ಮತ್ತು ಪೂರಕ ಚಿಕಿತ್ಸೆಯಾಗಿದೆ.

ದೆಹಲಿಯ ಆಕ್ಸನ್ ಕ್ಯಾನ್ಸರ್ ಆಸ್ಪತ್ರೆಯ ಡಾ|| ಹರಿ ಗೋಯಲ್ ಅವರನ್ನು ಇವರು ಸಂಪರ್ಕಿಸಿದ್ದು, ಸುರೇಶ್ ರಾಣಿಯನ್ನು ತಪಾಸಣೆ ಮಾಡಿದ ವೈದ್ಯರು, ಆಕೆಯ ಆರೋಗ್ಯದಲ್ಲಾದ ಸುಧಾರಣೆಯನ್ನು ಕಂಡು ಸಂತಸಪಟ್ಟರು. 26 ಸೆಪ್ಟೆಂಬರ್ ನಿಂದ ಅವರು 7 ದಿನಗಳ ಅಂತರದಲ್ಲಿ ಡಾ|| ಹರಿ ಗೋಯಲ್ ಅವರ ಸುಪರ್ದಿಯಲ್ಲಿ ಉಪಶಮನಕಾರಕ ಕೀಮೊಥೆರಪಿ ಚುಚ್ಚುಮದ್ದು ಟಾಕ್ಸೆಲ್ 130 ಮಿ.ಗ್ರಾಂ ಪಡೆದುಕೊಂಡರು.

ಕೀಮೊಥೆರಪಿ ಪಡೆದುಕೊಳ್ಳುತ್ತಿದ್ದಾಗ ಅವರು ತಮ್ಮ ಮಗಳ ಮೂತ್ರ ಸೇವಿಸುತ್ತಿದ್ದರು ಮತ್ತು ಇದಾದ 24 ಘಂಟೆಗಳ ನಂತರ ಆಕೆಯು ತಮ್ಮದೇ ಮೂತ್ರವನ್ನು ಸೇವಿಸುತ್ತಿದ್ದರು. ಕೀಮೊಥೆರಪಿಯ ಸಮಯದಲ್ಲಿ ಮತ್ತು ನಂತರ ಅವರಿಗೆ, ಇದರ ಅಡ್ಡಪರಿಣಾಮಗಳಾದ ನಿಶ್ಯಕ್ತಿ, ಸುಸ್ತು, ಜೋಮುಹಿಡಿಯುವುದು ಮತ್ತು ಇತರ ಜಟಿಲತೆಗಳು ಕಾಣಿಸಿಕೊಳ್ಳಲಿಲ್ಲ. ಒಂದು ಬಾಟಲಿ ಗ್ಲುಕೋಸ್/ರಕ್ತ ಪಡೆದುಕೊಳ್ಳಲು ಆಸ್ಪತ್ರೆಗೆ ಭೇಟಿ ನೀಡಿದ ಅನುಭವವಾಗುತ್ತಿತ್ತು.

ಕೀಮೊಥೆರಪಿಯ 2 ಆವರ್ತನಗಳ ನಂತರ, ಅವರ ತಪಾಸಣೆ ಮಾಡಿದ ವೈದ್ಯರು ಆಕೆಯು ಸ್ಥಿರವಾಗಿದ್ದಾರೆ, ಆಕೆಯ ಶ್ವಾಸಕೋಶಗಳಲ್ಲಿ ಯಾವುದೇ ನೀರಿಲ್ಲದೆ,

ಪೂರ್ಣವಾಗಿ ಸ್ವಚ್ಛವಾಗಿದೆಯೆಂದು ತಿಳಿಸಿದರು. ಜೊತೆಗೆ ಕೀಮೊಥೆರಪಿಯ 12 ಆವರ್ತನಗಳನ್ನೂ ಮುಂದುವರೆಸಲು ಹೇಳಿದರು.

ಪ್ರತಿ 7 ದಿನಗಳ ಅಂತರದಲ್ಲಿ ಕೀಮೊಥೆರಪಿ ಪಡೆಯುವುದರ ಜೊತೆಗೆ ಆಕೆಯು ಮೂತ್ರಚಿಕಿತ್ಸೆಯನ್ನೂ ಮುಂದುವರೆಸಿದರು. ದಿನೇ ದಿನೇ ಅವರ ದೇಹದಲ್ಲಿ ಶಕ್ತಿ ಚೈತನ್ಯಗಳು ವರ್ಧಿಸಿದವು ಮತ್ತು ಆರೋಗ್ಯ ಸುಧಾರಿಸುತ್ತಿತ್ತು. ಶ್ವಾಸಕೋಶಗಳಲ್ಲಿನ ನೀರು, ಉಸಿರಾಟದ ತೊಂದರೆ, ತಳಮಳ, ವಾಂತಿ, ನಿಶ್ಯಕ್ತಿ, ಊದಿದ ಕೈಕಾಲು, ಮತ್ತು ದೇಹದಲ್ಲಿನ ತೀವ್ರ ನೋವು ಇವುಗಳಿಂದ ಮುಕ್ತರಾಗಿದ್ದರು. ಆಕೆಗೆ ಈಗ ಹಸಿವಾಗುತ್ತದೆ ಮತ್ತು ಆಹಾರವನ್ನು ಜೀರ್ಣಿಸಿಕೊಳ್ಳುವುದು ಸಾಧ್ಯವಾಗಿದೆ. ಆಕೆಗೆ ಕೂರಲು, ನಿಲ್ಲಲು ಮತ್ತು ನಡೆಯಲು, ಮೆಟ್ಟಲು ಹತ್ತಲು ಮತು ಆಕೆಯ ಸಹಕ ಚಟುವಟಿಕೆಗಳನ್ನು ಮಾಡಿಕೊಳ್ಳುವುದು ಸಾಧ್ಯವಾಗಿದೆ.

25 ಸೆಪ್ಟೆಂಬರ್ ಮತ್ತು 12 ಡಿಸೆಂಬರ್ 2002 ರ ಮಧ್ಯೆ ಅವರು ಉಪಶಮನಕಾರಕ ಕೀಮೊಥೆರಪಿ ಚುಚ್ಚುಮದ್ದು ಟಾಕ್ಸೊಲ್ 130 ಮಿ.ಗ್ರಾಂ 12 ಆವರ್ತನಗಳನ್ನು ಪಡೆದುಕೊಂಡರು. 12 ಡಿಸೆಂಬರ್ ನಂದು ಎದೆ ಮತ್ತು ಶ್ವಾಸಕೋಶಗಳ ಸ್ಕ್ಯಾನಿಂಗ್ ಕೂಡ ಮಾಡಿಸಿಕೊಂಡರು. ಸ್ಕ್ಯಾನಿಂಗ್ ವರದಿ ನೋಡಿದ ಡಾ॥ ಹರಿ ಗೋಯಲ್ ಸುರೇಶ್ ರಾಣೆಯವರ ಎದೆ ಮತ್ತು ಶ್ವಾಸಕೋಶಗಳು ಪೂರ್ಣವಾಗಿ ಆರೋಗ್ಯವಾಗಿದೆ ಎಂದು ಹೇಳಿದರು. ಅಂತಿಮ ಫಲಿತಾಂಶಗಳನ್ನು ತಿಳಿಯಲು ಕ್ಷಖಿ–ಅಖಿ ಸ್ಕ್ಯಾನಿಂಗ್ ಮಾಡಿಸಿಕೊಳ್ಳಲು ಸಲಹೆ ನೀಡಿದರು.

ಚಂಡೀಘಢದ ಕುಖಒಇಖ ಕ್ಯಾನ್ಸರ್ ಸಂಶೋಧನಾ ಕೇಂದ್ರದ ಕ್ಯಾನ್ಸರ್ ತಜ್ಞರಾದ ಡಾ॥ ಗುರುಪ್ರೀತ್ ಸಿಂಫ್ ಅವರನ್ನು ಭೇಟಿಯಾದ ಸುರೇಶ್ ರಾಣೆ, 11–01–2013ರಂದು ಅಲ್ಲಿ ಕ್ಷಖಿ–ಅಖಿ ಸ್ಕ್ಯಾನಿಂಗ್ ಮಾಡಿಸಿಕೊಂಡರು. ಆ ವರದಿಯಲ್ಲಿ, ದೇಹದಲ್ಲಿ ಯಾವುದೇ ಸಕ್ರಿಯವಾದ ಕ್ಯಾನ್ಸರ್ ಜೀವಕೋಶಗಳಿಲ್ಲದೇ ಇರುವುದು ಮತ್ತು ಎಲ್ಲಾ ಕ್ಯಾನ್ಸರ್ ಕೋಶಗಳು ಸತ್ತಿರುವುದಾಗಿ ತಿಳಿದುಬಂದಿತು. ಆಕೆಯು ಸಹಜವಾಗಿದ್ದು, ಕ್ಯಾನ್ಸರ್ ಇಲ್ಲದಿರುವುದು ವರದಿಯಿಂದ ತಿಳಿದುಬಂದಿತು.

ದೆಹಲಿಯ ಆಕ್ಸನ್ ಕ್ಯಾನ್ಸರ್ ಆಸ್ಪತ್ರೆಯ ಕ್ಯಾನ್ಸರ್ ತಜ್ಞರಾದ ಡಾ॥ ಹರಿ ಗೋಯಲ್ ಮತ್ತು ಚಂಡೀಘಢದ ಕುಖಒಇಖ ಕ್ಯಾನ್ಸರ್ ಸಂಶೋಧನಾ ಕೇಂದ್ರದ ಡಾ॥ ಗುರುಪ್ರೀತ್ ಸಿಂಫ್ ಅವರಿಗೆ ಆಕೆಯು ಸಹಜವಾಗಿದ್ದಾರೆಂದು ಕ್ಷಖಿ–ಅಖಿ ವರದಿಯಿಂದ ತಿಳಿದುಬಂದಿರುವುದು ಸಂತಸವಾಯಿತು.

ಕ್ಷಿಖಿ–ಅಖಿ ವರದಿಯನ್ನು ನೋಡಿದ ಬಹಳಷ್ಟು ವೈದ್ಯರು ಮತ್ತು ಕ್ಯಾನ್ಸರ್ ತಜ್ಞರು ಇದರಿಂದ ಆಶ್ಚರ್ಯಗೊಂಡಿದ್ದಾರೆ. ಮೂಳೆ, ಶ್ವಾಸಕೋಶಗಳು ಮತ್ತು ಲಿಂಫ್ ನೋಡ್‌ಗಳಿಗೆ ಹರಡಿದ್ದ ಅಂತಿಮ ಹಂತದ ಸ್ತನದ ಕ್ಯಾನ್ಸರ್‌ನಿಂದ ಬಳಲುತ್ತಿದ್ದ ರೋಗಿಯೊಬ್ಬರು ಕ್ಯಾನ್ಸರ್‌ನಿಂದ ಗುಣವಾದ ವಸ್ತುಸ್ಥಿತಿಯನ್ನು ಅವರು ನಂಬಲಾಗಲಿಲ್ಲ.

ಶ್ರೀಮತಿ ಸುರೇಶ್ ರಾಣೆಯವರು ಸಕಾರಾತ್ಮಕವಾದ ಧೋರಣೆಯೊಂದಿಗೆ ಮೂತ್ರಚಿಕಿತ್ಸೆಯನ್ನು ಅಳವಡಿಸಿಕೊಳ್ಳುವುದರ ಮೂಲಕ, ನಾಲ್ಕು ತಿಂಗಳ ಅಲ್ಪಾವಧಿಯಲ್ಲಿ (12 ಸೆಪ್ಟೆಂಬರ್ 2002 ರಿಂದ 11 ಜನವರಿ 2003) ಮೂಲಕ ಬದುಕುಳಿದಿದ್ದಾರೆ, ಮತ್ತು ಕ್ಯಾನ್ಸರ್ ನ ಅಂತಿಮ ಹಂತವನ್ನು ಜಯಿಸಿದ್ದಾರೆ. ಆಕೆಯು ಮೂತ್ರಚಿಕಿತ್ಸೆಯನ್ನು ಮುಂದುವರೆಸಿದ್ದಾರೆ. ಆಕೆಯು ಆರೋಗ್ಯವಾಗಿದ್ದು, ತಮ್ಮ ದೈನಂದಿನ ಸಹಜ ಕಾರ್ಯಗಳನ್ನು ಮಾಡಿಕೊಳ್ಳುತ್ತಿದ್ದಾರೆ.

ಮೇಲಿನ ಸತ್ಯಾಂಶ/ವಿವರಗಳನ್ನು ಇವರು ದೃಢಪಡಿಸಿದ್ದಾರೆ:

ಶ್ರೀಮತಿ ರಶ್ಮಿ, ಮೊ: 09217963629

ಶ್ರೀಮತಿ ಸುರೇಶ್ ರಾಣೆಯವರ ಪುತ್ರಿ.

ಇಮೇಲ್ nkj_24@yahoo.com

ಪುರಾವೆ – 7

ಹೊಟ್ಟೆಯ ಕ್ಯಾನ್ಸರ್

ಡಿಭಿಣಣಡಿಜ

ವಿನೋದ ಶೆಟ್ಟಿ   ದಿನಾಂಕ:

23.10.2011

ಇಂದ:

ವಿಜಯಲಕ್ಷ್ಮಿ ಶೆಟ್ಟಿ

ಬೆಂಗಳೂರು.

ಸಂಬಂಧಪಟ್ಟವರಿಗೆ

ನನ್ನ ತಾಯಿ, 55 ವರ್ಷ ವಯಸ್ಸಿನ ಶ್ರೀಮತಿ ವಿನೋದ ಶೆಟ್ಟಿ (ಮಹಿಳೆ) ಇವರು ಹೊಟ್ಟೆ ನೋವು, ಅಸಿಡಿಟಿ ಮತ್ತು ಗ್ಯಾಸ್ಟ್ರಿಕ್ ತೊಂದರೆಯಿಂದ ನರಳುತ್ತಿದ್ದು ನಾನು ಈ ಸಂಬಂದ ಹಲವಾರು ವೈದ್ಯರನ್ನು ಕಳೆದ ಮೂರು ವರ್ಷಗಳಿಂದ ಸಂಪರ್ಕಿಸಿದೆ. ಆಕೆಯು ಬಹಳಷ್ಟು ಮಾತ್ರೆಗಳನ್ನು ನುಂಗುತ್ತಿದ್ದರೂ ಕೂಡ ಆಕೆಗೆ ನೋವಿನಿಂದ ಮತ್ತು ಇತರೆ ತೊಂದರೆಗಳಿಂದ ಪರಿಹಾರ ಸಿಗಲಿಲ್ಲ. ಹಾಗೂ ಆಗಸ್ಟ್ 2010 ರಲ್ಲಿ ಅವರಿಗೆ ಸಂಪೂರ್ಣ ವೈದ್ಯಕೀಯ ಚೆಕ್ ಅಪ್ ಮಾಡಲಾಯಿತು. ಕಣ್ವ ಡಯಾಗ್ನಾಸ್ಟಿಕ್ ಸರ್ವೀಸ್ ಪ್ರೈ. ಲಿಮಿಟೆಡ್, ಬೆಂಗಳೂರು ಇವರಲ್ಲಿ ಎಂಡೋಸ್ಕೋಪಿ ಮತ್ತು ಬಯಾಪ್ಸಿ ಪರೀಕ್ಷೆ ನಡೆಸಿ, ಇದರಿಂದ ಆಕೆಗೆ ಹೊಟ್ಟೆ ಕ್ಯಾನ್ಸರ್ ಅಂದರೆ ಕಾರ್ಸಿನೊ ಸ್ಟೊಮಕ್ ಇದೆ ಎಂದು ಪತ್ತೆಯಾಯಿತು.

ಹಾಗೂ ಇದನ್ನು ಧೃಡಪಡಿಸಿಕೊಳ್ಳಲು ಮತ್ತೊಮ್ಮೆ ಅವರಿಗೆ ಎದೆ, ಕೆಳಹೊಟ್ಟೆ ಮತ್ತು ಪೆಲ್ವಿಸ್‌ನ ಸಿ ಟಿ ಸ್ಕ್ಯಾನಿಂಗ್ ಅನ್ನು ಫಾದರ್ ಮುಲ್ಲರ್ ಮೆಡಿಕಲ್ ಕಾಲೇಜ್, ಮಂಗಳೂರು ಇಲ್ಲಿ ಮಾಡಿಸಲಾಯಿತು, ಪರೀಕ್ಷೆಯ ನಂತರ ಬಂದ ವರದಿಯ ಮೇರೆಗೆ, ವೈದ್ಯರು ಮೂರು ಆವರ್ತನಗಳ ಕೀಮೋಥೆರಪಿಯ ಚಿಕಿತ್ಸೆಯನ್ನು ಪಡೆದುಕೊಳ್ಳಲು ವೈದ್ಯರು ಸಲಹೆ ಮಾಡಿದರು. ಹಾಗೂ ವೈದ್ಯರ ಸಲಹೆಯ ಮೇರೆಗೆ ಅವರು ಮೂರು ಆವರ್ತನಗಳ ಕೀಮೋಥೆರಪಿಯನ್ನು ಸೆಪ್ಟೆಂಬರ್, ಅಕ್ಟೋಬರ್ ಮತ್ತು ನವೆಂಬರ್ 2010 ರಲ್ಲಿ ಮಾಡಿಸಿಕೊಂಡರು, ಕೀಮೋಥೆರಪಿಯ ನಂತರ ಮತ್ತೊಮ್ಮೆ ಅಸ್ಪತ್ರೆಯಲ್ಲಿ ಮೂರು

ಬಾರಿ ನುಟ್ರೊಪೇನಿಯಾಗಾಗಿ ದಾಖಲಾದರು, ಇದು ವಾಂತಿ, ಸುಸ್ತು, ಜ್ವರ, ಲೋ ಬ್ಲಡ್ ಶುಗರ್, ಬಿಳಿ ರಕ್ತಕಣಗಳ ಎಣಿಕೆಯಲ್ಲಿ ಇಳಿಕೆ ಮತ್ತು ಮುಖ ಮತ್ತು ದೇಹದ ಇತರ ಭಾಗಗಳಲ್ಲಿ ಊತ ಮುಂತಾದ ಕೀಮೋಥೆರಪಿಯ ಅಡ್ಡಪರಿಣಾಮವಾಗಿದೆ".

ಕೀಮೋಥೆರಪಿಯ ಮೂರು ಆವರ್ತನಗಳ ನಂತರ ಮತ್ತೊಮ್ಮೆ ಎಂಡೊಸ್ಕೋಪಿ, ಹಿಸ್ಟೋಪಥಾಲಜಿ, ಬಯಾಪ್ಸಿ ಮತ್ತು ಸಿ ಟಿ ಸ್ಕ್ಯಾನಿಂಗ್ ಪರೀಕ್ಷೆಯನ್ನು ನವೆಂಬರ್ 2010 ರಲ್ಲಿ ಮಾಡಲಾಗಿ ಅವರಿಗೆ ಮಾಡಿದ ಕೀಮೋಥೆರಪಿಯಿಂದ ಅನುಕೂಲವಾಗಿದೆಯೇ ಎಂದು ಪರೀಕ್ಷಿಸಲಾಯಿತು. ಆದರೆ ಫಲಿತಾಂಶದಲ್ಲಿ ಯಾವುದೇ ಸುಧಾರಣೆ ಕಾಣಬರಲಿಲ್ಲ. ಫಾದರ್ ಮುಲ್ಲರ್ ಅಸ್ಪತ್ರೆಯ ವೈದ್ಯರು, ಶಸ್ತ್ರಚಿಕಿತ್ಸೆಗೆ ಒಳಗಾಗುವುದು ಮತ್ತು ಸಂಪೂರ್ಣವಾಗಿ ಹೊಟ್ಟೆಯ ಶಸ್ತ್ರಚಿಕಿತ್ಸೆಯನ್ನು ಮಾಡುವುದು ಹಾಗೂ ಅದರ ನಂತರ ಕೀಮೋಥೆರಪಿಯನ್ನು ಮತ್ತೊಮ್ಮೆ ಮಾಡುವುದು ಒಂದೇ ಮಾರ್ಗವೆಂದರು. ಹಾಗೂ ವೈದ್ಯರು ಆಕೆಯ ಆರೋಗ್ಯ ಸ್ಥಿತಿ ಸುದಾರಣೆಯಾಗುವುದು ಕೇವಲ ಶೇಕಡ 50% ರಷ್ಟೇ ಎಂದು ಕೂಡ ತಿಳಿಸಿದರು.

ನಾನು ಮಂಗಳೂರಿನಲ್ಲಿ ಇದ್ದಾಗ ಶ್ರೀ ಜಗದೀಶ ಬುರಾನಿಯವರ ಸಂಪರ್ಕವಾಯಿತು ಹಾಗೂ ನನ್ನ ತಾಯಿಯವರ ಕೇಸ್ ಚರಿತ್ರೆಯನ್ನು ವಿವರಿಸಿದೆ ಮತ್ತು ಅವರ ಪರೀಕ್ಷಾ ವರದಿಗಳನ್ನು ಅವರಿಗೆ ಕಳುಹಿಸಿಕೊಟ್ಟೆ. ಆಗ ಅವರು ಮೂತ್ರ ಚಿಕಿತ್ಸೆಯಿಂದ ಆಗುವ ಲಾಭಗಳ ಬಗ್ಗೆ ವಿವರಣೆ ನೀಡಿದರು ಮತ್ತು ನನಗೆ ಅಶ್ವಾಸನೆ ಕೊಟ್ಟಿದ್ದು ಎನೆಂದರೆ ನನ್ನ ತಾಯಿಯು ಪಡುತ್ತಿರುವ ನೋವಿನಿಂದ ಮುಕ್ತರಾಗುವರೆಂದು ಹಾಗೂ ಸಾಮಾನ್ಯ ಜೀವನವನ್ನು ಸಾಗಿಸುವರು ಎಂದು ಹಾಗೂ ಯಾವುದೇ ಶಸ್ತ್ರಚಿಕಿತ್ಸೆ ಅಥವಾ ಕೀಮೋಥೆರಪಿಯ ಅವಶ್ಯಕತೆ ಇಲ್ಲವೆಂದು ತಿಳಿಸಿದರು. ನಾನು ಹೇಗೋ ಮಾಡಿ ಈ ಚಿಕಿತ್ಸೆಯನ್ನು ಪಡೆಯಲು ನನ್ನ ತಾಯಿಯನ್ನು ಒಪ್ಪಿಸಿದೆ ಹಾಗೂ ಇದರಿಂದ ಆಗುವ ಲಾಭಗಳನ್ನು ಕೂಡ ವಿವರಿಸಿದೆ.

ನನ್ನ ತಾಯಿಯು ಮೂತ್ರ ಚಿಕಿತ್ಸೆಯನ್ನು ದಿನಾಂಕ 16.12.2010 ರಂದು ಪ್ರಾರಂಭ ಮಾಡಿದರು ಹಾಗೂ ಕೇವಲ 30 ದಿನಗಳ ಅವಧಿಯಲ್ಲಿ ಅವರ ಪರಿಸ್ಥಿತಿಯಲ್ಲಿ ಚೇತರಿಕೆಯಾಗಿ ಅವರು ಎಲ್ಲಾ ತೀವ್ರತರ ತೊಂದರೆಗಳಿಂದ ಪಾರಾದರು ಅಂದರೆ ಹೊಟ್ಟೆ ನೋವು, ಅಸಿಡಿಟಿ, ಗ್ಯಾಸ್ಟ್ರಿಕ್ ತೊಂದರೆ, ಮುಖದಲ್ಲಿ ಊತ ಮತ್ತು ಇತರೆ ದೇಹದ ಭಾಗದಲ್ಲಿ ಇದ್ದ ತೊಂದರೆಗಳು. ಆಕೆಗೆ ನವಚೈತನ್ಯವು ಬಂದಂತಾಗಿ ತನ್ನ ಸಹಜ ಚಟುವಟಿಕೆಗಳನ್ನು ಮಾಡಿಕೊಳ್ಳಲು ಪ್ರಾರಂಭಿಸಿದಳು. ಹಾಗೂ ಚಿಕಿತ್ಸೆಯನ್ನು ಉತ್ಸಾಹವಾಗಿ ಮುಂದುವರಿಸಿಕೊಂಡು ಹೋದಳು. ತಲೆಯಲ್ಲಿ ಕೂದಲು ಬೆಳೆಯುವುದಕ್ಕೆ

ಪ್ರಾರಂಭವಾಗಿತ್ತು, ಏಕೆಂದರೆ ಆಕೆಗೆ 1ನೇ ಆವರ್ತನದ ಕೀಮೋಥೆರಪಿಯ ಚಿಕಿತ್ಸೆಯಲ್ಲಿ ಕೂದಲು ಉದುರಿಹೋಗಿತ್ತು.

ಈ ಅವಧಿಯಲ್ಲಿ ನಾನಗಲೀ ನನ್ನ ತಾಯಿಯಾಗಲೀ ಶ್ರೀ ಜಗದೀಶ ಬುರಾನಿಯವರನ್ನು ಮುಖತ: ಭೇಟಿ ಮಾಡಿರಲಿಲ್ಲ. ಅವರೊಡನೆ ದೂರವಾಣಿ ಮೂಲಕ ಸಂಪರ್ಕದಲ್ಲಿದ್ದೆವು ಹಾಗೂ ಮೂತ್ರ ಚಿಕಿತ್ಸೆಯನ್ನು ಅವರ ಸಲಹೆಯ ಮೇರೆಗೆ ಮಾಡಲಾಗುತ್ತಿದ್ದು, ಅಕೆಯು ಸಂಪೂರ್ಣವಾಗಿ ಡಯಟ್ ನಲ್ಲಿ ಇದ್ದ ಹಾಗೂ ಅವರು ಶಿಫಾರಸ್ಸು ಮಾಡಿದ ಆಹಾರವನ್ನು ಮಾತ್ರ ಸೇವನೆ ಮಾಡುತ್ತಿರುವರು. ಅವರು ಮೂತ್ರದಿಂದ ದಿನಕ್ಕೆ 2 ಬಾರಿ ಮಸಾಜ್ ಮಾಡಿಕೊಂಡು ಹಾಗೂ ಮೂತ್ರ ವೆಟ್ ಪಾಕನ್ನು ದಿನದ ಸಮಯದಲ್ಲಿ, ಹಾಗೂ ಕನಿಷ್ಟ 3 ಲೀಟರ್ ಮೂತ್ರವನ್ನು ಸೇವನೆ ಮಾಡುತ್ತಿರುವರು.

5 ತಿಂಗಳ ಮೂತ್ರ ಚಿಕಿತ್ಸೆಯ ನಂತರ, ಮತ್ತೊಮ್ಮೆ ಸಿ ಟಿ ಸ್ಕ್ಯಾನಿಂಗ್ ಮತ್ತು ರಕ್ತದ ಪರೀಕ್ಷೆಯನ್ನು ಆಗಸ್ಟ್ 2010 ರಲ್ಲಿ ಫಾದರ್ ಮುಲ್ಲರ್ ಮೆಡಿಕಲ್ ಕಾಲೇಜು ಅಸ್ಪತ್ರೆ, ಮಂಗಳೂರು, ಇಲ್ಲಿ ಮಾಡಿಸಿ, ಡಾ. ದಿನೇಶ್ ಶೆಟ್ಟಿ, ಮೆಡಿಕಲ್ ಅಂಕಾಲಜಿಸ್ಟ್ ರವರನ್ನು ಭೇಟಿ ಮಾಡಿದೆವು. ಎಲ್ಲಾ ವರದಿಗಳನ್ನು ನೋಡಿ, ಆಕೆಯನ್ನು ಪರೀಕ್ಷೆ ಮಾಡಿದ ನಂತರ, ವೈದ್ಯರು ಅಕೆಯ ದೇಹದ ಸ್ಥಿತಿಯು ತೊಂದರೆಯಿಲ್ಲದೆ ಮತ್ತು ರೋಗವು ದೇಹದ ಬೇರೆಡೆಗೆ ಹರಡದೆ ಉಲ್ಬಣವಾಗದೆ ಇರುವುದಾಗಿ ಹೇಳಿದರು, ಮತ್ತು ಮೂತ್ರ ಚಿಕಿತ್ಸೆಯನ್ನು ಮುಂದುವರಿಸಿಕೊಂಡು ಹೋಗಲು ಸಲಹೆ ಮಾಡಿದರು.

8 ತಿಂಗಳ ನಂತರ ನಾವು ಬೆಂಗಳೂರಿಗೆ ವಾಪಸ್ ಬಂದು ಎಂಡೊಸ್ಕೊಪಿ ಪರೀಕ್ಷೆ ಮತ್ತು ಇತರೆ ಅವಶ್ಯಕ ರಕ್ತ ಪರೀಕ್ಷೆಯನ್ನು ಕಣ್ವ ಡಯಾಗ್ನಾಸ್ಟಿಕ್ ಸರ್ವೀಸಸ್ ಪ್ರೈ ಲಿ. ಬೆಂಗಳೂರು ಇಲ್ಲಿ ದಿನಾಂಕ 10.8.2010 ರಂದು ಮಾಡಿಸಿದೆವು. ಈಗಿನ ಮತ್ತು ಹಿಂದಿನ ಎಂಡೊಸ್ಕೊಪಿ ವರದಿಯಲ್ಲಿ ಹೇಳಿಕೊಳ್ಳುವಂತಹ ಬದಲಾವಣೆ ಕಂಡುಬರದಿದ್ದರೂ, ರಕ್ತ ಪರೀಕ್ಷೆ ಹೇಮೊಟಾಲಜಿ, ಬಯೋ ಕೆಮಿಸ್ಟ್ರಿ ಮತ್ತು ಇತರೆ ವರದಿಗಳು ಸಾಮಾನ್ಯ ಶ್ರೇಣಿಯಲ್ಲಿ ಇರುವುದು ಕಂಡು ಬಂದಿತು.

ದಿನಾಂಕ 11.10.2011 ನಾನು ಡಾ.ಬಿ.ಎಸ್.ಅಜಯ್ ಕುಮಾರ್, ಅಧ್ಯಕ್ಷರು ಸಿ ಇ ಓ ಮತ್ತು ಅಂಕಾಲಜಿಸ್ಟ್, ಹೆಚ್ ಸಿ ಜಿ ಕ್ಯಾನ್ಸರ್ ಅಸ್ಪತ್ರೆ, ಬೆಂಗಳೂರು ಇವರನ್ನು ಭೇಟಿ ಮಾಡಿದೆ, ಅವರ ಹಿಂದಿನ ವರದಿಗಳು ಮತ್ತು ಪ್ರಸಕ್ತ ವರದಿಗಳನ್ನು ಸಂಪೂರ್ಣವಾಗಿ ಓದಿ ಮತ್ತು ಅವರನ್ನು ಪರೀಕ್ಷೆ ಮಾಡಿದ ನಂತರಾ. ಡಾ.ಬಿ.ಎಸ್. ಅಜಯಕುಮಾರ್ ರವರು, ಈಗ ಮಾಡುತ್ತಿರುವ ಮೂತ್ರ ಚಿಕಿತ್ಸೆಯನ್ನೇ ಮುಂದುವರಿಸಲು ಸಲಹೆ ನೀಡಿದರು.

ಆಕೆಯು ಯಾವುದೇ ದೊಡ್ಡ ಶಸ್ತ್ರಚಿಕಿತ್ಸೆ ಅಂದರೆ ಹೊಟ್ಟೆಯನ್ನು ತೆಗೆದುಹಾಕುವ ಮತ್ತು ವೈದ್ಯರು ಹೇಳಿದಂತೆ ಯಾವುದೆ ಮುಂದಿನ ಕೀಮೋಥೆರಪಿಯಿಲ್ಲದೆ ಜೀವಿಸುತ್ತಿರುವರು, ಅಕೆ ಏನಾದರೂ ಶಸ್ತ್ರಚಿಕಿತ್ಸೆಗೆ ಒಳಪಟ್ಟಿದ್ದರೆ ಸಂಪೂರ್ಣವಾಗಿ ಹಾಸಿಗೆ ಹಿಡಿಯಬೇಕಾಯಿತು ಹಾಗೂ ಅವರಿಗೆ ಅತಿ ಹೆಚ್ಚಿನ ದೈಹಿಕ ನೋವು ಮತ್ತು ಮಾನಸಿಕ ವೇದನೆಯಾಗಿ ಅದನ್ನು ವಿವರಿಸಲಾಗುವುದಿಲ್ಲ. ಈಗ ಇಕೆಯು ಕಳೆದ 10 ತಿಂಗಳಿಂದ ಮೂತ್ರ ಚಿಕಿತ್ಸೆಯನ್ನು ಪಡೆಯುತ್ತಿದ್ದು, ಹಾಗೂ ಅವರಿಗೆ ಈ ಹಿಂದೆ ಇದ್ದ ಎಲ್ಲಾ ತೊಂದರೆ ಮತ್ತು ನೋವುಗಳಿಂದ ಪಾರಾಗಿ ಆರೋಗ್ಯಕರವಾಗಿ ಇರುವರು. ಮೂತ್ರ ಚಿಕಿತ್ಸೆಗೆ ಒಳಪಟ್ಟ ಮೇಲೆ ಅವರು ಯಾವುದೆ ವೈದ್ಯರನ್ನು ಭೇಟಿ ಮಾಡಿಲ್ಲ ಅಥವಾ ಆರೋಗ್ಯ ತೊಂದರೆಯಿಂದಾಗಿ ಅಸ್ಪತ್ರೆಗೆ ಭೇಟಿ ನೀಡಿರುವುದಿಲ್ಲ.

ನಾನು ವೈಯಕ್ತಿಕವಾಗಿ ಮೂತ್ರ ಚಿಕಿತ್ಸಾ ವಿಧಾನದ ಫಲವನ್ನು ಕಂಡುಕೊಂಡ ಮೇಲೆ, ಈ ಮೂಲಕ ನಾನು ಯಾರು ಕ್ಯಾನ್ಸರ್ ರೋಗದಿಂದ ನರಳುತ್ತಿರುವರೋ ಅವರಿಗೆ ಮನಃಪೂರ್ತಿಯಾಗಿ ಈ ಮೂತ್ರ ಚಿಕಿತ್ಸೆಯನ್ನು ಪಡೆದು ಅವರು ಎದುರಿಸುತ್ತಿರುವ ತೊಂದರೆಯಿಂದ ಪಾರಾಗಲು ಮತ್ತು ಇದರಿಂದ ಅನುಕೂಲತೆಗಳನ್ನು ಪಡೆಯಲು ಈ ಚಿಕಿತ್ಸೆಯನ್ನು ಪಡೆಯಲು ಶಿಪಾರಸ್ಸು ಮಾಡುತ್ತೇನೆ. ಇದಕ್ಕೆ ಹೆಚ್ಚು ಖರ್ಚು ವೆಚ್ಚಗಳು ಕೂಡ ಇರುವುದಿಲ್ಲ. ನಾನು ಈ ಮೂಲಕ ಮಾಧ್ಯಮ ಮತ್ತು ಸಂಘ ಸಂಸ್ಥೆಗಳವರಲ್ಲಿ ಕೂಡ ಮನವಿ ಮಾಡಿಕೊಂಡು ಜನರಲ್ಲಿ ಈ ಮೂತ್ರ ಚಿಕಿತ್ಸಾ ಪದ್ಧತಿಯ ಒಳಿತಿನ ಬಗ್ಗೆ ಮನವರಿಕೆ ಮಾಡಿ ಜನಸಾಮಾನ್ಯರಿಗೆ ಒಳಿತು ಮಾಡಲು ಕೋರುತ್ತೇನೆ.

ಸಹಿ ವಿಜಯಲಕ್ಷ್ಮಿ ಶೆಟ್ಟಿ

ಇ ಮೇಲ್

vijilshetty@yahoo.com

ಮೊಬೈಲ್ ನಂ. 9241148356

ಪುರಾವೆ – 8

ಪ್ಯಾಪಿಲರಿ ಅಡೆನೊಕಾರ್ಸಿನೋಮ
(ಓವೇರಿಯನ್ ಕ್ಯಾನ್ಸರ್)

ಶ್ರೀಮತಿ ಮಮತ (ಮಹಿಳೆ), ವಯಸ್ಸು 28 ವರ್ಷ, ಇವರು ಅಸ್ಪತ್ರೆಗೆ ದಾಖಲಾಗಿ ಈ ಕೆಳಕಾಣಿಸಿದ ಶಸ್ತ್ರಚಿಕಿತ್ಸೆಗೆ ಒಳಗಾದರು:

ಸ್ಟೇಜಿಂಗ್ ಲಪ್ರೊಕ್ಟೊಮಿ (ಓವೆರಿಯನ್ ಟ್ಯೂಮರ್)

ಟೋಟಲ್ ಹಿಸ್ಟರಿಕ್ಟೊಮಿ (ಯುಟರಸ್ ತೆಗೆಯುವಿಕೆ)

ಬೈಲಾಟರಲ್ ಸಲ್ಪಿಂಗೊ ಒಫೆರೆಕ್ಟೊಮಿ (ಎರಡು ಓವರಿಗಳನ್ನು ತೆಗೆಯುವಿಕೆ)

ಮತ್ತು ಇಂಪ್ರಾ ಕಾಲಿಕ್ ಅಮೆನೆಕ್ಟೊಮಿ ಮತ್ತು ಅಪ್ಪೆಂಡೆಕ್ಟೊಮಿ (ಅಪ್ಪೆಂಡಿಸ್ ತೆಗೆಯುವಿಕೆ)

ಪರೀಕ್ಷೆಯ ನಂತರ ಮತ್ತು ಹಲವಾರು ಟೆಸ್ಟುಗಳ ನಂತರ ಆಕೆಯ ಪರೀಕ್ಷಾ ವರದಿಯು: ಪಾಪಿಲರಿ ಅಡೆನೊಕಾರ್ಸಿನೊಮ, ಓವೇರಿಯನ್ ಕ್ಯಾನ್ಸರ್ ಎಂದು 2009 ನವೆಂಬರಲ್ಲಿ ಖಚಿತವಾಯಿತು. ಹಾಗೂ ವೈದ್ಯರು ಆಕೆಗೆ 6 ಸೈಕಲ್ ಕೆಮೋಥೆರಪ್ ಚಿಕಿತ್ಸೆಗೆ ಒಳಗಾಗಲು ಹಾಗೂ ಈ ರೀತಿ ಪ್ರತಿ 15 ದಿನಕ್ಕೊಮ್ಮೆ 3 ತಿಂಗಳ ಅವದಿಯ ಕಾಲ ಒಳಗಾಗಲು ತಿಳಿಸಿದರು. ಶಸ್ತ್ರಚಿಕಿತ್ಸೆಯ ನಂತರ ಆಕೆಗೆ ಹೊಟ್ಟೆಯಲ್ಲಿ ನೋವು, ದೇಹದಲ್ಲಿ ಬಲಹೀನತೆ ಹಾಗೂ ನಡೆಯುವುದಕ್ಕೆ ತೊಂದರೆಯಾಗುತ್ತಿತ್ತು, ಹಾಗೂ ಮೂತ್ರ ವಿಸರ್ಜನೆ ಮಾಡುವಾಗ ರಕ್ತವು ಹೋಗುತ್ತಿತ್ತು, ಹಾಗೂ ಅದು ನಿಯಂತ್ರಣಕ್ಕೆ ಬರುತ್ತಿರಲಿಲ್ಲ.

ಇವರು ಮೂತ ಚಿಕಿತ್ಸೆಯನ್ನು ನವೆಂಬರ್ 2009 ರಲ್ಲಿ ಪ್ರಾರಂಭಿಸಿ ತಾನು ತೆಗೆದುಕೊಳ್ಳುತ್ತಿದ್ದ ಎಲ್ಲಾ ಗುಳಿಗೆಗಳನ್ನು ನಿಲ್ಲಿಸಿದಳು. ಕೇವಲ 10 ದಿನಗಳ ಅಲ್ಪ ಅವಧಿಯಲ್ಲಿ ರಕ್ತಸ್ರಾವ ಸಂಪೂರ್ಣವಾಗಿ ನಿಂತು, ಮತ್ತು ಹೊಟ್ಟೆಯ ನೋವಿನಿಂದಲೂ ಮುಕ್ತಿ ಹೊಂದಿದಳು, ಬಲಹೀನತೆ ರಕ್ತಸ್ರಾವ ಮತ್ತು ಇತರೆ ಹಲವಾರು ತೊಂದರೆಗಳಿಂದ ಪಾರಾಗಿ ಆರಾಮವಾಗಿ ನಡೆಯಲಾರಂಬಿಸಿದಳು.

ಇವರು 3 ತಿಂಗಳ ಕಾಲ ಚಿಕಿತೆಯನ್ನು ನಿರಂತರವಾಗಿ ಪಾಲಿಸಿದ್ದು, ಈ ಮೂರು ತಿಂಗಳ ಕಾಲಾವಧಿಯ ಚಿಕಿತ್ಸೆಯ ಕಾಲದಲ್ಲಿ ತನ್ನ ಎಲ್ಲಾ ನೋವುಗಳಿಂದ ಪಾರಾಗಿ ಹಾಗೂ

ದೇಹದಲ್ಲಿ ಶಕ್ತಿಯು ಬಂದಿತು. ವೈದ್ಯರು ಆಕೆಗೆ ನವೆಂಬರ್ 2009 ರಲ್ಲಿ ಕೆಮೋಥರೆಪಿಗೆ ಒಳಗಾಗಲು ಹೇಳಿದರು ಕೂಡ,ಕೀಮೋಥೆರಪಿ ಅಥವಾ ಬೇರೆ ಯಾವುದೇ ಚಿಕಿತ್ಸೆಯನ್ನು ಪಡೆಯದೆ, ಇಕೆಯು ಆರೋಗ್ಯಕರವಾಗಿ ಮತ್ತು ದೈನಂದಿನ ಚಟುವಟಿಕೆಗಳನ್ನು ಯಾವುದೆ ತೊಂದರೆ ಇಲ್ಲದೆ ನಡೆಸಿಕೊಂಡು ಹೋಗುತ್ತಿರುವರು. ಹಾಗೂ ಆಕೆಯ ಕೂದಲು ಕೂಡ ದೃಡವಾಗಿ 9 ಇಂಚು ಕೂದಲು ಬೆಳೆದಿದೆ.

ಮೂತ್ರ ಚಿಕಿತ್ಸಾ ವಿಧಾವನ್ನು ಅಳವಡಿಸಿಕೊಂಡ ನಂತರ ಆಕೆಯು ಆರೋಗ್ಯಕರವಾಗಿ ಇದ್ದು, ಯಾವುದೇ ವೈದ್ಯರನ್ನಾಗಲೀ ಅಥವಾ ಅಸ್ಪತ್ರೆಗೆ ಆಗಲೀ ಇಂದಿನ ತನಕ ಹೋಗಿರುವುದಿಲ್ಲ

ಪುರಾವೆ – 9

ಬಾಯಿ/ಕೆನ್ನೆಯ ಕ್ಯಾನ್ಸರ್
ಶಸ್ತ್ರಚಿಕಿತ್ಸೆ ಮತ್ತು ಕೀಮೋಥೆರಪಿ ಇಲ್ಲದೆ ಗುಣವಾಯಿತು

ಪ್ರಿಯ ಜಗದೀಶ್ ಭುರಾನಿ ಅವರೆ,

ಜೂನ್ 4ರಂದು ನಿಮ್ಮ ಬಂದ ಇ–ಮೇಲ್‌ಗೆ ಅನೇಕ ಧನ್ಯವಾದಗಳು. ಮೂತ್ರವನ್ನು ಬಾಯಲ್ಲಿ ಮುಕ್ಕಳಿಸಿ, ಮೂತ್ರವನ್ನು ಕುಡಿದು ಮತ್ತು ದೇಹದ ಮೇಲೆ ಅದರಿಂದ ಮಸಾಜ್ ಮಾಡಿಸಿಕೊಂಡು ಮೂತ್ರ ಚಿಕಿತ್ಸೆಯನ್ನು ನಾನು ಅಭ್ಯಾಸ ಮಾಡಿದ್ದೇನೆ. ಅದ್ಭುತವೆನಿಸುವಂತಹ ಬದಲಾವಣೆಗಳು ಆಗಿವೆ. ಕೊಬ್ಬು ಹಾಗು ಕೊಲಾಜನ್ ನಷ್ಟದಿಂದಾಗಿ (ಬಾಯಿಯ ಕ್ಯಾನ್ಸರ್ ಬಂದದ್ದರಿಂದ) ನನ್ನ ಎಡಗೆನ್ನೆಯು ಒಳಕ್ಕಿಳಿಯುತ್ತಿತ್ತು. ಈ ಕೆನ್ನೆಯು ಈಗಾಗಲೇ 50% ಸಾಮಾನ್ಯ ಸ್ಥಿತಿಗೆ ಬಂದಿದೆ. ಅಂದರೆ, ಕೆನ್ನೆಯ ಕುಳಿ ಕಡಿಮೆಯಾಗುತ್ತಾ ಬಂದಿದೆ. ಅದೇ ರೀತಿ ಬಾಯಿಯ ಒಳಗೆ ಕೂಡ ಆರಾಮ ಎನಿಸುತ್ತಿದೆ. ನಾನು ಮಾಡಿದಿದ್ದ ಒಂದೇ ಒಂದು ಕೆಲಸವೆಂದರೆ, ಒದ್ದೆಯಾದ ಮೂತ್ರದ ಪ್ಯಾಕುಗಳನ್ನು ಕೆನ್ನೆ ಮತ್ತು ಹೊಟ್ಟೆಯ ಮೇಲೆ ಇರಿಸಿಕೊಳ್ಳದುದು ಮತ್ತು ಮೂತ್ರ ಉಪವಾಸ ಮಾಡದುದು. ಆದರೆ ಈಗ ನಾನು ಇವುಗಳೆಲ್ಲವನ್ನೂ ಕೂಡ ಮಾಡುತ್ತೇನೆ. ಗುಣವಾಗುವ ಎಲ್ಲಾ ಲಕ್ಷಣಗಳೂ ನನಗೆ ಕಾಣುತ್ತಿರುವುದರಿಂದ ನನಗೆ ಈಗ ಆತ್ಮವಿಶ್ವಾಸ ಮೂಡಿದೆ. ನನಗೆ ಕೇವಲ 18 ವರ್ಷವಷ್ಟೇ, ಮತ್ತು ಕೆನ್ನೆಯ ಕ್ಯಾನ್ಸರ್ ಪ್ರಾಣಾಂತಕವಾದ್ದರಿಂದ ನನ್ನ ಜೀವನ ಇಲ್ಲಿಗೆ ಮುಗಿದೇ ಹೋಯಿತು ಎಂದು ಚಿಂತಿಸುತ್ತಿದ್ದೆ. ಶಸ್ತ್ರಚಿಕಿತ್ಸೆಯ ನಂತರ ವ್ಯಕ್ತಿ ಬದುಕುಳಿದರೂ ಜೀವನಮಾನದುದ್ದಕ್ಕೂ ಮುಖದ ಮೇಲೆ ಕಲೆಗಳನ್ನು ಹೊತ್ತುಕೊಂಡೇ ಓಡಾಡಬೇಕು. ಆದರೆ ಈಗ ನಾನು ಯಾವುದೇ ಶಸ್ತ್ರಚಿಕಿತ್ಸೆ, ಕೀಮೋ ಅಥವಾ ರೇಡಿಯೇಶನ್ ಚಿಕಿತ್ಸೆಗೆ ಒಳಗಾಗುವುದಿಲ್ಲ. ನನ್ನ ಜೀವವನ್ನು ಉಳಿಸಿದ್ದಕ್ಕೆ ಮತ್ತು ಶಸ್ತ್ರಚಿಕಿತ್ಸೆಯಿಂದಾಗಿ ನನ್ನ ಮುಖ ವಿಕಾರವಾಗುವುದರಿಂದ ತಡೆದಿದ್ದಕ್ಕೆ ನಾನು ನಿಮಗೆ ಹೇಗೆ ಧನ್ಯವಾದ ಹೇಳಬೇಕು ಎಂದು ಗೊತ್ತಾಗುತ್ತಿಲ್ಲ. ನೀವು ಮನುಕುಲಕ್ಕಾಗಿ ಮಾಡುತ್ತಿರುವ ಈ ಮಹಾನ್ ಕಾರ್ಯಕ್ಕೆ ನನ್ನ ಹೃತ್ಪೂರ್ವಕ ಧನ್ಯವಾದಗಳನ್ನು ಸ್ವೀಕರಿಸಿ.

ಶಿವಾನಿ ಶರ್ಮ

ಜೂನ್ 27,2014

ಇ–ಮೇಲ್ ಸಂ.1

ಪ್ರಿಯ ಮಾನ್ಯರೆ

ದಯವಿಟ್ಟು ನನ್ನನ್ನು ಕ್ಷಮಿಸಿ. ಈ ಹಿಂದಿನ ಸಂಪರ್ಕಗಳಲ್ಲಿ ನಾನು ನಿಮ್ಮನ್ನು ಜಗದೀಶ್ ಭುರಾನಿ ಜೀ ಎಂದು ಸಂಬೋಧಿಸುತ್ತಿದ್ದೆ. ಮಾನ್ಯರೆ, ಕೇವಲ 2 ತಿಂಗಳುಗಳಲ್ಲಿ ನಾನು ಬಾಯಿ/ಕೆನ್ನೆಯ ಕ್ಯಾನ್ಸರ್‌ನಿಂದ ಸಂಪೂರ್ಣ ಗುಣ ಹೊಂದಿದ್ದೇನೆ. ಈಗ ನನ್ನ ಕೆನ್ನೆಯು ಸಾಮಾನ್ಯ ಸ್ಥಿತಿಗೆ ಮರಳಿದ್ದು, 18ರ ಈ ವಯಸ್ಸಿನಲ್ಲಿ ಇಡೀ ಪ್ರಪಂಚವೇ ಆನಂದಿಸುವುದಕ್ಕಾಗಿ ನನ್ನ ಮುಂದಿದೆ ಎಂದು ಭಾಸವಾಗುತ್ತಿದೆ. ವೈದ್ಯರುಗಳ ಪ್ರಕಾರ ನಾನು ಸಾಯಬೇಕಿತ್ತು, ಆದರೆ ನೀವು ಅವರ ಮಾತುಗಳನ್ನು ಸುಳ್ಳಾಗಿಸಿದ್ದೀರಿ. ಮಾನ್ಯರೆ ನಾನು ಇರುವುದು ಮಾರಿಶಿಯಸ್‌ನಲ್ಲಿ ಮತ್ತು ಈಗಷ್ಟೇ ಶಾಲೆಯ ವಿದ್ಯಾಭ್ಯಾಸ ಮುಗಿಸಿ ಹೊರಬಂದಿದ್ದೇನೆ. ಜೆಎನ್‌ಯುದಲ್ಲಿ ಪದವಿ ಪಡೆಯುವುದಕ್ಕಾಗಿ ನಾನು ದೆಹಲಿಗೆ ಬರುತ್ತಿದ್ದೇನೆ. ಮಾನ್ಯರೆ ಆಗ ನಾನು ನಿಮ್ಮನ್ನು ಬೆಂಗಳೂರಿನಲ್ಲಿ ಭೇಟಿಯಾಗುತ್ತೇನೆ. ನಿಜ ಹೇಳಬೇಕೆಂದರೆ ನಾನು ನಿಮ್ಮನ್ನು ದಾದಾಜೀ ಎಂದು ಸಂಬೋಧಿಸಬೇಕಾಗುತ್ತದೆ, ಏಕೆಂದರೆ ವಯಸ್ಸಿನಲ್ಲಿ ನಾನು ನಿಮ್ಮ ಮೊಮ್ಮಗಳಂತೆ ಇದ್ದೇನೆ.

ಶಿವಾನಿ ಶರ್ಮ

ಜುಲೈ 26, 2014

ಇ–ಮೇಲ್ ಸಂ.2

ಹಲೋ ದಾದಾಜೀ,

ನಿಮ್ಮ ಮೇಲ್‌ಗೆ ಅನಂತ ಧನ್ಯವಾದಗಳು. ನನ್ನ ಪದವಿಗಾಗಿ ದೆಹಲಿ ವಿಶ್ವವಿದ್ಯಾಲಯಕ್ಕೆ ಸೇರಿಕೊಂಡೀ ಮೇಲೆ ನಾನು ಖಂಡಿತ ನಿಮ್ಮನ್ನು ಬಂದು ಭೇಟಿಯಾಗುವೆ. ನನ್ನ ದೇಶದಲ್ಲಿ ಮೂತ್ರಚಿಕಿತ್ಸೆಯ ಬಗ್ಗೆ ಜಾಗೃತಿ ಹರಡುವೆ. ಜೊತೆಗೆ, ಗುಟ್ಕಾ ಅಗಿಯುವುದರಿಂದ ಉಂಟಾಗುವ ಗಂಭೀರ ದುಷ್ಪರಿಣಾಮಗಳ ಬಗ್ಗೆಯೂ ಜಾಗೃತಿ ಮೂಡಿಸುವೆ. ನನ್ನ ವೈದ್ಯರುಗಳಿಗೆ ನನ್ನ ಚೇತರಿಕೆಯಿಂದ ಅತ್ಯಂತ ಆಶ್ಚರ್ಯವಾಯಿತು. ಅವರು ನನ್ನನ್ನು ಕೇಳಿದಾಗ, ಮೂತ್ರ ಚಿಕಿತ್ಸೆಯ ಬಗ್ಗೆ ನಾನು ನಿಜವನ್ನೇ ಹೇಳಿದೆ. ಅವರಲ್ಲಿ ಒಬ್ಬರು ಎಷ್ಟು ಪ್ರಭಾವಿತರಾದರೆಂದರೆ, ತನ್ನ ರೋಗಿಗಳಿಗೂ ತಾನು ಮೂತ್ರ ಚಿಕಿತ್ಸ ಆರಂಭಿಸುವುದಾಗಿ ಅವರು ಹೇಳಿದರು. ನಾನು ನಿಮ್ಮ ವೆಬ್‌ಸೈಟ್ ಕುರಿತು ಅವರಿಗೆ ಸಂಪೂರ್ಣ ಮಾಹಿತಿ ನೀಡಿದೆ.

ನನ್ನ ವೈದ್ಯರುಗಳಿಗೆ ನಾನು ಉಳಿಯುವ ಬಗ್ಗೆ ಯಾವುದೇ ಭರವಸೆ ಇರಲಿಲ್ಲ. ನನ್ನ ತಂದೆ ತಾಯಿ ಕೂಡ ನನಗೆ ಏನಾದರೂ ತೀರಿಸಿಕೊಳ್ಳಬೇಕಾದ ಇಚ್ಛೆ ಇದೆಯೇ ಎಂದು ಕೇಳತೊಡಗಿದ್ದರು. ನನಗೆ ಇಷ್ಟವಾದುದೆಲ್ಲವನ್ನೂ ಮಾಡುವಂತೆ ಮತ್ತು ಈ ಭೂಮಿಯ ಮೇಲೆ ನಾನು ಇರುವವರೆಗೆ ಸಂತೋಷದಿಂದಿರುವಂತೆ ಅವರು ನನಗೆ ಹೇಳಿದ್ದರು. ನನ್ನ ಪ್ರವಾಸವೆಂದರೆ ತುಂಬಾ ಇಷ್ಟವೆಂದು ಅವರು ನನ್ನನ್ನು ವಿಶ್ವಪರ್ಯಟನೆಗೂ ಕರೆದೊಯ್ಯಲು ಸಿದ್ಧರಿದ್ದರು. ಆದರೆ ಈ ಕಾಯಿಲೆಯಿಂದಾಗಿ ನಾನು ವಿಪರೀತ ನಿತ್ರಾಣಗೊಂಡಿದ್ದರಿಂದ ಪ್ರವಾಸವನ್ನು ಆನಂದಿಸುವುದು ಸಾಧ್ಯವಾಗುತ್ತಿರಲಿಲ್ಲ. ಮತ್ತೊಮ್ಮೆ ನಿಮಗೆ ಧನ್ಯವಾದಗಳು.

ನಿಮ್ಮ ಪ್ರೀತಿಯ ಮೊಮ್ಮಗಳು
ಶಿವಾನಿ ಶರ್ಮ
ಮಾರಿಶಿಯಸ್
ಆಗಸ್ಟ್ 14, 2014
ಇ–ಮೇಲ್ ಸಂ.3

ಪುರಾವೆ – 10

ಓರಲ್ ಬಕ್ಕಲ್ ಮ್ಯೂಕೋಸಾ ಕ್ಯಾನ್ಸರ್

ನಾನು, ಅರುಣ್ ಕುಮಾರ್ ಕೆಡಿಯಾ, ನನ್ನ ತಂದೆ ಕಿಶನ್ ಕುಮಾರ್ ಕೇಡಿಯಾ ಅವರ ಚಿಕಿತ್ಸೆಗಾಗಿ ಶಿವಂಭು ಚಿಕಿತ್ಸೆಯ ನಿಮ್ಮ ಮಾರ್ಗದರ್ಶನ ಮತ್ತು ಸಲಹೆಗಾಗಿ ಹೃತ್ಪೂರ್ವಕವಾಗಿ ಪ್ರಶಂಸಿಸುತ್ತೇನೆ ಮತ್ತು ಧನ್ಯವಾದಗಳನ್ನು ತಿಳಿಸುತ್ತೇನೆ. ನನ್ನ ತಂದೆಯು ಓರಲ್ ಬಕ್ಕಲ್ ಮ್ಯೂಕೋಸಾ ಕ್ಯಾನ್ಸರ್‌ನಿಂದ ಬಳಲುತ್ತಿದ್ದರು ಮತ್ತು ಈ ಹಿಂದೆ 2 ಆಪರೇಷನ್‌ಗಳನ್ನು ಮಾಡಿಸಿದ್ದರು ಆದರೆ ನಿಮ್ಮ ಸಲಹೆಯಂತೆ ಶಿವಂಭು ಚಿಕಿತ್ಸೆ ಪಡೆದುಕೊಂಡ ನಂತರ ಅವರು ಸಾಕಷ್ಟು ಸುಧಾರಿಸಿದ್ದಾರೆ ಮತ್ತು 2 ತಿಂಗಳ ಅವಧಿಯಲ್ಲಿ ಕನಿಷ್ಠ 60% ರಷ್ಟು ಗುಣಮುಖರಾಗಿದ್ದಾರೆ ಮತ್ತು ಚೇತರಿಸಿಕೊಂಡಿದ್ದಾರೆ.

ಇದು, 20 ಅಕ್ಟೋಬರ್ 2020 ರಂದು ಜಗದೀಶ್ ಭುರಾನಿಗೆ ಪೋಸ್ಟ್ ಮಾಡಿದ ನನ್ನ ವೀಡಿಯೊದ ಪದ ಸ್ವರೂಪವಾಗಿದೆ :–

ನಮಸ್ತೆ. ನಾನು ಅರುಣ್ ಕುಮಾರ್ ಕೆಡಿಯಾ. ಬಾಯಿಯ ಕ್ಯಾನ್ಸರ್ ನಿಂದ ಬಳಲುತ್ತಿರುವ ನನ್ನ ತಂದೆ ಕಿಶನ್ ಕುಮಾರ್ ಕೇಡಿಯಾ ಅವರ ಪರವಾಗಿ ನಾನು ಈ ವೀಡಿಯೊವನ್ನು ಮಾಡುತ್ತಿದ್ದೇನೆ ಇದನ್ನು ಬುಕ್ಕಲ್ ಮ್ಯೂಕೋಸಾ ಎಂದೂ ಕರೆಯುತ್ತಾರೆ. ಮಾರ್ಚ್ 2017 ರಲ್ಲಿ ಇದು ಮೊದಲಬಾರಿಗೆ ಪತ್ತೆಯಾಗಿ, ಇದಕ್ಕಾಗಿ ನಾವು ಜೂನ್‌ನಲ್ಲಿ 2017 ರಲ್ಲಿ ಶಸ್ತ್ರಚಿಕಿತ್ಸೆ ಮಾಡಿಸಿದೆವು. ಅದು ಯಶಸ್ವಿಯೂ ಆಯಿತು. ನಂತರ 2018 ಫೆಬ್ರವರಿಯಲ್ಲಿ ಅದು ಮತ್ತೆ ಸ್ಫೋಟಗೊಂಡು ಮತ್ತೆ ನಾವು ಶಸ್ತ್ರಚಿಕಿತ್ಸೆ ಮಾಡಿಸಿದೆವು. ಅದು ಕೂಡಾ ಸಾಕಷ್ಟು ಯಶಸ್ವಿಯಾಗಿತ್ತು. ಇದೀಗ ಮತ್ತೆ 2020ರ ಮೇ ತಿಂಗಳಲ್ಲಿ ಮತ್ತೆ ಚಿಗುರೊಡೆದಿದೆ.

ಪ್ರತಿ ಬಾರಿ ಶಸ್ತ್ರಚಿಕಿತ್ಸೆಗೆ ಹೋಗುವುದು ತುಂಬಾ ಕಷ್ಟಕರವಾಗಿತ್ತು. ನನ್ನ ತಂದೆಯವರು ಶ್ರೀಯುತ ಭುರಾಣೆಯವರ ಬಗ್ಗೆ ಅವರ ಶಿವಂಭು ಮೂತ್ರ ಚಿಕಿತ್ಸೆ ಪುಸ್ತಕದ ಮೂಲಕ ತಿಳಿದುಕೊಂಡರು. ಅವರು ಪುಸ್ತಕವನ್ನು ಅಧ್ಯಯನ ಮಾಡಿದರು ಮತ್ತು ಅವರು ಶ್ರೀ ಭುರಾನಿಯನ್ನು ದೂರವಾಣಿಯ ಮೂಲಕ ಕರೆಮಾಡಿ ಸಂಪರ್ಕಿಸಿ, ಶಿವಂಭು ಮೂತ್ರ ಚಿಕಿತ್ಸೆಯನ್ನು ಪ್ರಾರಂಭಿಸಿದರು

ಅವರು ಕಳೆದ 15 ದಿನಗಳಿಂದ, ಅಂದರೆ 3 ಸೆಪ್ಟೆಂಬರ್ 2020 ರಿಂದ ಇದನ್ನು ಮಾಡುತ್ತಿದ್ದಾರೆ. 15 ದಿನಗಳಲ್ಲಿ ಅವರ ಸಮಸ್ಯೆಯ 30% ಕಡಿವೆಯಾಗಿದೆ ಮತ್ತು ಮುಂಬರುವ ಎರಡರಿಂದ ಮೂರು ತಿಂಗಳಲ್ಲಿ ಇದು 100% ಕಡಿಮೆಯಾಗುತ್ತದೆ ಎಂದು

ನಾವು ಭಾವಿಸುತ್ತೇವೆ. ಒಬ್ಬ ವ್ಯಕ್ತಿಗೆ ಪ್ರತಿ ಬಾರಿಯೂ ಶಸ್ತ್ರಚಿಕಿತ್ಸೆಗೆ ಒಳಗಾಗುವುದು ಎಂತಹ ಘೋರ. ನನ್ನ ತಂದೆಗೆ 74 ವರ್ಷ. ಇದು ತುಂಬಾ ಕಷ್ಟಕರವಾಗಿತ್ತು ಮತ್ತು ಈ ಮೂತ್ರ ಚಿಕಿತ್ಸೆಯೊಂದಿಗೆ ಕ್ಯಾನ್ಸರ್‌ನ ಸಮಸ್ಯೆಯು 100% ರಷ್ಟು ಕಡಿಮೆಯಾಗಲು ಸಹಾಯವಾಗುತ್ತದೆ ಎಂದು ನಾವು ಭಾವಿಸುತ್ತೇವೆ. ಅವರ ಮಧುಮೇಹ ಕಡಿಮೆಯಾಗಿದೆ. ಅವರ ಬಿಪಿ ಸಹಜವಾಗಿದೆ. ಅಂದರೆ ಈ ಮೂತ್ರ ಚಿಕಿತ್ಸೆಯಿಂದ ಹೆಚ್ಚಿನ ಪ್ರಯೋಜನಗಳಿವೆ. ಅತ್ಯುತ್ತಮ ಪ್ರಯೋಜನವೆಂದರೆ ಇತರ ಔಷಧಿಗಳಂತೆ ಯಾವುದೇ ಅಡ್ಡ ಪರಿಣಾಮವಿಲ್ಲ.

ನಾವು ಈ ಮೂತ್ರ ಚಿಕಿತ್ಸೆಯನ್ನು ಹೆಚ್ಚು ಸಮಯದವರೆಗೆ, ಅಂದರೆ ರೋಗವು 100% ಸರಿ ಹೋಗುವವರೆಗೆ ಮುಂದುವರಿಸಲಿದ್ದೇವೆ. ನನ್ನ ತಂದೆ ಮತ್ತು ನಾನು ಮತ್ತು ನಮ್ಮ ಇಡೀ ಕುಟುಂಬಕ್ಕೆ ಶ್ರೀಯುತ ಭುರಾನಿಯವರಲ್ಲಿ ಬಹಳಷ್ಟು ವಿಶ್ವಾಸವಿದೆ. ಕೇವಲ ಮನುಕುಲಕ್ಕಾಗಿ ಯಾವುದೇ ಹಣವನ್ನು ತೆಗೆದುಕೊಳ್ಳದೆ ಈ ಮಾನವಕುಲದ ಸೇವೆಯನ್ನು ಮಾಡಿದ್ದಕ್ಕಾಗಿ ನಾವು ಭುರಾನಿ ಜೀ ಅವರಿಗೆ ಧನ್ಯವಾದಗಳನ್ನು ತಿಳಿಸುತ್ತಿದ್ದೇವೆ.

ನೀವು ಈ ಜಗತ್ತಿನ ಸಂತರು.

ಅರುಣ್ ಕುಮಾರ್ ಕೆಡಿಯಾ

arunkedia4545@gmail.com

ಪುರಾವೆ – 11

ಸ್ಕ್ವಾಮಸ್ ಸೆಲ್ ಕಾರ್ಸಿನೋಮ

ಗುಜರಾತ್‌ನ ವಡೋದರಾದಲ್ಲಿ ನೆಲೆಸಿರುವ 62 ವರ್ಷ ವಯಸ್ಸಿನ ನವೀನ್‌ಚಂದ್ರ ಬಿ ಷಾ ಆದ ನಾನು ಮಾರ್ಚ್ 2021 ರಲ್ಲಿ ಕೋವಿಡ್–19 ಉಲ್ಬಣಗೊಂಡ ನಂತರ, ಸೋಂಕಿಗೆ ಒಳಗಾಗಿ 17 ದಿನಗಳವರೆಗೆ ಆಸ್ಪತ್ರೆಗೆ ದಾಖಲಾಗಿದ್ದೆನು. ಭಾರೀ ಕಾರ್ಟಿಕೊಸ್ಟೆರಾಯ್ಡ್ ಚುಚ್ಚುಮದ್ದುಗಳು, 7 ಡೋಸ್ ರೆಮ್‌ಡೆಸಿವಿರ್ ಚುಚ್ಚುಮದ್ದು ಮತ್ತು ಇತರ ಸಂಯೋಜಿತ ಚಿಕಿತ್ಸೆಗಳೊಂದಿಗೆ, ಆಸ್ಪತ್ರೆಯಲ್ಲಿ 17 ದಿನಗಳ ಹೋರಾಟದ ನಂತರ ನಾನು ಅಂತಿಮವಾಗಿ ಡಿಸ್ಚಾರ್ಜ್ ಆದೆ, ಇದರಲ್ಲಿ ಐಸಿಯು ಮತ್ತು ಬೈ–ಪ್ಯಾಕ್ ಆಮ್ಲಜನಕ ಚಿಕಿತ್ಸೆಗಳೂ ಸೇರಿದೆ.

ಆಸ್ಪತ್ರೆ ದಾಖಲಾತಿಯ 20 ರಿಂದ 25 ದಿನಗಳ ನಂತರ, ನನ್ನ ಕುತ್ತಿಗೆಯ ಬಲಭಾಗದಲ್ಲಿ ಊದಿಕೊಂಡ ಟಾನ್ಸಿಲ್‌ಗಳನ್ನು ನಾನು ಗಮನಿಸಿದೆ. ಮೊದಲನೆಯದಾಗಿ ನಾನು ಆಸ್ಪತ್ರೆಯಲ್ಲಿ ಪಡೆದ ಕೋವಿಡ್ –19 ಚಿಕಿತ್ಸೆಯ ಅಡ್ಡಪರಿಣಾಮಗಳು ಎಂದು ಯೋಚಿಸಿದೆ ಹಾಗೂ ನಾನು ಅದನ್ನು ನಿರ್ಲಕ್ಷಿಸಿದೆ. 2 ನೇ ಸೆಪ್ಟೆಂಬರ್ 2021 ರಂದು, ಅಂತಿಮವಾಗಿ ನಾನು ವೈದ್ಯರನ್ನು ಸಂಪರ್ಕಿಸಲು ನಿರ್ಧರಿಸಿದೆ ಏಕೆಂದರೆ ಆ ಊದಿಕೊಂಡ ದುಗ್ಧರಸ ಗ್ರಂಥಿಯು ಮೊದಲಿಗಿಂತ ದೊಡ್ಡದಾಗಿ ಕಾಣತೊಡಗಿತ್ತು ಮತ್ತು ಸ್ವಲ್ಪ ಸಮಯದಲ್ಲಿ ನನ್ನ ಕೆಮ್ಮು ಸಹ ಹೆಚ್ಚಾಯಿತು.

ನಂತರ ವೈದ್ಯರು ನನಗೆ ಈಟಂ (ದುಗ್ಧರಸ ಗ್ರಂಥಿಗಳ ಫೈನ್ ನೀಡಲ್ ಆಸ್ಪಿರೇಷನ್) ಮಾಡಿಸಲು ಸೂಚಿಸಿದರು. ಆ ಊದಿಕೊಂಡ ದುಗ್ಧರಸ ಗ್ರಂಥಿಯು ಸ್ಕ್ವಾಮಸ್ ಸೆಲ್ ಕಾರ್ಸಿನೋಮ ಎಂದು ಪತ್ತೆಯಾಯಿತು. ನಂತರ ನಾನು ಆಂಕೊ–ಸರ್ಜನ್‌ಗೆ ಹೋದೆ. ಪ್ರಾಥಮಿಕ ಗಡ್ಡೆಯು ಕುತ್ತಿಗೆಯೊಳಗೆ ನನ್ನ ನಾಲಿಗೆಯ ಪಕ್ಕದಲ್ಲಿದೆ ಮತ್ತು ಹೊರಗೆ ಕಾಣಿಸಿಕೊಳ್ಳುವುದು ದ್ವಿತೀಯಕವಾಗಿದೆ ಎಂದು ಅವರು ಪತ್ತೆಹಚ್ಚಿದರು.

ಎಲ್ಲಾ ಪರೀಕ್ಷೆಗಳನ್ನು ಮಾಡಿದ ನಂತರ, ನಾನು ಮೂತ್ರ ಚಿಕಿತ್ಸೆ ಬಗ್ಗೆ ತಿಳಿದುಕೊಂಡೆ.

ಸೆಪ್ಟೆಂಬರ್ 6 ರಿಂದ ಸೆಪ್ಟೆಂಬರ್ 21 ರವರೆಗೆ 15 ದಿನಗಳು ನಾನು ಮೂತ್ರ ಚಿಕಿತ್ಸೆಯಲ್ಲಿ ಉಪವಾಸ ಮಾಡಿದೆ (ದಿನಕ್ಕೆ ಕನಿಷ್ಠ 6–7 ಬಾರಿ ಕೇವಲ ಮೂತ್ರವನ್ನಷ್ಟೇ ಕುಡಿಯುವುದು ಮತ್ತು ಮೂತ್ರದ ಮಸಾಜ್). ಸಂಪೂರ್ಣ ಉಪವಾಸ ಮತ್ತು ಮೂತ್ರದ ಚಿಕಿತ್ಸೆಯನ್ನು ಪೂರ್ಣಗೊಳಿಸಿದ ನಂತರ, ನನ್ನ ಕೆಮ್ಮು ಕಣ್ಮರೆಯಾಯಿತು.

ಈ ಸಂದೇಶವನ್ನು ಬರೆಯುವ ಸಮಯದಲ್ಲಿ (ನವೆಂಬರ್ 02, 2021 ರಂತೆ), ನಾನು ಇನ್ನೂ ಶ್ರೀಯುತ ಭುರಾನಿಯವರ ಪುಸ್ತಕದಲ್ಲಿ ತಿಳಿಸಿರುವ ಅಹಾರ ಪದ್ಧತಿ, ಮೂತ್ರ ಚಿಕಿತ್ಸೆ ಮತ್ತು ಮೂತ್ರದ ಮಸಾಜ್‌ನಲ್ಲಿಯೇ ಇದ್ದೇನೆ. ಮುಂದಿನ 15 ದಿನಗಳಲ್ಲಿ ಮುಂದಿನ ಅಖಿ–ಖಿಅಂಟ ಮಾಡಲು ನಾನು ಚಿಂತಿಸುತ್ತಿದ್ದೇನೆ.

ಯಾರಾದರೂ ಕೀಮೋಥೆರಪಿ ಮತ್ತು/ಅಥವಾ ರೇಡಿಯೊಥೆರಪಿಗೆ ಒಳಗಾಗಿದ್ದರೂ ಸಹ ಮೂತ್ರ ಚಿಕಿತ್ಸೆಯು ಬಹಳ ಪರಿಣಾಮಕಾರಿ ಎಂದು ನಾನು ಶಿಫಾರಸು ಮಾಡುತ್ತೇವೆ.

ವಂದನೆಗಳೊಂದಿಗೆ

ನವೀನಚಂದ್ರ ಬಿ. ಷಾ

arpitshah@lupin.com

02 ನವೆಂಬರ್ 2021

ಪುರಾವೆ – 12

ಚರ್ಮದ ಕ್ಯಾನ್ಸರ್
ಮೂತ್ರಚಿಕಿತ್ಸೆ, ಇದು ನಿಜವಾಗಿಯೂ ಕೆಲಸ ಮಾಡುತ್ತದೆ!

ಪ್ರತಿಯೊಬ್ಬರೂ ಸೂರ್ಯಸ್ನಾನ ಮಾಡಿ ಚರ್ಮಕ್ಕೆ ಕಂದು ಬಣ್ಣ ಬರಿಸಿಕೊಳ್ಳಬೇಕೆಂದು ಇಚ್ಛಿಸುವ ಸಮಯ ಇದೋ ಬಂದೊದಗಿದೆ. ಹಾಗೇ ನಾನೂ ಕೂಡ ಅದನ್ನು ಮಾಡಿದೆ ಇದು ಸ್ವತಃ ತಮ್ಮ ಮೇಲೆಯೇ ನೆರವೇರಿಸಿಕೊಳ್ಳಬಹುದಾದ ಉತ್ತಮ ವೈಜ್ಞಾನಿಕ ಪ್ರಯೋಗವಾಗಿದೆ, ಮತ್ತೆ ನಾನೂ ಕೂಡ ಅದನ್ನೇ ಮಾಡಿದೆ.

ನಾನು ಮೂತ್ರ ಚಿಕಿತ್ಸೆಯ ಕುರಿತು ಸಂಶೋಧನೆ ನಡೆಸುತ್ತಿದ್ದೆ ಮತ್ತು ನನ್ನ ಮೂತ್ರವನ್ನು ನನ್ನ ಮೇಲೇ ಪ್ರಯೋಗಿಸಿಕೊಳ್ಳಲು ನಿರ್ಧರಿಸಿದೆ ಮತ್ತು ಅದ್ಭುತ ಫಲಿತಾಂಶಗಳನ್ನು ಪಡೆದೆ./

ಕಳೆದ ಮೂರು ವಾರಗಳಿಂದ ನಾನು ಸೂರ್ಯಸ್ನಾನ ಮಾಡುತ್ತಿದ್ದು ನನ್ನ ಚರ್ಮವು ಕೆಂಪಗಾಗಿ ತುರಿಕೆಯುಂಟಾಗುತ್ತಿದ್ದುದನ್ನು ಗಮನಿಸಿದೆ. ನಂತರ ಅದು ದಪ್ಪಗಾಗಿ ದದ್ದು ಏರ್ಪಟ್ಟಿತು. ಉಷ್ಣಗುಳ್ಳೆಗಳೆದ್ದು ನಿಧಾನವಾಗಿ ಕೀವು ತುಂಬಿಕೊಳ್ಳಲಾರಂಭಿಸಿತು.

ಆಲೋಚಿಸಲು ಒಂದಿಷ್ಟೂ ಸಮಯ ವ್ಯರ್ಥ ಮಾಡದೆ ನಾನು ಮೂತ್ರ ಚಿಕಿತ್ಸೆಯ ಸಾಧಾರವನ್ನು ಪರೀಕ್ಷಿಸಲು ನನ್ನ ಸ್ವಂತ ಮೂತ್ರವನ್ನು ಉಪಯೋಗಿಸಿ ಅದರ ಫಲಿತಾಂಶಗಳನ್ನು ನೋಡಬಯಸಿದೆ.

ಒಂದು ನವುರಾದ ಬಟ್ಟೆ ಉಪಯೋಗಿಸಿ ನನ್ನ ಮೂತ್ರದಿಂದ ನನ್ನ ದೇಹವನ್ನು ತೊಳೆದುಕೊಳ್ಳಲಾರಂಭಿಸಿದೆ. ನನಗೆ ಆಶ್ಚರ್ಯವಾಗುವ ರೀತಿಯಲ್ಲಿ ನನ್ನ ಮೈಮೇಲಿದ್ದ ದದ್ದುಗಳು, ಕೆಂಪುಗುಳ್ಳೆಗಳು ಕೀವು ಎಲ್ಲವೂ ಮಾಯವಾಗಿ ನನ್ನ ಚರ್ಮ ಶುದ್ಧವಾಗಿ, ಮೃದುವಾಗಿ ತನ್ನ ಹಿಂದಿನ ರೂಪಕ್ಕೆ ಮರಳಿತು.

ಮೂತ್ರದಲ್ಲಿ ನಮ್ಮ ದೇಹವನ್ನು ಗುಣಪಡಿಸುವಂತಹ ರಾಸಾಯನಿಕಗಳು ಇರುತ್ತವೆ ಮತ್ತು ಅದನ್ನು ಚರ್ಮದ ಮೇಲೆ ಉಪಯೋಗಿಸಬಹುದು ಮತ್ತು ಸೇವಿಸಲೂಬಹುದು. ಇದು ಚರ್ಮದ ಕ್ಯಾನ್ಸರ್ ಹಾಗು ಇತರ ಎಲ್ಲಾ ಚರ್ಮ ಸಂಬಂಧಿತ ಮತ್ತು ಆಂತರಿಕ ಸೋಂಕುಗಳು ಮತ್ತು ಕಾಯಿಲೆಗಳ ವಿರುದ್ಧ ಹೋರಾಡಲು ನೆರವಾಗುತ್ತದೆ.

ಏಂಜಿಲಾ ಬ್ರೌನ್–ಸ್ವತಂತ್ರ ಸಂಶೋಧಕರು

ಬಿ.ಎಸ್ಸಿ (ಆನರ್ಸ್)ಜೀವ ವಿಜ್ಞಾನ

angelabrown007an@aol.co.uk

ಜುಲೈ 21, 2013

ಪುರಾವೆ – 13

ಯಕೃತ್ತಿನವರೆಗೆ ಹರಡಿದ್ದ ಉದರದ ಕ್ಯಾನ್ಸರ್– 4ನೆ ಹಂತ

ಕೇಳಿದ್ದಕ್ಕೆ ಧನ್ಯವಾದಗಳು. ಹೌದು, ಮೂತ್ರ ಚಿಕಿತ್ಸೆಯ ಪ್ರಯೋಜನಗಳ ಬಗ್ಗೆ ನಮ್ಮಲ್ಲಿ ಅನೇಕ ಪುರಾವೆಗಳಿವೆ

ನಾನು ಅಲ್ಲಲ್ಲಿ ಸುತ್ತಾಡಿ ಮಾಹಿತಿಯನ್ನು ಸಂಗ್ರಹಿಸಿ ಸಾಧ್ಯವಾದಲ್ಲಿ, ಭಾವಚಿತ್ರಗಳನ್ನೂ ಕೂಡ ಕಳುಹಿಸಲು ಬಯಸುತ್ತೇನೆ

ನನ್ನ 62 ವರ್ಷದ ಅಂಕಲ್ಗೆ ಯಕೃತ್ತಿನವರೆಗೆ ಹರಡಿದ್ದ – 4ನೆ ಹಂತಜಚಿಟಟಜಜಚಿ ಉದರದ ಕ್ಯಾನ್ಸರ್ ಇದೆ ಎಂದು ಪತ್ತೆಹಚ್ಚಲಾಯಿತು. ಹೊಟ್ಟೆಯನ್ನು ತೆಗೆದುಹಾಕಲು ಅವರು ಶಸ್ತ್ರಚಿಕಿತ್ಸೆಗೆ ಒಳಗಾಗುವುದಕ್ಕೆ ಬುಕ್ ಮಾಡಿಕೊಳ್ಳಲಾಯಿತು. ನಾನು ಅವರಿಗೆ ಅವರ ದೇಹದಲ್ಲಿ ಉತ್ಪಾದನೆಯಾಗುವ ಪ್ರತಿಯೊಂದು ಹನಿ ಮೂತ್ರವನ್ನೂ ಸೇವಿಸುವಂತೆ ಸೂಚಿಸಿದೆ ಅವರು ಹಾಗೇ ಮಾಡಿದರು.

4ನೆ ವಾರದಲ್ಲಿ ಅವರಿಗೆ ಶಸ್ತ್ರಚಿಕಿತ್ಸೆ ಮಾಡಲಾಯಿತು ಮತ್ತು ಆತನ ಯಕೃತ್ತು ಚೇತರಿಸಿಕೊಂಡಿರುವುದಾಗಿ ಶಸ್ತ್ರಜ್ಞರು ಹೇಳಿದರು. ಈಗ ಅವರು ಕೀಮೋ ತೆಗೆದುಕೊಳ್ಳುತ್ತಿದ್ದರೂ ಮೂತ್ರಚಿಕಿತ್ಸೆಯನ್ನೂ ಮುಂದುವರಿಸುತ್ತಿದ್ದಾರೆ.

ಮತ್ತೊಬ್ಬ ಆಂಟಿಗೆ ಮಲ್ಟಿಪಲ್ ಯುಟರೈನ್ ಫೈಬ್ರಾಯ್ಡ್ಸ್ (ಗರ್ಭಕೋಶದ ಕಾಯಿಲೆ) ಉಂಟಾಗಿತ್ತು ಮತ್ತು ಆಕೆಯ ಗರ್ಭಕೋಶವನ್ನು ತೆಗೆಯುವ ಶಸ್ತ್ರಚಿಕಿತ್ಸೆಗಾಗಿ ಬುಕ್ ಮಾಡಲಾಗಿತ್ತು. 2012 ಡಿಸಂಬರ್ನಲ್ಲಿ ಆಕೆಗೆ ಮೂತ್ರಚಿಕಿತ್ಸೆಯ ಬಗ್ಗೆ ತಿಳಿಸಲಾಯಿತು ಮತ್ತು 2013 ಜುಲೈಗೆ ಆಕೆಯನ್ನು ಚಿಕಿತ್ಸೆಗೆ ಬುಕ್ ಮಾಡಲಾಯಿತು.

ಆಸ್ಪತ್ರೆಗೆ ದಾಖಲಾಗಲು ಆಕೆ ಹೋದಾಗ, ಸ್ತ್ರೀರೋಗತಜ್ಞರು ಆಕೆಯನ್ನು ಪರೀಕ್ಷಿಸಿದ ಬಳಿಕ ಶಸ್ತ್ರಚಿಕಿತ್ಸೆ ಅಗತ್ಯವಿಲ್ಲವೆಂದು ಹೇಳಿ ಶಸ್ತ್ರಚಿಕಿತ್ಸೆಯನ್ನು ರದ್ದುಗೊಳಿಸಿದರು. ಇನ್ನೂ ಬಹಳಷ್ಟು ಇವೆ, ಅವುಗಳನ್ನೆಲ್ಲಾ ವಿಂಗಡಿಸಿ, ಕ್ರೋಢೀಕರಿಸಿ ಕಳುಹಿಸಬೇಕು

ನಾವು ಇಲ್ಲಿ ಬೋಟ್ಸ್ವಾನಾದಲ್ಲಿ ಮೂತ್ರ ಚಿಕಿತ್ಸೆಯನ್ನು ಆರಂಭಿಸಬೇಕೆಂದಿದ್ದೇವೆ. ಆದ್ದರಿಂದ ನಾನು ಮೊದಲು ಈ ಕೆಳಕಂಡ ಮೂತ್ರ ಚಿಕಿತ್ಸೆ ಪುಸ್ತಕಗಳನ್ನು ಆರ್ಡರ್ ಮಾಡಬಯಸುತ್ತೇನೆ:

ಯುವರ್ ಓನ್ ಪರ್ಫೆಕ್ಟ್ ಮೆಡಿಸಿನ್ – ಮಾರ್ಥಾ ಕ್ರಿಸ್ಟಿ

ದಿ ಗೋಲ್ಡನ್ ಫೌಂಟೈನ್ – ಕೋನ್ಸೋ ಕ್ರೂನ್

ಮಿರಾಕಲ್ಸ್ ಆಫ್ ಯೂರಿನ್ ಥೆರಪಿ – ಮಿತ್ತಲ್ ಸಿ ಪಟೇಲ್

ವಾತರ್ ಆಫ್ ಲೈಫ್ – ಜಾನ್ ಆರ್ಮ್‌ಸ್ಟ್ರಂಗ್

ನನ್ನ ಮತ್ತೊಬ್ಬ ಸ್ನೇಹಿತೆ ಜೂಲಿಯೆಟ್ ಫಿರಿ ವಿವಾಹವಾಗಿ 16 ವರ್ಷಗಳಾಗಿದ್ದರೂ ಇನ್ನೂ ಗರ್ಭಿಣಿಯಾಗಲು ಸಾಧ್ಯವಾಗುತ್ತಿಲ್ಲ.

ನಾನು ಅವಳಿಗೆ ನಿಮಗೆ ಇ–ಮೇಲ್ ಕಳುಹಿಸಿ ಅವಳ ಸಂದರ್ಭವನ್ನು ವಿವರಿಸುವಂತೆ ಸೂಚಿಸಿದ್ದೇನೆ

ಲೊಬಾಟ್ಸೆಯಿಂದ ನನ್ನ ಸ್ನೇಹಿತರು ನನಗೆ ಕರೆ ಮಾಡಿದ್ದರು. ಅವರಿಗೆಲ್ಲಾ ಇದರ ಬಗ್ಗೆ ಬಹಳ ಕೌತುಕವಿದೆ.

ಸ್ಟಂಪನ ಒಸೆನೋಟ್ಸೆ

stampana@gmail.com

ಬೋಟ್ಸ್‌ವಾನಾ

ಜನವರಿ 17, 2014

ಪುರಾವೆ – 14

ಸಿ ಎಮ್ ಎಲ್ ಲ್ಯುಕೆಮಿಯಾ (ಕ್ಯಾನ್ಸರ್)

ಬಹಳ ಕ್ಷಿಪ್ರಗತಿಯಲ್ಲಿ ಎಲ್ಲವೂ ಸುಧಾರಿಸುತ್ತಿದೆ. ಒಂದು ತಿಂಗಳ ನಂತರ ನನ್ನ ಡಬ್ಲ್ಯೂ ಬಿ ಸಿಯು 265,000 ನಿಂದ 219000ಗೆ ಇಳಿದಿದೆ ಮತ್ತು ಮೂರು ವಾರಗಳ ನಂತರ ಇದು 151,000 ಕ್ಕೆ ಇಳಿದಿದೆ.

ಮಂಗಳವಾರ ಮತ್ತೊಂದು ರಕ್ತಪರೀಕ್ಷೆಯನ್ನು ಮಾಡಿಸಿಕೊಳ್ಳುವ ಯೋಜನೆಯಿದೆ ಮತ್ತು ಇದು ಮತ್ತು ಇಳಿದಿರುವ ನಿರೀಕ್ಷೆಯಿದೆ. ಇದಕ್ಕಾಗಿ ನಾನು ನಿಮಗೆ ಆಭಾರಿಯಾಗಿದ್ದೇನೆ ಮತ್ತು ಈ ಸಮಸ್ಯೆಯು ಉದ್ಭವಿಸಿದ್ದ ಸಮಯದಿಂದ ಮೊದಲ ಬಾರಿಗೆ ನಾನು ಗುಣಹೊಂದುತ್ತಿದ್ದೇನೆ ಎಂಬ ಭಾವನೆ ಬಂದಿದೆ.

ಜೇಸನ್ ಕ್ಲಾರ್ಕ್

ಇಮೇಲ್ ಸಂ.1

ನವೆಂಬರ್ 03,2012

ಬಹಳ ಧನ್ಯವಾದಗಳು.

ನಾನು ಕೊನೆಗೂ ಸಂಪೂರ್ಣವಾಗಿ ಔಷಧಗಳನ್ನು ತ್ಯಜಿಸಲು ಉದ್ದೇಶಿಸಿದ್ದೇನೆ.

ನಾನು ಪಡೆದಿರುವ ಎಲ್ಲಾ ಮಾಹಿತಿಯಿಂದ ಮೂತ್ರಚಿಕಿತ್ಸೆಯು ಒಂದು ಸರ್ವೋಷಧ ಎಂದೆನೆಸುತ್ತಿದೆ.

ಜೇಸನ್ ಕ್ಲಾರ್ಕ್

ಇಮೇಲ್ ಸಂ.2

ಎಫ್ ಸಿ ರಿಚ್ಮಂಡ್, ಕೆ ವೈ, ಯುನೈಟೆಡ್ ಸ್ಟೇಟ್ಸ್

ಜನವರಿ 14,2014

ಪುರಾವೆ–15

ಕ್ಯಾನ್ಸರ್

ನಾನು ನಿಯತವಾಗಿ ಬೆಳಗಿನ ಮೊದಲ ಮೂತ್ರವನ್ನು ಸೇವಿಸುತ್ತಿದ್ದೇನೆ. ಇದರಿಂದ ನನಗೆ ಬಹಳ ಚೈತನ್ಯ ಮತ್ತು ಶಕ್ತಿ ಸಿಗುತ್ತಿದೆ. ಎಲ್ಲಾ ರೋಗಿಗಳು ತಮ್ಮ ಮೂತ್ರ ಕುಡಿಯಬೇಕೆಂದು ನಾನು ಕೋರುತ್ತೇನೆ, ಏಕೆಂದರೆ ಅದು ನೇರವಾಗಿ ನಮ್ಮ ಆತ್ಮದೊಂದಿಗೆ ಸಂಬಂಧ ಹೊಂದಿದೆ.

ನನ್ನ ಮೂತ್ರ ಸೇವನೆಯು ಕ್ಯಾನ್ಸರ್ ಹರಡುವುದನ್ನು ತಡೆಗಟ್ಟಿದೆ. ರೋಗಲಕ್ಷಣ ಪತ್ತೆಯಾಗುವುದು ಬಹಳ ವಿಳಂಬವಾದರೂ, ಅದು ಇನ್ನೂ ಮೊದಲ ಹಂತದಲ್ಲೇ ಇದೆ.

ಧನ್ಯವಾದಗಳು

ರಾಕೇಶ್ ಮೆಹ್ತಾ

ಜೋಧ್‌ಪುರ್

ಫೆಬ್ರವರಿ 04,2014

ಪುರಾವೆ – 16

ಬಾಯಿ ಹುಣ್ಣು

ಮಾನ್ಯರೇ,

ನಾನು ಸುಮಾರು ಒಂದೂವರೆ ತಿಂಗಳ ಹಿಂದೆ ಶಿವಂಭು ಚಿಕಿತ್ಸೆಯನ್ನು ಪ್ರಾರಂಭಿಸಿದೆ. ನನ್ನ ಮುಖ್ಯ ಪ್ರೇರಣೆಯೆಂದರೆ ವಿವಿಧ ಚಿಕಿತ್ಸೆಗಳ ಹೊರತಾಗಿಯೂ ಗುಣವಾಗದಿದ್ದ ಬಾಯಿ ಹುಣ್ಣು.

ನನ್ನ ಶಿವಂಭುವಿನಿಂದ ನಾನು ಒಂದು ವಾರದೊಳಗೆ ಹುಣ್ಣುಗಳನ್ನು ನಿವಾರಿಸಿಕೊಂಡೆ ಮತ್ತು ಅದನ್ನು ಇನ್ನೂ ಮುಂದುವರಿಸುತ್ತಿದ್ದೇನೆ.

ಒದಗಿಬಂದ ಮತ್ತೊಂದು ಪ್ರಯೋಜನವೆಂದರೆ ನನ್ನ ಕೂದಲು ಕಪ್ಪಾಗಲು ಪ್ರಾರಂಭಿಸಿದೆ.

ವಂದನೆಗಳು,

ಸಾಯಿನಾಥ್ ಅಯ್ಯರ್

sainath9@gmail.com

ಮುಂಬೈ

ಮಾರ್ಚ್ 22, 2016

ಪುರಾವೆ – 17

ಮೂಳೆಮಜ್ಜಿ ಕ್ಯಾನ್ಸರ್/ರಕ್ತದ ಕ್ಯಾನ್ಸರ್

ನಮಸ್ತೆ.

ನನ್ನ ಹೆಸರು ಚಂದ್ರಭಾನ್ ಭೋರ್ಜೆ, ನಾನು ಮಹಾರಾಷ್ಟ್ರದ ನಾಸಿಕ್ ಮೂಲದವನು.

ಮೇ 2017 ರಲ್ಲಿ, ನನಗೆ ದೀರ್ಘಕಾಲದ ಮೂಳೆಮಜ್ಜಿ ಕ್ಯಾನ್ಸರ್ (ರಕ್ತದ ಕ್ಯಾನ್ಸರ್) ಇರುವುದು ಪತ್ತೆಯಾಯಿತು. ಮೂಳೆ ಮಜ್ಜೆಯ ವರದಿಯಲ್ಲಿ, ನನ್ನ ಕ್ಯಾನ್ಸರ್ 35%, ನನ್ನ ಫಲಅ ಕೌಂಟ್ 350000, ಊಃ – 9.5 ಎಂದು ನನಗೆ ಗೊತ್ತಾಯಿತು.

ನನಗೆ ಆಘಾತವಾಯಿತು ಮತ್ತು ನಾನು ಅಲೋಪತಿ ಚಿಕಿತ್ಸೆಯನ್ನು ಪ್ರಾರಂಭಿಸಿದೆ. ನನ್ನ ಪ್ಲೇಟ್‌ಲೆಟ್‌ಗಳು ತುಂಬಾ ಕಡಿಮೆಯಾಗಿತ್ತು.

ನಾನು ಡಾ. ಜಗದೀಶ್ ಆರ್. ಭುರಾನಿಯವರ "ಮೂತ್ರ ಚಿಕಿತ್ಸೆಯ ನೈಸರ್ಗಿಕ ಪ್ರಯೋಜನಗಳು" ಪುಸ್ತಕವನ್ನು ಓದಿದ ಮೇಲೆ, ನನ್ನ ಸ್ವಯಂ ಮೂತ್ರವನ್ನು ಕುಡಿಯಲು ಪ್ರಾರಂಭಿಸಿದೆ ಮತ್ತು ಅದು ನನ್ನ ದೇಹದ ಮೇಲೆ ವಿಸ್ಮಯಕಾರಿ ಪರಿಣಾಮವನ್ನು ಬೀರಿತು.

ನಾನು ಮುಂಜಾನೆ ಒಂದು ಗ್ಲಾಸ್ ತೆಗೆದುಕೊಳ್ಳುತ್ತೇನೆ ಮತ್ತು ಎಲ್ಲಾ ಸಮಯದಲ್ಲೂ ನನ್ನ ಶಕ್ತಿಯ ಮಟ್ಟಗಳು ಹೆಚ್ಚಿರುತ್ತವೆ.

ಆದರೆ ಈ ಮಾರಣಾಂತಿಕ ಕಾಯಿಲೆಗಳಿಗೆ ಮೂತ್ರದ ಉಪವಾಸವನ್ನು ಮಾಡಬೇಕಾಗಿದೆ.

ಮಾರ್ಚ್ 2018, ನಾನು ಕಳೆದ 10 ದಿನಗಳಿಂದ ಶಿವಂಭುವಿನಲ್ಲಿ ಶುದ್ಧೀಕರಣ ಮತ್ತು ಉಪವಾಸ ಮಾಡುತ್ತಿದ್ದೇನೆ. ಈ ಉಪವಾಸವು ನನಗೆ ಆಳವಾದ ಶುದ್ಧತೆಯನ್ನು, ಒಂದು ಡಿಟಾಕ್ಸ್ ಅನ್ನು ತಂದಿತು. ನನ್ನ ಪೋಷಣೆ ಮತ್ತು ನನ್ನ ನೈರ್ಮಲ್ಯವನ್ನು ನಾನು ಕಾಪಾಡಿಕೊಳ್ಳುತ್ತೇನೆ ಎಂಬ ವಾಸ್ತವದ ಹೊರತಾಗಿಯೂ, ದೈಹಿಕ, ಭಾವನಾತ್ಮಕ ಮತ್ತು ಮಾನಸಿಕ ಮಟ್ಟದ ಆಳವಾದ ಶುದ್ಧೀಕರಣವಾಗಿದೆ.

ಬೆಳಗಿನ ಯೋಗ ತರಗತಿಗಳ ದೈನಂದಿನ ಚಿಕಿತ್ಸೆಗಳು ಮತ್ತು ಮಧ್ಯಾಹ್ನದ ಪ್ರಾಣಾಯಾಮ ಅವಧಿಗಳ ಉಸಿರಾಟದ ತಂತ್ರಗಳು ಪ್ರಾಣಾಯಾಮದ ಮರುಪರಿಚಲನೆಗೆ ಅನುವು ಮಾಡಿಕೊಡುತ್ತದೆ, ದೇಹದಲ್ಲಿನ ಶಕ್ತಿಯ ವ್ಯಕ್ತಿಯ ಆರೋಗ್ಯವನ್ನು ಸುಧಾರಿಸುತ್ತದೆ.

3 ತಿಂಗಳ ನಂತರ ನಾನು ಹೊಸ ಪರೀಕ್ಷಾ ವರದಿಯನ್ನು ಪಡೆದುಕೊಂಡಿದ್ದೇನೆ ಅಬಐ—ಓಖಡ 0% ಮತ್ತು ನನ್ನ ಪ್ಲೇಟ್‌ಲೆಟ್‌ಗಳು ಸಾಮಾನ್ಯವಾಗಿದೆ.

ಘಾಅ, ಖಃಅ ಮತ್ತು ಊಃ ಸಾಮಾನ್ಯವಾಗಿದೆ. ರಕ್ತದ ಕ್ಯಾನ್ಸರ್‌ನ ಬೇರೆ ಯಾವುದೇ ಲಕ್ಷಣಗಳು ಇಲ್ಲ.

ಇದು ಶಿವಂಭುವಿನ ಪವಾಡ. ಆದ್ದರಿಂದ "ಮೂತ್ರ ಚಿಕಿತ್ಸೆ" ಜಗತ್ತಿನ ಅತ್ಯುತ್ತಮ ಚಿಕಿತ್ಸೆಯಾಗಿದೆ.

ಡಾ. ನಿತಿನ್ ಪಾಟೀಲ್ ಸರ್, ಡಾ.ಸಾರಂಗ್ ಪಾಟೀಲ್ ಸರ್ ಮತ್ತು ಡಾ. ಜಗದೀಶ್ ಆರ್. ಭುರಾನಿ ಸರ್ ಅವರು ಶಿವಂಭುವಿನ ವೈಜ್ಞಾನಿಕ ಮತ್ತು ಅತ್ಯಂತ ಸುಧಾರಿತ ಮತ್ತು ವ್ಯವಸ್ಥಿತ ವಿಧಾನವನ್ನು ನಮಗೆ ನೀಡಿದ್ದಕ್ಕಾಗಿ ನಾನು ನಿಜವಾಗಿಯೂ ಧನ್ಯವಾದ ಹೇಳುತ್ತೇನೆ.

ಚಂದ್ರಭಾನ್ ಪೋರ್ಜೆ.

chandarporje2015@gmail.com

20—08—2018

ಪುರಾವೆ – 18

ತುಟಿಯ ಕ್ಯಾನ್ಸರ್

ಆತ್ಮೀಯ ಜಗದೀಶ್ ಅವರೆ,

ನಿಮ್ಮ ಇ–ಮೇಲ್‌ಗೆ ಧನ್ಯವಾದಗಳು. ಈಗ ಕೆಲವು ತಿಂಗಳುಗಳಿಂದ ನಾನು ಮೂತ್ರ ಚಿಕಿತ್ಸೆ ಅನುಸರಿಸುತ್ತಿದ್ದೇನೆ. ಇದಕ್ಕೆ ಮುನ್ನ ನನಗೆ ಅನೇಕ ಸಮಸ್ಯೆಗಳಿದ್ದವು.

ನನ್ನ ಮೇಲ್ದುಟಿಯ ಮೇಲೆ ಬಟನ್ ಗಾತ್ರದ ಗೆಡ್ಡೆ ಇತ್ತು. ನಾನು ಅನೇಕ ವರ್ಷಗಳಿಂದ ಗುಟ್ಕಾ ಅಗಿಯುತ್ತಿದ್ದೆ. ನನಗೆ ವೈದ್ಯರ ಬಳಿ ಹೋಗಲು ಭಯವಾಯಿತು, ಏಕೆಂದರೆ ಅದು ಕ್ಯಾನ್ಸರ್ ಇರಬಹುದೆಂದು ನನಗೆ ಗೊತ್ತಿತ್ತು. ಕೊನೆಗೂ ಪರೀಕ್ಷೆ ಮಾಡಿಸಿಕೊಂಡೆ. ಬೈಯಾಪ್ಸಿ ನಂತರ ನನ್ನ ಭಯ ನಿಜವಾಯಿತು.

ಅದು ಕ್ಯಾನ್ಸರ್‌ನ ಪೂರ್ವ ಹಂತ ಎಂದು ಗಂತಿರೋಗಶಾಸ್ತ್ರಜ್ಞರು ಹೇಳಿದರು. ತಕ್ಷಣ ಶಸ್ತ್ರಚಿಕಿತ್ಸೆ ಮತ್ತು ರೇಡಿಯೇಷನ್ ಚಿಕಿತ್ಸೆಗೆ ಸೂಚಿಸಿದರು. ನನ್ನ ಹಿತೈಷಿಯೊಬ್ಬರು ನಿಮ್ಮ ವೆಬ್ ಸೈಟ್ ಬಗ್ಗೆ ತಿಳಿಸಿದರು. ಆಗ ನಾನು ಶಸ್ತ್ರಚಿಕಿತ್ಸೆ ಮತ್ತು ರೇಡಿಯೇಷನ್ ಚಿಕಿತ್ಸೆ ಬದಲಾಗಿ ಮೂತ್ರ ಚಿಕಿತ್ಸೆ ಅನುಸರಿಸಲು ನಿರ್ಧರಿಸಿದೆ. ಮೊದಲ ದಿನ ಮೂತ್ರ ಉಪವಾಸದ ನಂತರವೇ, ತುಟಿಯ ಮೇಲಿನ ಗೆಡ್ಡೆಯ ಗಾತ್ರ ಗಮನಾರ್ಹವಾಗಿ ಚಿಕ್ಕದಾಗಿರುವುದನ್ನು ಗಮನಿಸಿದೆ. 20 ದಿನಗಳ ಕಾಲ ಮೂತ್ರ ಉಪವಾಸದ ನಂತರ, ಅದು ಸಂಪೂರ್ಣವಾಗಿ ಮಾಯವಾಯಿತು. ಅದಾದ ಬಳಿಕ ನಾನು ಪರೀಕ್ಷೆ ಮಾಡಿಸಿಕೊಳ್ಳಲಿಲ್ಲ.

ನನ್ನ ಎಡ ಉಂಗುಷ್ಟದ ತಳಭಾಗದಲ್ಲಿ ದಪ್ಪ ಬೆಳವಣಿಗೆಯಾಗಿತ್ತು. ಅಲ್ಲಿ ಒಂದು ಗಾಯವೂ ಆಗಿ, ಗುಣವಾಗುತ್ತಿರಲಿಲ್ಲ. ನಡೆಯುವಾಗ ಬಹಳ ನೋವಾಗುತ್ತಿತ್ತು. ರಾತ್ರಿ ಮಲಗುವ ಮುನ್ನ ಪ್ರತಿನಿತ್ಯ ನಾನು ಉಂಗುಷ್ಟವನ್ನು ಅರ್ಧ ಗಂಟೆ ಕಾಲ ಮೂತ್ರದಲ್ಲಿ ಅದ್ದಿ, ಮೂತ್ರದ ಪ್ರಭಾವವು ಇಡೀ ರಾತ್ರಿ ಉಳಿಯಲಿ ಎಂದು ಉಂಗುಷ್ಟವನ್ನು ತೊಳೆಯದೆ ಹಾಗೇ ನಿದ್ರೆ ಮಾಡುತ್ತಿದ್ದೆ. ಕೇವಲ 7 ದಿನಗಳಲ್ಲಿ ಆ ಗಾಯ ಮತ್ತು ಬೆಳವಣಿಗೆ ಗುಣವಾಯಿತು.

ನನ್ನ ಎಡಗಣ್ಣಿನಲ್ಲಿ ದೂರದೃಷ್ಟಿ ದೋಷವಿತ್ತು. ಮತ್ತೊಂದು ಕಣ್ಣು ಚೆನ್ನಾಗಿತ್ತು. ಪ್ರತಿನಿತ್ಯ ಎರಡೂ ಕಣ್ಣುಗಳಿಗೆ ಮೂತ್ರದ ಹನಿ ಬಿಟ್ಟುಕೊಳ್ಳುತ್ತಿದ್ದೇನೆ. ಈಗ ನನ್ನ ದೂರದೃಷ್ಟಿ ದೋಷದಲ್ಲಿ ಸಾಕಷ್ಟು ಸುಧಾರಣೆಯಾಗಿದೆ.

ಜಗದೀಶ್ ಆರ್ ಭುರಾನಿ

ಮಾನವ ಕುಲಕ್ಕೆ ನೀವು ಮಾಡುತ್ತಿರುವ ಅತ್ಯುತ್ತಮ ಸೇವೆಗೆ ಧನ್ಯವಾದಗಳು

ದೀಪ್ ಖನ್ನಾ

capt.d.k.khanna@gmail.com

17ಡಿಸೆಂಬರ್ 2018

ಪುರಾವೆ – 19

ತುಟಿಯ ಮೇಲೆ ಕ್ಯಾನ್ಸರ್ ಮತ್ತು ಅನೇಕ ತೊಂದರೆಗಳು

ಆತ್ಮೀಯ ಜಗದೀಶ್ ಜೀ,

ನಾನು ಈಗ ಕೆಲವು ತಿಂಗಳುಗಳಿಂದ ಮೂತ್ರ ಚಿಕಿತ್ಸೆಯನ್ನು ಅಭ್ಯಾಸ ಮಾಡುತ್ತಿದ್ದೇನೆ. ನನಗೆ ಈ ಮೊದಲು ಹಲವಾರು ಆರೋಗ್ಯ ಸಮಸ್ಯೆಗಳಿದ್ದವು.

1) ನನ್ನ ಮೇಲಿನ ತುಟಿಯ ಮೇಲೆ ನನಗೆ ಗುಂಡಿಯ ಗಾತ್ರದ ಗಂಟು ಇತ್ತು. ನಾನು ಹಲವು ವರ್ಷಗಳಿಂದ ಗುಟ್ಕಾವನ್ನು ಜಗಿಯುತ್ತಿದ್ದರಿಂದ, ನಾನು ವೈದ್ಯರ ಬಳಿಗೆ ಹೋಗಲು ಸಹ ಹೆದರುತ್ತಿದ್ದೆ, ಏಕೆಂದರೆ ಅದು ಕ್ಯಾನ್ಸರ್‌ನ ಲಕ್ಷಣ ಎಂದು ನನಗೆ ತಿಳಿದಿತ್ತು. ಅಂತಿಮವಾಗಿ ನಾನು ಪರೀಕ್ಷೆಗಳಿಗೆ ಹೋದೆ ಮತ್ತು ಬಯಾಪ್ಸಿ ನಂತರ ನನ್ನ ಕೆಟ್ಟ ಭಯವನ್ನು ದೃಢಪಡಿಸಲಾಯಿತು. ಇದು ಕ್ಯಾನ್ಸರ್ ಪೂರ್ವ ಹಂತವಾಗಿದ್ದು ಯಾವುದೇ ಕ್ಷಣದಲ್ಲಿ ಹರಡಬಹುದು ಎಂದು ಆಂಕೊಲಾಜಿಸ್ಟ್ ಹೇಳಿದ್ದಾರೆ.

ರೇಡಿಯೇಶನ್ ಥೆರಪಿಯ ನಂತರ ತಕ್ಷಣದ ಶಸ್ತ್ರಚಿಕಿತ್ಸೆಗೆ ಅವರು ಸಲಹೆ ನೀಡಿದರು. ನಿಮ್ಮ ವೆಬ್‌ಸೈಟ್ ಕುರಿತು ಹಿತೈಷಿಗಳು ನನಗೆ ಸಲಹೆ ನೀಡಿದರು ಮತ್ತು ನಾನು ಶಸ್ತ್ರಚಿಕಿತ್ಸೆ ಮತ್ತು ವಿಕಿರಣದ ಬದಲಿಗೆ ಮೂತ್ರದ ಉಪವಾಸಕ್ಕೆ ಹೋಗಲು ನಿರ್ಧರಿಸಿದೆ. ಕಟ್ಟುನಿಟ್ಟಾದ ಮೂತ್ರದ ಉಪವಾಸದ ಮೊದಲ ದಿನದ ನಂತರ, ನನ್ನ ತುಟಿಯ ಮೇಲಿನ ಉಬ್ಬು ಗಾತ್ರವು ಗಣನೀಯವಾಗಿ ಕಡಿಮೆಯಾಗಿದೆ ಎಂದು ನಾನು ಕಂಡುಕೊಂಡೆ. 20 ದಿನಗಳ ಮೂತ್ರ ಉಪವಾಸದ ನಂತರ, ಅದು ಸಂಪೂರ್ಣವಾಗಿ ಕಣ್ಮರೆಯಾಯಿತು. ನಾನು ಎಂದಿಗೂ ಮುಂದಿನ ಪರೀಕ್ಷೆಗಳಿಗೆ ಹೋಗಲಿಲ್ಲ.

2) ನನ್ನ ಎಡ ಬೆರಳಿನ ಕೆಳಭಾಗದಲ್ಲಿ ದಪ್ಪವಾದ ಬೆಳವಣಿಗೆಯನ್ನು ಹೊಂದಿದ್ದೆ. ಅಲ್ಲಿ ಒಂದು ಗಾಯವೂ ವಾಸಿಯಾಗದೆ ನಡೆದುಕೊಂಡು ಹೋಗುವಾಗ ಸಾಕಷ್ಟು ನೋವಾಗಿತ್ತು. ನಾನು ಪ್ರತಿದಿನ ಮಲಗುವ ಮುನ್ನ ಅರ್ಧ ಗಂಟೆ ಮೂತ್ರದಲ್ಲಿ ನನ್ನ ಕಾಲ್ಬೆರಳುಗಳನ್ನು ಅದ್ದಿ ಮತ್ತು ನಂತರ ನನ್ನ ಕಾಲ್ಬೆರಳನ್ನು ನೀರಿನಿಂದ ತೊಳೆಯದೆ ಮಲಗಲು ಹೋದೆ, ಇದರಿಂದ ಮೂತ್ರದ ಪರಿಣಾಮ ಇಡೀ ರಾತ್ರಿ ಇರುತ್ತದೆ.

ದಪ್ಪ ಬೆಳವಣಿಗೆ ಮತ್ತು ಗಾಯವು ಕೇವಲ 7 ದಿನಗಳ ನಂತರ ಕಣ್ಮರೆಯಾಯಿತು.

3) ನನ್ನ ಎಡಗಣ್ಣಿನಲ್ಲಿ ದೂರದೃಷ್ಟಿ ಇತ್ತು. ಇನ್ನೊಂದು ಕಣ್ಣು ಸಾಮಾನ್ಯವಾಗಿದೆ. ನಾನು ಪ್ರತಿದಿನ ಎರಡೂ ಕಣ್ಣುಗಳಿಗೆ ಮೂತ್ರದ ಹನಿಯನ್ನು ಹಾಕುತ್ತಿದ್ದೇನೆ ಮತ್ತು ದೂರದೃಷ್ಟಿಯಲ್ಲಿ ಸಾಕಷ್ಟು ಸುಧಾರಣೆಯಾಗಿದೆ. ಮಾನವೀಯತೆಗೆ ನೀವು ಮಾಡುತ್ತಿರುವ ಮಹಾನ್ ಸೇವೆಗೆ ಧನ್ಯವಾದಗಳು.

ಹಿಲ್ಟನ್ ಚಿನ್ನೋ

hilttonchinno@gmail.com 18-12-2018

ಪುರಾವೆ – 20

ಅಡೆನೊಕಾರ್ಸಿನೋಮ – ಗುದದ ಅಂಚು

ಆತ್ಮೀಯ ಭುರಾನಿ ಜಿ,

ಅಕ್ಟೋಬರ್ 4, 2021 ರಂದು ಅಡೆನೊಕಾರ್ಸಿನೋಮ – ಗುದದ ಅಂಚಿನಲ್ಲಿ ಅಪರೂಪದ ರೀತಿಯ ಕ್ಯಾನ್ಸರ್ ಇರುವುದು ನನಗೆ ಪತ್ತೆಯಾಯಿತು. ಗುದದ ಅಂಚಿನಲ್ಲಿ ಗೆಡ್ಡೆ ಇದೆ ಮತ್ತು ಅದು ಸಾಕಷ್ಟು ದೊಡ್ಡದಿದೆ. ವೈದ್ಯರು 28 ದಿನಗಳವರೆಗೆ ಕೀಮೋ ಟ್ಯಾಬ್ಲೆಟ್‌ನೊಂದಿಗೆ ವಿಕಿರಣವನ್ನು ಸೂಚಿಸಿದ್ದಾರೆ ಮತ್ತು ನಂತಹಲ್ಲಿ ಶಸ್ತ್ರಚಿಕಿತ್ಸೆಯಿಂದ ಗೆಡ್ಡೆಯನ್ನು ತೆಗೆದುಹಾಕುತ್ತಾರೆ ಎಂದು ಹೇಳಿದ್ದಾರೆ.

ನಾನು ಈ ಹಿಂದೆ ಮೂತ್ರ ಚಿಕಿತ್ಸೆಯನ್ನು ಮಾಡುತ್ತಿದ್ದೆ ಮತ್ತು ಥೈರಾಯ್ಡ್‌ನಿಂದ ಗುಣವಾಗಿದ್ದೇನೆ.

ರೋಗನಿರ್ಣಯವಾದ ಮೇಲೆ, ನಾನು 7 ಅಕ್ಟೋಬರ್, 2021 ರಿಂದ ಮತ್ತೆ ಮೂತ್ರ ಚಿಕಿತ್ಸೆಯನ್ನು ಪ್ರಾರಂಭಿಸಲು ನಿರ್ಧರಿಸಿದ್ದೇನೆ ಮತ್ತು ಅಂದಿನಿಂದ ಮತ್ತು ಇಂದಿನವರೆಗೆ, ಅಂದರೆ 30 ಅಕ್ಟೋಬರ್, 2021 ರವರೆಗೆ – ಕಳೆದ 23 ದಿನಗಳಿಂದ, ನಾನು ಕೇವಲ ನೀರು ಅಥವಾ ಹೆಚ್ಚಾಗಿ ಹಣ್ಣುಗಳು ಅಥವಾ ಆಗಾಗ್ಗೆ ಕೆಂಪಕ್ಕಿ ಅನ್ನ ಅಥವಾ ಓಟ್ಸ್‌ನ ಲಘು ಆಹಾರವನ್ನು ಸೇವಿಸುತ್ತಾ ಸಂಪೂರ್ಣ ಉಪವಾಸ ಮಾಡಿದ್ದೇನೆ. ಇದಲ್ಲದೆ, ನಾನು ಬೆಳಿಗ್ಗೆ ಮೂತ್ರ ಮಸಾಜ್ ಮಾಡುತ್ತೇನೆ ಮತ್ತು ತೊಂದರೆ ಇರುವ ಭಾಗಕ್ಕೆ ಮೂತ್ರದ ಪ್ಯಾಕ್ ಅನ್ನು ಮಾಡುತ್ತೇನೆ.

ನಾನು ಅಂತಹ ಕಠಿಣ ಉಪವಾಸವನ್ನು ಮಾಡಿದರೆ ನಾನು ತುಂಬಾ ದುರ್ಬಲನಾಗಬಹುದು ಎಂದು ನನ್ನ ಕುಟುಂಬವು ಆತಂಕಗೊಂಡಿತ್ತು. ಆದಾಗ್ಯೂ 23 ದಿನಗಳ ನಂತರವೂ, ನನಗೆ ಯಾವುದೇ ರೀತಿಯ ನಿಶ್ಶಕ್ತಿಯಾಗಲಿ ಅಥವಾ ತೊಂದರೆ ಅಥವಾ ಆಯಾಸವಾಗಲಿ ಕಂಡುಬರುತ್ತಿಲ್ಲ. ಬದಲಿಗೆ, ಬಹಳ ಸಮಯದ ನಂತರ ನನ್ನನ್ನು ಭೇಟಿಯಾದವರು ನಾನು ತುಂಬಾ ಚೈತನ್ಯಮಯವಾಗಿ ಕಾಣುತ್ತಿದ್ದೇನೆ ಮತ್ತು ನನ್ನ ಮುಖವು ಹೊಳೆಯುತ್ತಿದೆ ಎಂದು ಹೇಳುತ್ತಾರೆ?

ನಾನು ಮಧುಮೇಹಿ ಆದರೆ ಕಳೆದ 23 ದಿನಗಳಿಂದ ನಾನು ಯಾವುದೇ ಮಾತ್ರೆಗಳನ್ನು ತೆಗೆದುಕೊಂಡಿಲ್ಲ ಮತ್ತು ನನ್ನ ಸಕ್ಕರೆಯ ಮಟ್ಟವು 80ಟಐ ನಿಂದ 100 ಟಐ ನಡುವೆ ಇದೆ ಹಾಗೂ ನನ್ನ ಸಕ್ಕರೆಯ ಮಟ್ಟದಲ್ಲಿ ಯಾವುದೇ ಆತಂಕಕಾರಿಯಾದ ಏರಿಳಿತವಿಲ್ಲ. ನನಗೆ

ದೀರ್ಘಕಾಲದಿಂದ ಶಿಲೀಂಧ್ರ ಸೋಂಕು ಸಹ ಇತ್ತು ಹಾಗೂ ಈಗ ಅದು ನಿಯಂತ್ರಣದಲ್ಲಿದೆ ಮತ್ತು ಶಾಶ್ವತವಾಗಿ ಗುಣವಾಗುವ ಭರವಸೆ ಬಂದಿದೆ. ಶ್ರೀಯುತ ಭುರಾನಿ ಜಿ ಅವರು ಸೂಚಿಸಿದ ವಿಧಾನಗಳ ಪ್ರಕಾರ ಕಟ್ಟುನಿಟ್ಟಾಗಿ ಮೂತ್ರ ಚಿಕಿತ್ಸೆಯನ್ನು ಪ್ರಾರಂಭಿಸಿರುವುದರಿಂದ ನಾನು ಗುದನಾಳ ಮತ್ತು ಗುದ ಪ್ರದೇಶದಲ್ಲಿ ಯಾವುದೇ ನೋವಿನ ಅನುಭವಾಗುತ್ತಿಲ್ಲ.

ನಾನು ಶ್ರೀಯುತ ಜಗದೀಶ್ ಭುರಾನಿ ಜಿ ಅಮ ಸಲಹೆಯನ್ನು ಪಡೆಯಲು ಅವರೊಂದಿಗೆ ನಿರಂತರ ಸಂಪರ್ಕದಲ್ಲಿದ್ದೇನೆ ಮತ್ತು ಅವರ ಪ್ರಕಾರ ಸುಮಾರು ಒಂದು ತಿಂಗಳಲ್ಲಿ ನನ್ನ ಗೆಡ್ಡೆ ಮಾಯವಾಗುತ್ತದೆ ಮತ್ತು ಮೂತ್ರ ಚಿಕಿತ್ಸೆಯ ವಿಧಾನವನ್ನು ಕಟ್ಟುನಿಟ್ಟಾಗಿ ಅನುಸರಿಸಿದರೆ ಮುಂಬರುವ ದಿನಗಳಲ್ಲಿ ಕ್ಯಾನ್ಸರ್ ಸಂಪೂರ್ಣವಾಗಿ ಗುಣವಾಗುತ್ತದೆ. ಶ್ರೀಯುತ ಭುರಾನಿ ಜಿ ಅವರು ಮೂತ್ರದ ಪ್ರಯೋಜನಗಳ ಬಗ್ಗೆ ಜಾಗೃತಿ ಮೂಡಿಸುವ ಮೂಲಕ ಸಮಾಜಕ್ಕೆ ಉತ್ತಮ ಸೇವೆಯನ್ನು ಮಾಡುತ್ತಿದ್ದಾರೆ ಮತ್ತು ನಮ್ಮ ದೇಹವು ಎಲ್ಲಾ ರೋಗಗಳ ವಿರುದ್ಧ ಹೋರಾಡುವ ಸಾಮರ್ಥ್ಯವನ್ನು ಹೊಂದಿದೆ.

ಇಂತಿ

ಸಿ ಎ ಪಿ ಕೆ ಮುಂದ್ರಾ, ಕೋಲ್ಕತ್ತಾ

pkmundra@gmail.com

ಹುರಾವೆ – 21

ಉನ್ನತ ಹಂತದ ಸಾರ್ಕೋಮಾ ಕ್ಯಾನ್ಸರ್

ಮಾನ್ಯರೇ,

ಅಲೋಪತಿ ಚಿಕಿತ್ಸೆಯ ಸಹಾಯವಿಲ್ಲದೆ ನಮ್ಮ ರೋಗಗಳನ್ನು ಗುಣಪಡಿಸುವ ಶಕ್ತಿಯನ್ನು ನಾವು ಹೊಂದಬಹುದು. ಕ್ಯಾನ್ಸರ್ ಮತ್ತು ಕೋವಿಡ್ –19 ಸೇರಿದಂತೆ ಯಾವುದೇ ರೀತಿಯ ಕಾಯಿಲೆಯ ಉತ್ತಮ ಚಿಕಿತ್ಸೆಗಾಗಿ ದೇವರು ನಮಗೆ ಶಿವಂಭು ಎಂಬ ಮೂತ್ರವನ್ನು ನೀಡಿದ್ದಾನೆ.

ನನ್ನ ಕ್ಯಾನ್ಸರ್ ಕಾಯಿಲೆಗೆ ಸಂಬಂಧಿಸಿದಂತೆ ಮೂತ್ರ ಚಿಕಿತ್ಸೆಯೊಂದಿಗೆ ನನ್ನ ಉತ್ತಮ ಅನುಭವವು ಹೀಗಿದೆ. ನಮ್ಮ ಆಯಸ್ಸನ್ನು ಈಗಾಗಲೇ ದೇವರು ನಿರ್ಧರಿಸಿಬಿಟ್ಟಿರುತ್ತಾನೆ ಆದ್ದರಿಂದ ಸಾವಿನ ಭಯದಿಂದ ಹೊರಬನ್ನಿ ಮತ್ತು ನೀವು ಸಾವಿನ ಭಯದಿಂದ ಹೊರಬಂದರೆ, ಮೂತ್ರ ಚಿಕಿತ್ಸೆಯು ನಿಮಗೆ ಎಲ್ಲಾ ರೀತಿಯ ಚಿಕಿತ್ಸೆಗಳಲ್ಲಿ ಅತ್ಯುತ್ತಮ ಚಿಕಿತ್ಸೆಯನ್ನು ನೀಡುತ್ತದೆ.

ಜೂನ್ 2013 ರಲ್ಲಿ ನನಗೆ ಉನ್ನತ ಹಂತದ ಸಾರ್ಕೋಮಾ ಕ್ಯಾನ್ಸರ್ ರೋಗವು ಕಂಡುಬಂದಾಗ, ಮೂತ್ರ ಚಿಕಿತ್ಸೆಯ ಪ್ರಯೋಜನಗಳ ಬಗ್ಗೆ ನನಗೆ ತಿಳಿದಿರಲಿಲ್ಲ ಆದ್ದರಿಂದ ನಾನು ಶಸ್ತ್ರಚಿಕಿತ್ಸೆಯೊಂದಿಗೆ ರೇಡಿಯೊಥೆರಪಿ ಚಿಕಿತ್ಸೆಯನ್ನು ಪಡೆದುಕೊಂಡೆ.

ಆಗಸ್ಟ್ 2013 ರಲ್ಲಿ ನನ್ನ ಚಿಕಿತ್ಸೆಯು ಪೂರ್ಣಗೊಂಡ ನಂತರ, ನಾನು ಶ್ರೀಯುತ ಜಗದೀಶ್ ಭುರಾನಿ ಜಿ ಅವರನ್ನು ಸಂಪರ್ಕಿಸಿದೆ ಮತ್ತು ಅವರು ಮೂತ್ರ ಚಿಕಿತ್ಸೆಯಿಂದ ಉಪಚಾರದ ಬಗ್ಗೆ ನನಗೆ ಉತ್ತಮ ಮಾರ್ಗದರ್ಶನ ನೀಡಿದರು. ಶ್ರೀಯುತ ಜಗದೀಶ್ ಭುರಾನಿ ಜಿಯವರ ಆಶೀರ್ವಾದದೊಂದಿಗೆ, ನಾನು ತಕ್ಷಣ ಮೂತ್ರ ಚಿಕಿತ್ಸೆಯನ್ನು ಪ್ರಾರಂಭಿಸಿದೆ.

ಪರಿಣಾಮವಾಗಿ, ಮೂತ್ರ ಚಿಕಿತ್ಸೆಯಿಂದ ನನಗೆ ಅತ್ಯದ್ಭುತ ಫಲಿತಾಂಶಗಳು ದೊರೆತಿವೆ, ಈ ಕಾಯಿಲೆಯು 2015 ರಲ್ಲಿ ಮರುಕಳಿಸಿದಾಗ, ಗೆಡ್ಡೆ ಮಧ್ಯಂತರ ದರ್ಜೆಯದ್ದಾಗಿತ್ತು ಮತ್ತು 2019 ರಲ್ಲಿ ಗೆಡ್ಡೆ ಕಡಿಮೆ ದರ್ಜೆಯದ್ದಾಗಿತ್ತು. ನಾನು ಈ ಚಿಕಿತ್ಸೆಯನ್ನು ಅತ್ಯಂತ ಸಮರ್ಪಿತವಾಗಿ ಮತ್ತು ಶ್ರದ್ಧಾಪೂರ್ವಕವಾಗಿ ಅಳವಡಿಸಿಕೊಂಡ ಕಾರಣಕ್ಕಾಗಿ ಎಲ್ಲಾ ಖ್ಯಾತಿಯು ಮೂತ್ರ ಚಿಕಿತ್ಸೆಗೆ ಸಲ್ಲುತ್ತದೆ.

ಎಲ್ಲಾ ಓದುಗರು ಯಾವುದೇ ರೀತಿಯ ಕಾಯಿಲೆಯ ಚಿಕಿತ್ಸೆಗಾಗಿ ಮೂತ್ರ ಚಿಕಿತ್ಸೆಯನ್ನು ಮುಖ್ಯ ವಿಧಾನ ಅಥವಾ ಪೂರಕ ವಿಧಾನವಾಗಿ ಅಳವಡಿಸಿಕೊಳ್ಳಬೇಕೆಂದು ನಾನು ಹೇಳಲು ಬಯಸುತ್ತೇನೆ, ಇದು ನಿಮ್ಮ ರೋಗವನ್ನು ನಿವಾರಿಸಲು, ನಿಯಂತ್ರಿಸಲು ಮತ್ತು ಅಂತಿಮವಾಗಿ ಗುಣಪಡಿಸಲು ಸಹಾಯ ಮಾಡುತ್ತದೆ.

ಧನ್ಯವಾದಗಳೊಂದಿಗೆ

ಸಿಎ ರಾಕೇಶ್ ಮೆಹ್ತಾ

mehtarakesh15@yahoo.com

30/10/2021

ಪುರಾವೆ – 22

ಎಚ್ಐವಿ ರೋಗಿಗಳ ಪುರಾವಗಳು

34 ವರ್ಷ ವಯಸ್ಸಿನವರಾದ ಬೆಂಗಳೂರಿನ ರವಿಕುಮಾರ್ (ಪುರುಷ) ರವರಿಗೆ 2004 ರಲ್ಲಿ ಎಚ್ಐವಿ/ಏಡ್ಸ್ ರೋಗ ಪತ್ತೆಯಾಯಿತು. ಅವರ ಚರ್ಮದ ಮೇಲೆ ಹಲವಾರು ಕಪ್ಪು ಕಲೆಗಳಿದ್ದವು ಮತ್ತು ಕೆಲವು ಭಾಗಗಳು ಸುಟ್ಟ ಚರ್ಮದಂತೆ ಕಾಣುತ್ತಿದ್ದವು. ಅವರ ದೇಹದ ಎಲ್ಲಾ ಕೂದಲುಗಳು ಮಾಯವಾಗಿತ್ತು ಮತ್ತು ಅವರ ತಲೆಯ ವಿಪರೀತ ಹೊಟ್ಟಿತ್ತು. ಅವರು ಬಲಹೀನತೆ, ಮರಗಟ್ಟುವುದು ಇತ್ಯಾದಿ ವಿವಿಧ ಸಮಸ್ಯೆಗಳಿಂದ ಬಳಲುತ್ತಿದ್ದರು ಮತ್ತು ಅವರ ದೇಹದಲ್ಲಿ ಶಕ್ತಿಯೇ ಇರಲಿಲ್ಲ. ಅವರಿಗೆ ತಮ್ಮ ದೈನಂದಿನ ಚಟುವಟಿಕೆಗಳನ್ನು ಮಾಡಿಕೊಳ್ಳಲು ಸಹ ಸಾಧ್ಯವಾಗುತ್ತಿರಲಿಲ್ಲ ಮತ್ತು ಅವರಿಗೆ ನಿಯಮಿತವಾಗಿ ಕಚೇರಿಗೆ ಹಾಜರಾಗಲು ಸಾಧ್ಯವಾಗುತ್ತಿರಲಿಲ್ಲ. ದಿನದಿಂದ ದಿನಕ್ಕೆ ಅವರ ಆರೋಗ್ಯ ಹದಗೆಡುತ್ತಿತ್ತು. ಅವರ ಅಆ4 ಎಣಿಕೆಯು 250 ಸೆಲ್‌ಗಳಿಗೆ ಇಳ್ಕೆಯಾಗಿತ್ತು.

ನನ್ನ ಸಲಹೆಯ ಮೇರೆಗೆ ಶ್ರೀಯುತ ರವಿಕುಮಾರ್ ಅವರು ಮಾರ್ಚ್ 2009 ರಲ್ಲಿ ಮೂತ್ರ ಚಿಕಿತ್ಸೆಯನ್ನು ಪ್ರಾರಂಭಿಸಿದರು.

10 ದಿನಗಳ ಅವಧಿಯಲ್ಲಿ ಅವರ ಆರೋಗ್ಯವು ಕ್ಷೀಣಿಸುವುದು ಸಂಪೂರ್ಣವಾಗಿ ನಿಂತುಹೋಯಿತು ಮತ್ತು ಅವರ ದೈಹಿಕ ಆರೋಗ್ಯವು ಸುಧಾರಿಸಲು ಪ್ರಾರಂಭಿಸಿತು. ಮೂತ್ರ ಚಿಕಿತ್ಸೆಯನ್ನು ಅಳವಡಿಸಿಕೊಂಡ ನಂತರ ಅವರು ಯಾವುದೇ ಮಾತ್ರೆಗಳನ್ನು ತೆಗೆದುಕೊಂಡಿಲ್ಲ. ಚರ್ಮದ ಮೇಲಿನ ಕಪ್ಪು ಕಲೆಗಳು ಮತ್ತು ಚರ್ಮದ ಮೇಲೆ ಸುಟ್ಟಂತೆ ಕಾಣುತ್ತಿದ್ದ ಕೆಲವು ಭಾಗಗಳು ಮಾಯವಾದವು. ಹೊಸ ಚರ್ಮವು ಬೆಳೆದಿದೆ ಮತ್ತು ಅವರ್ ದೇಹದ ಸಂಪೂರ್ಣ ಮೈಬಣ್ಣವು ತುಂಬಾ ತಿಳಿ ಮತ್ತು ಮೃದುವಾಗಿದೆ. ಅವರ್ ಹೊಸ ಚರ್ಮದ ಮೇಲೆ ಕೂದಲುಗಳು ಮತ್ತೆ ಬೆಳೆದಿವೆ. ತಲೆಯ ಮೇಲಿದ್ದ ಹೊಟ್ಟು ಸಹ ವಾಸಿಯಾಗಿದ್ದು, ಯಾವುದೇ ಸಮಸ್ಯೆ ಇಲ್ಲ. ಫೆಬ್ರವರಿ 2010 ರಲ್ಲಿ ಅವರ ಅಆ4 ಎಣಿಕೆಯು 250 ಸೆಲ್‌ಗಳಿಂದ 663 ಸೆಲ್‌ಗಳಿಗೆ ಏರಿಕೆಯಾಯಿತು.

ನಂತರ ಅವರು ಯಾವುದೇ ಪರೀಕ್ಷೆ ಮಾಡಿಸಿಕೊಂಡಿಲ್ಲ. ಅವರ ಪ್ರತಿರಕ್ಷಣಾ ವ್ಯವಸ್ಥೆಯು ಸುಧಾರಿಸಿದೆ ಮತ್ತು ಅವರು ಚೈತನ್ಯವನ್ನು ಪಡೆದಿದ್ದಾರೆ, ಹಾಗೂ ಯಾವುದೇ

ತೊಂದರೆಯಿಲ್ಲದೆ ಆರೋಗ್ಯವಾಗಿ ತನ್ನ ಸಹಜ ಚಟುವಟಿಕೆಗಳಿಗೆ ನಿಯಮಿತವಾಗಿ ಹಾಜರಾಗುತ್ತಾರೆ.

(ರವಿ ಕುಮಾರ್)

ಫೆಬ್ರವರಿ 2010

ಪುರಾವೆ – 23

ಎಚ್ಐವಿ

ನಾನು ನಿಮಗೆ ಸಂತೋಷದಿಂದ ಬರೆಯುತ್ತಿದ್ದೇನೆ !! ನಾನು ನನ್ನ ಂಖಐ ನಿಬಂಧನೆ ಸೌಲಭ್ಯಕ್ಕೆ ಹೋಗಿದ್ದೇನೆ.

3 ತಿಂಗಳ ಹಿಂದೆ ನನ್ನ ವೈರಲ್ ಲೋಡ್ ಫಲಿತಾಂಶಗಳು ಕಾಣುತ್ತಿಲ್ಲ ಎಂದು ತೋರಿಸಿತ್ತು.

ನಾನು ನಿಮ್ಮನ್ನು ಕೊನೆಯ ಬಾರಿಗೆ ಸಂಪರ್ಕಿಸಿದಾಗಿನಿಂದ ನಾನು ಂಖಐ ಜೊತೆಗೆ ಮೂತ್ರ ಚಿಕಿತ್ಸೆಯನ್ನು ಬಳಸುತ್ತಿದ್ದೇನೆ.

ದುರದೃಷ್ಟವಶಾತ್ ಆ ಸಮಯದಲ್ಲಿ ಫೈಲ್‌ನಲ್ಲಿ ಫಲಿತಾಂಶಗಳನ್ನು ಸ್ಕ್ಯಾನ್ ಮಾಡಲು ನನ್ನ ಬಳಿ ಸ್ಮಾರ್ಟ್‌ಫೋನ್ ಇರಲಿಲ್ಲ.

ಈಗ ನನ್ನ ಬಳಿ ಕ್ಯಾಮೆರಾ ಇರುವ ಒಂದು ಸ್ಮಾರ್ಟ್ ಫೋನ್ ಇದೆ; ನನ್ನ ಮುಂದಿನ ಆರೋಗ್ಯ ಕೇಂದ್ರದ ಭೇಟಿಯ ನಂತರ ನಾನು ಫಲಿತಾಂಶದ ಫೋಟೋವನ್ನು ತೆಗೆದುಕೊಳ್ಳುತ್ತೇನೆ ಮತ್ತು ನಿಮಗೆ ಕಳುಹಿಸಲಿಕ್ಕಾಗಿ ಪ್ರತಿಯನ್ನು ಸ್ಕ್ಯಾನ್ ಮಾಡುತ್ತೇನೆ.

ಮೂತ್ರ ಚಿಕಿತ್ಸೆಯ ಕುರಿತ ನಿಮ್ಮ ಎಲ್ಲಾ ಸಂಶೋಧನೆಗಳಿಗೆ ತುಂಬಾ ಧನ್ಯವಾದಗಳು!

ಇಡೀ ಜಗತ್ತು ಮೂತ್ರ ಚಿಕಿತ್ಸೆಯನ್ನು ಶ್ಲಾಘಿಸಬೇಕು ಮತ್ತು ಅರ್ಥಮಾಡಿಕೊಳ್ಳಬೇಕು ಎಂದು ನಾನು ಬಯಸುತ್ತೇನೆ!

ಆತ್ಮೀಯ ವಂದನೆಗಳೊಂದಿಗೆ,

ಚಾಲ್ಸ್ ಎಂಬರ್ಝೀರ

ಕಂಪಾಲಾ–ಉಗಾಂಡಾ

cmbaziira@gmail.com

ಜೂನ್ 22, 2015

ಪುರಾವೆ – 24

ಎಚ್ಐವಿ

ನಮಸ್ತೆ! ನಾನು ಚೆನ್ನಾಗಿದ್ದೇನೆ ಮತ್ತು ಆರೋಗ್ಯವಾಗಿದ್ದೇನೆ, ಏಕೆಂದರೆ ನಾನು ಎಚ್ಐವಿ ಪಾಸಿಟಿವ್ ಆಗಿದ್ದೆ ಮತ್ತು ನಾನು ಸಾಯಬೇಕಾಗಿತ್ತು ಆದರೆ ನಾನು ಮೂತ್ರ ಚಿಕಿತ್ಸೆಯನ್ನು ಪ್ರಾರಂಭಿಸಿದಾಗಿನಿಂದ ನಾನು ತುಂಬಾ ಚೆನ್ನಾಗಿದ್ದೇನೆ ಮತ್ತು ಉತ್ತಮವಾಗಿದ್ದೇನೆ. ನನ್ನ ಆರೋಗ್ಯ ಸುಧಾರಿಸುತ್ತಿದೆ ಮತ್ತು ನಾನು ತುಂಬಾ ಸಂತೋಷವಾಗಿದ್ದೇನೆ.

ನಾನು ನನ್ನ ಮಕ್ಕಳಿಗೂ ಪರಿಚಯಿಸಿದೆ ಮತ್ತು ಅವರೂ ಸಹ ತುಂಬಾ ಸದೃಢ ಮತ್ತು ಆರೋಗ್ಯವಂತರಾಗಿದ್ದಾರೆ.

ಮೂತ್ರವು ನನಗೆ ಒಳ್ಳೆಯದನ್ನು ಮಾಡಿದೆ ಎಂದು ಶಿಫಾರಸು ಮಾಡುವುದನ್ನು ಮತ್ತು ನನಗೆ ಜೀವನದಲ್ಲಿ ಭರವಸೆ ಬಂದಿದೆ ಎಂಬುದನ್ನು ಬಿಟ್ಟು ನಾನು ಏನನ್ನೂ ಹೇಳಲಾರೆ. ಧನ್ಯವಾದಗಳು

ನೈರೋಬಿ,

ಕೀನ್ಯಾ

ಫೆಬ್ರವರಿ 03, 2014

ಪುರಾವೆ – 25

ಎಚ್ಐವಿ

ನಮಸ್ಕಾರ ಜಗದೀಶ್‌ರವರೆ

1) ನಾನು ಎಚ್ಐವಿ ಬಂದಿರುವ 36 ವರ್ಷದ ಮಹಿಳೆ, ನನ್ನ ಅಟ4 ಎಣಿಕೆ 150, ಈಗಾಗಲೇ ಮೂತ್ರ ಚಿಕಿತ್ಸೆಯನ್ನು ಪ್ರಾರಂಭಿಸಿದ್ದೇನೆ

ಯಾವಾಗ ಎಂದು ನನಗೆ ಖಚಿತವಿಲ್ಲ ಆದರೆ 2010 ರಲ್ಲಿ ನನ್ನ ಮಗನಿಗೆ ಗರ್ಭಿಣಿಯಾಗಿದ್ದಾಗ ನಾನು ಎಲ್ಲಾ ಅಗತ್ಯ ಪರೀಕ್ಷೆಗಳನ್ನು ಮಾಡಿಸಿದ್ದೆ ಮತ್ತು ಆಗ ನನಗೆ ಎಚ್ಐವಿ ಪಾಸಿಟಿವ್ ಆಗಿತ್ತು. ನಾನು ಎಂದಿಗೂ ಒಖಐ ತೆಗೆದುಕೊಂಡಿಲ್ಲ. ನಾನು ಪ್ರಜ್ಞಾಪೂರ್ವಕವಾಗಿ ದೇವರನ್ನು ಧ್ಯಾನಿಸಲು ಮತ್ತು ಉತ್ತರಕ್ಕಾಗಿ ದೇವರನ್ನು

ಕರೆಯಲು ಪ್ರಜ್ಞಾಪೂರ್ವಕವಾಗಿ ಆಯ್ಕೆ ಮಾಡಿದೆ ಮತ್ತು ಉತ್ತರವಾಗಿ ನಾನು ಮೂತ್ರ ಚಿಕಿತ್ಸೆಯನ್ನು ಕಂಡುಕೊಂಡೆ.

ನಮಸ್ಕಾರ, ನೀವು ಏನು ಮಾಡುತ್ತಿದ್ದೀರೋ ಅದಕ್ಕಾಗಿ ಮತ್ತು ನನಗೋಸ್ಕರ ಇರುವುದಕ್ಕಾಗಿ ನನ್ನ ಹೃದಯದಿಂದ ಕೃತಜ್ಞತೆಗಳು. ನಾನು ಕ್ಲಿನಿಕ್‌ನಲ್ಲಿ ಮತ್ತೊಂದು ಪರೀಕ್ಷೆಯನ್ನು ಮಾಡಿಸಿದೆ ಮತ್ತು ಅದು ಎಚ್‌ಐವಿ ನೆಗೆಟಿವ್ ಬಂದಿದೆ.

ನನ್ನ ಅಆ4 ಎಣಿಕೆಯನ್ನು ತಿಳಿಯಲು ನಾನು ಲ್ಯಾಬ್‌ನಲ್ಲಿ ಇನ್ನೊಂದು ಪರೀಕ್ಷೆಯನ್ನು ಮಾಡಬೇಕಾಗಿದೆ. ನನ್ನೊಂದಿಗೆ ನನ್ನ ಈ ಕಠಿಣ ಪ್ರಯಾಣದ ಭಾಗವಾಗಿದ್ದಕ್ಕಾಗಿ ಮತ್ತೊಮ್ಮೆ ಧನ್ಯವಾದಗಳು

ಎಂಪುಮಲಂಗ,

ದಕ್ಷಿಣ ಆಫ್ರಿಕಾ

ಆಗಸ್ಟ್ 7, 2014

ಪುರಾವೆ – 26

ಎಚ್‌ಐವಿ

ಜಗದೀಶ್ ಆರ್.ಭುರಾನಿ ಮಾನವೀಯತೆಯ ವಿಸ್ಮಯ.

ಎಲ್ಲಾ ಜನಾಂಗದ ಜನರು ತಮ್ಮ ಕಾಯಿಲೆಗಳಿಂದ ಗುಣಮುಖರಾಗಬೇಕೆಂಬ ಅವರ ಬಯಕೆಗೆ ಯಾವುದೇ ಮಿತಿಯಿಲ್ಲ.

ನಾನು ಏಡ್ಸ್‌ನಿಂದ ಸಾಯುತ್ತಿದ್ದೇನೆ ಎಂದು ಅವರಿಗೆ ಪತ್ರ ಬರೆದಾಗ, ಅವರು ನನಗೆ ಉತ್ತರಿಸಲು ಹಿಂಜರಿಯಲಿಲ್ಲ ಮತ್ತು ಮೂತ್ರ ಚಿಕಿತ್ಸೆ ಮತ್ತು ಅದನ್ನು ಹೇಗೆ ಬಳಸಬೇಕು ಎಂದು ಹೇಳಿದರು.

ಈಗ, ಗುಣಮುಖನಾಗಿ ಮತ್ತು ಆರೋಗ್ಯವಂತನಾಗಿ ನಾನು ನನ್ನ ಕಾಲಿನ ಮೇಲೆ ನಿಂತಿದ್ದೇನೆ.

ಜೇನ್, ನೈಜೀರಿಯಾ

jane.nwokorie@yahoo.co.uk

ಜನವರಿ 05, 2015

ಪುರಾವೆ – 27

ಎಚ್ಐವಿ

ಮೂತ್ರಚಿಕಿತ್ಸೆಯ ಕುರಿತು ಪ್ರತಿಕ್ರಿಯೆ:

ಮೂತ್ರ ಚಿಕಿತ್ಸೆಯು ಅದ್ಭುತ ನೀರು, ಇದು ಮಾನವಕುಲದ ಏಕೈಕ ಪವಾಡವಾಗಿದೆ.

ಎಚ್ಐವಿ ಹೊಂದಿರುವ ಸ್ನೇಹಿತರೊಬ್ಬರಿಗೆ ನಾನು ಮೂತ್ರ ಚಿಕಿತ್ಸೆಯನ್ನು ಶಿಫಾರಸು ಮಾಡಿದ್ದೇನೆ ಮತ್ತು ಅವರು ಯಾವುದೇ ಆಂಟಿ ರೆಟ್ರೋ–ವೈರಲ್ ಔಷಧಿಗಳಿಲ್ಲದೆ ಇದೊಂದನ್ನೇ ಕುಡಿಯುತ್ತಿದ್ದಾರೆ.

ಅವರು ಹಣ್ಣಿನ ಚಿಕಿತ್ಸೆ ಕೈಗೊಳ್ಳಬೇಕು ಮತ್ತು ಬಹಳಷ್ಟು ತರಕಾರಿಗಳನ್ನು ತಿನ್ನಬೇಕೆಂದು ಸಹ ನಾನು ಶಿಫಾರಸು ಮಾಡಿದ್ದೇನೆ.

ಫಲಿತಾಂಶ: ಅವರ ಜೀವನವು ಹೆಚ್ಚು ಸ್ಥಿರವಾಗಿದ್ದು, ಅನಾರೋಗ್ಯದಿಂದ ಮುಕ್ತನಾಗಿರುತ್ತಾರೆ.

ಮೂತ್ರ ಚಿಕಿತ್ಸೆಯು ಯಾವುದೇ ಕಾಯಿಲೆಯನ್ನು ಗುಣಪಡಿಸಬಲ್ಲದು.

ಜ್ಯಾಕ್ ಎಡ್ಡಿ

jaceddy4u@gmail.com

ಮಾರ್ಚ್ 27, 2015

ಪುರಾವೆ – 28

ಎಚ್ಐವಿ

ನಾನು ಕಳೆದ 4 ತಿಂಗಳುಗಳಿಂದ ಎಖಿಖಿ ಗಳನ್ನು ತೆಗೆದುಕೊಂಡಿಲ್ಲ ಆದರೂ ನನಗೆ ಸರಿ ಇದೆ ಮತ್ತು ನಾನಿ ಚೆನ್ನಾಗಿದ್ದೇನೆ.

ಪ್ರಾರ್ಥನೆಯೊಂದಿಗೆ ದೇವರು ನನ್ನ ಪರಿಸ್ಥಿತಿಯಲ್ಲಿ ಮಧ್ಯಪ್ರವೇಶಿಸಿದ್ದಾನೆ.

ದೇವರು ಅದ್ಭುತ, ಏಕೆಂದರೆ ಅವರು ನಿಮಗೆ ಈ ಚಿಕಿತ್ಸೆಯ ಕುರಿತು ಅರಿವನ್ನು ನೀಡಿದ್ದಾನೆ, ಅವರು ನಿಮಗೆ ಕೊಟ್ಟಿರುವ ಅವರ ಸೃಷ್ಟಿ, ಬುದ್ಧಿವಂತಿಕೆ ಮತ್ತು ಜ್ಞಾನಕ್ಕಾಗಿ ನೀವು ದೇವರಿಗೆ ಧನ್ಯವಾದ ಹೇಳಬೇಕು.

ನಾನು ಪ್ರೀತಿಸುವ ಮತ್ತು ನಾನು ಅವರನ್ನು ಪ್ರೀತಿಸುತ್ತೇನೆ ಎಂದು ತಿಳಿದಿರುವವರಿಗೆ ಚಿಕಿತ್ಸೆಯ ಕುರಿತು ಪ್ರಸಾರ ಮಾಡಲು ನಾನು ಬಯಸುತ್ತೇನೆ.

ಶ್ರೀಯುತ ಭುರಾನಿಯವರೇ, ದೇವರು ನಿಮ್ಮನ್ನು ಬಹಳಷ್ಟು ಆಶೀರ್ವದಿಸಲಿ? ನಾನು ಇಲ್ಲಿ ಆಫ್ರಿಕಾದಲ್ಲಿ ಇತರರಿಗೆ ನಿಮ್ಮ ವೆಬ್‌ಸೈಟ್‌ಗೆ ಹೋಗಲು ಕಲಿಸುತ್ತೇನೆ ಇದರಿಂದ ಅವರು ಇತರ ಪುರಾವೆಗಳನ್ನು ಸಹ ಓದಬಹುದು.

ಸಬೀನಾ

ಜಿಂಬಾಬ್ವೆ, ಆಫ್ರಿಕಾ

ಮೇ 20, 2013

ಪುರಾವೆ – 29

ಎಚ್‌ಐವಿ

ಮಾನ್ಯರೇ,

ನಾನು ಹಿಂದಿನ ಒಂದು ವರ್ಷದಿಂದ ಮೂತ್ರ ಚಿಕಿತ್ಸೆಯನ್ನು ಬಳಸುತ್ತಿದ್ದೇನೆ; ನನ್ನ ಆರೋಗ್ಯದಲ್ಲಿ ಸಾಕಷ್ಟು ಪ್ರಗತಿಯಾಗಿದೆ.

ನಾನು ಎಚ್‌ಐವಿ ಪಾಸಿಟಿವ್, ನನಗೆ ರೋಮಾಂಚಕರ ಶಕ್ತಿಯು ಕಂಡುಬರುತ್ತಿದೆ. ನಾನು ಮೂತ್ರದ ಮೂಲಕ ಅಸ್ತಮಾವನ್ನು ಸಹ ಗುಣಪಡಿಸಿಕೊಂಡಿದ್ದೇನೆ.

ಸಾಮಾನ್ಯವಾಗಿ ನಾನು ನನ್ನ ಬೆಳಗಿನ ಮೂತ್ರವನ್ನು ವಾರಕ್ಕೆ ಮೂರು ದಿನ ಸೇವಿಸುತ್ತೇನೆ.

ಇಂತಿ ನಿಮ್ಮ

ಮೆಸ್ಫಿನ್

ಇಥಿಯೋಪಿಯಾ

ಜನವರಿ 13, 2014

ಪುರಾವೆ – 30

ಎಚ್ಐವಿ

ಡಾ. ಭುರಾನಿ,

ತುಂಬಾ ಧನ್ಯವಾದಗಳು! ಮೂತ್ರ ಚಿಕಿತ್ಸೆಗೆ ಸಂಬಂಧಿಸಿದಂತೆ ನೀವು ನನಗೆ ನೀಡಿದ ಉಚಿತ ಆರೋಗ್ಯ ತಿಳುವಳಿಕೆಗೆ ನಾನು ತುಂಬಾ ಕೃತಜ್ಞನಾಗಿದ್ದೇನೆ. ನಾನು ನಿಮಗೆ ಈ ಮೊದಲೇ ತಿಳಿಸಿದಂತೆ, ಮೊದಲ ಬಾರಿಗೆ 2013 ರಲ್ಲಿ ನಾನು ಎಚ್ಐವಿ ಪಾಸಿಟಿವ್ ಎಂದು ತಿಳಿಯಿತು ಮತ್ತು ಅಂದಿನಿಂದ ನಾನು ಎಆರ್‌ಟಿ ಅನ್ನು ಪ್ರಾರಂಭಿಸಿದೆ. ನನ್ನ ಅ4 ಎಣಿಕೆಯು 345 ರಷ್ಟಿತ್ತು ಮತ್ತು ತುಂಬಾ ನಿಧಾನವಾಗಿ ಹೆಚ್ಚುತ್ತಿತ್ತು.

ನವೆಂಬರ್ 2014 ರಲ್ಲಿ ಮೂತ್ರ ಚಿಕಿತ್ಸೆಯನ್ನು ಪ್ರಾರಂಭಿಸಿದ 3 ತಿಂಗಳ ನಂತರ, ನಾನು ಜನವರಿ 2015 ರಲ್ಲಿ ವೈರಲ್ ಲೋಡ್ ಪರೀಕ್ಷೆಯನ್ನು ಮಾಡಿಸಿದೆ ಮತ್ತು ನನ್ನ ಫಲಿತಾಂಶಗಳು "ಕಂಡುಬಂದಿಲ್ಲ" ಎಂದು ನಾನು ಕಂಡುಕೊಂಡೆ. ಜುಲೈ 2016 ರೊಳಗೆ ನಾನು ಇನ್ನೂ ಅ4 ಪರೀಕ್ಷೆಯನ್ನು ಮಾಡಬೇಕಾಗಿದೆ ಮತ್ತು ನನ್ನ ಫಲಿತಾಂಶಗಳ ಪ್ರತಿಯನ್ನು ನಾನು ನಿಮಗೆ ಕಳುಹಿಸುತ್ತೇನೆ.

ದೇವರು ನಿಮ್ಮನ್ನು ಹೇರಳವಾಗಿ ಆಶೀರ್ವದಿಸಲಿ !!!

ಶುಭಾಶಯಗಳೊಂದಿಗೆ,

ಚಾರ್ಲ್ಸ್ ಎಮ್‌ಬಝೀರ

ಕಂಪಾಲಾ ಉಗಾಂಡಾ ಮಾರ್ಚ್ 24, 2016

ಪುರಾವೆ – 31

ವ್ಹಾ, ಇದೊಂದು ಅಸಾಧಾರಣ ಪುರಾವೆಯಾಗಿದೆ. ದೇವರು ನಿಜವಾಗಿಯೂ ಒಬ್ಬ ಮಹಾನ್ ವೈದ್ಯ. ನಾನು ನಿಜವಾಗಿ ನಿನ್ನೆ ವೈರಲ್ ಪರೀಕ್ಷೆ ಮತ್ತು ಅ4ಎಣಿಕೆಯ ಪರೀಕ್ಷೆಗೆ ಹೋಗಿದ್ದೆ. ನಾನು ಲ್ಯಾಬ್ ತಂತ್ರಜ್ಞರಿಂದ ಫಲಿತಾಂಶವನ್ನು ಪಡೆದುಕೊಂಡಿದ್ದೇನೆ;

ನನ್ನ ಅ4 ಎಣಿಕೆ ಹೇಗೆ ಎಂದು ಅವರು ಆಶ್ಚರ್ಯಚಕಿತರಾದರು.

ಕಳೆದ ಬಾರಿ 574 ಇತ್ತು ಮತ್ತು ಇಂದು 615 ಆಗಿದೆ.

ವೈರಲ್ ಪರೀಕ್ಷೆ ಪಾಸಿಟಿವ್ ಆಗಿದ್ದರಿಂದ ಏನು ಮಾಡಬೇಕೆಂದು ನಾನು ಅವರನ್ನು ಕೇಳಿದೆ.

ನನ್ನ ಸಿಸ್ಟರ್‌ಗೆ ಆಶ್ಚರ್ಯವಾಯಿತು ಎಂದು ಅವರು ಹೇಳಿದರು. ಅದನ್ನು ಪತ್ತೆ ಹಚ್ಚುವುದು ತುಂಬಾ ಕಷ್ಟಕರವಾಗಿತ್ತು.

ಅದನ್ನು ಪತ್ತೆಹಚ್ಚಲು ಅವರಿಗೆ ಸುಮಾರು 20 ನಿಮಿಷಗಳು ಬೇಕಾಯಿತು ಎಂದರು. ಪರೀಕ್ಷೆ ನೆಗೆಟಿವ್ ಬರಲು ಇನ್ನೇನಾದರೂ ಮಾರ್ಗವಿದೆಯೇ ಎಂದು ದಯವಿಟ್ಟು ನಾನು ತಿಳಿದುಕೊಳ್ಳಲು ಬಯಸುತ್ತೇನೆ.

ನಾನು ಭರವಸೆಯನ್ನು ಕಳೆದುಕೊಂಡಿಲ್ಲವಾದರೂ, ಭವಿಷ್ಯ ಮತ್ತು ಸಂಪೂರ್ಣ ಚಿಕಿತ್ಸೆ.ಗಾಗಿ ಇನ್ನೂ ದೇವರಿಗೆ ಅಂಟಿಕೊಂಡಿದ್ದೇನೆ.

ಚಿಯೋಮೋಬಿ08

chiomaobi08@yahoo.com

ಮಾರ್ಚ್ 24, 2016

ಪುರಾವೆ – 32

ಎಚ್ಐವಿ

ನೈಜೀರಿಯಾದ 28 ವರ್ಷ ವಯಸ್ಸಿನ ಚಿಯೋಮಾ ಮಿರಿಯಮ್‌ಗೆ 2011 ರಲ್ಲಿ ಎಚ್ಐವಿ ಇರುವುದು ಪತ್ತೆಯಾಯಿತು. ಅವರು ಮೇ 2015 ರಲ್ಲಿ ಮೂತ್ರ ಚಿಕಿತ್ಸೆಯನ್ನು ಪ್ರಾರಂಭಿಸಿದರು, ಅಗ ಆಕೆಯ ಅಆ ಎಣಿಕೆಗಳು 200 ಆಗಿತ್ತು. ಜೂನ್‌ನಲ್ಲಿ ಆಕೆಯ ಅಆ ಸಂಖ್ಯೆ 639 ಕ್ಕೆ ಏರಿಕೆಯಾಯಿತು ಮತ್ತು ಆಕೆಯು ಆರೋಗ್ಯವಾಗಿದ್ದಾಳೆ.

ಶುಭದಿನ. ನಾನು ನೈಜೀರಿಯಾದ ಚಿಯೋಮಾ ಮಿರಿಯಮ್. ನಾನು ಸುಮಾರು ಒಂದು ವರ್ಷದಿಂದ ಮೂತ್ರ ಚಿಕಿತ್ಸೆಯಲ್ಲಿದ್ದೆ, ಎಚ್ಐವಿ ವಿರುದ್ಧ ಹೋರಾಡಲು ಪ್ರಯತ್ನಿಸುತ್ತಿದ್ದೇನೆ. ಇದು ಕೆಲಸ ಮಾಡುತ್ತಿದೆ.... ನಾನು ಪ್ರಾರಂಭಿಸಿದಾಗ ನನ್ನ ಅಆ4 ಎಣಿಕೆಯು 200 ರಷ್ಟು ಕಡಿಮೆ ಇತ್ತು. ಅದು 575 ಕ್ಕೆ ಏರಿತು...... ಏರುತ್ತಲೇ ಇತ್ತು

ಮತ್ತು ಅದು 615 ಕ್ಕೆ ಏರಿತು, ಕೇವಲ 2 ತಿಂಗಳು ಮುಗಿಸಿದ ನಂತರ ಅಆ4 ಎಣಿಕಯು: 639 ಕ್ಕೆ ಏರಿತು....

ನನ್ನ ತಾಯಿಯ ಅಆ4 ಎಣಿಕೆಯು ಏರುತ್ತಾ ಇತ್ತು ಮತ್ತು ಅವರದು 802 ಆಗಿತ್ತು ಮತ್ತು ನೆಗೆಟಿವ್ ಎಂದು ತೋರಿಸಿದೆ.

ಚಿಯೋಮಾ ಮಿರಿಯಮ್

chiomaobi08@yahoo.com

ನೈಜೀರಿಯಾ

ಜೂನ್ 11, 2016

ಪುರಾವೆ – 33

ಎಚ್ಐವಿ

ಆತ್ಮೀಯ ವೈದ್ಯರೇ,

ಚಿಕಿತ್ಸೆಯು ಎಷ್ಟು ಪ್ರಬಲ ವಾಗಿದೆ ಎಂಬುದರ ಕುರಿತು ಸಾಕ್ಷಿಯಾಗಿ ನಾನು ಇಲ್ಲಿದ್ದೇನೆ. ನಾನು ಮೊದಲ ಬಾರಿಗೆ ಅಜ್ಞಾತ ಕಾಯಿಲೆಯಿಂದ ಅಸ್ವಸ್ಥನಾಗಿದ್ದೆ. ನಂತರ ನಾನು ಗರ್ಭಿಣಿಯಾದೆ ಮತ್ತು ನನಗೆ ಎಚ್ಐವಿ ಇದೆ ಎಂದು ಗೊತ್ತಾಯಿತು.

ನಾನು ಮೂತ್ರ ಚಿಕಿತ್ಸೆ ಬಗ್ಗೆ ಕೇಳಿದೆ ಮತ್ತು ನಿಮ್ಮ ವೆಬ್‌ಸೈಟ್‌ನಲ್ಲಿ ನೋಡಿದೆ. ನಾನು ಹೇಗೆ ಗುಣಮುಖವಾಗಬಹುದು? ನಾನು ಮೂತ್ರ ಉಪವಾಸದ ಚಿಕಿತ್ಸೆ ವಿಧಾನದಿಂದ ಮೂತ್ರ ಚಿಕಿತ್ಸೆಯನ್ನು ಪ್ರಾರಂಭಿಸಿದೆ. ನಾನು ಆರಾಮವಾಯಿತು, 2014 ರಿಂದ ಇಲ್ಲಿಯವರೆಗೆ ಯಾವುದೇ ಅನಾರೋಗ್ಯವಿಲ್ಲ.

ನಾನು ಮೂತ್ರ ಚಿಕಿತ್ಸೆಯನ್ನು ಪ್ರಾರಂಭಿಸಿದ ದಿನದಿಂದ ನಾನು ಯಾವುದೇ ಔಷಧಿಗಳನ್ನು ತೆಗೆದುಕೊಂಡಿಲ್ಲ. ನನ್ನ ಚರ್ಮವು ತುಂಬಾ ಕುರೂಪವಾಗಿತ್ತು ಆದರೆ ಈಗ ನನ್ನ ಚರ್ಮವು ಚೆನ್ನಾಗಿದೆ. ನನ್ನ ದೇಹದಲ್ಲಿ ಯಾವುದೇ ವೈರಸ್‌ಗಳು ಮತ್ತು ಕಾಯಿಲೆಗಳಿಲ್ಲ.

ಇದಕ್ಕಾಗಿ ನಾನು ದೇವರಿಗೆ ಧನ್ಯವಾದ ಹೇಳುತ್ತೇನೆ ಇಲ್ಲದಿದ್ದರೆ ನಾನು ಬಹುತೇಕ ಸತ್ತೇ ಹೋಗುತ್ತಿದ್ದೆ.

ನಮ್ಮ ಕಾಯಿಲೆಗಳಿಂದ ನಾವು ಗುಣಮುಖರಾಗಲು ನಮಗೆ ಸಹಾಯ ಮಾಡಲು ದೇವರು ನಿಮ್ಮ ಮೂಲಕ ಮಾಡಿದ ಸಹಾಯಕ್ಕಾಗಿ ನಾನು ನಿಮಗೆ ತುಂಬಾ ಕೃತಜ್ಞಳಾಗಿದ್ದೇನೆ. ನಿಮ್ಮ ಪ್ರೀತಿಗೆ ನನ್ನ ನಮಸ್ಕಾರಗಳು.

ಶ್ರೀಯುತ ಜೆ ಭುರಾನಿ ಅವರಿಗೆ ದೀರ್ಘಾಯುಷ್ಯವು ದೊರೆಯಲಿ.

ಟಿಕಿಲೋಏವ್

tkillowe@gmail.com

31 ಆಗಸ್ಟ್ 2017

ಪುರಾವೆ – 34

ಎಚ್ಐವಿ

ಆತ್ಮೀಯ ಜಗದೀಶ್,

ಚಿಕಿತ್ಸೆಗಾಗಿನ ನನ್ನ ಪ್ರಾರ್ಥನೆಗೆ ಉತ್ತರವಾಗಿ ನಿಮ್ಮ ವೆಬ್‌ಸೈಟ್ ಬಂದಿದೆ.

ಈ ಅತಿಶ್ರೇಷ್ಠ ಜ್ಞಾನವನ್ನು ಹಂಚಿಕೊಂಡಿದ್ದಕ್ಕಾಗಿ ತುಂಬಾ ಧನ್ಯವಾದಗಳು ಮತ್ತು ನಾನು ಅದನ್ನು ಪ್ರಾರಂಭಿಸಿದ್ದೇನೆ.

ನಾನು ಈಗಷ್ಟೇ ಆಸ್ಪತ್ರೆಯಿಂದ ಬಿಡುಗಡೆಯಾಗಿದ್ದೇನೆ ಮತ್ತು ಎಚ್ಐವಿ ಸೋಂಕಿನಿಂದಾಗಿ ರಾಜಿಯಾದ ಪ್ರತಿರಕ್ಷಣಾ ವ್ಯವಸ್ಥೆಯನ್ನು ಹೊಂದಿದ್ದೇನೆ. ನನ್ನ ಸಿಡಿ4 ಎಣಿಕೆಯು ಕೇವಲ 4 ಇತ್ತು ಮತ್ತು ನನಗೆ ನ್ಯುಮೋನಿಯಾ ಬಂದಿತು ಮತ್ತು ಅದೃಷ್ಟವಶಾತ್ ಪ್ರತಿಜೀವಕಗಳು ರೋಗಲಕ್ಷಣಗಳನ್ನು ನಿರ್ವಹಿಸಿವೆ. ಚಿಕಿತ್ಸೆಗಾಗಿ ನಾನು ನಿಜವಾಗಿಯೂ ಕೃತಜ್ಞನಾಗಿದ್ದೇನೆ, ಆದರೆ ಪರಿಸ್ಥಿತಿಯು ಸಂಪೂರ್ಣ ಸರಿಹೋಗಲೆಂದು ಪ್ರಾರ್ಥಿಸುತ್ತಿದ್ದೇನೆ.

ನಿಮ್ಮ ವೆಬ್‌ಸೈಟ್‌ನಲ್ಲಿ ನೋಡಿದ ನಂತರ ನಾನು ಕೇವಲ 2 ವಾರಗಳ ಹಿಂದೆ ಮೂತ್ರ ಚಿಕಿತ್ಸೆಯನ್ನು ಪ್ರಾರಂಭಿಸಿದೆ ಮತ್ತು ಗಮನಾರ್ಹ ಫಲಿತಾಂಶಗಳನ್ನು ಪಡೆದಿದ್ದೇನೆ.

ಮೂತ್ರ ಚಿಕಿತ್ಸೆಯು ನ್ಯುಮೋನಿಯಾವನ್ನು ಅದ್ಭುತ ರೀತಿಯಲ್ಲಿ ಗುಣಪಡಿಸುವುದು ಮಾತ್ರವಲ್ಲ. ಪ್ರಬಲವಾದ ಪ್ರತಿಜೀವಕಗಳಿಂದ ಅಡ್ಡಪರಿಣಾಮಗಳೂ ಇವೆ, ಕೆಲವು ಅಡ್ಡಪರಿಣಾಮಗಳು ಜೀವಕ್ಕೆ ಅಪಾಯಕಾರಿ ಮತ್ತು ಇನ್ನೂ ಕೆಲವು ತುಂಬಾ ಅಹಿತಕರವೆಂದು ತಿಳಿದುಬಂದಿದೆ.

ನಾನು ಚಿಕಿತ್ಸೆ ಮಾಡಿಕೊಂಡ್ ಕೂಡಲೇ, ಅದು ತನ್ನ ಅದ್ಭುತವಾದ ಕೆಲಸವನ್ನು ಮಾಡುತ್ತದೆ ಎಂದು ತಿಳಿಯುವ ಮತ್ತು ವಿಶ್ವಾಸ ಬರುವ ಒಂದು ಅದ್ಭುತವಾದ ಅನುಭವವಾಗುತ್ತದೆ, ಇದು ಎಲ್ಲಾ ದೀರ್ಘಕಾಲದ ನೋವುಗಳು, ತಲೆನೋವು, ಹೊಟ್ಟೆ ಮತ್ತು ಕೀಲು ನೋವುಗಳು, ಸ್ನಾಯು ದೌರ್ಬಲ್ಯಗಳನ್ನು ವಾಸಿ ಮಾಡುತ್ತದೆ, ನನ್ನ ಶಕ್ತಿಯ ಮಟ್ಟವನ್ನು ಹೆಚ್ಚಿಸುತ್ತದೆ ಮತ್ತು ಕಣ್ಣಿನ ಸೋಂಕಿನ ನಂತರದ ನನ್ನ ದೃಷ್ಟಿಯನ್ನು ಸ್ಪಷ್ಟವಾಗಿಸಿದೆ. ಇದು ನಂಬಲಸಾಧ್ಯ!.

ಈ ಅದ್ಭುತ, ದೈವದತ್ತವಾದ ಮೂತ್ರದ ಚಿಕಿತ್ಸೆಯಿಂದ ನನಗೆ ಹೊಸ ಜೀವನ ದೊರೆತಿದೆ.

ನಾನು ಆಸ್ಪತ್ರೆಯಿಂದ ಬಿಡುಗಡೆಯಾದಾಗ ನನ್ನ ವೈದ್ಯರು ನಾನು ನಿಜವಾಗಿಯೂ ವಿಶ್ರಾಂತಿ ಪಡೆಯಬೇಕಾಗಿದೆ ಮತ್ತು ಸಂಪೂರ್ಣವಾಗಿ ಗುಣವಾಗಲು ವಾರಗಳನ್ನು ತೆಗೆದುಕೊಳ್ಳುತ್ತದೆ ಎಂದು ತಿಳಿಸಿದ್ದರು. ನನ್ನ ದುರ್ಬಲ ಅಂಗಗಳಿಗೆ ವ್ಯಾಯಾಮ ಕೊಡಲು ಅಸ್ಥಿರವಾಗಿ ನಡೆಯುವುದನ್ನು ಹೊರತುಪಡಿಸಿ ನನಗೆ ಏನನ್ನೂ ಮಾಡಲು ಸಾಧ್ಯವಾಗುತ್ತಿರ್'ಲಿಲ್ಲ.

ನಾನು ಮೂತ್ರ ಚಿಕಿತ್ಸೆಯನ್ನು ಪ್ರಾರಂಭಿಸಿದ ಕೂಡಲೇ, ನನಗೆ ಬಲ ಬಂದ ಹಾಗೆ ಆಯಿತುಮತ್ತು ಹೆಚ್ಚು ಚೈತನ್ಯ ಮತ್ತು ಆತ್ಮವಿಶ್ವಾಸವನ್ನು ಅನುಭವಿಸಿದೆ. ಮೂತ್ರ ಚಿಕಿತ್ಸೆಯು ನಿಜವಾಗಿಯೂ ನನ್ನ ಎದೆಯ ಗುಣಪಡಿಸುವಿಕೆಯನ್ನು ವೇಗಗೊಳಿಸಿದೆ ಮತ್ತು ನನಗೆ ಮತ್ತೆ ಪ್ಯಾನಿಕ್ ಅಟ್ಯಾಕ್ ಬಂದಿಲ್ಲ ಮತ್ತು ನನ್ನ ಮನಸ್ಸು ಶಾಂತವಾಗಿದೆ. ಇನ್ನೂ ಹೆಚ್ಚು ನಂಬಲಾಗದ ಸಂಗತಿಯೆಂದರೆ ಮೂತ್ರ ಚಿಕಿತ್ಸೆಯಿಂದ ಯಾವುದೇ ಅಡ್ಡಪರಿಣಾಮಗಳಿಲ್ಲ, ಕೇವಲ ಧನಾತ್ಮಕ, ಜೀವರಕ್ಷಕ ಪ್ರಯೋಜನಗಳನ್ನು ಹೊರತುಪಡಿಸಿ.

ನನ್ನ ಅಆ4 ಎಣಿಕೆಯ ನವೀಕರಣಗಳನ್ನು ನಾನು ಇಟ್ಟುಕೊಳ್ಳುತ್ತೇನೆ, ಆದರೆ ಮೂತ್ರ ಚಿಕಿತ್ಸೆಯೊಂದಿಗೆ, ಭವಿಷ್ಯವು ಉಜ್ವಲವಾಗಿ ಕಾಣುತ್ತದೆ!

ತುಂಬಾ ಧನ್ಯವಾದಗಳು. ಇದು ಜೀವ–ರಕ್ಷಕ. ನಾನು ಮೂತ್ರ ಚಿಕಿತ್ಸೆಯ ನೈಸರ್ಗಿಕ ಪ್ರಯೋಜನಗಳ ಪ್ರತಿಯನ್ನು ಖರೀದಿಸಿದ್ದೇನೆ ಮತ್ತು ಮೂತ್ರ ಚಿಕಿತ್ಸೆಯ ಬಗ್ಗೆ ಜಾಗೃತಿ ಮೂಡಿಸಲು ನನ್ನ ಪುರಾವೆಯನ್ನು ಹಂಚಿಕೊಳ್ಳುತ್ತೇನೆ.

ಲೂಯಿಸ್ ವೆಸ್ಟ್ರಿಂಗ್, ಸೌತ್ ಶೀಲ್ಡ್ಸ್, ಯುಕೆ

louisev11@yahoo.com

ಆಗಸ್ಟ್ 13, 2016

ಪುರಾವೆ – 35

ಎಚ್ಐವಿ

ಆತ್ಮೀಯ ಓದುಗರೇ,

ಶುಭಕಾʼಮನೆಗಳು!!!!

ಈ ದಿನಗಳನ್ನು ನಾನು ನೋಡುತ್ತಿರುವುದು ನನ್ನ ಸಂತೋಷ, ಸ್ನೇಹಿತರೇ 3 ತಿಂಗಳ ಹಿಂದಿನ ನನ್ನ ಜೀವನದ ಪರಿಸ್ಥಿತಿಯು ಇಂದಿನ ಹಾಗೆ ಇರಲಿಲ್ಲ, ನನ್ನ ಸಹೋದರನಿಗೆ 194 ರ ರೋಗನಿರೋಧಕ ಶಕ್ತಿಯೊಂದಿಗೆ ಮಾರಕ ಎಚ್ಐವಿ ಸೋಂಕು ತಗುಲಿತು.

ಕಳೆದ 2 ತಿಂಗಳು ಅತ್ಯಂತ ಕಠಿಣವಾಗಿತ್ತು. ನನ್ನ ಸಹೋದರ ಪ್ರತಿದಿನ 104–103 ಡಿಗ್ರಿ ಜ್ವರ, 20–25 ಬಾರಿ ತೀವ್ರ ಅತಿಸಾರ ಹಾಗೂ ವಾಂತಿಗಳಿಂದ ಬಳಲುತ್ತಿದ್ದ. ನಾನು ತುಂಬಾ ಕೆಟ್ಟ ಮತ್ತು ದುರ್ಬಲ ಸಮಯವನ್ನು ಎದುರಿಸುತ್ತಿದ್ದೇನೆ..

ನೆಟ್ ಸರ್ಫಿಂಗ್ ಮೂಲಕ ಶ್ರೀಯುತ ಜಗದೀಶ್ ಭುರಾನಿ ಅವರು ನನ್ನ ಜೀವನದಲ್ಲಿ ಬಂದರು, ಹಾಗಾಗಿ ಅದನ್ನು ಗುಣಪಡಿಸಲು ಪರಿಹಾರಗಳನ್ನು ಕಂಡುಹಿಡಿಯಲು ಹೆಚ್ಚಿನ ಮಾತುಕತೆ ಮತ್ತು ಚರ್ಚೆಯ ನಂತರ ನಾವು ತಕ್ಷಣ ಪ್ರಾರಂಭಿಸಿದೆವು, ವೈದ್ಯರು ನನ್ನ ಸಹೋದರನಿಗೆ ಹೃದಯ ಸಮಸ್ಯೆ, ಟಿಬಿ ಮತ್ತು ಡೆಂಗ್ಯೂ ಅಥವಾ ಮತ್ತೊಂದು ರೀತಿಯ ಜ್ವರದಿಂದ ಬಳಲುತ್ತಿದ್ದಾನೆ ಎಂದು ಹೇಳಿದರು.......

ನಾನು ಈ ಎಲ್ಲಾ ಔಷಧಿಗಳನ್ನು ನಿಲ್ಲಿಸಿದ್ದೇನೆ ಮತ್ತು ಮೂತ್ರ ಚಿಕಿತ್ಸೆ ಮತ್ತು ಪತಂಜಲಿ ಸ್ಟೋರ್‌ನಿಂದ ಅಮೃತ/ಗಿಲೋಯ್ ಮಾತ್ರೆಗಳನ್ನು ಪ್ರಾರಂಭಿಸಿದ್ದೇನೆ ಎಂದರೆ ನೀವು ನಂಬಿರಿ.

ಇದು ಮ್ಯಾಜಿಕ್ ಅನ್ನು ಸೃಷ್ಟಿಸಿದೆ! ಈಗ ನನ್ನ ಸಹೋದರ ಚೆನ್ನಾಗಿದ್ದಾನೆ ಏಕೆಂದರೆ ಈ ಡಿಸೆಂಬರ್ ಕೊನೆಗೊಂಡ ನಂತರ ಅಂದರೆ ಒಂದೂವರೆ ತಿಂಗಳ ನಂತರ ನಾವು ಎಚ್‌ಐವಿ ಪರೀಕ್ಷೆಯನ್ನು ಮಾಡುತ್ತೇವೆ,

ನಾನು ಭವಿಷ್ಯದಲ್ಲಿ ಈ ಚಿಕಿತ್ಸೆಯನ್ನು ಮುಂದುವರಿಸುತ್ತೇನೆ ಇದರಿಂದ ನನಗೆ ಯಾವುದೇ ಸೋಂಕು ತಗಲುವುದಿಲ್ಲ.

ಗೆಳೆಯರೇ ಅಸಡ್ಡೆ ಮಾಡದಿರಿ ಮತ್ತು ಈಗಲೇ ಆರಂಭಿಸಿ

ಜಗದೀಶ್ ಜೀ, ನಿಮ್ಮ ಮೇಲೆ ಬಹಳ ಪ್ರೀತಿ ಮತ್ತು ಗೌರವ ಎನಿಸಿದೆ ಸರ್......ಹ್ಯಾಟ್ಸ್ ಆಫ್.

ರೂಪಲ್ ಸೋಲಂಕಿ

rupalcsolanki@gmail.com

ನವೆಂಬರ್ 17, 2016

ಪುರಾವೆ – 36

ಇತರ ವಿವಿಧ ರೋಗಗಳ ಪುರಾವೆಗಳು

ಸೆರೆಬ್ರಲ್ ಪಾಲ್ಸಿ, ಮೈಕ್ರೋಸೆಫಾಲಿ ಮತ್ತು ಬುದ್ಧಿಮಾಂದ್ಯತೆ : –

9 ವರ್ಷದ ಬಾಲಕಿ ಬೇಬಿ ಅಮೃತಾ (ಮಹಿಳೆ), ಹುಟ್ಟಿನಿಂದಲೇ ಸೆರೆಬ್ರಲ್ ಪಾಲ್ಸಿ, ಬುದ್ಧಿಮಾಂದ್ಯತೆ, ಮೈಕ್ರೋಸೆಫಾಲಿ, ಸಾಮಾನ್ಯ ಮೂರ್ಛೆರೋಗದ ತೊಂದರೆಯನ್ನು ಹೊಂದಿದ್ದರು.

9 ವರ್ಷಗಳಿಂದ ದೀರ್ಘಕಾಲದ ಅಪಸಾಮಾನ್ಯ ಸ್ಥಿತಿಯಲ್ಲಿದ್ದ ಆಕೆ ನಾನಾ ಸಮಸ್ಯೆಗಳಿಂದ ಬಳಲುತ್ತಿದ್ದರು. ಅವಳ ಬೆನ್ನುಮೂಳೆಯು ಪಕ್ಕಕ್ಕೆ ಬಾಗುತ್ತಲೇ ಇತ್ತು. ಅವಳ ಎರಡೂ ಕೈಗಳು ಮತ್ತು ಎರಡೂ ಕಾಲುಗಳು ತಿರುಚಿಕೊಂಡಿದ್ದವು ಮತ್ತು ಅವಳ ಎಲ್ಲಾ ಕೀಲುಗಳು ತುಂಬಾ ಸೆಟೆದುಕೊಂಡಿದ್ದವು. ಅವರು ಕುಳಿತುಕೊಳ್ಳಲು, ನಿಲ್ಲಲು ಅಥವಾ ನಡೆಯಲು ಸಾಧ್ಯವಾಗದ ಕಾರಣ ಸಂಪೂರ್ಣವಾಗಿ ಅಂಗವಿಕಲಳಾಗಿದ್ದರು. ಅವಳಿಗೆ ಕೈಕಾಲುಗಳನ್ನು ಕದಲಿಸಲು ಸಾಧ್ಯವಾಗುತ್ತಿರಲಿಲ್ಲ. ಅವಳ ಕುತ್ತಿಗೆಯು ನಿಲ್ಲುತ್ತಿರಲಿಲ್ಲ ಮತ್ತು ಅವಳಿಗೆ ತಲೆಯನ್ನು ತಿರುಗಿಸಲು ಸಾಧ್ಯವಾಗುತ್ತಿರಲಿಲ್ಲ. ಅವರು ಒಂದು ಮಾತನ್ನೂ ಮಾತನಾಡಲು ಸಾಧ್ಯವಾಗುತ್ತಿರಲಿಲ್ಲ ಮತ್ತು ಅವರು ಏನನ್ನೂ ಹೇಳಲು ಸಹಾ ಸಾಧ್ಯವಾಗುತ್ತಿರಲಿಲ್ಲ. ಅವರು ಮಾಲುಗಣ್ಣುಗಳೊಂದಿಗೆ ಹುಟ್ಟಿದ್ದರು ಮತ್ತು ಅವಳ ಕಣ್ಣುಗುಡ್ಡೆಗಳನ್ನು ತಿರುಗಿಸಲು ಅಥವಾ ಚಲಿಸಲು ಸಾಧ್ಯವಾಗುತ್ತಿರಲಿಲ್ಲ. ಅವಳ ಕಣ್ಣುಗುಡ್ಡೆಗಳು ಕೆಳಗೆ ಬೀಳುತ್ತಿದ್ದವು, ಅವಳಿಗೆ ಸ್ಪಷ್ಟವಾಗಿ ಗೋಚರಿಸುತ್ತಿರಲಿಲ್ಲ ಮತ್ತು ಅವಳ ಕಣ್ಣುಗಳಲ್ಲಿ ಬಿಳಿ ಪರದೆಯನ್ನು ಮಾತ್ರ ಕಾಣಬಹುದಾಗಿತ್ತು. ಅವಳಿಗೆ ಏನನ್ನೂ ನೋಡಲು ಅಥವಾ ಕೇಳಲು ಮತ್ತು ಯಾವುದೇ ರೀತಿಯಲ್ಲಿ ತನ್ನನ್ನು ತಾನು ವ್ಯಕ್ತಪಡಿಸಲು ಸಾಧ್ಯವಾಗುತ್ತಿರಲಿಲ್ಲ. ದವಡೆಗಳನ್ನು ಕದಲಿಸಲು ಸಾಧ್ಯವಾಗದ ಮತ್ತು ಏನನ್ನೂ ತಿನ್ನಲು ಸಾಧ್ಯವಾಗದ ಕಾರಣ ಅವರು ಕಿವುಚಿದ ದ್ರವರೂಪದ ಆಹಾರವನ್ನು ತಿಂದು ಬದುಕುಳಿದಿದ್ದರು. ಅನೇಕ ಸಲ ಅವಳಿಗೆ ದಿನಕ್ಕೆ 20 ಕ್ಕೂ ಹೆಚ್ಚು ಬಾರಿ ತೀವ್ರವಾದ ಮೂರ್ಛೆಯನ್ನು ಅನುಭವಿಸುತ್ತಿದ್ದರು.

ಬೇಬಿ ಅಮೃತಾಗೆ ಜನವರಿ 2009 ರಲ್ಲಿ ಮೂತ್ರ ಚಿಕಿತ್ಸೆಯನ್ನು ಪ್ರಾರಂಭಿಸಿದರು ಮತ್ತು ಅವರು ಕ್ರಮೇಣ ತಮ್ಮ ಮಾನಸಿಕ ಮತ್ತು ದೈಹಿಕ ಆರೋಗ್ಯದಲ್ಲಿ ದಿನದಿಂದ ದಿನಕ್ಕೆ ಸುಧಾರಿಸಲು ಪ್ರಾರಂಭಿಸಿದರು. ಸಂಪೂರ್ಣವಾಗಿ ಪಕ್ಕಕ್ಕೆ ಬಾಗುತ್ತಿದ್ದ ಅವಳ ಬೆನ್ನುಹುರಿ

ಸುಧಾರಿಸಿದೆ ಮತ್ತು ವಕ್ರತೆಯು ಕಡಿಮೆಯಾಗಿದೆ. ಅವರು ಈ ಹಿಂದೆ ತನ್ನ ಮೂರ್ಛೆರೋಗದ ಸಮಸ್ಯೆಗಾಗಿ 2000 ಟಾ "ಏಂಕುಂ" ಮಾತ್ರೆಗಳನ್ನು ತೆಗೆದುಕೊಳ್ಳುತ್ತಿದ್ದರು, ಅದು ಕ್ರಮೇಣ ದಿನಕ್ಕೆ 1000 ಟಾ ಗೆ ಇಳಿದಿದೆ. ಆಕೆಯ ಮೂರ್ಛೆರೋಗವು ನಿಯಂತ್ರಣಕ್ಕೆ ಬಂದಿದ್ದು, ಅವರು ಒಂದು ದಿನದಲ್ಲಿ ಕೇವಲ ಒಂದು ಅಥವಾ ಎರಡು ಬಾರಿ ಮೂರ್ಛೆ ಹೋಗುವ ಮಟ್ಟಕ್ಕೆ ಬಂದಿದ್ದಾಳೆ.

ವೈದ್ಯರಿಗೆ ಆಕೆಯನ್ನು ಸಾಮಾನ್ಯ ಸ್ಥಿತಿಗೆ ತರಲು ಸಾಧ್ಯವಾಗಿರಲಿಲ್ಲ ಮತ್ತು ವೈದ್ಯಕೀಯ ನೆರವಿನೊಂದಿಗೆ ಆಕೆಯ ಬಹುಬಾರಿಯ ಮೂರ್ಛೆಯ ದಾಳಿಯನ್ನು ನಿಯಂತ್ರಿಸಲು ಸಾಧ್ಯವಾಗಿರಲಿಲ್ಲ.

ಬೇಬಿ ಅಮೃತಾ ತನ್ನ ದೀರ್ಘಕಾಲದ ಅಪಸಾಮಾನ್ಯ ಸ್ಥಿತಿಯಿಂದ ಚೇತರಿಸಿಕೊಂಡಿದ್ದಾಳೆ ಮತ್ತು ಅವರು ತನ್ನ ಮಾನಸಿಕ ಮತ್ತು ದೈಹಿಕ ಆರೋಗ್ಯದಲ್ಲಿ ಗಮನಾರ್ಹ ಸುಧಾರಣೆಯೊಂದಿಗೆ ಬದುಕುತ್ತಿದ್ದಾಳೆ.

ಈಗ ಆಕೆಯ ಪೋಷಕರು ಮಗುವಿನಲ್ಲಿ ಲವಲವಿಕೆಯ ಜೀವನವನ್ನು ನೋಡುತ್ತಿದ್ದಾರೆ.

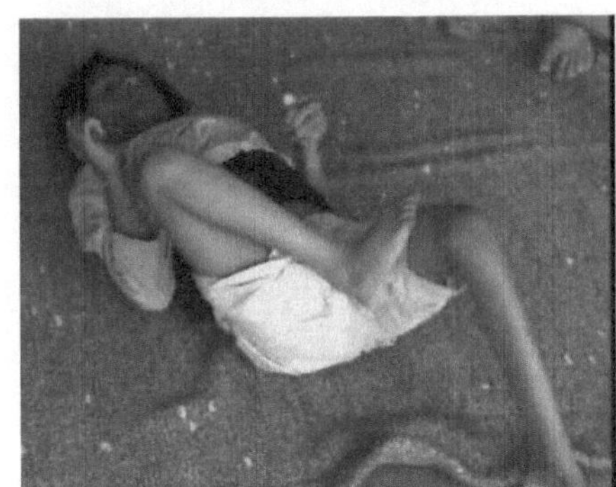 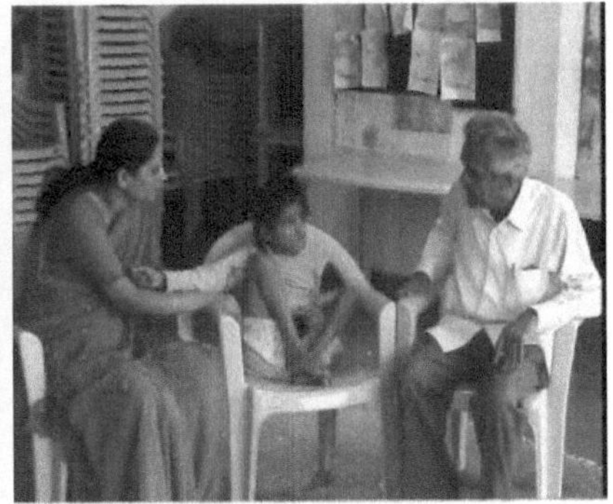

ಚಿಕಿತ್ಸೆಯ ಮೊದಲು

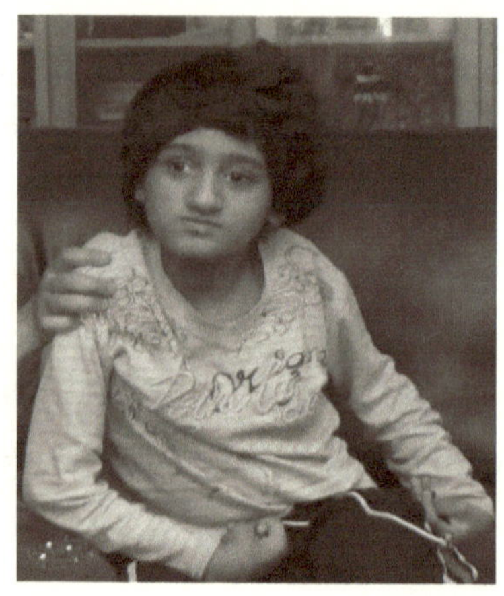 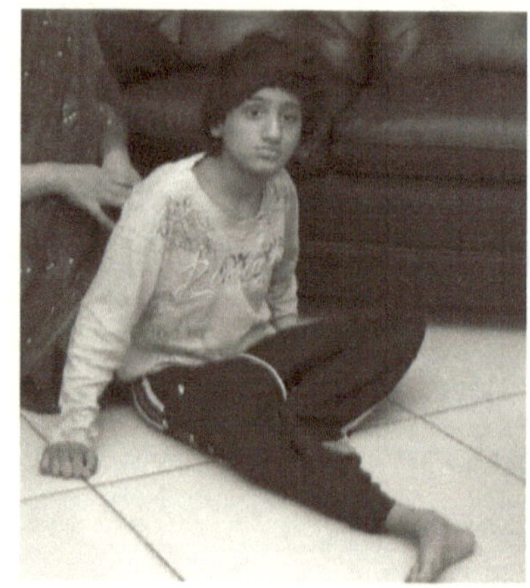

ಚಿಕಿತ್ಸೆಯ ನಂತರ

ಅವಳ ಕಣ್ಣುಗಳು ಸಾಮಾನ್ಯ ಸ್ಥಿತಿಗೆ ಬಂದಿವೆ. ಅವರು ತನ್ನ ಕಣ್ಣುಗುಡ್ಡೆಗಳನ್ನು ಚಲಿಸಬಹುದು ಮತ್ತು ಅವಳ ಕಣ್ಣುಗಳನ್ನು ತಿರುಗಿಸಬಹುದು.

ಅವಳ ಮಾಲುಗಣ್ಣುಗಳನ್ನು ಸರಿಪಡಿಸಲಾಗಿದೆ ಮತ್ತು ಅವಳ ಕಣ್ಣುಗುಡ್ಡೆಗಳು ಸ್ಪಷ್ಟವಾಗಿ ಗೋಚರಿಸುತ್ತವೆ.

ಅವರು ಕೇಳಬಲ್ಲು ಮತ್ತು ಧ್ವನಿಗೆ ಪ್ರತಿಕ್ರಿಯಿಸಲು ಅವಳ ತಲೆಯನ್ನು ತಿರುಗಿಸಬಲ್ಲಳು.

ಅವರು ತನ್ನ ಹೆತ್ತವರನ್ನು ಗುರುತಿಸಲು ಸಾಧ್ಯವಾಗುತ್ತದೆ ಮತ್ತು ಅವರನ್ನು ನೋಡಿ ನಗುತ್ತಾಳೆ.

ಅವಳ ಕೈ ಮತ್ತು ಕಾಲುಗಳ ಎಲ್ಲಾ ಗಟ್ಟಿಯಾದ ಕೀಲುಗಳು ಸಡಿಲ, ಚಲನಶೀಲ ಮತ್ತು ಸಕ್ರಿಯವಾಗಿವೆ.

ಅವಳ ತಿರುಚಿದ ಕೈಗಳು ಮತ್ತು ಕಾಲುಗಳು ನೇರವಾಗಿವೆ. ಅವರು ತನ್ನ ತಲೆಯನ್ನು ನಿಲ್ಲಿಸಿಕೊಳ್ಳಲು, ಕುತ್ತಿಗೆಯನ್ನು ತಿರುಗಿಸಲು ಮತ್ತು ತನ್ನ ಪೋಷಕರ ಬೆರಳುಗಳನ್ನು ಹಿಡಿದಿಡಲು ಶಕ್ತಳಾಗಿದ್ದಾಳೆ.

ಆಕೆಯ ಕೈಕಾಲುಗಳು, ಮುಖ ಮತ್ತು ದೇಹದ ಇತರ ಭಾಗಗಳಲ್ಲಿ ಸ್ನಾಯುಗಳು ಬೆಳೆದಿವೆ. ಕೈ ಕಾಲುಗಳಲ್ಲಿ ಬಲ ಬಂದಿದೆ ಹಾಗೂ ತೂಕ ಹೆಚ್ಚಿದೆ.

ಅವರು ಕುರ್ಚಿಯ ಮೇಲೆ ಕುಳಿತುಕೊಳ್ಳಲು ಮತ್ತು ಸಣ್ಣ ಬೆಂಬಲದೊಂದಿಗೆ ಸ್ವಲ್ಪ ಸಮಯದವರೆಗೆ ನಿಲ್ಲಲು ಸಾಧ್ಯವಾಗುತ್ತಿದೆ.

ಅವರು ತನ್ನ ಬಾಯಿ ತೆರೆಯಲು, ದವಡೆಗಳನ್ನು ಕದಲಿಸಲು ಸಾಧ್ಯವಾಗುತ್ತದೆ ಮತ್ತು ಅವರು ಆಹಾರವನ್ನು ಅಗಿಯಲು ಮತ್ತು ತಿನ್ನಲು ಸಾಧ್ಯವಾಗುತ್ತದೆ ಅದು ಈ ಮೊದಲು ಮಾಡಲು ಸಾಧ್ಯವಾಗುತ್ತಿರಲಿಲ್ಲ.

ಅವರು ಬುದ್ಧಿವಂತಳಾಗಿದ್ದಾಳೆ ಮತ್ತು ತನಗೆ ಏನಾದರೂ ಅಗತ್ಯವಿದ್ದಾಗ ಅಥವಾ ಮೂತ್ರ ವಿಸರ್ಜಿಸಬೇಕಾದಾಗ ಶಬ್ದ ಮಾಡುವ ಮೂಲಕ ಅಥವಾ ಜೋರಾಗಿ ಅಳುವ ಮೂಲಕ ತನ್ನ ಪೋಷಕರಿಗೆ ಸೂಚಿಸುತ್ತಾಳೆ.

ಅವರು ತನ್ನ ಬಾಯಿಯಿಂದ ಶಬ್ದಗಳನ್ನು ಮಾಡುತ್ತಾಳೆ ಮತ್ತು ಮಾತನಾಡಲು ಪ್ರಯತ್ನಿಸುತ್ತಾಳೆ.

ಪುರಾವೆ – 37

ಸೆರೆಬ್ರಲ್ ಪಾಲ್ಸಿಯೊಂದಿಗೆ ಮಧ್ಯಮ ಮಟ್ಟದ ಬುದ್ಧಿಮಾಂದ್ಯತೆ :

10 ವರ್ಷದ ಹುಡುಗ ಮಾಸ್ಟರ್ ಜಗನ್‌ನನ್ನು 2005 ರಲ್ಲಿ ನಿಮ್ಹಾನ್ಸ್ ಆಸ್ಪತ್ರೆಯಲ್ಲಿ ದಾಖಲಿಸಲಾಯಿತು. ಅವನಿಗೆ ಹುಟ್ಟಿನಿಂದಲೇ ಸೆರೆಬ್ರಲ್ ಪಾಲ್ಸಿ ಜೊತೆಗೆ ಮಧ್ಯಮ ಮಟ್ಟದ ಬುದ್ಧಿಮಾಂದ್ಯತೆ ಇದೆ ಎಂದು ರೋಗನಿರ್ಣಯ ಮಾಡಲಾಯಿತು. ಅವರು ಕುಳಿತುಕೊಳ್ಳಲು, ನಿಲ್ಲಲು, ನಡೆಯಲು ಸಾಧ್ಯವಾಗುತ್ತಿರಲಿಲ್ಲ ಮತ್ತು ಕೈ, ಕಾಲುಗಳನ್ನು ಚಲಿಸಲು ಸಾಧ್ಯವಾಗುತ್ತಿರಲಿಲ್ಲ. ಅವರ ಎಲ್ಲಾ ಕೀಲುಗಳು ತುಂಬಾ ಗಟ್ಟಿಯಾದವು. ಅವನಿಗೆ ಮಾತನಾಡಲು ಸಾಧ್ಯವಾಗುತ್ತಿರಲಿಲ್ಲ, ಮತ್ತು ಅವರ ಕುತ್ತಿಗೆಯು ನಿಲ್ಲುತ್ತಿರಲಿಲ್ಲ ಅಥವಾ ಅವನಿಗೆ ತಲೆಯನ್ನು ತಿರುಗಿಸಲು ಸಾಧ್ಯವಾಗುತ್ತಿರಲಿಲ್ಲ. ಅವರು ತನ್ನ ಕಣ್ಣುಗುಡ್ಡೆಗಳನ್ನು ತಿರುಗಿಸಲು ಸಾಧ್ಯವಾಗುತ್ತಿರಲಿಲ್ಲ ಮತ್ತು ಯಾರನ್ನೂ ಗುರುತಿಸಲು ಸಾಧ್ಯವಾಗುತ್ತಿರಲಿಲ್ಲ .

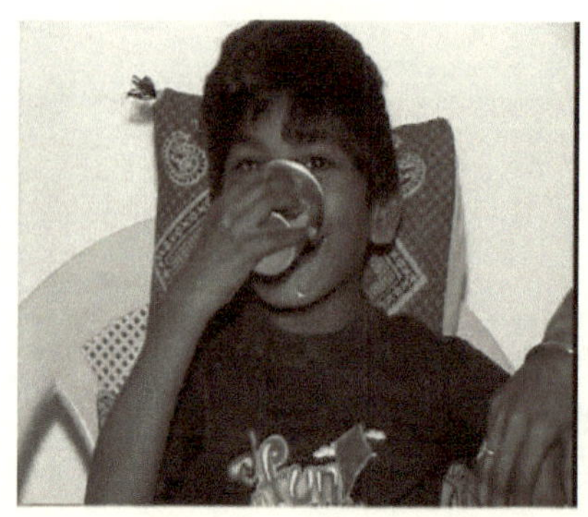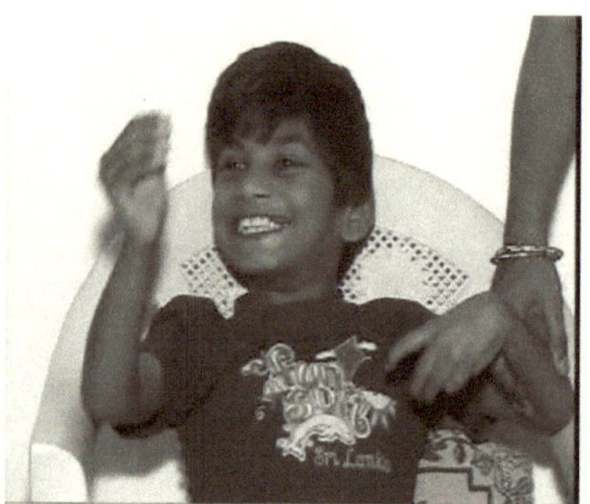

5 ದಿನಗಳ ಚಿಕಿತ್ಸೆಯ ನಂತರ

ಮಾಸ್ಟರ್ ಜಗನ್‌ಗೆ ಸೆಪ್ಟೆಂಬರ್ 2008 ರಲ್ಲಿ ಮೂತ್ರ ಚಿಕಿತ್ಸೆಯನ್ನು ಪ್ರಾರಂಭಿಸಿದರು ಮತ್ತು 45 ದಿನಗಳ ಅವಧಿಯಲ್ಲಿ ಅವನ ಆರೋಗ್ಯದಲ್ಲಿ ಗಮನಾರ್ಹ ಸುಧಾರಣೆ ಕಂಡುಬಂದಿತು.

ಅವರು ಹುಟ್ಟಿದ 10 ವರ್ಷಗಳ ನಂತರ ಮೊದಲ ಬಾರಿಗೆ ಕೆಲವು ಪದಗಳನ್ನು ಮಾತನಾಡಲು ಪ್ರಾರಂಭಿಸಿದನು. ಅವರ ಕೈ ಮತ್ತು ಕಾಲುಗಳ ಎಲ್ಲಾ ಗಟ್ಟಿಯಾದ ಕೀಲುಗಳು ಸಡಿಲ, ಚಲನಶೀಲ ಮತ್ತು ಸಕ್ರಿಯವಾದವು.

150

ಅವರು ತನ್ನ ಕುತ್ತಿಗೆಯನ್ನು ಹಿಡಿದಿಟ್ಟುಕೊಳ್ಳಲು ಸಾಧ್ಯವಾಯಿತು, ಶಬ್ದಕ್ಕೆ ಪ್ರತಿಕ್ರಿಯಿಸುತ್ತಾನೆ ಮತ್ತು ಅವರ ತಲೆಯನ್ನು ತಿರುಗಿಸಬಲ್ಲನು.

ಅವರು ತನ್ನ ಕಣ್ಣುಗುಡ್ಡೆಗಳನ್ನು ತಿರುಗಿಸಲು ಸಾಧ್ಯವಾಯಿತು ಮತ್ತು ಅವರ ಹೆತ್ತವರನ್ನು ಗುರುತಿಸಲು ಸಾಧ್ಯವಾಯಿತು.

ತನ್ನ ಕೈಯಲ್ಲಿ ಗ್ಲಾಸ್ ಹಿಡಿದುಕೊಂಡು ನೀರು ಕುಡಿಯಲು ಸಾಧ್ಯವಾಯಿತು.

ನಾಲ್ಕು ತಿಂಗಳ ಕಾಲ ಚಿಕಿತ್ಸೆಯನ್ನು ಮುಂದುವರೆಸಿದರು. ಈಗ ಅವರು ತುಂಬಾ ಕ್ರಿಯಾಶೀಲನಾಗಿದ್ದಾನೆ, ತುಂಬಾ ಬುದ್ಧಿವಂತನಾಗಿದ್ದಾನೆ ಮತ್ತು ಅವರು ಸರಿಯಾಗಿ ಮಾತನಾಡಲು ಸಮರ್ಥನಾಗಿದ್ದಾನೆ. ತಾನೇ ಸ್ವತಃ ರಿಮೋಟ್ ಕಂಟ್ರೋಲ್ ತೆಗೆದುಕೊಂಡು ಟಿವಿ ನೋಡುತ್ತಾ ಸುಖ ಜೀವನ ನಡೆಸುತ್ತಿದ್ದಾನೆ.

ಪುರಾವೆ – 38

ವ್ಯಾಪಕವಾದ ಲ್ಯುಕೋ–ಡಿಸ್ಟ್ರೋಫಿಯೊಂದಿಗೆ ಸೆರೆಬ್ರಲ್ ಪಾಲ್ಸಿ: –

ಶ್ರೀಯುತ ಅಂಶುಲತ್ (ಪುರುಷ) 13 ವರ್ಷದ ಹುಡುಗನಿಗೆ ಸೆರೆಬ್ರಲ್ ಪಾಲ್ಸಿ, ವೈಟ್ ಮ್ಯಾಟರ್, ಎಕ್ಸ್‌ಟೆನ್ಸಿವ್ ಲ್ಯುಕೋ–ಡಿಸ್ಟ್ರೋಫಿ, ಅಲೆಕ್ಸಾಂಡರ್ ಡಿಸೀಸ್ ಮತ್ತು ಸಾಮಾನ್ಯೀಕೃತ ಬೈಲಾಟೆರಲ್ ಸೆಂಟ್ರಲ್ ಸೀಜ಼ರ್‌ಗಳು ಇರುವುದು ಪತ್ತೆಯಾಯಿತು. ಅವನಿಗೆ ಬೆನ್ನುಮೂಳೆಯ ಬದಿಗೆ ಬಾಗುವುದು ಹೆಚ್ಚಿತು ಮತ್ತು ಕುಳಿತುಕೊಳ್ಳಲು, ನಿಲ್ಲಲು, ನಡೆಯಲು ಕಷ್ಟವಾಯಿತು ಮತ್ತು ಅವ ಕೈಗಳು, ಕಾಲುಗಳನ್ನು ಚಲಿಸಲು ಸಾಧ್ಯವಾಗುತ್ತಿರಲಿಲ್ಲ ಮತ್ತು ಅವನ ಎಲ್ಲಾ ಕೀಲುಗಳು ತುಂಬಾ ಗಟ್ಟಿಯಾದವು. ಅವನಿಗೆ ಮಾತನಾಡಲು ಸಾಧ್ಯವಾಗುತ್ತಿರಲಿಲ್ಲ, ಮತ್ತು ಅವರು ಕುತ್ತಿಗೆಯನ್ನು ಹಿಡಿಯಲು ಅಥವಾ ಅವರ ತಲೆಯನ್ನು ತಿರುಗಿಸಲು ಸಾಧ್ಯವಾಗುತ್ತಿರಲಿಲ್ಲ. ಅವರು ತನ್ನ ಕಣ್ಣುಗುಡ್ಡೆಗಳನ್ನು ತಿರುಗಿಸಲು ಸಾಧ್ಯವಾಗುತ್ತಿರಲಿಲ್ಲ ಮತ್ತು ಯಾರನ್ನೂ ಗುರುತಿಸಲು ಸಾಧ್ಯವಾಗುತ್ತಿರಲಿಲ್ಲ. ಅವರ ತಲೆಯು ಭಾರವಾಗಿತ್ತು ಮತ್ತು ಅವರ ಮುಖಕ್ಕೆ ಹೋಲಿಸಿದರೆ ಗಾತ್ರದಲ್ಲಿ ದೊಡ್ಡದಾಗಿತ್ತು. ಆತನ ಎರಡೂ ಕೈ ಕಾಲುಗಳು ತಿರುಚಿದ್ದವು.

ಅವರ ಪೋಷಕರು ಸಮಾಲೋಚನೆಗಾಗಿ ನಿಮ್ಹಾನ್ಸ್ ಮತ್ತು ಇತರ ವಿವಿಧ ಆಸ್ಪತ್ರೆಗಳಿಗೆ ಕರೆದೊಯ್ದಿದ್ದರು. ನಿಮ್ಹಾನ್ಸ್‌ನ ವೈದ್ಯರು ಅವರ ಸ್ಥಿತಿ ದಿನದಿಂದ ದಿನಕ್ಕೆ ಹದಗೆಡುತ್ತದೆ ಮತ್ತು ಅವರು ಯಾವುದೇ ಔಷಧಿಯನ್ನು ಶಿಫಾರಸು ಮಾಡಲು ಸಾಧ್ಯವಿಲ್ಲ ಎಂದು ತಮ್ಮ ಅಭಿಪ್ರಾಯವನ್ನು ನೀಡಿದರು.

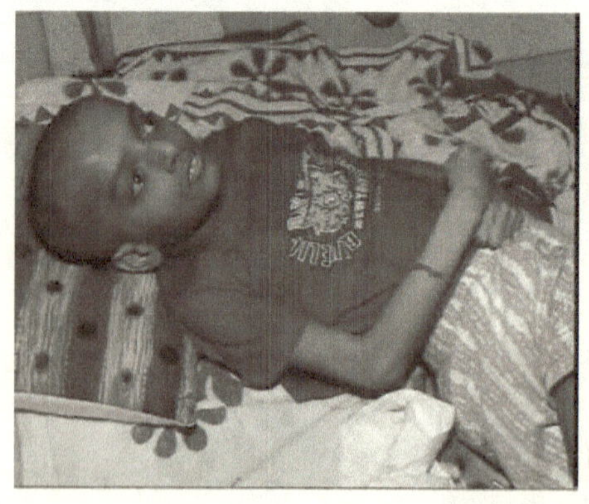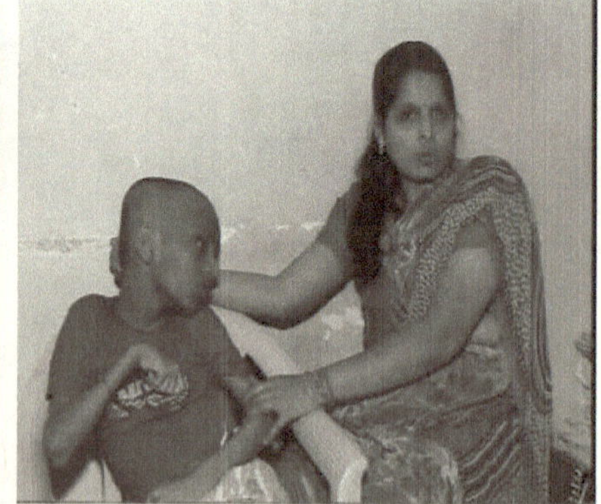

ಚಿಕಿತ್ಸೆಗೆ ಮೊದಲು

ಶ್ರೀಯುತ ಅಂಶುಲತ್ ಅವರು ಜನವರಿ 2009 ರಲ್ಲಿ ಮೂತ್ರ ಚಿಕಿತ್ಸೆಯನ್ನು ಪ್ರಾರಂಭಿಸಿದರು ಮತ್ತು ಅವರು ಕ್ರಮೇಣವಾಗಿ ದಿನದಿಂದ ದಿನಕ್ಕೆ ಸುಧಾರಿಸಲು ಪ್ರಾರಂಭಿಸಿದರು.

ತುಂಬಾ ಭಾರವಾದ ಮತ್ತು ಗಾತ್ರದಲ್ಲಿ ದೊಡ್ಡದಾಗಿ ಕಾಣುವ ಅವರ ತಲೆಯು ಹಗುರವಾಗಿ ಸ್ವಲ್ಪ ಮಟ್ಟಿಗೆ ಗಾತ್ರದಲ್ಲಿ ಕಡಿಮೆಯಾಗಿದೆ ಮತ್ತು ಅವರ್ ದೈಹಿಕ ಲಕ್ಷಣಗಳು ಉತ್ತಮಗೊಂಡಂತೆ ಕಾಣುತ್ತಿವೆ.

ಅವರು ತನ್ನ ಕಣ್ಣುಗುಡ್ಡೆಗಳನ್ನು ತಿರುಗಿಸಬಹುದು, ಧ್ವನಿಗೆ ಪ್ರತಿಕ್ರಿಯಿಸಬಹುದು ಮತ್ತು ಅವರ್ ತಲೆಯನ್ನು ತಿರುಗಿಸಬಹುದು.

ಅವರ್ ಮುಖ, ಕೈಗಳು, ಕಾಲುಗಳು ಮತ್ತು ದೇಹದ ಇತರ ಭಾಗದಲ್ಲಿ ಸ್ನಾಯುಗಳು ಬೆಳೆದಿವೆ.

ಅವರ್ ಕೈ ಮತ್ತು ಕಾಲುಗಳ ಎಲ್ಲಾ ಕೀಲುಗಳು ಸಡಿಲ ಮತ್ತು ಚಲನಶೀಲವಾಗಿವೆ.

ಅವರ್ ತಿರುಚಿದ ಕೈಗಳು ಮತ್ತು ಕಾಲುಗಳು ಸುಧಾರಿಸಿದೆ, ಸ್ವಲ್ಪ ಮಟ್ಟಿಗೆ ನೇರವಾಗಿದೆ.

ಅವರು ತನ್ನ ಕೈ ಮತ್ತು ಕಾಲುಗಳನ್ನು ಸ್ವಲ್ಪ ಸಮಯದವರೆಗೆ ನೇರವಾಗಿ ಇಡಲು ಸಾಧ್ಯವಾಗುತ್ತದೆ.

ಮೇಲಿನ ಸುಧಾರಣೆಗಳು 4 ತಿಂಗಳ ಅವಧಿಯಲ್ಲಿ ಕಂಡುಬಂದಿವೆ.

ಕೆಲವು ಅನಿರೀಕ್ಷಿತ ಕಾರಣಗಳಿಂದ ಪೋಷಕರು ಚಿಕಿತ್ಸೆಯನ್ನು ಮುಂದುವರಿಸಲು ಸಾಧ್ಯವಾಗುತ್ತಿಲ್ಲ

ಮೂತ್ರ ಚಿಕಿತ್ಸೆಯು ಹುಟ್ಟಿನಿಂದಲೇ ಬಂದ ಎಲ್ಲಾ ಕಾಯಿಲೆಗಳನ್ನು ನಿಯಂತ್ರಿಸಬಲ್ಲದು/ಗುಣಪಡಿಸಬಲ್ಲದು.

ಇದು ನೆನಪಿನ ಶಕ್ತಿ, ಬುದ್ಧಿಮತ್ತೆಯನ್ನು ಸುಧಾರಿಸುತ್ತದೆ ಮತ್ತು ಮೆದುಳಿನ ಚಟುವಟಿಕೆಯನ್ನು ಅಭಿವೃದ್ಧಿಪಡಿಸುತ್ತದೆ.

ಇದರಿಂದ ಮಾತನಾಡುವ ಸಾಮರ್ಥ್ಯ ಮತ್ತು ಶ್ರವಣಶಕ್ತಿಯನ್ನು ಮರಳಿ ಪಡೆಯಬಹುದು.

ಪುರಾವೆ – 39

"ಂಐಖ" ತೀವ್ರವಾದ ಸೊಂಟದ ಸ್ಪಾಂಡಿಲ್ಯೆಟಿಸ್, ಡಿಸ್ಕ್– ಆಸ್ಟಿಯೋಫೈಟ್ ಸಂಕೀರ್ಣತೆಗಳು

39 ವರ್ಷ ವಯಸ್ಸಿನ ಶ್ರೀಯುತ ಕೃಷ್ಣ ಮೂರ್ತಿ (ಪುರುಷ) ಅವರು "ಂಐಖ" ತೀವ್ರವಾದ ಸೊಂಟದ ಸ್ಪಾಂಡಿಲ್ಯೆಟಿಸ್, ಅ4–5 ರಿಂದ ಅ6–7 ವರೆಗಿನ ಡಿಸ್ಕ್–ಆಸ್ಟಿಯೋಫೈಟ್ ಸಂಕೀರ್ಣತೆಗಳು ಮತ್ತು "ಡಿಫ್ಯೂಸ್ ಡಿಸ್ಕ್ ನಿರ್ಜಲೀಕರಣ" ಪ್ರಕರಣವನ್ನು ಹೊಂದಿದ್ದಾರೆ. ಅವರು ಮಧುಮೇಹಿಯೂ ಆಗಿದ್ದರು.

ಜುಲೈ 2008 ರಲ್ಲಿ ಅವರು ಬಲಗೈ ಬೆರಳುಗಳಲ್ಲಿ ಮರಗಟ್ಟುವಿಕೆ ಮತ್ತು ದುರ್ಬಲತೆಯನ್ನು ಮೊದಲು ಅರಿತುಕೊಂಡರು, ಅದು ದುರ್ಬಲ ಮತ್ತು ನಿಷ್ಕ್ರಿಯವಾಯಿತು. ನಂತರ ಅವರ ಆರೋಗ್ಯ ದಿನದಿಂದ ದಿನಕ್ಕೆ ಕ್ಷೀಣಿಸತೊಡಗಿತು. ನಿಧಾನವಾಗಿ ಅವರ ದೇಹದ ಇತರ ಭಾಗಗಳು ತೊಂದರೆಗೊಳಗಾದವು, ಅಂದರೆ ಬಲಗೈ, ಬಲಗಾಲು, ಎಡಗೈಗಳು ಮತ್ತು ಎಡಗಾಲು ದುರ್ಬಲಗೊಂಡಿತು ಮತ್ತು ಚಲಿಸಲಾಗದಂತಾಯಿತು. ಅವರ ಎಲ್ಲಾ ಕೀಲುಗಳು ಮತ್ತು ಸ್ನಾಯುಗಳು ದುರ್ಬಲ, ಗಟ್ಟಿ ಮತ್ತು ನಿಷ್ಕ್ರಿಯವಾದವು. ಅವರಿಗೆ ಹೊಟ್ಟೆ, ಕೈ, ಕಾಲುಗಳು, ಬೆನ್ನು ಮತ್ತು ದೇಹದ ಇತರ ಭಾಗಗಳಲ್ಲಿ ನೋವು ಇತ್ತು. ಅವರ ಎರಡೂ ಕೈ ಮತ್ತು ಕಾಲುಗಳಲ್ಲಿ ಊತವಿತ್ತು ಮತ್ತು ಅವರ ಕೂದಲುಗಳು ಪ್ರತಿದಿನ ಉದುರುತ್ತಿದ್ದವು. 2 ವರ್ಷಗಳ ಅವಧಿಯಲ್ಲಿ ರೋಗದಿಂದ ಅವರು ಬಹು ಅಂಗಾಂಗ ವೈಫಲ್ಯಕ್ಕೆ ಒಳಗಾದರು. ಇದು ಅವರ ಮಾತನಾಡುವ ಸಾಮರ್ಥ್ಯವನ್ನು ಸಹ ಕುಂಠಿತಗೊಳಿಸಿತು ಮತ್ತು ಅವರು ಸರಿಯಾಗಿ ಮಾತನಾಡಲು ಸಾಧ್ಯವಾಗುತ್ತಿರಲಿಲ್ಲ. ಅವರುಸಂಪೂರ್ಣವಾಗಿ ಅವಲಂಬಿತನಾಗಿದ್ದನು ಏಕೆಂದರೆ ಅವರು ನಿಲ್ಲಲು, ಸ್ವತಃ ನಡೆಯಲು ಸಾಧ್ಯವಾಗುತ್ತಿರಲಿಲ್ಲ ಮತ್ತು ಅವರ ಕೈ ಮತ್ತು ಕಾಲುಗಳನ್ನು ಹಿಡಿಯಲು ಅಥವಾ ಎತ್ತಲು ಸಾಧ್ಯವಾಗುತ್ತಿರಲಿಲ್ಲ. ನಿಮ್ಹಾನ್ಸ್ ಮತ್ತು ಇತರ ವಿವಿಧ ಆಸ್ಪತ್ರೆಗಳ ವೈದ್ಯರು ರೋಗವನ್ನು ನಿಯಂತ್ರಿಸಲು ಅಥವಾ ಗುಣಪಡಿಸಲು ಯಾವುದೇ ಪರಿಹಾರವಿಲ್ಲ ಎಂದು ಸಲಹೆ ನೀಡಿದರು ಮತ್ತು ವೈದ್ಯರಿಗೆ ಅವರ ಕ್ಷೀಣಿಸುವಿಕೆಯನ್ನು ತಡೆಯಲು ಸಾಧ್ಯವಾಗಲಿಲ್ಲ. ಯಾವುದೇ ಪರಿಹಾರ ದೊರೆಯದೆ ಅವರ ಆರೋಗ್ಯ ದಿನದಿಂದ ದಿನಕ್ಕೆ ಹದಗೆಡುತ್ತಿತ್ತು.

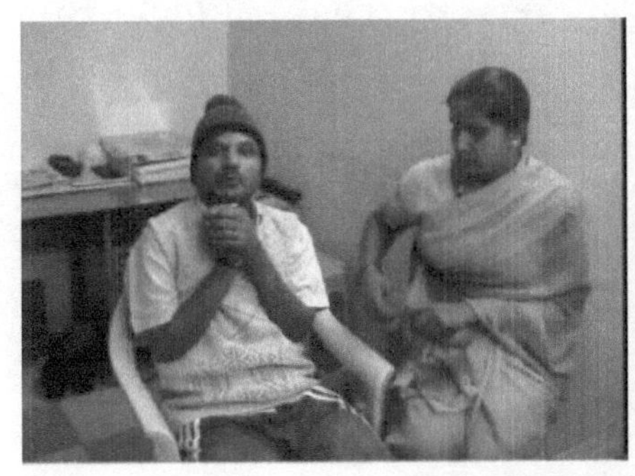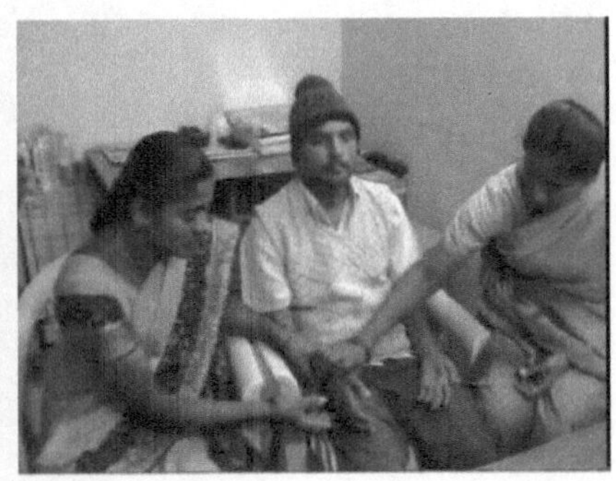

12 ದಿನಗಳ ಚಿಕಿತ್ಸೆಯ ನಂತರ

ಶ್ರೀಯುತ ಕೃಷ್ಣ ಮೂರ್ತಿಯವರು ಜುಲೈ 2010 ರಲ್ಲಿ ಮೂತ್ರ ಚಿಕಿತ್ಸೆಯನ್ನು ಪ್ರಾರಂಭಿಸಿದರು.

ಶ್ರೀಯುತ ಕೃಷ್ಣ ಮೂರ್ತಿಯವರು ಜುಲೈ 2010 ರಲ್ಲಿ ಮೂತ್ರ ಚಿಕಿತ್ಸೆಯನ್ನು ಪ್ರಾರಂಭಿಸಿದರು

ಅವರು ತನ್ನ ಎಲ್ಲಾ ಔಷಧಿಯನ್ನು ನಿಲ್ಲಿಸಿದರು. 12 ದಿನಗಳ ಅಲ್ಪಾವಧಿಯಲ್ಲಿ ಅವರ ಆರೋಗ್ಯವು ಕ್ಷೀಣಿಸುವುದು ಸಂಪೂರ್ಣವಾಗಿ ನಿಂತುಹೋಯಿತು ಮತ್ತು ಅವರು ಗಮನಾರ್ಹ ಸುಧಾರಣೆಯನ್ನು ಹೊಂದಿದರು.

ಅವರ ಕೈ ಕಾಲುಗಳಲ್ಲಿ ಊತವಿಲ್ಲ ಮತ್ತು ಕೂದಲು ಉದುರುವುದು ನಿಂತಿದೆ.

ಹೊಟ್ಟೆ, ಬೆನ್ನು, ಕಾಲುಗಳು ಮತ್ತು ಅವರ ದೇಹದ ಇತರ ಭಾಗಗಳಲ್ಲಿನ ನೋವು ಇಲ್ಲವಾಗಿದೆ. ಅವರ ಕೀಲುಗಳು ಮತ್ತು ಸ್ನಾಯುಗಳು ಸಡಿಲ, ಸಕ್ರಿಯ ಮತ್ತು ಚಲನಶೀಲವಾಗಿವೆ.

ಅವರು ತನ್ನ ಎರಡೂ ಕೈಗಳನ್ನು ಎತ್ತಲು ಮತ್ತು ಅವರ ಮುಖವನ್ನು ಸ್ಪರ್ಶಿಸಲು ಸಾಧ್ಯವಾಯಿತು, ಅವು ಈ ಮೊದಲು ನಿಷ್ಕ್ರಿಯವಾಗಿದ್ದವು.

2 ವ್ಯಕ್ತಿಗಳ ಲಘು ಬೆಂಬಲದ ಸಹಾಯದಿಂದ ಅವರು ಕುಳಿತುಕೊಳ್ಳಲು ಮತ್ತು ನಡೆಯಲು ಸಾಧ್ಯವಾಯಿತು. ಅವರ ಮಾತನಾಡುವ ಶಕ್ತಿಯೂ ಸುಧಾರಿಸಿದೆ ಮತ್ತು ಅವರು ಮೊದಲಿಗಿಂತ ಉತ್ತಮವಾಗಿ ಮಾತನಾಡಲು ಸಾಧ್ಯವಾಗಿದೆ.

3 ತಿಂಗಳ ಅವಧಿಯಲ್ಲಿ ಶ್ರೀಕೃಷ್ಣಮೂರ್ತಿ ಅವರ ಆರೋಗ್ಯ ದಿನದಿಂದ ದಿನಕ್ಕೆ ಸುಧಾರಿಸುತ್ತಿದೆ. ಅವರು ಆರಾಮವಾದ ರೀತಿಯಲ್ಲಿ ಸರಿಯಾಗಿ ನೇರವಾಗಿ ಕುಳಿತುಕೊಳ್ಳಲು ಸಾಧ್ಯವಾಗಿದೆ. ಚಿಕಿತ್ಸೆಯ ಮೊದಲು, ಅವರ ಭುಜಗಳು ಮುಂದ'ಕ್ಕೆ ಬಾಗಿದ್ದವು.

ಅವರು ತಮ್ಮ ದೇಹದಲ್ಲಿ ತಮ್ಮ ಶಕ್ತಿ ಮತ್ತು ತ್ರಾಣವನ್ನು ಮರಳಿ ಪಡೆದರು ಮತ್ತು ಹೆಚ್ಚು ಆರೋಗ್ಯವಂತರಾದರು.

ಮೊದಲು ಅವರು ತಮ್ಮ ದೇಹದಲ್ಲಿ ಕಂಪನವನ್ನು ಅನುಭವಿಸುತ್ತಿದ್ದರು, ಅದು ಸಂಪೂರ್ಣವಾಗಿ ನಿಂತುಹೋಗಿದೆ.

ಅವರ ಕೀಲುಗಳು ಹೆಚ್ಚು ಸಡಿಲ ಮತ್ತು ಚಲನಶೀಲವಾಗಿವೆ. ಅವರು ತನ್ನ ಕೈಗಳನ್ನು ಸುಲಭವಾಗಿ ಎತ್ತಬಲ್ಲರು.

ಅವರಿಗೆ ವಾಕಿಂಗ್ ಸ್ಟಿಕ್‌ನ ಬೆಂಬಲದೊಂದಿಗೆ ಸ್ವತಃ ನಡೆಯಲು ಸಾಧ್ಯವಾಯಿತು.

ಅವರ ಮಾತನಾಡುವ ಶಕ್ತಿ ಸುಧಾರಿಸಿದೆ ಮತ್ತು ಉತ್ತಮ ರೀತಿಯಲ್ಲಿ ಮಾತನಾಡಬಲ್ಲದು.

ಮಧುಮೇಹ: – ಅವರು ಕಳೆದ 8 ವರ್ಷಗಳಿಂದ ಮಧುಮೇಹ ರೋಗಿಯಾಗಿದ್ದರು. ಅವರು ಪ್ರತಿದಿನ 2 ಮಾತ್ರೆಗಳನ್ನು ತೆಗೆದುಕೊಳ್ಳುತ್ತಿದ್ದರು ಮತ್ತು ಅನಿಯಂತ್ರಿತ ಮಟ್ಟದ ರಕ್ತದಲ್ಲಿನ ಸಕ್ಕರೆಯನ್ನು ಹೊಂದಿದ್ದರು, ಅಂದರೆ 200 ಟ್ಯ/ಜಟ ಗಿಂತ ಹೆಚ್ಚು.

ಮೂತ್ರ ಚಿಕಿತ್ಸೆಯನ್ನು ಪ್ರಾರಂಭಿಸಿದ ನಂತರ ಉಪವಾಸದ ಸಕ್ಕರೆಯ ಮಟ್ಟವನ್ನು ದಿನದಿಂದ ದಿನಕ್ಕೆ ಗಮನಿಸಲಾಯಿತು. ಉಪವಾಸದ ರಕ್ತದಲ್ಲಿನ ಸಕ್ಕರೆಯ ಮಟ್ಟವು 80 ಟ್ಯ/ಜಟ ಮತ್ತು ಅದಕ್ಕಿಂತ ಕಡಿಮೆ ಪ್ರಮಾಣಕ್ಕೆ ಇಳಿದದ್ದು ಕಂಡುಬಂದಾಗ ಅರ್ಧ ಮಾತ್ರೆಯನ್ನು ಕಡಿಮೆ ಮಾಡಲಾಯಿತು. ಅದೇ ರೀತಿಯಲ್ಲಿ ಮಾತ್ರೆಗಳನ್ನು ಕ್ರಮೇಣ ಶೂನ್ಯಕ್ಕೆ ಇಳಿಸಲಾಯಿತು. 2 ತಿಂಗಳ ಅವಧಿಯಲ್ಲಿ ಯಾವುದೇ ಮಾತ್ರೆಗಳನ್ನು ತೆಗೆದುಕೊಳ್ಳದೆಯೇ ಉಪವಾಸದ ಸಕ್ಕರೆಯ ಮಟ್ಟವು ಸಾಮಾನ್ಯವಾಗಿದೆ ಎಂದು ಕಂಡುಬಂತು. 2 ತಿಂಗಳ ನಂತರ ಅವರು ಯಾವುದೇ ಮಾತ್ರೆಗಳನ್ನು ತೆಗೆದುಕೊಳ್ಳಲಿಲ್ಲ ಮತ್ತು ಅವರ ರಕ್ತದಲ್ಲಿನ ಸಕ್ಕರೆ ಸಾಮಾನ್ಯ ಮಟ್ಟದಲ್ಲಿತ್ತು.

ಅವರ ಹಾನಿಗೊಳಗಾದ ಮೇದೋಜ್ಜೀರಕ ಗ್ರಂಥಿಯು ಪುನಶ್ಚೇತನಗೊಂಡಿದೆ ಮತ್ತು 8 ವರ್ಷಗಳಿಂದ ಮಧುಮೇಹವು ಗುಣವಾಗಿದೆ.

ಅನಿರೀಕ್ಷಿತ ಕಾರಣಗಳಿಂದ ಅವರು 3 ತಿಂಗಳ ನಂತರ ತಮ್ಮ ಚಿಕಿತ್ಸೆಯನ್ನು ನಿಲ್ಲಿಸಿ ತಮ್ಮ ಸ್ವಗ್ರಾಮಕ್ಕೆ ಹೋದರು.

ಪುರಾವೆ – 40

ಪಿತ್ತಕೋಶದ ಕಲ್ಲುಗಳು

55 ವರ್ಷದ ಶ್ರೀಯುತ ರಾಮಕೃಷ್ಣ ರೆಡ್ಡಿ (ಪುರುಷ), ತೀವ್ರ ಹೊಟ್ಟೆ ನೋವಿನಿಂದ ಬಳಲುತ್ತಿದ್ದರು. ತೀವ್ರವಾದ ನೋವಿನಿಂದ ಅವರು ಸರಿಯಾಗಿ ನಿಲ್ಲಲು, ಕುಳಿತುಕೊಳ್ಳಲು ಮತ್ತು ಮಲಗಲು ಸಾಧ್ಯವಾಗುತ್ತಿರಲಿಲ್ಲ. ಅವರನ್ನು ಬೆಂಗಳೂರು ಮತ್ತು ಹೈದರಾಬಾದ್‌ನ ವಿವಿಧ ಆಸ್ಪತ್ರೆಗಳಿಗೆ ದಾಖಲಿಸಲಾಗಿತ್ತು. ಸ್ಕ್ಯಾನಿಂಗ್ ಮತ್ತು ಸಂಪೂರ್ಣ ತಪಾಸಣೆಯ ನಂತರ, ವೈದ್ಯರು ಆತನಿಗೆ ಪಿತ್ತಕೋಶದಲ್ಲಿ ಅನೇಕ ಕಲ್ಲುಗಳಿರುವುದು ಪತ್ತೆಯಾಯಿತು ಮತ್ತು ಅವರು ಶಸ್ತ್ರಚಿಕಿತ್ಸೆ ಮತ್ತು "ಪಿತ್ತಕೋಶ" ವನ್ನು ತೆಗೆಸಿಹಾಕಲು ಸಲಹೆ ನೀಡಿದರು.

ನನ್ನ ಸಲಹೆಯ ಮೇರೆಗೆ ಶ್ರೀಯುತ ರಾಮಕೃಷ್ಣ ರೆಡ್ಡಿ ಅವರು ಸೆಪ್ಟೆಂಬರ್ 2006 ರಲ್ಲಿ "ಮೂತ್ರ ಚಿಕಿತ್ಸೆ" ಪ್ರಾರಂಭಿಸಿದರು. ಅವರ ತೀವ್ರ ನೋವು ದಿನದಿಂದ ದಿನಕ್ಕೆ ಕಡಿಮೆಯಾಗುತ್ತಿದೆ ಎಂದು ಅಮಗೆ ಅರಿವಾಯಿತು ಮತ್ತು 7 ದಿನಗಳಲ್ಲಿ ನೋವು ಸಂಪೂರ್ಣವಾಗಿ ಹೊರಟುಹೋಯಿತು. ಅವರು 60 ದಿನಗಳ ಕಾಲ ಚಿಕಿತ್ಸೆಯನ್ನು ಮುಂದುವರೆಸಿದರು ಮತ್ತು ನಂತರ ಹೈದರಾಬಾದ್‌ಗೆ ಹೋಗಿ ಸ್ಕ್ಯಾನಿಂಗ್ ಮತ್ತು ಸಂಪೂರ್ಣ ತಪಾಸಣೆಗಾಗಿ ಆಸ್ಪತ್ರೆಗೆ ಮರಳಿದರು. ಈ ಹಿಂದೆ ರೋಗಪತ್ತೆ ಮತ್ತು ಪರೀಕ್ಷೆ ಮಾಡಿದ್ದ ವೈದ್ಯರು ಪಿತ್ತಕೋಶದಲ್ಲಿ ಕಲ್ಲುಗಳ ಯಾವುದೇ ಕುರುಹುಗಳಿಲ್ಲದುದನ್ನು ಕಂಡು ಆಶ್ಚರ್ಯಚಕಿತರಾದರು ಮತ್ತು ಅಂತಿಮವಾಗಿ ಅವರು ಶಸ್ತ್ರಚಿಕಿತ್ಸೆಯ ಅಗತ್ಯವಿಲ್ಲ ಎಂದು ಸಲಹೆ ನೀಡಿದರು.

ಪುರಾವೆ – 41

ಕೂದಲು ಉದುರುವಿಕೆ

40 ವರ್ಷ ವಯಸ್ಸಿನ ಶ್ರೀಮತಿ ಆಶಾ ರಾಣಿ (ಮಹಿಳೆ) ನನ್ನನ್ನು ಚಲನಶೀಲ ನಲ್ಲಿ ಸಂಪರ್ಕಿಸಿ, ಪ್ರತಿದಿನ ಅವರ ಕೂದಲು ಉದುರುತ್ತಿದೆ ಮತ್ತು ವೈದ್ಯರ ಸಲಹೆಯಂತೆ ವಿವಿಧ ಔಷಧಿಗಳನ್ನು ತೆಗೆದುಕೊಂಡಿದ್ದರೂ ಏನೂ ಸಹಾಯವಾಗಿಲ್ಲ ಎಂದು ಹೇಳಿದರು. ಅವರು "ಮೂತ್ರ ಚಿಕಿತ್ಸೆ" ಯಿಂದ ಪ್ರಯೋಜನವಾಗಬಹುದೇ ಎಂದು ವಿಚಾರಿಸಿದರು. ನನ್ನ ಸಲಹೆಯ ಮೇರೆಗೆ ಅವರು ಬೆಳಿಗ್ಗೆ ಒಮ್ಮೆ ಮೂತ್ರವನ್ನು ಕುಡಿಯಲು ಮತ್ತು ರಾತ್ರಿ ಮೂತ್ರದ

ವೆಟ್ ಪ್ಯಾಕ್ ಅನ್ನು ತಲೆಯ ಮೇಲೆ ಇಟ್ಟುಕೊಂಡು ಬೆಳಿಗ್ಗೆ ಅದನ್ನು ತೆಗೆಯಲು ಪ್ರಾರಂಭಿಸಿದರು. ಅವರ ಆಶ್ಚರ್ಯಕ್ಕೆ 30 ದಿನಗಳ ಅವಧಿಯಲ್ಲಿ ಅವರ ಕೂದಲು ಉದುರುವುದು ನಿಂತಿತು ಮತ್ತು ಉದ್ದವಾಗಿ ಬೆಳೆಯಲು ಪ್ರಾರಂಭಿಸಿತು.

ಪುರಾವೆ – 42

ಮೋಟಾರ್ ನ್ಯೂರಾನ್ ಕಾಯಿಲೆ

ಶ್ರೀಯುತ ಶ್ರೀಚಂದ್ (ಪುರುಷ), ವಯಸ್ಸು 58, ಇವರಿಗೆ ಮಾರ್ಚ್ 2005 ರಲ್ಲಿ ಮೋಟಾರ್ ನ್ಯೂರಾನ್ ಕಾಯಿಲೆ (ಒಒಋ) ಇದೆ ಎಂದು ಪತ್ತೆಯಾಯಿತು. ಅವರು ತಮ್ಮ ವೈದ್ಯರ ಸಲಹೆಯಂತೆ ದಿನಕ್ಕೆ 12 ಮಾತ್ರೆಗಳನ್ನು ಸೇವಿಸುತ್ತಿದ್ದರು ಮತ್ತು ಅದರ ಹೊರತಾಗಿಯೂ ಅವರ ಆರೋಗ್ಯವು ದಿನದಿಂದ ದಿನಕ್ಕೆ ಕ್ಷೀಣಿಸುತ್ತಿತ್ತು. ಒಂದೂವರೆ ವರ್ಷಗಳ ಅವಧಿಯಲ್ಲಿ ಅವರ ಪ್ರತಿರಕ್ಷಣಾ ವ್ಯವಸ್ಥೆ, ಭುಜದ ಮಟ್ಟಕ್ಕಿಂತ ಕೆಳಗಿನ ನರಗಳು ಮತ್ತು ಸ್ನಾಯುಗಳು ಕ್ರಮೇಣ ದುರ್ಬಲಗೊಂಡವು. ಕೈ ಮತ್ತು ಕಾಲುಗಳ ಎಲ್ಲಾ ಕೀಲುಗಳು ಗಟ್ಟಿಯಾಗಿ ಮತ್ತು ನಿಷ್ಕ್ರಿಯಗೊಂಡವು ಮತ್ತು ಅವರ ಬೆರಳು, ಕೈಗಳು ಮತ್ತು ಕಾಲುಗಳನ್ನು ಚಲಿಸಲು ಅಥವಾ ಎತ್ತಲು ಸಾಧ್ಯವಾಗುತ್ತಿರಲಿಲ್ಲ. ಕ್ಷೀಣಗೊಂಡ ಆರೋಗ್ಯ ಮತ್ತು ದೌರ್ಬಲ್ಯದಿಂದಾಗಿ ಅವರು ತನ್ನ ದೇಹದಲ್ಲಿನ ಸ್ನಾಯುಗಳನ್ನು ಕಳೆದುಕೊಂಡರು.

ನನ್ನ ಸಲಹೆಯ ಮೇರೆಗೆ ಶ್ರೀಯುತ ಶ್ರೀಚಂದ್ ಅವರು ನವೆಂಬರ್ 2006 ರಲ್ಲಿ ಮೂತ್ರ ಚಿಕಿತ್ಸೆಯನ್ನು ಪ್ರಾರಂಭಿಸಿದರು ಮತ್ತು ಎಲ್ಲಾ ಮಾತ್ರೆಗಳನ್ನು ಸೇವಿಸುವುದನ್ನು ನಿಲ್ಲಿಸಿದರು. 10 ದಿನಗಳ ಅಲ್ಪಾವಧಿಯಲ್ಲಿ ಅವರಿಗೆ ದೇಹದಲ್ಲಿ ಚೈತನ್ಯದ ಅನುಭವವಾಯಿತು. ಅವರ ಆರೋಗ್ಯದ ಕ್ಷೀಣತೆ ನಿಂತುಹೋಯಿತು ಮತ್ತು ಅವರ ರೋಗನಿರೋಧಕ ವ್ಯವಸ್ಥೆಯು ಕ್ರಮೇಣ ಸುಧಾರಿಸಲು ಪ್ರಾರಂಭಿಸಿತು. ಗಟ್ಟಿಯಾಗಿದ್ದ ಅವರ ಕೈ ಮತ್ತು ಕಾಲುಗಳ ಎಲ್ಲಾ ಕೀಲುಗಳು ಸಡಿಲ ಮತ್ತು ಚಲನಶೀಲ ವಾದವು. ನರಗಳ ವ್ಯವಸ್ಥೆಯು ಸುಧಾರಿಸಿತು ಮತ್ತು ಅವರ ಇಡೀ ದೇಹದಲ್ಲಿ ಸ್ನಾಯುಗಳು ಬೆಳೆದವು. ಅವರು ಕ್ರಮೇಣ ತನ್ನ ಭುಜ, ಕೈಗಳು, ಮೊಣಕಾಲು ಕೀಲುಗಳು ಮತ್ತು ದೇಹದ ಇತರ ಭಾಗಗಳಲ್ಲಿ ಸ್ವಲ್ಪ ಮಟ್ಟಿಗೆ ಚಲನೆ ಕಂಡುಬಂದಿತು.

ಮೋಟಾರು ನ್ಯೂರಾನ್ ಅಥವಾ ಇತರ ಯಾವುದೇ ಕಾಯಿಲೆಯು ಪತ್ತೆಯಾದ ಜನರು ದೇಹವು ಹದಗೆಡಲು ಪ್ರಾರಂಭಿಸುವ ಯಾವುದೇ ವಿಳಂಬವಿಲ್ಲದೆ ದೇಹದ ಮತ್ತಷ್ಟು ಕ್ಷೀಣತೆಯನ್ನು ನಿಯಂತ್ರಿಸಲು ಮತ್ತು ನಿಲ್ಲಿಸಲು ತಕ್ಷಣವೇ ಮೂತ್ರ ಚಿಕಿತ್ಸೆಯನ್ನು ಪ್ರಾರಂಭಿಸಬೇಕು.

ಪುರಾವೆ – 43

ಉಬ್ಬಸ

ಶ್ರೀಯುತ ಪ್ರಸಾದ್ (ಪುರುಷ), ವಯಸ್ಸು 52, ಇವರು 35 ವರ್ಷಗಳಿಂದ ಆಸ್ತಮಾದಿಂದ ಬಳಲುತ್ತಿದ್ದರು (17 ನೇ ವಯಸ್ಸಿನಲ್ಲಿ ಆಸ್ತಮಾ ಬಂದಿತು.) ಅವರಿಗೆ ನಿಯಮಿತವಾಗಿ ನೆಗಡಿ ಆಗುತ್ತಿತ್ತು ಮತ್ತು ಮೂಗು ಸೋರುತ್ತಿತ್ತು. ಬಹುತೇಕ ಪ್ರತಿದಿನವೂ ಅವರಿಗೆ ಉಸಿರಾಡಲು ಕಷ್ಟವಾಗುತ್ತಿತ್ತು. ಅವರು ಪ್ರತಿದಿನ ಬೆಳಿಗ್ಗೆ ಕೇವಲ 200 ಮಿಲಿ ಮೂತ್ರವನ್ನು ಕುಡಿಯಲು ಪ್ರಾರಂಭಿಸಿದರು. ನಾಲ್ಕು ತಿಂಗಳ ಅವಧಿಯಲ್ಲಿ ಅವರ ತೀವ್ರ ಆಸ್ತಮಾ ಸಮಸ್ಯೆಯು 70% ರಷ್ಟು ಕಡಿಮೆಯಾಯಿತು ಮತ್ತು ಅವರು ಶೀತ ಮತ್ತು ಉಸಿರಾಟದ ಸಮಸ್ಯೆಗಳಿಂದ ಮುಕ್ತರಾದರು.

ಪುರಾವೆ – 44

ಪಾರ್ಶ್ವವಾಯು

ಶ್ರೀಯುತ ಕುಪ್ಪುಸ್ವಾಮಿ (ಪುರುಷ) ವಯಸ್ಸು 75 ಅವರು ಪಾರ್ಶ್ವವಾಯುವಿಗೆ ಒಳಗಾಗಿದ್ದರು ಮತ್ತು ಅವರನ್ನು ಆಸ್ಪತ್ರೆಗೆ ದಾಖಲಿಸಲಾಯಿತು ಮತ್ತು ಹಲವಾರು ಪರೀಕ್ಷೆಗಳು ಮತ್ತು ರೋಗನಿರ್ಣಯದ ನಂತರ ಅವರನ್ನು 30 ದಿನಗಳ ನಂತರ ಬಿಡುಗಡೆ ಮಾಡಲಾಯಿತು. ಪಾರ್ಶ್ವವಾಯುದಿಂದಾಗಿ ಅವರ್ ಕೈ ಮತ್ತು ಕಾಲು ಸೇರಿದಂತೆ ದೇಹದ ಬಲಭಾಗವು ಗಟ್ಟಿ ಮತ್ತು ನಿಷ್ಕ್ರಿಯವಾಯಿತ, ಅವರ್ ಬಲಗೈ ಮತ್ತು ಕಾಲು ಚಲಿಸಲು ಸಾಧ್ಯವಾಗುತ್ತಿರಲಿಲ್ಲ. ಕೆಲವು ಹೆಜ್ಜೆಗಳನ್ನು ಇಡುವಾಗಲೂ ಅವರಿಗೆ 2 ವ್ಯಕ್ತಿಗಳ ಬೆಂಬಲ ಬೇಕಿತ್ತು ಮತ್ತು ಅದರ ಹೊರತಾಗಿಯೂ ಅವರು ತನ್ನ ಕಾಲನ್ನು ಎತ್ತಲು ಸಾಧ್ಯವಾಗದ ಕಾರಣ ತನ್ನ ಬಲಗಾಲನ್ನು ಎಳೆಯುತ್ತಿದ್ದರು. ಅದೇ

ಸಮಯದಲ್ಲಿ ಅವರಿಗೆ ಮಾತೂ ಸಹ ಹೋಯಿತು ಮತ್ತು ಒಂದು ಪದವನ್ನು ಮಾತನಾಡಲು ಸಾಧ್ಯವಾಗುತ್ತಿರಲಿಲ್ಲ. ಅವರು ಮಾತನಾಡಲು ಸಾಧ್ಯವಾಗದ ಕಾರಣ, ಅವರು ಬಾಯಿಯಿಂದ ಸ್ವಲ್ಪ ಮಾತ್ರ ಶಬ್ದ ಮಾಡುತ್ತಿದ್ದರು, ಅದು ಯಾರಿಗೂ ಅರ್ಥವಾಗುತ್ತಿರಲಿಲ್ಲ.

ಶ್ರೀಯುತ ಕುಪ್ಪಸ್ವಾಮಿಯವರು ಮೂತ್ರಚಿಕಿತ್ಸೆಯನ್ನು ಪ್ರಾರಂಭಿಸಿದರು ಮತ್ತು 75 ದಿನಗಳಲ್ಲಿ ತುಂಬಾ ಗಟ್ಟಿಯಾಗಿದ್ದ ಅವರ ಕೈ ಮತ್ತು ಕಾಲುಗಳ ಕೀಲುಗಳು ಸಡಿಲಗೊಂಡವು ಮತ್ತು ಚಲನಶೀಲವಾದವು. ಅವರು ಒಬ್ಬ ವ್ಯಕ್ತಿಯ ಲಘುವಾದ ಬೆಂಬಲದೊಂದಿಗೆ ತನ್ನ ಬಲಗಾಲನ್ನು ಸ್ವಲ್ಪ ಮಟ್ಟಿಗೆ ಎತ್ತಿ ಕೆಲವು ಹೆಜ್ಜೆಗಳನ್ನು ನಡೆಯಲು ಸಾಧ್ಯವಾಯಿತು. ಅಮು ಅಂಗಾತ ಮಲಗಿ ತನ್ನ ಬಲಗಾಲನ್ನು ಮೇಲಕ್ಕೆ ಮತ್ತು ಕೆಳಕ್ಕೆ ಆಡಿಸಬಹುದು. ಅವರ ಇಡೀ ದೇಹದ ಸ್ನಾಯುಗಳು ಸಡಿಲಗೊಂಡವು ಮತ್ತು ಅವರಿಗೆ ಹಗುರ, ಶಕ್ತಿಯುತ ಮತ್ತು ಆರಾಮದಾಯಕವಾದ ಭಾವನೆ ಉಂಟಾಯಿತು.

ಅವರು ಕೆಲವು ಪದಗಳನ್ನು ಮಾತನಾಡಲು ಸಮರ್ಥರಾದರು ಮತ್ತು ಈ ಮೊದಲು ತುಂಬಾ ಒರಟಾಗಿದ್ದ ಅವರ ಧ್ವನಿ ಮೃದುವಾಯಿತು. ಅವರ ತಲೆಯ ಮಧ್ಯಭಾಗದಲ್ಲಿ ಕೂದಲು ಬೆಳೆಯಲು ಪ್ರಾರಂಭಿಸಿತು, ಅದು ಮೊದಲು ಸಂಪೂರ್ಣವಾಗಿ ಬೋಳಾಗಿತ್ತು. ಅವರು ಮೈಬಣ್ಣ ತಿಳಿಯಾಯಿತು ಮತ್ತು ಮೊದಲಿಗಿಂತ ಚಿಕ್ಕವರಾಗಿ ಕಾಣುತ್ತಿದ್ದರು.

ಪುರಾವೆ – 45

ಶ್ರೀಯುತ ವಿನೋದ್ (ಪುರುಷ), ವಯಸ್ಸು 15 ವರ್ಷ. ತೀವ್ರ ಮೊಣಕಾಲು ನೋವು, ಬಲದ ಮೊಣಕಾಲಿನ ಸಂಧಿಯಲ್ಲಿ ಊತ ಇತ್ತು ಮತ್ತು ನಡೆಯಲು ಕಷ್ಟವಾಗುತ್ತಿತ್ತು. ಅವರು ಬಯಾಪ್ಸಿ ಪರೀಕ್ಷೆ ಮತ್ತು ಇತರ ಎಲ್ಲಾ ಪರೀಕ್ಷೆಗೆ ಒಳಗಾಗಿದ್ದರು ಆದರೆ ವೈದ್ಯರು ಏನನ್ನೂ ಪತ್ತೆಹಚ್ಚಲು ಸಾಧ್ಯವಾಗುತ್ತಿರಲಿಲ್ಲ. ಅವರು 45 ದಿನಗಳವರೆಗೆ ಮೂತ್ರ ಚಿಕಿತ್ಸೆಯನ್ನು ಮುಂದುವರೆಸಿದರು ಮತ್ತು ಅವರು ತಮ್ಮ ಮೊಣಕಾಲು ನೋವು, ಊತದಿಂದ ಸಂಪೂರ್ಣವಾಗಿ ಮುಕ್ತರಾದರು ಮತ್ತು ಸರಿಯಾಗಿ ನಡೆಯಲು ಸಾಧ್ಯವಾಯಿತು.

ಪುರಾವೆ – 46

ಮೊಣಕಾಲು ಸಮಸ್ಯೆ

ಶ್ರೀಮತಿ ಜಯಲಕ್ಷ್ಮಿ (ಮಹಿಳೆ), 58 ವರ್ಷ, ಇವರು ಹೃದಯ ಶಸ್ತ್ರ ಶಸ್ತ್ರಚಿಕಿತ್ಸೆಗೆ ಒಳಗಾದರು ಮತ್ತು ನಂತರ ನಡೆಯಲು ಕಷ್ಟವಾಯಿತು ಮತ್ತು ಮೆಟ್ಟಲು ಹತ್ತಲು ಸಾಧ್ಯವಾಗುತ್ತಿರಲಿಲ್ಲ. ನನ್ನ ಸಲಹೆಯ ಮೇರೆಗೆ ಅವರು ಸ್ವಮೂತ್ರದಿಂದ ತನ್ನ ದೇಹವನ್ನು ಪ್ರತಿದಿನ ಮಸಾಜ್ ಮಾಡಲು ಪ್ರಾರಂಭಿಸಿದರು ಮತ್ತು ಲಘು ಆಹಾರವನ್ನು ಮಾತ್ರ ತೆಗೆದುಕೊಳ್ಳುತ್ತಿದ್ದರು. 2 ತಿಂಗಳ ಅವಧಿಯಲ್ಲಿ ಅವರು ಸರಿಯಾಗಿ ನಡೆಯಲು ಪ್ರಾರಂಭಿಸಿದರು ಮತ್ತು ಅವರು ಯಾವುದೇ ರೀತಿಯ ತೊಂದರೆ ಮತ್ತು ಯಾವುದೇ ಕಷ್ಟವಿಲ್ಲದೆ ಮೆಟ್ಟಲು ಹತ್ತಬಲ್ಲರು.

ಪುರಾವೆ – 47

ಅಲ್ಸರ್

ಶ್ರೀಮತಿ ವೀಣಾ (ಮಹಿಳೆ), 30 ವರ್ಷ. ಬಲಗಾಲಿನಲ್ಲಿ ಹುಣ್ಣು ಅಂದರೆ ಮೂರು ವರ್ಷಗಳಿಂದ ಅವರ ಪಾದದ ಮೇಲೆ ಗಾಯವಾಗಿದೆ. ಬಲ ಪಾದದಲ್ಲಿ ಸಂವೇದನೆ ಕಡಿಮೆಯಾಗಿತ್ತು. ಆಕೆಯನ್ನು ನಿಮ್ಹಾನ್ಸ್ ಮತ್ತು ಇತರ ಆಸ್ಪತ್ರೆಯಲ್ಲಿ 3 ಬಾರಿ ದಾಖಲಿಸಲಾಗಿತ್ತು. ಅವರು ಟೆಥರ್ಡ್ ಕಾರ್ಡ್‌ನ ಐ5-ಖ ರ‍್ಲ್ಲಿನ ದೋಷದಿಂದ ಬಳಲುತ್ತಿದ್ದರು. ಆಸ್ಪತ್ರೆಯಲ್ಲಿ ದಾಖಲಾಗಿ ಮೂರು ವರ್ಷಗಳ ಕಾಲ ವೈದ್ಯರ ಸಂಪರ್ಕದಿಂದಲೂ ಆಕೆಗೆ ಯಾವುದೇ ಪರಿಹಾರ ಸಿಗಲಿಲ್ಲ ಮತ್ತು ನಡೆಯಲು ಕಷ್ಟವಾಯಿತು.

ನನ್ನ ಸಲಹೆಯ ಮೇರೆಗೆ ಶ್ರೀಮತಿ ವೀಣಾ ಅವರು ನವೆಂಬರ್ 2006 ರಲ್ಲಿ ಮೂತ್ರ ಚಿಕಿತ್ಸೆಯನ್ನು ಪ್ರಾರಂಭಿಸಿದರು.

ಮೂತ್ರವನ್ನು ಕುಡಿಯುವುದು, ಮಸಾಜ್ ಮಾಡುವುದಲ್ಲದೆ ಅವರು ತನ್ನ ಬಲಗಾಲಿಗೆ ಮೂತ್ರದ ವೆಟ್ ಪ್ಯಾಕ್ ಅನ್ನು ಇಟ್ಟುಕೊಳ್ಳುತ್ತಿದ್ದರು. ಗಾಯವು ಕ್ರಮೇಣ ಗುಣವಾಗಲು ಪ್ರಾರಂಭಿಸಿತು ಮತ್ತು 60 ದಿನಗಳಲ್ಲಿ (2 ತಿಂಗಳುಗಳು) ಅವರ್ ಗಾಯವು ಅಂದರೆ "ಹುಣ್ಣ" ಸಂಪೂರ್ಣವಾಗಿ ವಾಸಿಯಾಯಿತು ಮತ್ತು ಅವರು ತನ್ನ ಬಲ ಪಾದದ

ಸಂವೇದನೆಯನ್ನು ಮರಳಿ ಪಡೆದರು. ಅವರು ನೋವು ಮತ್ತು ಇತರ ಎಲ್ಲಾ ಸಮಸ್ಯೆಗಳಿಂದ ಮುಕ್ತರಾಗಿದ್ದಾರೆ. ಅವರಿಗೆ ಸರಿಯಾಗಿ ನಡೆಯಲು ಮತ್ತು ಆರೋಗ್ಯಕರ ಜೀವನವನ್ನು ಸಾಗಿಸಲು ಸಾಧ್ಯವಾಗುತ್ತಿದೆ.

ಪುರಾವೆ – 48

ಮಸ್ಕ್ಯುಲರ್ ಡಿಸ್ಟ್ರೋಫಿ

ಶ್ರೀಯುತ ಅಭಿಷೇಕ್ (ಪುರುಷ) 11 ವರ್ಷದ ಬಾಲಕನಿಗೆ ಮಸ್ಕ್ಯುಲರ್ ಡಿಸ್ಟ್ರೋಫಿ ಮತ್ತು ವೈಕಲ್ಯ ಇರುವುದು ಪತ್ತೆಯಾಯಿತು. ತಮ್ಮ ವೈದ್ಯರ ಸಲಹೆಯಂತೆ ಅವರು 5 ವರ್ಷಗಳಿಂದ ಪ್ರತಿ ದಿನವೂ "ಸ್ಟೆರಾಯ್ಡ್ಸ್" 30 ಮಿಗ್ರಾಂ ಮಾತ್ರೆಗಳನ್ನು ಸೇವಿಸುತ್ತಿದ್ದರು ಮತ್ತು ಅದರ ಹೊರತಾಗಿಯೂ ಅವರ ಸ್ನಾಯುಗಳು ಕ್ರಮೇಣ ದಿನದಿಂದ ದಿನಕ್ಕೆ ದುರ್ಬಲಗೊಳ್ಳುತ್ತಿದ್ದವು. ಆತ ನಡೆಯಲು ಕಷ್ಟಪಡುತ್ತಿದ್ದ, ಮೆಟ್ಟಿಲು ಹತ್ತಲು ಆಗದೆ ಸ್ನಾಯುಗಳ ದೌರ್ಬಲ್ಯದಿಂದ ಕೆಲವೊಮ್ಮೆ ಕೆಳಗೆ ಬೀಳುತ್ತಿದ್ದ. ಕುರ್ಚಿಯಿಂದ ಎದ್ದು ನಿಲ್ಲಲು ಅವನಿಗೆ ಇಬ್ಬರು ವ್ಯಕ್ತಿಗಳ ಬೆಂಬಲ ಬೇಕಿತ್ತು.

ಶ್ರೀಯುತ ಅಭಿಷೇಕ್ ಮೂತ್ರ ಚಿಕಿತ್ಸೆಯನ್ನು ಪ್ರಾರಂಭಿಸಿದರು ಮತ್ತು 30 ದಿನಗಳ ಕಡಿಮೆ ಅವಧಿಯಲ್ಲಿ ಅವರು ಚೈತನ್ಯವನ್ನು ಅನುಭವಿಸಲು ಪ್ರಾರಂಭಿಸಿದರು ಮತ್ತು ಅವರ ದೇಹದಲ್ಲಿ ತ್ರಾಣವನ್ನು ಪಡೆದರು. "ಸ್ಟೆರಾಯ್ಡ್ಸ್" ಮಾತ್ರೆಗಳನ್ನು ಪ್ರತಿ ವಾರ ಕ್ರಮೇಣ ಕಡಿಮೆ ಮಾಡಲಾಯಿತು ಮತ್ತು ಅವರು ಪ್ರತಿ ಎರಡನೇ ದಿನ 15 ಮಿಗ್ರಾಂ ಸೇವಿಸುತ್ತಿದ್ದರು. ಅವರ ದುರ್ಬಲ ಸ್ನಾಯುಗಳು ಸುಧಾರಿಸಲು ಪ್ರಾರಂಭಿಸಿದವು ಮತ್ತು ಅವರ ದೇಹದಲ್ಲಿ ಬಲವು ಬಂದಿತು. ಯಾರ ಬೆಂಬಲವೂ ಇಲ್ಲದೇ ಸ್ವಂತ ಸಾಮರ್ಥ್ಯದ ಮೇಲೆ ಕುರ್ಚಿಯಿಂದ ಮೇಲೇಳಲು ಸಾಧ್ಯವಾಯಿತು. ಹಿಂದೆಂದಿಗಿಂತಲೂ ಚೆನ್ನಾಗಿ ನಡೆಯಬಲ್ಲವನಾಗಿದ್ದ ಆತ ನಡೆಯುವಾಗ ಒಂದೇ ಒಂದು ಬಾರಿಯೂ ಕೆಳಗೆ ಬಿದ್ದಿರಲಿಲ್ಲ. ಆತನು ಸುಮಾರು 45 ದಿನಗಳವರೆಗೆ ಮೂತ್ರ ಚಿಕಿತ್ಸೆಯನ್ನು ಮುಂದುವರೆಸಿದನು.

ಅವನು ಶಾಲೆಗೆ ಹೋಗಲು ಮತ್ತು ತರಗತಿಗಳಿಗೆ ಹಾಜರಾಗಲು ಉತ್ಸುಕನಾಗಿದ್ದರಿಂದ 45 ದಿನಗಳ ನಂತರ ಚಿಕಿತ್ಸೆಯನ್ನು ನಿಲ್ಲಿಸಿದನು, ಮತ್ತು ಕೆಲವು ಸಮಯದ ನಂತರ ಚಿಕಿತ್ಸೆಯನ್ನು ಮುಂದುವರಿಸುವುದಾಗಿ ಹೇಳಿದನು.

ಪುರಾವೆ – 49

ನೆಫ್ರಿಟಿಕ್ ಸಿಂಡ್ರೋಮ್

ಮಾಸ್ಟರ್ ರಕ್ಷಿತ್ (ಪುರುಷ) 9 ವರ್ಷದ ಹುಡುಗನಿಗೆ 1ಳಿ ವರ್ಷ ವಯಸ್ಸಿನಲ್ಲಿ "ಸ್ಟೆರಾಯ್ಡ್ಸ್ ಡಿಪೆಂಡೆಂಟ್ ನೆಫ್ರಿಟಿಕ್ ಸಿಂಡ್ರೋಮ್" (ಕಿಡ್ನಿ ಸಮಸ್ಯೆ) ರೋಗ ಪತ್ತೆಯಾಯಿತು ಮತ್ತು ಅವನಿಗೆ ಮೂತ್ರದಲ್ಲಿ ಪ್ರೋಟೀನ್‌ಗಳು ನಷ್ಟವಾಗುತ್ತಿದ್ದವು. ವೈದ್ಯರ ಸಲಹೆಯಂತೆ ಅವರು ಪ್ರತಿದಿನ 30 ಮಿಗ್ರಾಂ ನಿಂದ 5 ಮಿಗ್ರಾಂ ಸ್ಟೆರಾಯ್ಡ್ ಮಾತ್ರೆಗಳನ್ನು ಸೇವಿಸುತ್ತಿದ್ದರು. ಅದರ ಹೊರತಾಗಿಯೂ ಅವನು ಆಗಾಗ್ಗೆ ತಲೆನೋವು, ಹೊಟ್ಟೆ ನೋವು ಮತ್ತು ದೇಹದ ನೋವಿನಿಂದ ಬಳಲುತ್ತಿದ್ದನು. ಅವನ್ ಮುಖ, ಹೊಟ್ಟೆ, ಕಾಲುಗಳು ಮತ್ತು ದೇಹದ ಇತರ ಭಾಗಗಳಲ್ಲಿ ಊತವಿತ್ತು. ಅವನಿಗೆ ತೀವ್ರವಾದ ಕೆಮ್ಮು ಮತ್ತು ಉಬ್ಬಸದ ಸಮಸ್ಯೆ ಇತ್ತು ಮತ್ತು ಸಕ್ರಿಯ ಜೀವನವನ್ನು ನಡೆಸಲು ಸಾಧ್ಯವಾಗುತ್ತಿರಲಿಲ್ಲ ಮತ್ತು ಇತರ ಮಕ್ಕಳಂತೆ ಆಟವಾಡಲು ಸಾಧ್ಯವಾಗುತ್ತಿರಲಿಲ್ಲ.

ಮಾಸ್ಟರ್ ರಕ್ಷಿತ್ ಡಿಸೆಂಬರ್ 2008 ರಲ್ಲಿ ಮೂತ್ರ ಚಿಕಿತ್ಸೆಯನ್ನು ಪ್ರಾರಂಭಿಸಿದನು. ಅವರು ಚಿಕಿತ್ಸೆಯನ್ನು ಪ್ರಾರಂಭಿಸಿದ ನಂತರ ಸ್ಟೆರಾಯ್ಡ್ ಮಾತ್ರೆಗಳನ್ನು ಕ್ರಮೇಣ ಶೂನ್ಯಕ್ಕೆ ಇಳಿಸಲಾಯಿತು. 10 ದಿನಗಳ ಅವಧಿಯಲ್ಲಿ ತೀವ್ರವಾದ ಕೆಮ್ಮು ಮತ್ತು ಉಬ್ಬಸದ ಸಮಸ್ಯೆ ಸಂಪೂರ್ಣವಾಗಿ ನಿಂತುಹೋಯಿತು ಮತ್ತು ಅವನು ದಿನದಿಂದ ದಿನಕ್ಕೆ ಸುಧಾರಿಸಲು ಪ್ರಾರಂಭಿಸಿದನು. ಅವನು ಎಲ್ಲಾ ರೀತಿಯ ನೋವಿನಿಂದ ಮುಕ್ತರಾಗಿದ್ದಾನೆ ಮತ್ತು ಅವನ್ ದೇಹದ ಯಾವುದೇ ಭಾಗದಲ್ಲಿ ಊತವಿಲ್ಲ. ಅವನು ಆರೋಗ್ಯವಂತನಾಗಿದ್ದಾನೆ ಮತ್ತು ಅವರ್ ಶಾಲೆಗೆ ಹೋಗುತ್ತಿದ್ದಾನೆ, ತರಗತಿಗಳಿಗೆ ನಿಯಮಿತವಾಗಿ ಹಾಜರಾಗುತ್ತಾನೆ ಮತ್ತು ಇತರ ಮಕ್ಕಳೊಂದಿಗೆ ಆಟವಾಡುತ್ತಾನೆ. ಅವನು 3 ತಿಂಗಳ ಕಾಲ ಚಿಕಿತ್ಸೆಯನ್ನು ಮುಂದುವರೆಸಿದನು. 3 ತಿಂಗಳ ನಂತರ ಅವನು ಶಾಲೆಯಿಂದ ಹಿಂತಿರುಗಿದ ನಂತರ 1 ಲೀಟರ್ ಸ್ವಮೂತ್ರವನ್ನು ಕುಡಿಯುವುದನ್ನು ಮುಂದುವರೆಸಿದ್ದಾನೆ. ಅವನು ಬುದ್ಧಿವಂತ, ತುಂಬಾ ಸಕ್ರಿಯ, ಚೈತನ್ಯಶಾಲಿಯಾಗಿದ್ದಾನೆ, ಆರೋಗ್ಯಕರ ಜೀವನವನ್ನು ನಡೆಸುತ್ತಿದ್ದಾರೆ ಮತ್ತು ಯಾವುದೇ ಸಮಸ್ಯೆಯಿಲ್ಲ. "ಸ್ಟೆರಾಯ್ಡ್" ಮಾತ್ರೆಗಳನ್ನು ಸಂಪೂರ್ಣವಾಗಿ ನಿಲ್ಲಿಸಲಾಗಿದೆ.

ಜನನದಿಂದ ಬಂದಿರುವ "ನೆಫ್ರಿಟಿಕ್ ಸಿಂಡ್ರೋಮ್" ಅನ್ನು ನಿಯಂತ್ರಿಸಬಹುದು/ಗುಣಪಡಿಸಬಹುದು

ವ್ಯಕ್ತಿಗಳು "ಸ್ಟೆರಾಯ್ಡ್ ಮೇಲೆ ಅವಲಂಬಿತರಾಗಿರುವುದಿಲ್ಲ"

ಪುರಾವೆ – 50

ಬಂಜೆತನ

ಆತ್ಮೀಯ ಸರ್

ನಾನು ಮತ್ತು ನನ್ನ ಪತ್ನಿ ಮಧುಸ್ಮಿತಾ ದೇವಿ ವೆಬ್‌ಸೈಟ್‌ನಲ್ಲಿ ನೋಡಿದ ನಂತರ ಮೂತ್ರ ಚಿಕಿತ್ಸೆ ಮಾಡುತ್ತಿದ್ದೇವೆ ಎಂದು ಈ ಮೂಲಕ ತಿಳಿಸುತ್ತಿದ್ದೇನೆ.

ನಾವು 6 ವರ್ಷಗಳ ಹಿಂದೆ ಮದುವೆಯಾಗಿದ್ದೇವೆ ಮತ್ತು ಮದುವೆಯಾದ 4 ನೇ ವರ್ಷದ ನಂತರ ಮಗುವನ್ನು ಹೊಂದಲು ಯೋಜಿಸಿದ್ದೆವು. ಆದರೆ ಸಾಕಷ್ಟು ಪ್ರಯತ್ನಿಸಿದ ನಂತರವೂ ನಮಗೆ ಮಗುವಾಗಲಿಲ್ಲ. ಕೊನೆಯದಾಗಿ ನಾವು ಗುವಾಹಟಿಯ ಪ್ರಸಿದ್ಧ ಆಸ್ಪತ್ರೆಯೊಂದರಲ್ಲಿ ವೈದ್ಯರ ಬಳಿಗೆ ಹೋದೆವು. ವೈದ್ಯರು ಎಲ್ಲಾ ಪರೀಕ್ಷೆಗಳನ್ನು ಮಾಡಿದರು ಮತ್ತು ನನ್ನ ಸಂಗಾತಿಯ ಗರ್ಭಾಶಯ ತೆಳ್ಳಗೆ ಇದೆ ಎಂದು ಕಂಡುಕೊಂಡರು. ಇದು ಸುಮಾರು 4 ರಿಂದ 6 ರಷ್ಟು ದಪ್ಪವಿತ್ತು ಆದರೆ ಮಗುವಾಗಲು ಅದು 12 ಇರಬೇಕು.

6 ತಿಂಗಳಿಗಿಂತ ಹೆಚ್ಚು ಕಾಲ ಭೇಟಿ ನೀಡಿ ಸ್ಟೇರಾಯ್ಡ್‌ಗಳನ್ನು ತೆಗೆದುಕೊಂಡರೂ ಆಗುತ್ತಿಲ್ಲ ಮತ್ತು ಕೊನೆಗೆ ವೈದ್ಯರು ಐವಿಎಫ್ ಕೂಡ ಸಾಧ್ಯವಿಲ್ಲ ಎಂದು ಹೇಳಿದರು ಏಕೆಂದರೆ ಭ್ರೂಣವನ್ನು ಹಿಡಿದಿಟ್ಟುಕೊಳ್ಳಲು ದಪ್ಪವು ತುಂಬಾ ಕಡಿಮೆಯಾಗಿದೆ.

ಹಾಗಾಗಿ ಮುಂದೆ ನಾವು ಆಸ್ಪತ್ರೆಗೆ ಹೋಗಲಿಲ್ಲ. ಮೂತ್ರ ಚಿಕಿತ್ಸೆಯಿಂದ ಮಗುವನ್ನು ಹೊಂದಬಹುದು ಎಂದು ನಾನು ನಿಮ್ಮ ಲೇಖನದಲ್ಲಿ ಓದಿದೆ. ಮೂತ್ರ ಚಿಕಿತ್ಸೆಯನ್ನು ಪ್ರಯತ್ನಿಸುವುದರಿಂದ ಕಳೆದುಕೊಳ್ಳುವುದೇನೂ ಇಲ್ಲ ಎಂದು ನಾನು ಭಾವಿಸಿದೆ.

ನಾವು ಪ್ರಾರಂಭಿಸಿದೆವು, ಆದರೆ ನಾವಿಬ್ಬರೂ ಕೆಲಸ ಮಾಡುತ್ತಿರುವುದರಿಂದ ಮತ್ತು ಕಡಿಮೆ ಸಮಯ ಇರುವುದರಿಂದ ನನ್ನ ವಿಧಾನವು ವಿಭಿನ್ನವಾಗಿತ್ತು. ಅವಳು 4:30 ಕ್ಕೆ ಎದ್ದು, ಮೂತ್ರದ ಮಧ್ಯದ ಹರಿವನ್ನು ಸೇವಿಸುತ್ತಾಳೆ, ಆಮೇಲೆ 3 ಗಂಟೆಯ ನಂತರ ಜ್ಯೂಸ್ ಮತ್ತು ಕಾರ್ನ್‌ಫ್ಲೇಕ್‌ಗಳನ್ನು ಒಳಗೊಂಡಿರುವ ಬೆಳಗಿನ ಉಪಾಹಾರ ಸೇವಿಸುತ್ತಿದ್ದೆವು. ಅವರು ಶಾಲೆಗೆ ಹೋಗುತ್ತಿದ್ದರು ಮತ್ತು ನಡುವೆ ಹಣ್ಣುಗಳನ್ನು ಸೇವಿಸುತ್ತಿದ್ದರು. ಸಂಜೆ 4 ಗಂಟೆಗೆ ಶಾಲೆಯಿಂದ ಹಿಂತಿರುಗಿದ ನಂತರ ಅವರು ಸುಮಾರು 2 ಲೀಟರ್ ನೀರನ್ನು ಕುಡಿಯಲು ಪ್ರಾರಂಭಿಸುತ್ತಾಳೆ ಮತ್ತು ನಂತರ 7 ಗಂಟೆಯವರೆಗೆ ಅವಳು ವಿಸರ್ಜಿಸಿದ ಎಲ್ಲಾ ಮೂತ್ರವನ್ನು ಕುಡಿಯುತ್ತಾಳೆ.

7 ತಿಂಗಳ ಕಾಲ ಇದನ್ನು ಮಾಡಿದ ನಂತರ ಏಪ್ರಿಲ್ 2015 ರಲ್ಲಿ ಅವರ ಮುಟ್ಟು ವಿಳಂಬವಾಯಿತು. ಇದು ಸಾಮಾನ್ಯ ಎಂದು ನಾವು ಭಾವಿಸಿದ್ದೆವು ಆದರೆ ಒಂದು ತಿಂಗಳ ವಿಳಂಬದ ನಂತರ ನಾವು ಪರೀಕ್ಷೆಗೆ ಹೋದೆವು ಮತ್ತು ಅದು ಧನಾತ್ಮಕವಾಗಿತ್ತು! ಅವಳು ಗರ್ಭಿಣಿಯಾಗಿದ್ದಳು.

ಈಗ ನಮಗೆ 3 ತಿಂಗಳ ಮಗುವಿದೆ. ನಾನು ಒಂದು ದಿಸ್ಕೆ 3 ಲೀಟರ್ ಮೂತ್ರವನ್ನು ಕುಡಿಯುತ್ತೇನೆ.

ದೇಬಶಿಶ್ ಭಾರದ್ವಾಜ್

ಗುವಾಹಟಿ, ಛತ್ತೀಸ್‍ಗಢ, ಅಸ್ಸಾಂ

ಮೇ 02, 2016

ಪುರಾವೆ – 51

ಬಂಜೆತನಕ್ಕೆ ಂಗಿ [ಆಟೋ ಯೂರಿನ್ ಮೆಡಿಸಿನ್/ ಸ್ವ–ಮೂತ್ರ ಔಷಧ]

ನಾನು ಸುಮಾರು 25 ವರ್ಷಗಳಿಂದ ಂಗಿ [ಆಟೋ–ಯೂರಿನ್ ಮೆಡಿಸಿನ್] ಅನ್ನು ಅಭ್ಯಾಸ ಮಾಡುತ್ತಿದ್ದೇನೆ ಮತ್ತು ಹಲವಾರು 'ಪವಾಡಗಳನ್ನು' ಕಂಡಿದ್ದೇನೆ, ಆದರೆ ಜಗತ್ತಿನ ನನ್ನ ಸಹೋದರರು ಮತ್ತು ಸಹೋದರಿಯರಿಗೆ ಅದರ ಅನಿಯಮಿತ ಶಕ್ತಿಯನ್ನು ಸ್ಥಾಪಿಸಲು ಅಸಾಧಾರಣವಾದ ಉದಾಹರಣೆಗಳನ್ನು ನೀಡುತ್ತೇನೆ!

ಮೇ 5, 2005 ರಂದು, ನನ್ನ ಒಬ್ಬ ಪ್ರೊಫೆಸರ್–ಸ್ನೇಹಿತ ತನ್ನ ನವವಿವಾಹಿತ ಹೆಂಡತಿ ಮತ್ತು ಅವರ ಹೆತ್ತವರೊಂದಿಗೆ, ತನಗೆ ಪುರುಷತ್ವದ ಕೊರತೆಯಿದೆ ಎಂದು ಹೇಳಿದರು ಮತ್ತು ನಾನು ಯುವತಿಯ ಮುಖವನ್ನು ನೋಡಿದಾಗ, ಅವರ ಕಣ್ಣುಗಳಿಂದ ಕಣ್ಣೀರು ಹರಿಯಿತು.

ನಾನು ಒಂದು ಡಝನ್ ಚಿಕಿತ್ಸೆಗಳಲ್ಲಿ ಪರಿಣಿತನಾಗಿದ್ದರೂ, ತಕ್ಷಣವೇ ನಾನು ಂಗಿ ಅನ್ನು ನಿರ್ಧರಿಸಿದೆ ಮತ್ತು ಇಬ್ಬರೂ ನನ್ನ ಸಲಹೆಯನ್ನು ನಿಖರವಾದ ಕಾಳಜಿಯೊಂದಿಗೆ ಅನುಸರಿಸುತ್ತಾರೆಯೇ ಎಂದು ದಂಪತಿಗಳನ್ನು ಕೇಳಿದೆ. ನನ್ನ ನಿರ್ದೇಶನಗಳನ್ನು

ಅನುಸರಿಸಲು ಅವರು ಒಪ್ಪಿಗೆಯ ಉತ್ತರವನ್ನು ನೀಡಿದರು. ಅವರು ನನ್ನ ಕೆಲವು ಸೂಕ್ಷ್ಮ ಪ್ರಶ್ನೆಗಳಿಗೆ ಅವರು ಉತ್ತರಿಸಿದರು ಮತ್ತು ಸ್ವಲ್ಪವೇ ಸಮಯದಲ್ಲಿ ಅವರ ಕೊರತೆಯನ್ನು ನಾನು ಅರ್ಥಮಾಡಿಕೊಂಡೆ. ನಂತರ ನಾನು ಅವರಿಗೆ ಒಂದು ನಿರ್ದಿಷ್ಟ ಪ್ರಮಾಣದ ೦ಗೂ ಅನ್ನು ದೇಹದೊಳಕ್ಕೆ ಸೇವಿಸಲು ಮತ್ತು ಅದನ್ನು ಬಾಹ್ಯವಾಗಿ ಅನ್ವಯಿಸಲು ಕಠಿಣ ಕಟ್ಟುಪಾಡುಗಳನ್ನು ಸೂಚಿಸಿದೆ ಮತ್ತು ಅವರಿಗೆ ಮಗನನ್ನು ಪಡೆಯಲು ನಿಗೂಢ 'ವಿಷಯ'ವನ್ನು ನೀಡಿದೆ. ಅವರ ಋತುಚಕ್ರದ ಆವರ್ತಕತೆಯನ್ನು ಎಚ್ಚರಿಕೆಯಿಂದ ಲೆಕ್ಕ ಹಾಕಿದ ನಂತರ, ಅವರು ನನ್ನ ವಿಶೇಷಣಗಳನ್ನು ಅನುಸರಿಸಿದರೆ, ಯುವತಿಯು ಆಗಸ್ಟ್ ಮೊದಲ ತಿಂಗಳಲ್ಲಿ – ನಿಖರವಾಗಿ ಮೂರು ತಿಂಗಳಿಗೆ, ಗರ್ಭಿಣಿಯಾಗುತ್ತಾರೆ ಎಂದು ನಾನು ತೀರ್ಮಾನಿಸಿದೆ. ಆಗೊಮ್ಮೆ ಈಗೊಮ್ಮೆ ಅವರು ನನ್ನ ಸಹಾಯವನ್ನು ಬಯಸುತ್ತಿದ್ದರು, ಅದು ತಕ್ಷಣವೇ ಸಿಗುತ್ತಿತ್ತು. ನಮ್ಮ ಎಲ್ಲಾ ಪ್ರಯತ್ನಗಳಿಗೆ ಕಿರೀಟಪ್ರಾಯವಾಗಿ, ಆಗಸ್ಟ್ 7 ರಂದು ರಾತ್ರಿ 9.00 ಗಂಟೆಗೆ, ಅವರು ಗರ್ಭಧರಿಸಿರುವುದನ್ನು ಉಸಿರುಗಟ್ಟಿ ನನಗೆ ತಿಳಿಸಿದರು! ಇದು ಗಂಡು ಮಗು ಎಂದು ನಾನು ಭರವಸೆ ನೀಡಿದೆ. ಅದರಂತೆಯೆ ಅವರಿಗೆ ಒಬ್ಬ ಮಗನು ಹುಟ್ಟಿದನು ಮತ್ತು ಅವರ ಕುಟುಂಬದ ಸದಸ್ಯರೆಲ್ಲೂ ಮಗುವಿಗೆ ಸಂಖ್ಯಾಶಾಸ್ತ್ರದ ಪ್ರಕಾರ ಹೆಸರನ್ನು ಇಡುವಂತೆ ನನ್ನನ್ನು ಬೇಡಿಕೊಂಡರು, ಅದನ್ನು ನಾನು ನಯವಾಗಿ ನಿರಾಕರಿಸಿದೆ!

ಇದು ನಿಸ್ಸಂಶಯವಾಗಿ ಶಿವಂಭುವಿನ ವಿಜಯವಾಗಿದೆ, ಭಗವಂತ ಶಿವನ ವಿನಮ್ರ ಭಕ್ತನಿಗೆ [ಅಲ್ಲ, ಗುಲಾಮನಿಗೆ] ಅಲ್ಲ. {ಈಗ, ಅವರು ಮಧುರೈನಲ್ಲಿರುವ ಪ್ರಮುಖ ಕಾಲೇಜ್‌ನ ಇಂಗ್ಲಿಷ್ ವಿಭಾಗದ ಮುಖ್ಯಸ್ಥರಾಗಿದ್ದಾರೆ, ಇದು ಮೀನಾಕ್ಷಿ ದೇವಿ ಮತ್ತು ಸ್ವಾಮಿ ಚೊಕ್ಕನಾಥರ್ ಅವರ ನೆಲೆಯಾಗಿದೆ}.

ಈ ಸಂಚಿಕೆಯು, ಸುಮಾರು 5,000 ವರ್ಷಗಳ ಹಿಂದೆ ಭಗವಂತ ಶಿವನು ತನ್ನ ಪತ್ನಿ ದೇವಿ ಉಮೆಗೆ ಉಪದೇಶಿಸಿದ ೦ಗೂ ನ ನಿಖರವಾದ ಸಾಮರ್ಥ್ಯವನ್ನು ಹೈಲೈಟ್ ಮಾಡುತ್ತದೆ.

ಜಗದ ಪಾಲಕರ ಪವಿತ್ರ ಪಾದಗಳಿಗೆ ನಮಸ್ಕಾರಗಳು. ಓಂ ಶಾಂತಿ!

ಬಾಲಸುಬ್ರಮಣ್ಯಂ ವಿಕೆ

prof.vkb@gmail.com

ಜನವರಿ 18, 2014

ಮೂತ್ರವು ಫಿಲ್ಟರ್ ಮಾಡಿದ ರಕ್ತದ ಪ್ಲಾಸ್ಮಾವಾಗಿದೆ

ಉಷ್ಣವಲಯದಿಂದ ಶುಭಾಶಯಗಳು! ಪ್ರಪ್ರಥಮವಾಗಿ, ಮಾನವಕುಲಕ್ಕೆ ಸಹಾಯ ಮಾಡಲು ಜಗದೀಶ್ ಆರ್. ಭುರಾನಿ ಅವರ ದಣಿವರಿಯದ ಸಮರ್ಪಣೆಗಾಗಿ ನನ್ನ ಆಳವಾದ ಕೃತಜ್ಞತೆಯನ್ನು ವ್ಯಕ್ತಪಡಿಸಲು ನಾನು ಬಯಸುತ್ತೇನೆ ಮತ್ತು ನಮ್ಮ ಸೆಲ್ಯುಲಾರ್ ಸ್ಮರಣೆಯ ಭಾಗವಾಗಿರುವ ಸ್ವಯಂ–ಚಿಕಿತ್ಸೆಯ ಪ್ರಾಚೀನ ಜ್ಞಾನವನ್ನು ನಮಗೆ ನೆನಪಿಸುತ್ತದೆ. ನಮಗಾಗಿ ಇಂತಹ ಗುಣಪಡಿಸುವಿಕೆಯನ್ನು ಕಂಡಿರುವ ನಮ್ಮಲ್ಲಿ ಪ್ರತಿಯೊಬ್ಬರು, ಶ್ರೀಯುತ ಭುರಾನಿ ಯಂತೆ, ಈ ಪ್ರಮುಖ ಮಾಹಿತಿಯನ್ನು ಸ್ವೀಕರಿಸಲು ಮತ್ತು ನೆನಪಿಟ್ಟುಕೊಳ್ಳಲು ಸಿದ್ಧರಿರುವವರಿಗೆ ಸೇವೆ ಸಲ್ಲಿಸಲಿ.

ನಾನು ಪ್ರತಿದಿನ ಬೆಳಿಗ್ಗೆ ನನ್ನ ಮೊದಲ ತಾಜಾ ಮೂತ್ರವನ್ನು ಸೇವಿಸುತ್ತೇನೆ ಮತ್ತು ಸಂಗ್ರಹಿಸಿಟ್ಟ ಮೂತ್ರವನ್ನು ಸ್ವಲ್ಪ ಸಮಯದವರೆಗೆ ನಾನು ಪ್ರತಿದಿನ ಬೆಳಿಗ್ಗೆ ಗಾಜಿನ ಸ್ಪ್ರೇ ಬಾಟಲಿಯಿಂದ ನನ್ನ ದೇಹದ ಮೇಲೆ ಉಜ್ಜುತ್ತೇನೆ, ಅದೂ ಸೂರ್ಯನನ್ನು ನೋಡುತ್ತಿರುವಾಗ ಮತ್ತು ಭೂಮಿಯ ಮೇಲೆ ಬರಿಗಾಲಿನಲ್ಲಿ, ಮತ್ತು ನನ್ನ ಪಾದಗಳ ಅಡಿಭಾಗವನ್ನು ಸೇರಿಸಲು ಪ್ರಯತ್ನಿಸುತ್ತೇನೆ.

ನಾನು ಮೂತ್ರವನ್ನು ಶಾಂಪೂ, ಇಯರ್ ಡ್ರಾಪ್ಸ್, ಐ ಡ್ರಾಪ್ಸ್ ಮತ್ತು ಮೂಗು ತೊಳೆಯುವ ರೀತಿಯಲ್ಲಿ ಪ್ರಯತ್ನಿಸಿದೆ ಮತ್ತು ಅದು ನನಗೆ/ನಿಮಗೆ ಯಾವುದೇ ರೀತಿಯಲ್ಲಿ ಹಾನಿ ಮಾಡಲಾರದು ಎಂದು ತಿಳಿದಿದ್ದೇನೆ!

ಮೂತ್ರವು ನಿಮ್ಮದೇ ಆದ ಫಿಲ್ಟರ್ ಮಾಡಲಾದ ರಕ್ತದ ಪ್ಲಾಸ್ಮಾವಾಗಿದೆ ಮತ್ತು ಸಂಗ್ರಹಿಸಿಟ್ಟ ಮೂತ್ರವನ್ನು ದ್ರವ ಚರ್ಮ ಎಂದು ಕರೆಯಲಾಗುತ್ತದೆ!!

ವಾರಕ್ಕೊಮ್ಮೆ ವೈಯಕ್ತಿಕ ಸ್ಪಾ ಚಿಕಿತ್ಸೆಯಾಗಿ, ನಾನು ಸಂಗ್ರಹಿಸಿಟ್ಟ ಮೂತ್ರವನ್ನು ಬಿಸಿಮಾಡುತ್ತೇನೆ ಮತ್ತು ಅದು ಒಣಗುವವರೆಗೆ ಅದನ್ನು ನನ್ನ ದೇಹದಾದ್ಯಂತ ಉಜ್ಜುತ್ತೇನೆ ಮತ್ತು ನಂತರ ಇಲ್ಲಿನ ತೊರೆಯ ನೈಸರ್ಗಿಕ ಹರಿಯುವ ನೀರಿನಲ್ಲಿ ಸ್ನಾನ ಮಾಡುವ ಮೊದಲು ಅದ್ಭುತವಾದ ಚರ್ಮದ ಶುದ್ಧೀಕರಣ ಮತ್ತು ಡಿಫೋಲಿಯೇಷನ್ ಗಾಗಿ ಉಜ್ಜುವುದನ್ನು ಮುಂದುವರಿಸುತ್ತೇನೆ. ಸಂಗ್ರಹಿಸಿಟ್ಟ ಮೂತ್ರವನ್ನು ಶಾಂಪೂ ಆಗಿ ಬಳಸುವುದರಿಂದ ನನ್ನ ಕೂದಲು ಮೃದುವಾಯಿತು ಆದರೆ ನಂತರದಲ್ಲಿ ವಾಸನೆಯನ್ನು ಉಳಿಸಿತು. ಮತ್ತು ಮೂತ್ರವನ್ನು ಕಣ್ಣಿನ ಹನಿಗಳಾಗಿ ಬಳಸಿದ ನಂತರ ಸ್ವಲ್ಪ ಸಮಯದವರೆಗೆ ನನ್ನ ಕಣ್ಣುಗಳು ಉರಿಯುತ್ತವೆ ಎಂದು ನಾನು ಕಂಡುಕೊಂಡಿದ್ದೇನೆ.

ಮೂತ್ರವು ನನ್ನ ಜೀವನದ ಭಾಗವಾಗಿದೆ ಮತ್ತು ಅದು ನನ್ನ ಮೂಲಕ ಮತ್ತು ನನಗೆ ಹೆಚ್ಚು ಅಪೇಕ್ಷಿಸುವ ರೀತಿಯಲ್ಲಿ ಹರಿಯುವಂತೆ ಮಾಡುತ್ತೇನೆ. ನಾನು ಅದನ್ನು "ಗೋಲ್ಡನ್ ಎಲಿಕ್ಸಿರ್" ನಿಜವಾದ ಸ್ವಯಂ-ಚಿಕಿತ್ಸೆಗಾಗಿ ಸೃಷ್ಟಿಕರ್ತ ನಮಗೆ ನೀಡಿದ ಔಷಧಿಯಾಗಿದೆ ಎಂದು ಪರಿಗಣಿಸುತ್ತೇನೆ, ಏಕೆಂದರೆ ಇದು ಯಾವುದೇ ಸಂದರ್ಭದಲ್ಲಿ ನಮ್ಮ ಅನನ್ಯ ಮನಸ್ಸು/ದೇಹ/ಚೈತನ್ಯದ ಸಂಪೂರ್ಣ ಮಾಹಿತಿಯನ್ನು ಹೊಂದಿರುವ ಭೂಮಿಯ ಮೇಲಿನ ಏಕೈಕ ವಸ್ತುವಾಗಿದೆ.

ಮೂತ್ರ, ನಿಮ್ಮ ಆಂತರಿಕ ಪವಿತ್ರ ಹರಿಯುವ ನೀರು ಜೀವಂತ ಮಾಂಸದಲ್ಲಿ ನಿಮ್ಮ ಪ್ರಯಾಣದಲ್ಲಿ ನಿಮ್ಮನ್ನು ಬೆಂಬಲಿಸಲು "ಯಾವಾಗಲೂ" ಇರುತ್ತದೆ ಮತ್ತು ಒಮ್ಮೆ ನೀವು ನಿಮ್ಮ ಜೀವನದಲ್ಲಿ ಮೂತ್ರಕ್ಕೆ ಅನುಮತಿಸುವ ಮತ್ತು ಸ್ವೀಕರಿಸುವ ಸಬಲೀಕರಣವನ್ನು ಅನುಭವಿಸಿದರೆ ಹಿಂತಿರುಗಿ ನೋಡಲು ಸಾಧ್ಯವೇ ಇಲ್ಲ!

ಆಮಿ ಎಸ್.

ಕೋಸ್ಟರಿಕಾ (ಮಧ್ಯ ಅಮೇರಿಕಾ)

aschrift@gmail.com

ನವೆಂಬರ್ 16, 2021

ಪುರಾವೆ – 53

ಪೈಲ್ಸ್ ಮತ್ತು ಅಲರ್ಜಿ

ನಾನು ಜಗದೀಶ್, ನನಗೆ 45 ವರ್ಷ.

ನನಗೆ ಧೂಳು ಮತ್ತು ಒತ್ತಡದ ಅಲರ್ಜಿ ಇತ್ತು ಮತ್ತು ಅಲೋಪತಿ ಔಷಧದ ಅತಿಯಾದ ಬಳಕೆಯಿಂದಾಗಿ ನನಗೆ ಪೈಲ್ಸ್ ಸಹ ಬಂದಿತು. ನಾನು ಪ್ರಾಥಮಿಕವಾಗಿ ನನ್ನ ಅಲರ್ಜಿ ಸಮಸ್ಯೆಗೆ 4 ದಿನಗಳವರೆಗೆ ಮೂತ್ರ ಚಿಕಿತ್ಸೆಯನ್ನು ಪ್ರಯತ್ನಿಸಿದೆ. ಆದರೆ ಮೂತ್ರ ಚಿಕಿತ್ಸೆಯ ಬಳಕೆಯಿಂದ 6 ರಿಂದ 7 ವರ್ಷಗಳಿಂದ ನಿರಂತರವಾಗಿ ತೊಂದರ ಕೊಡುತ್ತಿದ್ದ ನನ್ನ ಅಲರ್ಜಿ ಸಮಸ್ಯೆಯು ಸಂಪೂರ್ಣವಾಗಿ ಪರಿಹಾರವಾಯಿತು ಮತ್ತು ಬೋನಸ್‌ನ ರೀತಿ ನನ್ನ ಪೈಲ್ಸ್ ಸಮಸ್ಯೆಗಳು ಸಹ ಪರಿಹಾರವಾದವು.

ಮತ್ತೆ ಅಲರ್ಜಿ ಸಮಸ್ಯೆಯು ಸುಮಾರು ಒಂದು ವರ್ಷಗಳವರೆಗೆ ಪ್ರಾರಂಭವಾಯಿತು, ಆದರೆ ಈ ಮೂತ್ರದ ಚಿಕಿತ್ಸೆಯನ್ನು ಕೇವಲ ಒಂದು ದಿನದ ಕಾಲ ಮಾಡುವುದರೊಂದಿಗೆ

ಅದು ಪರಿಹಾರವಾಗಿದೆ ಮತ್ತು ಆ ನಂತರದಲ್ಲಿ ಸುಮಾರು 6 ವರ್ಷಗಳಿಂದಲೂ ಈ ಸಮಸ್ಯೆ ಎಂದಿಗೂ ಉದ್ಭವಿಸಿಲ್ಲ.

ನಾನು 25 ಕ್ಕೂ ಹೆಚ್ಚು ಜನರಿಗೆ ಈ ಚಿಕಿತ್ಸೆಯನ್ನು ಸೂಚಿಸಿದ್ದೇನೆ ಮತ್ತು ಸಕ್ಕರೆ ಔಷಧಿಗಳ ಸೇವನೆಯಿಲ್ಲದೆಯೂ ಸಹ ಸಕ್ಕರೆಯ ಮಟ್ಟವು ತೀವ್ರವಾಗಿ ಕಡಿಮೆಯಾಗಿದೆ ಎಂದು ಪ್ರಾಥಮಿಕವಾಗಿ ಸಕ್ಕರೆ ಮಧುಮೇಹ ರೋಗಿಗಳಿಂದ ನಾನು ಪ್ರತಿಕ್ರಿಯೆಯನ್ನು ಪಡೆದುಕೊಂಡಿದ್ದೇನೆ.

ಸಾಧ್ಯವಿರುವ ಯಾವುದೇ ರೀತಿಯಲ್ಲಿ ನಿಮ್ಮ ಮಹಾನ್ ಧ್ಯೇಯದ ಭಾಗವಾಗಲು ನಾನು ಬಯಸುತ್ತೇನೆ ಮತ್ತು ನನ್ನ ಪುರಾವೆಗಳು ಯಾವುದೇ ವ್ಯಕ್ತಿಗೆ ಈ ಚಿಕಿತ್ಸೆಯನ್ನು ಬಳಸಲು ಆತ್ಮವಿಶ್ವಾಸವನ್ನು ಪಡೆಯಲು ಸಹಾಯ ಮಾಡಿದರೆ, ನನಗೆ ತುಂಬಾ ಸಂತೋಷವಾಗುತ್ತದೆ. ಮತ್ತು ಈ ಚಿಕಿತ್ಸೆಯನ್ನು ಯಶಸ್ವಿಯಾಗಿ ಬಳಸಿದ ಜನರಿಂದ ಪ್ರಾಮಾಣಿಕ ಪ್ರತಿಕ್ರಿಯೆಯನ್ನು ಪೋಸ್ಟ್ ಮಾಡುವ ನಿಮ್ಮ ಉಪಕ್ರಮಕ್ಕಾಗಿ ಧನ್ಯವಾದಗಳು.

ಪ್ರೀತಿ ಮತ್ತು ವಂದನೆಗಳೊಂದಿಗೆ

ಜಗದೀಶ್ ಪ್ರಕಾಶ್

ಬೆಂಗಳೂರು

jagadid@gmail.com

19/10/2021

ಪುರಾವೆ – 54

ಗಂಟಲಿನ ಸೋಂಕು

ಮಾನ್ಯ ಮತ್ತು ಗೌರವನೀಯ ಸರ್,

ನಾನು ಸ್ವತಂತ್ರ ಕುಮಾರ್ ಶರ್ಮಾ, ವಯಸ್ಸು 40.

ಸ್ಥಳೀಯ ಕ್ಯಾಂಡಿ ಮತ್ತು ಚಾಕೊಲೇಟ್‌ಗಳನ್ನು ತಿನ್ನುವುದರಿಂದ ನನ್ನ ಬಾಲ್ಯದಿಂದಲೂ ನನ್ನ ಗಂಟಲು ಸೂಕ್ಷ್ಮವಾಗಿದೆ, ಇವುಗಳು ನನ್ನ ಜೀವನದಲ್ಲಿ ಮೊದಲ ಬಾರಿಗೆ ಗಲಗ್ರಂಥಿಯ ಉರಿಯೂತಕ್ಕೆ ಕಾರಣವಾಗಿದ್ದವು (1990 ರಲ್ಲಿ 12 ವರ್ಷ)

ಆಮೇಲೆ ಪ್ರತಿ ಚಳಿಗಾಲದಲ್ಲೂ ಇದೇ ಪರಿಸ್ಥಿತಿ ಬರುತ್ತಿತ್ತು, ಸ್ವಲ್ಪ ಬೆಣ್ಣೆ, ಉಪ್ಪಿನಕಾಯಿ ತಿಂದರೆ ಮತ್ತೆ ಮತ್ತೆ ಟಾನ್ಸಿಲ್ ಬರುತ್ತಿತ್ತು.

ಅದರ ನಂತರ ಅನೇಕ ಔಷಧಿಗಳನ್ನು ನನ್ನ ತಾಯಿ ಓದಿದರು:– ಅದರಲ್ಲಿ ಒಂದು, ಇಂದೋರ್‌ನ ಮಾಣಿಕ್ ಚಂದ್ರ ಮಾರೂಜಿ ಅವರ ನಿರೋಗ್‌ಧಾಂ ಸ್ವಮೂತ್ರ ಚಿಕಿತ್ಸಾ.

ನಂತರ ಮೊದಲ ಬಾರಿಗೆ ನಾನು (6 ತರಗತಿ) ನನ್ನ ಅಮೃತ(ಸ್ವಮೂತ್ರ)ವನ್ನು ಕುಡಿಯಲು ಪ್ರಾರಂಭಿಸಿದೆ. ಪ್ರತಿದಿನ ಮುಂಜಾನೆ ಮತ್ತು ಸಂಜೆಯ ಸಮಯ ಸ್ವಾಮೂತ್ರ ತೆಗೆದುಕೊಳ್ಳುತ್ತಿದ್ದೆ. ನನ್ನ ತಾಯಿಯು ಸಹ ತನ್ನ ಖಿಖು ತೊಂದರೆಗೆ ತೆಗೆದುಕೊಂಡರು.

ಯಾವುದೇ ಔಷಧಿಯಿಲ್ಲದೆ 3 ತಿಂಗಳ ನಂತರ ನನ್ನ ಗಂಟಲು ಉತ್ತಮವಾಗಿದೆ ವಿಶೇಷ ಧ್ವನಿ ಸಿಕ್ಕಿತು.

ಸಮಯ ಕಳೆದಿದೆ ಮತ್ತು ಈಗ ನನಗೆ ಮದುವೆಯಾಗಿದೆ ಮತ್ತು ಎರಡು ಮಕ್ಕಳ ತಂದೆಯಾಗಿದ್ದೇನೆ.

ನನ್ನ ಕುಟುಂಬದಲ್ಲಿ ಈ ಅಮೃತವನ್ನು (ನಾವು ಕರೆಯುತ್ತೇವೆ) ಅಂದರೆ, ಸ್ವಮೂತ್ರವನ್ನು ನನ್ನ ತಾಯಿ ಮತ್ತು ನಾನು ಮಾತ್ರ ಬಳಸುತ್ತೇವೆ.

ಜನರು ಇನ್ನೂ ಅರ್ಥಮಾಡಿಕೊಳ್ಳಲು ಬಯಸುವುದಿಲ್ಲ ಮತ್ತು ಕೆಟ್ಟ ರೀತಿಯಲ್ಲಿ ನೋಡುತ್ತಾರೆ ಎಂದು ನನಗೆ ತಿಳಿದಿದೆ.

2020 ರ ಜನವರಿ ತಿಂಗಳಲ್ಲಿ ಜಾಗತಿಕ ಸಾಂಕ್ರಾಮಿಕ ರೋಗ ಬಂದಾಗ ಎಲ್ಲರೂ ಚಿಂತಿತರಾಗಿದ್ದರು. ನನಗೆ ಗಂಟಲಿನ ಸೋಂಕು ಬಂತು ಮತ್ತು ಎಲ್ಲರೂ ತುಂಬಾ ಭಯಪಟ್ಟರು.

ಕುಟುಂಬ, ಕೆಲಸ, ಉದ್ವಿಗ್ನತೆ ಮತ್ತು ಸಾಂಕ್ರಾಮಿಕ ರೋಗದ ಮಧ್ಯದಲ್ಲಿ ನಾನು ಆ ಸ್ವ–ಮೂತ್ರ ಚಿಕಿತ್ಸೆಯ ವಿಧಾನವನ್ನು ಮರೆತಿದ್ದೆ.

ಒಬ್ಬರ ಹಿಂದೆ ಒಬ್ಬರಂತೆ ಸುಮಾರು 12 ಡಾಕ್ಟರರಿಗೆ ತೋರಿಸಿದೆ, ವೈದ್ಯರೂ ಭಯದಿಂದ ಸರಿಯಾಗಿ ನೋಡಲಿಲ್ಲ, ನಂತರ ಇಂಟರ್‌ನೆಟ್‌ನಿಂದ ಮಾನ್ಯ ಜಗದೀಶ್ ಭುರಾನಿ ಸರ್ ಅವರ ಫೈಲ್ ಅನ್ನು ಪಡೆದುಕೊಂಡೆ ಮತ್ತು ನಾನು ಅವರನ್ನು ಸಂಪರ್ಕಿಸಿದೆ. ನಂತರ ಅವರು ತೋರಿಸಿದ ಮಾರ್ಗವನ್ನು ಅನುಸರಿಸಿ ನಾನು ಫಿಟ್ ಆಗಿದ್ದೇನೆ ಮತ್ತು ಚೆನ್ನಾಗಿದ್ದೇನೆ.

ಸಮಾಜದಲ್ಲಿ ಸ್ವಮೂತ್ರ ಔಷಧಕ್ಕೆ ಸ್ಥಾನ ನೀಡಲು ಬಹುದೊಡ್ಡ ಕ್ರಾಂತಿ ಮಾಡಬೇಕಿದೆ. ಗೌರವನೀಯ ಸರ್ ಅವರಿಗೆ ನಾನು ತುಂಬಾ ಕೃತಜ್ಞನಾಗಿದ್ದೇನೆ.

ಸ್ವತಂತ್ರ ಕುಮಾರ್

superswatantra58@gmail.com

19 ಅಕ್ಟೋಬರ್ 2021

ಪುರಾವೆ – 55

ಒಳ್ಳೆಯ ಆರೋಗ್ಯ

ಆತ್ಮೀಯ ಜಗದೀಶ್ ಆರ್ ಭುರಾನಿ,

ನನ್ನ ತಂದೆ ನನಗೆ ಮೂತ್ರ ಚಿಕಿತ್ಸೆಯನ್ನು ಪರಿಚಯಿಸಿದರು. ಎರಡನೆಯ ಮಹಾಯುದ್ಧದ ಸಮಯದಲ್ಲಿ ಅವರು ಜಪಾನಿಯರಿಂದ ಸೆರೆಹಿಡಿಯಲ್ಪಟ್ಟಿದ್ದರು, ಆಂತರಿಕ ಗಾಯಗಳಾಗಿದ್ದವು ಆರು ತಿಂಗಳ ಕಾಲ ಜೈಲಿನಲ್ಲಿದ್ದರು. ಆ ಸಮಯದಲ್ಲಿ ಅವರು ಮಾರ್ಷಲ್ ಆರ್ಟ್ಸ್ ಮಾಸ್ಟರ್ಸ್ ಆಂತರಿಕ ಚಿಕಿತ್ಸೆಗಾಗಿ ಮೂತ್ರವನ್ನು ಬಳಸುತ್ತಿದ್ದರು ಎಂದು ನೆನಪಿಸಿಕೊಂಡರು. ಜೈಲಿನಲ್ಲಿ ಔಷಧಿ ಇಲ್ಲದೆ ಮೂತ್ರ ಕುಡಿದು ಬದುಕುಳಿದಿದ್ದರು.

ಮೂತ್ರದ ಬಗ್ಗೆ ಸಂಶೋಧನೆ ಮಾಡಲು ನನಗೆ ಮೂರು ತಿಂಗಳು ಬೇಕಾಯಿತು ಮತ್ತು ನಾನು ಅನೇಕ ಪುರಾವೆಗಳನ್ನು ವರ್ಡ್ ಫೈಲ್‌ಗಳಿಗೆ ನಕಲಿಸಿದೆ, ಓದಿದೆ ಮತ್ತು ಯೋಚಿಸಿದೆ, ನಂತರ ಮೂತ್ರ ಚಿಕಿತ್ಸೆಯಲ್ಲಿ ಪ್ರಾರಂಭಿಸಿದೆ.

ಅದು 18 ವರ್ಷಗಳ ಹಿಂದೆ.

ಮೊದಲ ಎರಡು ವರ್ಷಗಳಲ್ಲಿ ನಾನು ಕ್ರಮೇಣ ಸುಧಾರಣೆಗಳನ್ನು ಗಮನಿಸಿದೆ. ಹೆಮೊರೊಯಿಡ್ಸ್ ಕಣ್ಮರೆಯಾಯಿತು, ಸಾಮಾನ್ಯವಾದ ವಾರ್ಷಿಕ ಶೀತಗಳು ಮತ್ತು ಜ್ವರಗಳು ಕಡಿಮೆ ತೀವ್ರತರವಾಗಿವೆ. ಮೂತ್ರ ಚಿಕಿತ್ಸೆಯನ್ನು ಪ್ರಾರಂಭಿಸುವ ಮೊದಲು, ನಾನು ಸಾಕಷ್ಟು ಪೂರಕ ಪೋಷಕಾಂಶಗಳನ್ನು ತೆಗೆದುಕೊಳ್ಳುತ್ತಿದ್ದೆ ಮತ್ತು ಅವುಗಳ ಮೇಲೆ ಸಾಕಷ್ಟು ಹಣವನ್ನು ಖರ್ಚು ಮಾಡುತ್ತಿದ್ದೆ. ಎರಡು ವರ್ಷಗಳ ನಂತರ, ನಾನು

ಜೀವಸತ್ವಗಳು ಮತ್ತು ಎಲ್ಲಾ ಪೂರಕ ಪೋಷಕಾಂಶಗಳನ್ನು ತೆಗೆದುಕೊಳ್ಳುವುದನ್ನು ನಿಲ್ಲಿಸಿದೆ.

ಕಳೆದ 16 ವರ್ಷಗಳಿಂದ ಅನಾರೋಗ್ಯಕ್ಕಾಗಿ ವೈದ್ಯರಿಂದ ಚಿಕಿತ್ಸೆ ಪಡೆದಿಲ್ಲ. ನನಗೆ ಕೊನೆಯದಾಗಿ ಯಾವಾಗ ಜ್ವರ ಬಂತು ಎಂದು ನನಗೆ ನೆನಪಿಲ್ಲ. ಆದಾಗ್ಯೂ, ಮೂತ್ರವು ಪವಾಡದ ದ್ರವವಲ್ಲ ... ನಾನು ಇನ್ನೂ ನನ್ನ ಆಹಾರ ಮತ್ತು ಯೋಗಕ್ಷೇಮದ ಬಗ್ಗೆ ಗಮನ ಹರಿಸಬೇಕಾಗಿದೆ. ಜ್ವರ ಅಥವಾ ಹೆಚ್ಚು ಗಂಭೀರ ಪರಿಸ್ಥಿತಿಗಳಿಗೆ ಕಾರಣವಾಗದೆ ಕೇವಲ ಫುಲ್ ಮಾತ್ರೆಗಳಿಂದಲೇ ಋತುಮಾನದ ಶೀತವನ್ನು ಸುಲಭವಾಗಿ ಗುಣಪಡಿಸಬಹುದು.

ಗಂಭೀರ ಕಾಯಿಲೆಗೆ ಸಂಬಂಧಿಸಿದಂತೆ, ಕಳೆದ 16 ವರ್ಷಗಳಲ್ಲಿ ನಾನು ಯಾವುದೇ ಗಂಭೀರ ಆರೋಗ್ಯ ಸಮಸ್ಯೆಯನ್ನು ಎದುರಿಸಿಲ್ಲ. ಮೂತ್ರ ಚಿಕಿತ್ಸೆಯು ದೇಹದ ಪ್ರತಿರಕ್ಷಣಾ ವ್ಯವಸ್ಥೆಯನ್ನು ಹೆಚ್ಚಿಸುತ್ತದೆ ಎಂದು ಹೇಳಲಾಗುತ್ತದೆ. ಬಹಳ ಕಡಿಮೆ ವೈಜ್ಞಾನಿಕ ಸಂಶೋಧನೆಗಳು ನಡೆದಿರುವುದರಿಂದ ಅದರ ಕೆಲಸ ಮಾಡುವ ವಿಧಾನವು ಇನ್ನೂ ನಿಗೂಢವಾಗಿದೆ. ಆದಾಗ್ಯೂ, ಇದು ಕೆಲಸ ಮಾಡುತ್ತದೆ.

ನನ್ನ ವಯಸ್ಸು 69, ಉತ್ತಮ ಆರೋಗ್ಯವಿದೆ, ವ್ಯವಹಾರದಲ್ಲಿ ಇನ್ನೂ ತುಂಬಾ ಸಕ್ರಿಯವಾಗಿದ್ದೇನೆ.

ಉತ್ತಮ ಆರೋಗ್ಯವೇ ಉತ್ತಮ ಸಂಪತ್ತು. ಮತ್ತು ನಾನು ಪ್ರತಿದಿನ ನನ್ನ ಅಮೃತ – ಮೂತ್ರಕ್ಕೆ ಧನ್ಯವಾದ ಹೇಳುತ್ತೇನೆ.

ಇಂತಿ ನಿಮ್ಮ

ಎಡ್ಡಿ ಲಿಯಾಂಗ್, ಸಿಂಗಾಪುರ.

nansha2000@gmail.com

18–12–2018

ಪುರಾವೆ – 56

ಆರೋಗ್ಯ ಪ್ರಯೋಜನಗಳು ಮತ್ತು ಧನಾತ್ಮಕ ಶಕ್ತಿ

ಆತ್ಮೀಯ ಜಗದೀಶ್ ಸರ್,

ನಿಮ್ಮ ಇಮೇಲ್ ಮತ್ತು ಆರೋಗ್ಯಕರ ಜೀವನ ವಿಧಾನವಾಗಿ ಮೂತ್ರ ಚಿಕಿತ್ಸೆ ಕುರಿತು ಜಾಗೃತಿಯನ್ನು ಪ್ರಸರಿಸಿದ್ದಕ್ಕಾಗಿ ಧನ್ಯವಾದಗಳು.

ನಾನು ನಿಮ್ಮ ಪುಸ್ತಕ ಮತ್ತು ವೆಬ್‌ಸೈಟ್ ಅನ್ನು ನೋಡಿದ್ದೇನೆ ಮತ್ತು ಈಗ 5 ವರ್ಷಗಳಿಂದ ಮೂತ್ರ ಚಿಕಿತ್ಸೆಯನ್ನು ಬಳಸಲು ಪ್ರಾರಂಭಿಸಿದೆ. ಸಣ್ಣ ಅಲರ್ಜಿಯ ಹೊರತಾಗಿ ನನಗೆ ಯಾವುದೇ ಪ್ರಮುಖ ಆರೋಗ್ಯ ಸಮಸ್ಯೆಗಳಿಲ್ಲ, ಆದರೆ ಮೂತ್ರ ಚಿಕಿತ್ಸೆಯನ್ನು ಅಭ್ಯಾಸ ಮಾಡಿದ ನಂತರ ನಾನು ಬಹಳಷ್ಟು ಆರೋಗ್ಯ ಪ್ರಯೋಜನಗಳನ್ನು ಮತ್ತು ಧನಾತ್ಮಕ ಶಕ್ತಿಯನ್ನು ಅರಿತುಕೊಂಡೆ.

ನಾನು ಬೆಳಿಗ್ಗೆ ಮೂತ್ರವನ್ನು ಮುಖ ಮತ್ತು ಕೂದಲಿನ ಮೇಲೆ ಉಜ್ಜಲು ಪ್ರಾರಂಭಿಸಿದೆ. ನನ್ನ ಕೂದಲು ಉದುರುವುದು ಸಂಪೂರ್ಣವಾಗಿ ನಿಂತಿತು ಮತ್ತು ತುಂಬಾ ಹೊಳಪು ಮತ್ತು ಮೃದುವಾಯಿತು. ಜನರು ಈಗಲೂ ನನ್ನ ರಹಸ್ಯವನ್ನು ಕೇಳುತ್ತಾರೆ.

ನಂತರ ನಾನು ಬೆಳಿಗ್ಗೆ ಮೂತ್ರದ ಮಧ್ಯದ ಭಾಗವನ್ನು ಕುಡಿಯಲು ಪ್ರಾರಂಭಿಸಿದೆ. ನನಗೆ ಮಲಬದ್ಧತೆಯು ಕಡಿಮೆಯಾಯಿತು,, ನನ್ನ ಅಲರ್ಜಿಯನ್ನು ಗುಣಪಡಿಸಿದೆ ಮತ್ತು ಒಟ್ಟಾರೆ ಆರೋಗ್ಯ ಪ್ರಯೋಜನಗಳನ್ನು ಪಡೆದುಕೊಂಡೆ. ಈ ವಿಧಾನದಲ್ಲಿ ಅಂತ್ಯವಿಲ್ಲದಷ್ಟು ಪ್ರಯೋಜನಗಳಿವೆ ಮತ್ತು ಜನರು ಕೊನೆಯ ಉಪಾಯವಾಗಿ ನೈಸರ್ಗಿಕ ವಿಧಾನಗಳ ಕಡೆಗೆ ತಿರುಗುತ್ತಾರೆ ಎಂದು ನಾನು ಭಾವಿಸುತ್ತೇನೆ.

ಇದು ದೈನಂದಿನ ಜೀವನದ ಭಾಗವಾಗಿರಬೇಕು .

ನಿಮ್ಮ ಉತ್ತಮ ಕಾರ್ಯಕ್ಕಾಗಿ ಮತ್ತೊಮ್ಮೆ ಧನ್ಯವಾದಗಳು.

ವಂದನೆಗಳೊಂದಿದೆ

ಅನಿಲ್ ಕುಮಾರ್ ಗದ್ವಾಲ್,

ಝುಂಝುನು, ರಾಜಸ್ಥಾನ

gadhwal.anil@gmail.com

19 ಅಕ್ಟೋಬರ್ 2021

ಪುರಾವೆ – 57

ಆರೋಗ್ಯದ ಕುರಿತ ಶಿಕ್ಷಣ

ಆತ್ಮೀಯ ಶ್ರೀಯುತ ಭುರಾನಿ.

ನಿಮ್ಮ ಪುಸ್ತಕ ಮತ್ತು ಇತರೆ ಆರೋಗ್ಯ ವಿಷಯಗಳ ಕುರಿತು ನಾನು ಪಡೆದ ಅತ್ಯುತ್ತಮ ಶಿಕ್ಷಣವಾಗಿದೆ.

ನಾನು ನನ್ನ ಅರ್ಧದಷ್ಟು ಜೀವನದಿಂದಲೂ ಆರೋಗ್ಯವನ್ನು ಹುಡುಕುತ್ತಿದ್ದೇನೆ ಮತ್ತು ನಾನು ಕಲಿತದ್ದಕ್ಕೆ ಎಂದಿಗೂ ಇಷ್ಟು ಹೆಚ್ಚು ಕೃತಜ್ಞನಾಗಿರಲಿಲ್ಲ.

ನಾನು ಆರೋಗ್ಯದ ಬಗ್ಗೆ ತುಂಬಾ ಕಾಳಜಿ ವಹಿಸುತ್ತೇನೆ ಮತ್ತು ನನ್ನ ಅರ್ಧದಷ್ಟು ಜೀವನದಲ್ಲಿ ಸಸ್ಯಾಹಾರಿಯಾಗಿದ್ದೇನೆ.

ನಾನು ರೈಫ್‌ನಲ್ಲಿರುವಂತೆ ಎಲೆಕ್ಟ್ರಾನ್ ಔಷಧವನ್ನೂ ಉಪಯೋಗಿಸುತ್ತೇನೆ.

ಮತ್ತೊಂದೆಡೆ ಬಹುಶಃ ಮೂತ್ರಚಿಕಿತ್ಸೆ ಇಲ್ಲದೆ, ಇನ್ನು ಮುಂದೆ ಇರುತ್ತಿರಲಿಲ್ಲವೇನೋ.

ನನಗೆ 80 ವರ್ಷ ಮತ್ತು ಇಲ್ಲಿ ನಾನು ಇನ್ನೂ ನೃತ್ಯ ಮಾಡುತ್ತಿದ್ದೇನೆ ಮತ್ತು ಈಜುತ್ತಿದ್ದೇನೆ, ಫ್ರೀವೇನಲ್ಲಿ ಓಡಿಸುತ್ತಿದ್ದೇನೆ ಮತ್ತು ನನ್ನ 92 ವರ್ಷದ ಮುಂಗೋಪದ ಮತ್ತು ಸಿಡುಕು ಸ್ವಭಾವದ ಗಂಡನನ್ನು ನೋಡಿಕೊಳ್ಳುತ್ತಿದ್ದೇನೆ. ಒತ್ತಡದ ಬಗ್ಗೆ ಮಾತನಾಡಿ.

ಆದರೂ ಕೆಲವು ಒಳ್ಳೆಯದನ್ನು ನಾನು ಹೇಳಬಹುದು:

ನನ್ನ ಕೂದಲನ್ನು ಮೂತ್ರಚಿಕಿತ್ಸೆ ಯಿಂದ ತೊಳೆಯುವುದರಿಂದ ಅದು ದಪ್ಪ ಮತ್ತು ಸುಂದರವಾಗಿದೆ

ಭುಜದವರೆಗಿದೆ ಮತ್ತು ಮತ್ತೆ ಹೊಂಬಣ್ಣವಾಗಿದೆ.

ನನ್ನ ಚರ್ಮವೂ ಚೆನ್ನಾಗಿ ಕಾಣುತ್ತದೆ, ಜನರು ನನಗೆ 65 ಎಂದು ಭಾವಿಸುತ್ತಾರೆ.

ನನ್ನ ತೂಕವು 120, 10 ಪೌಂಡ್‌ಗಳಷ್ಟು ಹೆಚ್ಚಾಗಿದೆ ಏಕೆಂದರೆ ಈ ಕೆಟ್ಟ ಕೋವಿಡ್ ಅವ್ಯವಸ್ಥೆಯು ನಮ್ಮೆಲ್ಲರಿಗೂ ಒತ್ತಡವನ್ನು ನೀಡುತ್ತಿದೆ ಮತ್ತು ನಾವು ಕಡಿಮೆ ವ್ಯಾಯಾಮ ಮಾಡುತ್ತೇವೆ ಮತ್ತು ಹೆಚ್ಚು ತಿನ್ನುತ್ತೇವೆ.

ಇಲ್ಲ, ನಾನು ಬೇಸರಗೊಳ್ಳಲಿಲ್ಲ.

ಇಲ್ಲ, ನನಗೆ ಒಂದೆರಡು ಸಣ್ಣ ಅಪಘಾತಗಳು ಸಂಭವಿಸಿದಾಗ ಮಾತ್ರ ನಾನು ವೈದ್ಯರ ಬಳಿಗೆ ಹೋಗುವುದಿಲ್ಲ.

ಆದರೆ ಹೌದು, ನನಗೆ ಖಂಡಿತವಾಗಿಯೂ ಅಲರ್ಜಿ ಕಡಿಮೆ ಯಾಗಿರುವುದು ಗಮನಕ್ಕೆ ಬಂದಿದೆ, ಈ ಮೊದಲು ಬಹಳವಿತ್ತು .

ವಿಧೇಯಪೂರ್ವಕವಾಗಿ ಮತ್ತು ಶುಭಾಶಯಗಳೊಂದಿಗೆ

ಎಲ್ಲದಕ್ಕೂ ಧನ್ಯವಾದಗಳು, ಎಲ್ಲಕ್ಕಿಂತ ಹೆಚ್ಚಿನ ಸಂಶೋಧನೆ ಮತ್ತು ಅದನ್ನು ಹಂಚಿಕೊಂಡಿದ್ದಕ್ಕಾಗಿ.

ಕ್ರಿಸ್ಟಿನಾ ಕಾನ್ರಾಡ್,

ಸ್ಯಾನ್ ಡಿಯಾಗೋ, ಕ್ಯಾಲಿಫೋರ್ನಿಯಾ.

kleopatra1940@att.ne

22/10/2021

ಪುರಾವೆ – 58

ಶಿವಂಭುವಿನ ಅನುಭವ

ಮಾನ್ಯರೇ,

"ಶಿವಂಭು ಜೀವಾಮೃತ" – ಸ್ವಮೂತ್ರ ಚಿಕಿತ್ಸೆ ಯ ಕುರಿತ ಇಲ್ಲಿಯವರೆಗಿನ ನನ್ನ ಅನುಭವ ಇಲ್ಲಿದೆ.

ನಾನು ಅಂಗ (ಹೃದಯ ಅಪಧಮನಿಯ ಕಾಯಿಲೆ) ಮತ್ತು ಅಧಿಕ ರಕ್ತದೊತ್ತಡದ ಇತಿಹಾಸವಿರುವ 54 ವರ್ಷ ವಯಸ್ಸಿನವನಾಗಿದ್ದೇನೆ ಮತ್ತು ಈ ಎರಡು ಕಾಯಿಲೆಗಳಿಗೆ ಮುಖ್ಯವಾಗಿ ರಕ್ತ ತೆಳುವಾಗಿಸುವ ಮತ್ತು ಅಧಿಕ ರಕ್ತದೊತ್ತಡ ವಿರೋಧಿ ಅಲೋಪತಿ ಔಷಧ ತೆಗೆದುಕೊಳ್ಳುತ್ತಿದ್ದೇನೆ. ನಾನು ಜೂನ್ 21 ರಿಂದ ಸ್ವಮೂತ್ರ ಚಿಕಿತ್ಸೆಯನ್ನು ಪ್ರಾರಂಭಿಸಿದೆ ಮತ್ತು ಇಲ್ಲಿಯವರೆಗೆ ನಾನು ಗಮನಿಸಿದ ಅದರ ಪ್ರಯೋಜನಗಳನ್ನು ಹಂಚಿಕೊಳ್ಳಲು ಬಯಸುತ್ತೇನೆ.

ಸಾಮಾನ್ಯದಿಂದ ಯಾವುದೇ ನಿರ್ಣಾಯಕ ಪರಿಸ್ಥಿತಿಗಳ ಸಮಯದಲ್ಲಿ ನಾನು ಸಾರ್ವಕಾಲಿಕ ಉನ್ನತ ಮಟ್ಟದ ಶಕ್ತಿಯನ್ನು ಗಮನಿಸಿದ್ದೇನೆ. ನನ್ನ ದಿನನಿತ್ಯದ 5 ಕಿಮೀ ಓಟದಲ್ಲಿ ದಣಿದಿರುತ್ತಿದ್ದೆ, ಈ ಪ್ರಸ್ತುತ ಮೂತ್ರ ಚಿಕಿತ್ಸೆಯ ಅಭ್ಯಾಸದ ಸಮಯದಲ್ಲಿ ಓಟದ ನಂತರ ನಾನು ಚೈತನ್ಯಮಯವಾಗಿ ಇರುವುದನ್ನು ಗಮನಿಸಿದ್ದೇನೆ. ಇದು ನನಗೆ ಜೀವಂತ ಪುರಾವೆಯಾಗಿದೆ ಮತ್ತು ನನ್ನ ನಿಯಮಿತ ಜೀವನಶೈಲಿ ಮತ್ತು ಅಭ್ಯಾಸದ ಭಾಗವಾಗಿ ಈ ಸ್ವಯಂ ಮೂತ್ರ ಚಿಕಿತ್ಸೆಯನ್ನು ಮುಂದುವರಿಸಲು ಪ್ರೇರೇಪಿಸಿದೆ.

ಪ್ರತಿದಿನ ಮಸಾಜ್ ಮಾಡುವುದರೊಂದಿಗೆ ಸ್ವಮೂತ್ರ ಚಿಕಿತ್ಸೆಯ ಬಾಹ್ಯ ಲೇಪನನೊಂದಿಗೆ, ಚರ್ಮವು ಹೆಚ್ಚು ಮೃದುವಾಗಿ ಮತ್ತು ಆರ್ದ್ರವಾಗಿ ಮತ್ತು ಹೊಳೆಯುತ್ತದೆ. ನಾನು ಕಾಲ್ಬೆರಳ ಉಗುರು ಶಿಲೀಂಧ್ರ ಸೋಂಕಿನಿಂದ ಬಳಲುತ್ತಿದ್ದು, ಸೋಂಕಿನಿಂದ ಉಗುರು ಕಪ್ಪಾಗಿದೆ. ಆದರೆ ಬಾಹ್ಯ ಲೇಪನನೊಂದಿಗೆ ಸ್ವಮೂತ್ರ ಚಿಕಿತ್ಸೆಯ ನಂತರ ಉಗುರಿನಲ್ಲಿ ಶಿಲೀಂಧ್ರಗಳ ಸೋಂಕು ಕ್ರಮೇಣ ಕಡಿಮೆಯಾಗಲು ಪ್ರಾರಂಭವಾಗಿದೆ ಮತ್ತು ಈಗ ಇದು ಮುಂದಿನ ಕೆಲವು ತಿಂಗಳುಗಳಲ್ಲಿ ಸಂಪೂರ್ಣವಾಗಿ ಗುಣವಾಗುತ್ತದೆ ಎಂದು ನನಗೆ ವಿಶ್ವಾಸವಿದೆ.

ಕಳೆದ ವಾರ ನನಗೆ ವೈರಲ್ ಸೋಂಕು ಉಂಟಾಗಿತ್ತು ಆದರೆ ಈ ಸಮಯದಲ್ಲಿ ದೆಹಲಿ ಪ್ರದೇಶದಾದ್ಯಂತ ಚಾಲ್ತಿಯಲ್ಲಿದ್ದ ಡೆಂಗ್ಯೂ ವೈರಸ್ ಇದಕ್ಕೆ ಕಾರಣ ಎಂದು ನನ್ನ ಊಹೆ ಮತ್ತು ಸುಮಾರು ಅದು 10 ದಿನಗಳವರೆಗೆ ಇತ್ತು. ವೈರಲ್ ಸೋಂಕಿನ ಉತ್ತುಂಗದ ಸಮಯದಲ್ಲಿ ನನಗೆ ತೀವ್ರವಾದ ಕೀಲು ಸ್ನಾಯು ನೋವು ಮತ್ತು ಸೌಮ್ಯ ಜ್ವರದ ಲಕ್ಷಣಗಳನ್ನು ಹೊಂದಿದ್ದನ್ನು ಗಮನಿಸಿದ್ದೆ.

ನಾನು ಈ ಬಾರಿ ಆಯಾಸದ ಯಾವುದೇ ಲಕ್ಷಣಗಳನ್ನು ಅನುಭಾವಿಸಿಲ್ಲ ಮತ್ತು ಈ ವೈರಲ್ ಜ್ವರದ ಸಮಯದಲ್ಲಿ ನಾನು ಸ್ವಮೂತ್ರ ಚಿಕಿತ್ಸೆಯನ್ನು ಎಲ್ಲಾ ದಿನಗಳವರೆಗೆ ಮುಂದುವರಿಸುತ್ತೇನೆ. ಈ ಎಲ್ಲಾ 10 ದಿನಗಳಲ್ಲಿ ನಾನು ಸ್ವಮೂತ್ರ ಚಿಕಿತ್ಸೆಯ ಕಾರಣದಿಂದಾಗಿ ನನ್ನ ಸಾಮಾನ್ಯ ಕೆಲಸದ ಬಗ್ಗೆ ಸಹಜವಾಗಿ ಇರಬಲ್ಲೆ ಮತ್ತು ಜ್ವರವನ್ನು ನಿಯಂತ್ರಿಸಲು ಕೆಲವು ಪ್ಯಾರೆಸಿಟಮಾಲ್ ಮಾತ್ರಗಳನ್ನು ಹೊರತುಪಡಿಸಿ ಯಾವುದೇ ಪ್ರತಿಜೀವಕಗಳನ್ನು ಸೇವಿಸಲಿಲ್ಲ/ಯಾವುದೇ ಆಸ್ಪತ್ರೆಯ ವೆಚ್ಚವನ್ನು ಭರಿಸಲಿಲ್ಲ. ಇದೊಂದು ಅದ್ಭುತ ಅನುಭವವಾಗಿದೆ ಮತ್ತು ಜೀವನಶೈಲಿಯಲ್ಲಿ ನಿಯಮಿತವಾದ ಒಂದು ಭಾಗವಾದ ಕೇವಲ ಸ್ವಮೂತ್ರ ಚಿಕಿತ್ಸೆಯ ಸಹಾಯದಿಂದ ದೇಹವು ಅಂತಹ ವೈರಲ್ ಸೋಂಕಿನೊಂದಿಗೆ ಹೋರಾಡಲಿ ಎಂದು ನನ್ನ ಎಲ್ಲಾ ಅನುಭವದೊಂದಿಗೆ ನಾನು ಹೇಳಬಲ್ಲೆ.

ನಾವು ಈ ಭೂಮಿಯ ಮೇಲೆ ಇರುವಷ್ಟು ವರ್ಷಗಳ ಕಾಲ ಸ್ವಮೂತ್ರ ಚಿಕಿತ್ಸೆಯು ನಮ್ಮ ದೇಹವನ್ನು ಆರೋಗ್ಯವಾಗಿರಿಸಿಕೊಳ್ಳುತ್ತದೆ.

ಅರುಣಕುಮಾರ ಮಂತ್ರಿ, ದೆಹಲಿ

arun.mantri@mankindpharma.com

22/10/2021

ಪುರಾವೆ – 59

ಸಾಮಾನ್ಯ ಆರೋಗ್ಯ

ನಾನು 53 ವರ್ಷದ ಮಹಿಳೆ ಮತ್ತು ನನ್ನ ಪತಿ ಮತ್ತು 3 ಬೆಳೆದ ಮಕ್ಕಳೊಂದಿಗೆ ನೆದರ್‌ಲ್ಯಾಂಡ್‌ನಲ್ಲಿ ವಾಸಿಸುತ್ತಿದ್ದೇನೆ. 2015 ರಲ್ಲಿ 48 ವರ್ಷಗಳಾಗಿದ್ದಾಗ ಹೆಚ್ಚಿನ ಮಟ್ಟದ ಒಖುಖಿ/ಂಖಿಖಿ ಮತ್ತು ಯಕೃತ್ತಿನ ಕಾರ್ಯಗಳ ಗಾಮಾ–ಜಿಟಿಯೊಂದಿಗೆ ತುಂಬಾ ದಣಿದಿದ್ದೆ.

ನಾನು ಮೊದಲು ಮೂತ್ರ ಚಿಕಿತ್ಸೆ ಬಗ್ಗೆ ಕೇಳಿದ್ದೆ, ಆದರೆ ಈ ಬಾರಿ ನಾನು ಅದನ್ನು ಪ್ರಯತ್ನಿಸಲು ನಿರ್ಧರಿಸಿದೆ. ಕುತೂಹಲಕಾರಿ ವ್ಯಕ್ತಿಯಾಗಿರುವ ನಾನು ಸೋಮವಾರ ಬೆಳಿಗ್ಗೆ ನನ್ನ ಮೊದಲ ಮಧ್ಯದ ಭಾಗದ ಮೂತ್ರದೊಂದಿಗೆ ಪ್ರಾರಂಭಿಸಿದೆ. ಈಗ ನಾನು ಹುಚ್ಚನಾಗಿದ್ದೇನೆ, ಆದರೆ ಅದು ತೊಂದರೆಯಿಲ್ಲ, 3 ದಿನಗಳಲ್ಲಿ ನಾನು ನಿರ್ವಿಷೀಕರಣಗೊಳ್ಳಲು ಪ್ರಾರಂಭಿಸಿದೆ!

ಇದು ಗೋಲ್ಡನ್ ಗ್ರೇಲ್ ಎಂದು ನನಗೆ ತಕ್ಷಣ ತಿಳಿದಿತ್ತು. ನಾನು ನನ್ನ 'ವಯಸ್ಸಾದ ಮಹಿಳೆಯ ಹೊಟ್ಟೆ' ಕಳೆದುಕೊಂಡೆ ಮತ್ತು ಚೈತನ್ಯಮಯವಾದೆ. ನನ್ನ ವೈದ್ಯರು ನನ್ನ ರಕ್ತ ಪರೀಕ್ಷೆಯ ಫಲಿತಾಂಶಗಳನ್ನು ನೀಡಿದರು.

ಈಗ ಸುಮಾರು 6 ವರ್ಷಗಳ ನಂತರದ, ನಾನು ನನ್ನ ವಯಸ್ಸಿಗಿಂತ ಚಿಕ್ಕವಳಾಗಿ ಕಾಣುತ್ತೇನೆ. ನನಗೆ ಅಭಿನಂದನೆಗಳು ದೊರೆಯುತ್ತವೆ, ಅದ್ಭುತವಾಗಿದೆ, ನನ್ನ ಋತುಚಕ್ರ ಇನ್ನೂ ನಡೆಯುತ್ತಿದೆ ಮತ್ತು ಋತುಬಂಧದಲ್ಲಿ ಯಾವುದೇ ಸಮಸ್ಯೆಗಳಿಲ್ಲ.

ಕಣಜ ಕಡಿತದ ನನ್ನ ಅಲರ್ಜಿಯೂ ಮಾಯವಾಗಿದೆ. ಜೊತೆಗೆ ಇನ್ನೂ ಒಂದು ಹೆಚ್ಚುವರಿ : ತಾಜಾ ಉಸಿರು .

ನನ್ನ ಹೆತ್ತವರಿಗೂ ಅಗತ್ಯವಿತ್ತು ಮತ್ತು ನನ್ನ ತಂದೆಗೆ ಉಸಿರಾಟದ ತೊಂದರೆ ಇತ್ತು ಮತ್ತು ಅವರ ಕಿವಿಗಳು ನೇರಳೆ ಬಣ್ಣಕ್ಕೆ ತಿರುಗಿದ್ದವು. ಅವರ ಹೃದಯ ಬಡಿತ ಹೆಚ್ಚಾಗಿತ್ತು ಮತ್ತು ಸಂಪೂರ್ಣ ಅಸಹಾಯಕತೆಯಲ್ಲಿ ಪ್ರಾರಂಭಿಸಿದರು ಹಾಗೂ ಅದ್ಭುತ ಫಲಿತಾಂಶಗಳೊಂದಿಗೆ ಈ ಗುಣವಾದರು. 79 ವರ್ಷ ವಯಸ್ಸಿನ ನನ್ನ ತಂದೆ ಇನ್ನೂ ಮರವನ್ನು ಕತ್ತರಿಸುವ ಕೆಲಸ ಮಾಡುತ್ತಾರೆ, ಅದು ಅವರ ದೊಡ್ಡ ಆಸಕ್ತಿ! ಅವರು ರೋಮಾಂಚನಗೊಂಡಿದ್ದಾರೆ ಆದರೆ ಹುಚ್ಚುತನದ ಕಾರಣ ಹೇಳಲು ಧೈರ್ಯವಿಲ್ಲ.

ನಾನು ಉರು ಹೊಡೆದಿರುವ ಪವಿತ್ರ ಬೈಬಲ್‌ನ ಒಂದು ಪದ್ಯವಿದೆ ನಾಣ್ಣುಡಿ 5:15

16 ನಿಮ್ಮ ಝುರಿಗಳು ಬೀದಿಗಳಲ್ಲಿ, ನಿಮ್ಮ ನೀರಿನ ತೊರೆಗಳು ಸಾರ್ವಜನಿಕ ಚೌಕಗಳಲ್ಲಿ ಉಕ್ಕಿ ಹರಿಯಬೇಕೋ?

17 ಅವು ಸದಾ ನಿಮ್ಮದಾಗಿರಲಿ, ಅಪರಿಚಿತರೊಂದಿಗೆ ಎಂದಿಗೂ ಹಂಚಿಕೊಳ್ಳಬಾರದು.

18 ನಿನ್ನ ಚಿಲುಮೆಯು ಆಶೀರ್ವದಿಸಲ್ಪಡಲಿ ಮತ್ತು ನಿನ್ನ ಯೌವನದ ಜೀವನದಲ್ಲಿ ನೀನು ಸಂತೋಷಪಡಲಿ.

ಬೈಬಲ್ ನಂಬುವ ಕ್ರಿಶ್ಚಿಯನ್ ಆಗಿ ಇದು ನನಗೆ ಬಹಳಷ್ಟು ಹೆಚ್ಚು!

ದೇವರು ನಿಮ್ಮೆಲ್ಲರನ್ನು ಆಶೀರ್ವದಿಸಲಿ. ಶುಭಾಶಯಗಳು

ನೆದರ್ಲ್ಯಾಂಡ್ಸ್ ನಿಂದ್ ಸಿಮೋನ್

simone.spek@planet.nl

22/10/2021

ಪುರಾವೆ – 60

ಮೂತ್ರ ಚಿಕಿತ್ಸೆ "ಅಮೃತ"

ಮಾನ್ಯರೇ,

ನಾನು ಸ್ವಮೂತ್ರ ಚಿಕಿತ್ಸೆ ಎಂಬ ಹೆಸರಿನ ಹಿಂದಿ ಭಾಷೆಯ ಮೂತ್ರ ಚಿಕಿತ್ಸೆಗೆ ಸಂಬಂಧಿಸಿದ ಪುಸ್ತಕವನ್ನು ವಿಸ್ತೃತವಾಗಿ ಓದಿದ್ದೇನೆ.

ನನ್ನ ಧ್ವನಿಪೆಟ್ಟಿಗೆಯಲ್ಲಿ ಗಂಟು ಬೆಳೆದಿತ್ತು ಮತ್ತು ಇದರ ಪರಿಣಾಮವಾಗಿ ಧ್ವನಿಯಲ್ಲಿ ತೀವ್ರ ಒರಟುತನ.

ನಾನು ಈ ಅಮೃತವನ್ನು ತೆಗೆದುಕೊಳ್ಳಲು ಪ್ರಾರಂಭಿಸಿದೆ ಮತ್ತು 2 ತಿಂಗಳೊಳಗೆ 100% ಗುಣಮುಖನಾಗಿದ್ದೇನೆ.

ನಾನು ನನ್ನ ತಲೆಯ ಮೇಲೆ ಲೇಪಿಸುತ್ತಿದ್ದೇನೆ ಮತ್ತು ನನ್ನ ಕೂದಲು ಮತ್ತೆ ಬರುತ್ತಿರುವುದನ್ನು ಗಮನಿಸಿದ್ದೇನೆ.

ಇತ್ತೀಚೆಗೆ ನನಗೆ ತಿಳಿದಿರುವ ಬಡಗಿಯೊಬ್ಬನಿಗೆ ಕಿಡ್ನಿ ಮತ್ತು ಮೂತ್ರನಾಳದಲ್ಲಿ ಕಲ್ಲು ಕಾಣಿಸಿಕೊಂಡಿತ್ತು ಮತ್ತು ಅಮೃತವನ್ನು ತೆಗೆದುಕೊಂಡ 25 ದಿನಗಳಲ್ಲಿ ಅವರ ಒಂದು ಕಲ್ಲು ಮಾಯವಾಯಿತು, ಅವರ ಎಕ್ಸ್-ರೇನಲ್ಲಿ ಕಾಣಿಸಲಿಲ್ಲ.

ಈ ಅಮೃತವನ್ನು ಪ್ರಾರಂಭಿಸಲು ನಾನು ನನಗೆ ತಿಳಿದಿರುವ ಬಹಳಷ್ಟು ಜನರಿಗೆ ಸಲಹೆ ನೀಡುತ್ತಿದ್ದೇನೆ. ನಾನು ದೇವರ ದೊಡ್ಡ ಅನುಯಾಯಿ.

ವಂದನೆಗಳು

ಪುಲಕೇಶಿನ್ ಪ್ರಿಯದರ್ಶಿ

ಜನವರಿ 20, 2014

ಪುರಾವೆ – 61

ಹಲ್ಲು ನೋವು ಮತ್ತು ವಸಡು ನಾಶ

ಮಾನ್ಯರೇ,

ಈಗ ನಾನು ನೋವಿನಿಂದ ಸಂಪೂರ್ಣವಾಗಿ ಗುಣಮುಖನಾಗಿದ್ದೇನೆ. ನಾನು ನಿಮ್ಮ ಸಲಹೆಯನ್ನು ಅನುಸರಿಸುತ್ತಿದ್ದೇನೆ, ಕುಡಿಯುತ್ತಿದ್ದೇನೆ, ಬಾಯಿ ಮುಕ್ಕಳಿಸುತ್ತಿದ್ದೇನೆ ಮತ್ತು ವೆಟ್ ಪ್ಯಾಕ್ ಅನ್ನು ನಿಯಮಿತವಾಗಿ ಹಾಕುತ್ತಿದ್ದೇನೆ. ನಿಮ್ಮ ಸಹಕಾರಕ್ಕೆ ಧನ್ಯವಾದಗಳು.

ರೋಹಿತ್ ವಿ.ರಾವಲ್

ಸೂರತ್, ಗುಜರಾತ್

rohit_raval27@yahoo.com

ನವೆಂಬರ್ 5, 2012

ಪುರಾವೆ – 62

ಮೂರ್ಛೆರೋಗ

ಮಾನ್ಯರೇ,

ನನ್ನ ಮೂರ್ಛೆರೋಗದ ತೀವ್ರತೆಯು ಗಣನೀಯವಾಗಿ ಕಡಿಮೆಯಾಗಿದೆ.

ಜೊತೆಗೆ ಮಾನಸಿಕ ನೆಮ್ಮದಿಯೂ ಗಣನೀಯವಾಗಿ ಹೆಚ್ಚಿದೆ.

ಮೊದಲು ನಾನು ಸುಲಭವಾಗಿ ಧ್ಯಾನ ಮಾಡಲು ಸಾಧ್ಯವಾಗುತ್ತಿರಲಿಲ್ಲ.

ಈಗ ನಾನು ನಿಯಮಿತವಾಗಿ ಧ್ಯಾನ ಮಾಡಬಲ್ಲೆ.

ನಾನು ಇನ್ನೂ ನಿರೀಕ್ಷಿಸುತ್ತಿರುವ ಮುಖ್ಯ ಬದಲಾವಣೆ ಎಂದರೆ ದಾಳಿಯ ಆವರ್ತನದ ಬಗ್ಗೆ.

ಇದು ಸ್ವಲ್ಪಮಟ್ಟಿಗೆ ಮಾತ್ರ ಕಡಿಮೆಯಾಗಿದೆ.

ಅಲ್ಲದೆ ಜೀವನವನ್ನು ಎದುರಿಸುವ ಬಗ್ಗೆ ನನ್ನ ಆತ್ಮವಿಶ್ವಾಸದ ಮಟ್ಟವು ಸಾಕಷ್ಟು ಪ್ರಮಾಣದಲ್ಲಿ ಹೆಚ್ಚಿದೆ.

ವಂದನೆಗಳು,

ಹರ್ಷ ವರ್ಧನ ಆರ್

harsha.vardhana.r@gmail.com

ನವೆಂಬರ್ 03, 2012

ಪುರಾವೆ – 63

ಸೋರಿಯಾಸಿಸ್

ಮಾನ್ಯರೇ,

ಸೆಪ್ಟೆಂಬರ್ 2012 ರ ಕೊನೆಯ ವಾರದಲ್ಲಿ ಮೂತ್ರ ಚಿಕಿತ್ಸೆಯನ್ನು ಪ್ರಾರಂಭಿಸಿದ ನಂತರ ನನ್ನ ಸ್ಥಿತಿ ಬಹಳಷ್ಟು ಸುಧಾರಿಸಿದೆ ಎಂದು ಹೇಳಲು ತುಂಬಾ ಸಂತೋಷವಾಗಿದೆ.

ನಾನು ಕಳೆದ 25 ವರ್ಷಗಳಿಂದ ಹೋಮಿಯೋ ಔಷಧ ಬಳಸುತ್ತಿದ್ದೇನೆ ಮತ್ತು ಕಳೆದ 6 – 7 ತಿಂಗಳುಗಳಿಂದ ಆಯುರ್ವೇದದ ಔಷಧ ಬಳಸುತ್ತಿದ್ದೇನೆ.

ಈಗ ಹೋಮಿಯೋ ಮತ್ತು ಆಯುರ್ವೇದ ಔಷಧ ಎರಡನ್ನೂ ನಿಲ್ಲಿಸಿದ್ದೇನೆ.

ಇಂತಿ ನಿಮ್ಮ

ಎನ್. ಸುರೇಂದ್ರನ್, ಲುಧಿಯಾನ, ಪಂಜಾಬ್

unni15101952@yahoo.in

ನವೆಂಬರ್ 03, 2012

ಪುರಾವೆ – 64

ಬೊಜ್ಜು

ನಮಸ್ಕಾರ ಸರ್,

ಗುರುಪೂರ್ಣಿಮೆಯ ಹಾರ್ದಿಕ ಶುಭಾಶಯಗಳು!

ಮೂತ್ರ ಚಿಕಿತ್ಸಾ ವಿಧಾನದೊಂದಿಗೆ ನನಗೆ ಮಾರ್ಗದರ್ಶನ ನೀಡಿದ್ದಕ್ಕಾಗಿ ತುಂಬಾ ಧನ್ಯವಾದಗಳು.

ನಾನು ನಿಮಗೆ ಅನೇಕ, ಅನೇಕ ಧನ್ಯವಾದಗಳೊಂದಿಗೆ ಆಭಾರಿಯಾಗಿದ್ದೇನೆ. ನಾನು ಹೆಚ್ಚು ಆರಾಮವಾಗಿದ್ದೇನೆ.

ನಾನು ಸುಮಾರು 4 ವಾರಗಳಲ್ಲಿ ಸುಮಾರು 8 ಕೆಜಿ ತೂಕವನ್ನು ಕಳೆದುಕೊಂಡಿದ್ದೇನೆ. ನಾನು ಹೆಚ್ಚು ಚೈತನ್ಯವನ್ನು ಅನುಭವಿಸುತ್ತಿದ್ದೇನೆ.

ಈ ಮಹತ್ವದ ವಿಷಯವನ್ನು ಗೌರವಿಸುವಂತಹ ನನಗೆ ತಿಳಿದಿರುವ ಜನರಿಗೆ ನಾನು ಈಗಾಗಲೇ ಮೂತ್ರ ಚಿಕಿತ್ಸೆಯನ್ನು ಪ್ರಚಾರ ಮಾಡಲು ಪ್ರಾರಂಭಿಸಿದ್ದೇನೆ.

ನಿಮ್ಮ ಬೆಂಬಲಕ್ಕಾಗಿ ಮತ್ತೊಮ್ಮೆ ಧನ್ಯವಾದಗಳು.

ರಾಜೇಶ್ವರಿ ಜೆವಿ, ಸಿಕಂದರಾಬಾದ್

rajeshwari_jv@yahoo.co.in

ಜುಲೈ 03, 2012

ಪುರಾವೆ – 65

ರೋಗನಿರೋಧಕ ವ್ಯವಸ್ಥೆ

ಸರ್, ಈ ಸ್ವಯಂ ಮೂತ್ರ ಚಿಕಿತ್ಸೆಯಿಂದ ನಾನು ನಿಜವಾಗಿಯೂ ಪ್ರಭಾವಿತನಾಗಿದ್ದೇನೆ.

ಇಂಟರ್ನೇಟ್ ಮತ್ತು ಪುಸ್ತಕಗಳಲ್ಲಿನ ಹಲವಾರು ಲೇಖನಗಳನ್ನು ಓದಿದ 4 ದಿನಗಳ ನಂತರ ನಾನು ಇದನ್ನು ಬಳಸುತ್ತಿದ್ದೇನೆ.

ರೋಗನಿರೋಧಕ ವ್ಯವಸ್ಥೆಯಲ್ಲಿ ಸುಧಾರಣೆ, ಆಯಾಸ, ಹೊಟ್ಟೆಯ ಸಮಸ್ಯೆ, ಮೊಡವೆ ಹೋಗಲಾಡಿಸುವಲ್ಲಿ ನಾನು ತ್ವರಿತ ಫಲಿತಾಂಶಗಳನ್ನು ಕಂಡುಕೊಂಡಿದ್ದೇನೆ.

ಆರೋಗ್ಯಕ್ಕಾಗಿ ಜೀವನದಲ್ಲಿ ಎಲ್ಲವನ್ನೂ ಪ್ರಯತ್ನಿಸಿದರೂ ಏನನ್ನೂ ಪಡೆಯದವರಿಗೆ ಇದೊಂದು ವರದಾನವಾಗಿದೆ. ರೋಗಗಳನ್ನು ಗುಣಪಡಿಸಲು ಈ ವಿಶಿಷ್ಟ ಚಿಕಿತ್ಸೆಯನ್ನು ಸಾಧ್ಯವಾದಷ್ಟು ಬೇಗ ಅಳವಡಿಸಿಕೊಳ್ಳುವಂತೆ ನಾನು ನನ್ನ ಎಲ್ಲ ಸ್ನೇಹಿತರಿಗೆ ಸೂಚಿಸಿದೆ. ಜ್ಞಾನವನ್ನು ಪಡೆಯಲು ನಾನು ನಿಮ್ಮ ವೆಬ್‌ಸೈಟ್ ಅನ್ನು ನೋಡಿದ್ದೇನೆ. ಈ ಚಿಕಿತ್ಸೆಯ ಕಡೆಗೆ ನಿಮ್ಮ ಹೆಜ್ಜೆ ಅತ್ಯುತ್ತಮವಾಗಿದೆ ಮತ್ತು ನಿಮ್ಮ ಹೊಸ ಪುಸ್ತಕವನ್ನು ಬಿಡುಗಡೆ ಮಾಡುವ ಮುನ್ನಾದಿನದಂದು ಅಭಿನಂದನೆಗಳು. ಹೀಗೆಯೇ ಮುಂದುವರಿಸಿ ಸರ್...

ಜಗದೀಶ್ ಅಕ್ಬರಿ, ಸೂರತ್, ಭಾರತ

jagdish_akbari@rediffmail.com

ಸೆಪ್ಟೆಂಬರ್ 18, 2012

ಹುರಾವೆ – 66

ಅಸ್ಥಿರಜ್ಜುಗಳ ಗಾಯಗಳು

ಗೌರವಾನ್ವಿತರೆ,

ನಾನು ನಿತಿನ್, 2011 ರ ಸೆಪ್ಟೆಂಬರ್ 26 ರಂದು ಒಂದು ದೊಡ್ಡ ಅಪಘಾತಕ್ಕೆ ಈಡಾದೆ. ನನಗೆ ತಲೆ, ಕುತ್ತಿಗೆ, ಭುಜ, ಬೆನ್ನುಹುರಿ ಮತ್ತು ಮೊಣಕಾಲುಗಳಲ್ಲಿ ತೀವ್ರವಾದ ಅಸ್ಥಿರಜ್ಜುಗಳ ಗಾಯಗಳಾಗಿವೆ.

13 ತಿಂಗಳಿನಿಂದ ಅಸ್ಥಿರಜ್ಜುಗಳ ಗಾಯದಿಂದಾಗಿ ನಾನು ದೇಹದಾದ್ಯಂತ ತೀವ್ರವಾದ ನೋವಿನಿಂದ ಬಳಲುತ್ತಿದ್ದೆ. ಹಲವಾರು ವೈದ್ಯರಿಂದ ವೈದ್ಯಕೀಯ ಚಿಕಿತ್ಸೆ ಪಡೆದರೂ ನನಗೆ ಸರಿಯಾಗಿ ಕುಳಿತುಕೊಳ್ಳಲು, ನಿಲ್ಲಲು ಅಥವಾ ನಡೆಯಲು ಸಾಧ್ಯವಾಗುತ್ತಿರಲಿಲ್ಲ ಮತ್ತು ನನ್ನ ಸಾಮಾನ್ಯ ಚಟುವಟಿಕೆಗಳನ್ನು ಮಾಡಲಾಗುತ್ತಿರಲಿಲ್ಲ.

ವೆಬ್‌ಸೈಟ್ ನೋಡಿದ ನಂತರ ನಾನು ಅಕ್ಟೋಬರ್ 2012 ರಿಂದ ಮೂತ್ರ ಚಿಕಿತ್ಸೆಯನ್ನು ಪ್ರಾರಂಭಿಸಿದೆ.

4 ತಿಂಗಳ ಅವಧಿಯಲ್ಲಿ (ಅಕ್ಟೋಬರ್ 2012 ರಿಂದ ಜನವರಿ 2013 ರವರೆಗೆ) ನಾನು ನನ್ನ ತೊಂದರೆಗಳಿಂದ ಕ್ರಮೇಣ ಚೇತರಿಸಿಕೊಂಡಿದ್ದೇನೆ. ತಲೆ, ಕುತ್ತಿಗೆ, ಭುಜ, ಬೆನ್ನುಹುರಿ, ಮೊಣಕಾಲುಗಳಲ್ಲಿ ಇದ್ದ ತೀವ್ರವಾದ ನೋವು 90% ರಷ್ಟು ಕಡಿಮೆಯಾಗಿದೆ. ಈಗ ನಾನು ನನ್ನ ಸಾಮಾನ್ಯ ಚಟುವಟಿಕೆಗಳನ್ನು ಮಾಡಬಲ್ಲೆ.

ನನ್ನ ಅಚ್ಚುಮೆಚ್ಚಿನ ಶ್ರೀಯುತ ಜಗದೀಶ್‌ಜಿಯವರು ಸೂಚಿಸಿದ ಶಿವಂಭು ಚಿಕಿತ್ಸೆಯು ಭುಜಗಳು, ಮೊಣಕಾಲುಗಳು ಮತ್ತು ಬೆನ್ನುಮೂಳೆಯಲ್ಲಿ (ಕುತ್ತಿಗೆ ನೋವು ಸೇರಿದಂತೆ) ನನ್ನ ಅಪಘಾತದಿಂದಾದ ಅಸ್ಥಿರಜ್ಜುಗಳ ಗಾಯಗಳ ಮೇಲೆ ಅದ್ಭುತಗಳನ್ನು ಮಾಡುತ್ತಿದೆ ಎಂದು ನಾನು ನಿತಿನ್ ಈ ಮೂಲಕ ಒಪ್ಪಿಕೊಂಡಿದ್ದೇನೆ.

ಭಗವಾನ್ ಶಿವನು ಅವರಿಗೆ ಈ ಜ್ಞಾನವನ್ನು ದಯಪಾಲಿಸಿದ್ದಕ್ಕಾಗಿ ನಾನು ತುಂಬಾ ಕೃತಜ್ಞನಾಗಿದ್ದೇನೆ. ಈ ಚಿಕಿತ್ಸೆಯ ಜ್ಞಾನವು ನಿಷ್ಕ್ರಿಯಗೊಳಿಸುವ ರೋಗಗಳೆಲ್ಲಕ್ಕೂ ಮೇಲುಗೈ ಸಾಧಿಸಬೇಕೆಂದು ನಾನು ಬಯಸುತ್ತೇನೆ.

ಆರೋಗ್ಯಕರ ಮತ್ತು ಸಹಜ ಜೀವನವನ್ನು ನಡೆಸಲು ನಿಮ್ಮ ಹಾರೈಕೆಗಳಿಗಾಗಿ ಎಲ್ಲರಿಗೂ ಧನ್ಯವಾದಗಳು. ಧನ್ಯವಾದಗಳು ಮತ್ತು ವಂದನೆಗಳು,

ನಿತಿನ್, ದೆಹಲಿ

ಜನವರಿ 10, 2013

ಪುರಾವೆ – 67

ಗಾಯ

ನನಗೆ ನಿಮ್ಮ ಮೇಲ್ ತಲುಪಿದೆ ಮತ್ತು ಕಾರ್ಯವಿಧಾನವನ್ನು ಅನುಸರಿಸಲು ಪ್ರಯತ್ನಿಸುತ್ತೇನೆ. ನನ್ನ ಪತಿಯು ಪಶ್ಚಿಮ ಬಂಗಾಳದ ಸಾರಿಗೆ ನಿಗಮದಲ್ಲಿದ್ದಾರೆ ಮತ್ತು ಅಲ್ಲಿ ಮೂತ್ರ ಚಿಕಿತ್ಸೆಯನ್ನು ಅಭ್ಯಾಸ ಮಾಡುವ ಹಲವಾರು ಕಾರ್ಮಿಕರು ಇದ್ದಾರೆ (ಕೆಲಸದ ಸಮಯದಲ್ಲಿ ಗಾಯಗೊಂಡಾಗ ಗಾಯಗೊಂಡ ಅಂಗದ ಹೊರ ಭಾಗವನ್ನು ಅನ್ವಯಿಸುವುದು) ಎಂಬುದು ಇಲ್ಲಿ ನಮೂದಿಸಬೇಕಾದ ಇನ್ನೊಂದು ವಿಷಯ.

ಅವರ ಪ್ರಕಾರ, ಗಾಯಗೊಂಡ ಭಾಗಕ್ಕೆ ಹಚ್ಚಿದ ನಂತರ ರಕ್ತಸ್ರಾವ ಮತ್ತು ನೋವು ಸಾಂಪ್ರದಾಯಿಕ ಔಷಧಕ್ಕಿಂತ ವೇಗವಾಗಿ ನಿವಾರಿಸುತ್ತದೆ. ಆದ್ದರಿಂದ ಇದನ್ನು ನೋಡಿದ ನಂತರ ಮತ್ತು ನನ್ನಿಂದ ಕೇಳಿದ ನಂತರ, ಅವರು ಕಪ್ಪಾಗಿರುವ ಮತ್ತು ನೋವು ತುಂಬಿದ ತನ್ನ ಉಗುರಿಗೆ ಮೂತ್ರವನ್ನು ಹಚ್ಚುತ್ತಿದ್ದಾರೆ ಮತ್ತು ಕೇವಲ 10 ದಿನಗಳ ನಂತರ ಅವರು ನೋವಿನಿಂದ ಮುಕ್ತನಾಗಿದ್ದಾರೆ, ಕಪ್ಪು ಗುರುತು ಮಾತ್ರ ಇನ್ನೂ ಇದೆ.

ಅವರು ಪಶ್ಚಿಮ ಬಂಗಾಳದ ಮಿಡ್ನಾಪುರ ಜಿಲ್ಲೆಯ ತಮ್ಮ ಹಳ್ಳಿಗೆ ಹೋದಾಗ, ಅವರು ವೈದ್ಯಕೀಯ ಸಹಾಯವಾಗಿ ಹಾವು ಕಡಿದ ಸಮಯದಲ್ಲಿ ಮೂತ್ರ ಚಿಕಿತ್ಸೆಯ ವೈದ್ಯಕೀಯ ಉಪಯುಕ್ತತೆಯ ಬಗ್ಗೆ ಬಡ ಜನರಿಗೆ ಸಲಹೆ ನೀಡುತ್ತಾರೆ.

ಧನ್ಯವಾದಗಳು.

ಅರ್ಚನಾ ಭಟ್ಟಾಚಾರ್ಯ, ಕಲ್ಕತ್ತಾ

abhattcharyya34@gmail.com

ನವೆಂಬರ್ 19, 2012

ಪುರಾವೆ – 68

ಗಂಟಲು ಬೇನೆ

ಗೌರವಾನ್ವಿತ ಸರ್ ಶ್ರೀ ಜಗದೀಶ್ ಆರ್. ಭುರಾನಿಯವರೇ,

ನಾನು ಜಮ್ಮುವಿನ 32 ವರ್ಷದ ಪುರುಷ, ಮತ್ತು ಮೂತ್ರ ಚಿಕಿತ್ಸೆಯು ನಿಜವಾಗಿಯೂ ಕೆಲಸ ಮಾಡುತ್ತದೆ ಎಂದು ನಿಮಗೆ ಹೇಳಲು ನಾನು ತುಂಬಾ ಉತ್ಸುಕನಾಗಿದ್ದೇನೆ; ನಾನು ಕಳೆದ 3 ವರ್ಷಗಳಿಂದ ಗಂಟಲು ಬೇನೆಯಿಂದ ಬಳಲುತ್ತಿದ್ದೆ. ನಾನು ವೈದ್ಯರನ್ನು ಸಂಪರ್ಕಿಸಿದೆ ಮತ್ತು ಅವರು ಹೇಳಿದ್ದ ಔಷಧವನ್ನು ಸೇವಿಸಿದೆ, ಆದರೆ ನನಗೆ ಫಲಪ್ರದ ಫಲಿತಾಂಶಗಳು ದೊರೆಯಲಿಲ್ಲ. 20–02–2013 ರಂದು ನಾನು ಂ.ಗಖಿ ಅನ್ನು ಪ್ರಾರಂಭಿಸಿದೆ ಮತ್ತು ವಾರದೊಳಗೆ ನಾನು ಫಲಿತಾಂಶವನ್ನು ಪಡೆದುಕೊಂಡೆ.

ಇದು ನಿಜವಾಗಿಯೂ ತುಂಬಾ ಉತ್ತಮವಾದ ನೈಸರ್ಗಿಕ ಪರಿಹಾರವಾಗಿದೆ.

ವಂದನೆಗಳು

ಸುರೇಶ್ ಕುಮಾರ್, ಜಮ್ಮು

sureshje113@gmail.com

ಫೆಬ್ರವರಿ 28, 2013

ಪುರಾವೆ – 69

ಸಾಮಾನ್ಯ ಆರೋಗ್ಯ

ಮಾನ್ಯರೇ,

ಅಂತರ್ಜಾಲದಲ್ಲಿ ತುಂಬಾ ಉಪಯುಕ್ತ ಮತ್ತು ಯಶಸ್ಸಿನ ಕಥೆಯನ್ನು ಹಾಕಿದ್ದಕ್ಕಾಗಿ ನಾನು ನಿಮಗೆ ತುಂಬಾ ಕೃತಜ್ಞನಾಗಿದ್ದೇನೆ.

ನಾನೊಬ್ಬ ಗುಜರಾತ್ ರಾಜ್ಯದ ಸರ್ಕಾರಿ ಅಧಿಕಾರಿ (ಮೊ. 09909979577).

ನಾನು ಕಳೆದ 2 ತಿಂಗಳಿನಿಂದ ಮೂತ್ರ ಚಿಕಿತ್ಸೆಯನ್ನು ಬಳಸಿದ್ದೇನೆ ಮತ್ತು ಅದು ನನ್ನ ಕೊಬ್ಬು ಮತ್ತು ಮಧುಮೇಹವನ್ನು ಕಡಿಮೆ ಮಾಡಿದೆ. ನಾನು ಮೊದಲಿಗಿಂತ ಹೆಚ್ಚು ಉತ್ತಮವಾಗಿದ್ದೇನೆ, ನನ್ನ ಸಂತೋಷವನ್ನು ವಿವರಿಸಲು ನನಗೆ ಪದಗಳಿಲ್ಲ. ಮೂತ್ರವನ್ನು ಕುಡಿಯದ ದಿನ, ಏನೋ ಲೋಪವಾಗಿದೆ ಎಂಬ ಭಾವನೆ ಬರುತ್ತದೆ. ಮುಂಜಾನೆ, ಊಟವಾದ ಎರಡು ಗಂಟೆಗಳ ನಂತರ ಮತ್ತು ಸಂಜೆ 6.00 ಗಂಟೆಗೆ ಒಮ್ಮೆಯಂತೆ ನಾನು ದಿನಕ್ಕೆ ಮೂರು ಬಾರಿ ಮೂತ್ರವನ್ನು ಸೇವಿಸುತ್ತೇನೆ, ಪ್ರಮಾಣವು ಪ್ರತಿ ಬಾರಿಗೆ 200 ಗ್ರಾಂ. ನನ್ನ ಕೋರಿಕೆಯ ಮೇರೆಗೆ, ನನ್ನ ಸೋದರಳಿಯನ ಹೆಂಡತಿ 35 ವರ್ಷದ ಜಿಗ್ನಾ, ತೂಕ 87 ಕೆ.ಜಿ, ಕೂಡ ಈ ಚಿಕಿತ್ಸೆಯನ್ನು ಪ್ರಾರಂಭಿಸಿದ್ದಾಳೆ ಮತ್ತು ಅವಳು ತುಂಬಾ ಆರಾಮವಾಗಿದ್ದಾಳೆ ಮತ್ತು ಕೇವಲ 15 ದಿನಗಳ ಅವಧಿಯಲ್ಲಿ ಸ್ವಲ್ಪ ತೂಕವನ್ನು ಕಳೆದುಕೊಂಡಿದ್ದಾಳೆ. ಶಾಶ್ವತ ತಲೆನೋವಿನಿಂದ ಅವಳಿಗೆ ತಕ್ಷಣ ಪರಿಹಾರ ದೊರೆತಿದೆ.

ಅವರ ಮಗಳು ಸೃಷ್ಟಿ ಗೆ ಮುಖದ ಮೇಲೆ ಮೊಡವೆಗಳಿದ್ದು, ಅವಳಿಗೂ ಸಹ ಪರಿಹಾರ ದೊರೆತಿದೆ.

ಅವಳು ಮೂತ್ರವನ್ನು ಮುಖಕ್ಕೆ ಹಚ್ಚುತ್ತಿದ್ದಳು. ಅವಳು ಇದನ್ನು 7 ದಿನಗಳವರೆಗೆ ಮಾಡಿದಳು ಮತ್ತು ಈಗ ಚೆನ್ನಾಗಿದ್ದಾಳೆ.

ನಿವೃತ್ತ ಸರ್ಕಾರಿ ಅಧಿಕಾರಿಯಾದ ನನ್ನ ಸಹೋದರ 69 ವರ್ಷ ವಯಸ್ಸಿನ ಕೃಷ್ಣವದನ್‌ಗೆ ಮೊಣಕಾಲಿನ ಸಮಸ್ಯೆಯಿತ್ತು. ಅವರೂ ಸಹ ಮೂತ್ರ ಚಿಕಿತ್ಸೆಯನ್ನು ಪ್ರಾರಂಭಿಸಿದರು ಮತ್ತು ಕೇವಲ ಒಂದು ತಿಂಗಳೊಳಗೆ ಪರಿಹಾರವನ್ನು ಪಡೆದುಕೊಂಡರು.

ನಾನು ನಿಮಗೆ ದೀರ್ಘ ಆಯಸ್ಸು ಮತ್ತು ಸಂತೋಷ ಮತ್ತು ಆರೋಗ್ಯಕರ ಜೀವನವನ್ನು ಬಯಸುತ್ತೇನೆ.

ಚೈತನ್ಯ ಪರೀಕ್

ಗಾಂಧಿನಗರ, ಗುಜರಾತ್

chaitanyaparikh@rediffmail.com

ಜನವರಿ 16, 2013

ಪುರಾವೆ – 70

ಬೆನ್ನುಹುರಿಯ ಗಾಯ ಆ12

ಮಾನ್ಯರೆ,

ಮೇ 23, 2010 ರಂದು, ನಾನು ಡ್ಯೂಟಿಯಲ್ಲಿದ್ದೆ, ಕುಲು (ಊ.ಕ್ರ) ನಲ್ಲಿರುವ ಸುರಂಗದಲ್ಲಿ ಟಾಟಾ ಲೋಡರ್‌ನಲ್ಲಿ ಹಿಂತಿರುಗುತ್ತಿದ್ದೆ. ನನ್ನ ಬೆನ್ನುಮೂಳೆಯ ಆ12 ರ ಮೇಲೆ ಸುಮಾರು 70–80 ಕೆಜಿ ತೂಕದ ಬಂಡೆಯೊಂದು ಬಡಿಯಿತು. ಅದರ ನಂತರ, ನನ್ನ ಎರಡೂ ಕಾಲುಗಳು ಮತ್ತು ನನ್ನ ಬಲಭಾಗದ ಹೊಟ್ಟೆಯ ಸ್ನಾಯುಗಳ (ಅಬ್ಸ್) ಅರ್ಧಭಾಗದಲ್ಲಿ ಸಂವೇದನೆ ಮತ್ತು ಮೋಟಾರುಚಲನೆಯು ಹೋಯಿತು ಮತ್ತು ಮೂತ್ರ ಮತ್ತು ಮಲದ ಮೇಲೆ ನಿಯಂತ್ರಣ ಮತ್ತು ಸಂವೇದನೆಯನ್ನು ಕಳೆದುಕೊಂಡೆ. ನಂತರ ನಾನು 24ನೇ ಮೇ 2010 ರಂದು ಚಂಡೀಗಢದಲ್ಲಿ ಆಪರೇಷನ್ ಮಾಡಿಸಿಕೊಂಡೆ. ಈಗ ನಾನು ವಾಕರ್‌ನೊಂದಿಗೆ ನಡೆಯುತ್ತಿದ್ದೇನೆ ಮತ್ತು ನಾನು ಎಡಗಾಲು ಮತ್ತು ಬಲಗಾಲು ಮತ್ತು ಮೊಣಕಾಲುಗಳಲ್ಲಿ ಸ್ಪ್ಲಿಂಟ್‌ಗಳನ್ನು ಧರಿಸಬೇಕಾಗಿದೆ. ಈಗ ನನ್ನ ದೇಹದ ಬಲಭಾಗವು ತುಂಬಾ ದುರ್ಬಲವಾಗಿದೆ, ನನ್ನ ಮೊಣಕಾಲು ಬಕ್ಲಿಂಗ್ ಮೇಲೆ ನನಗೆ ನಿಯಂತ್ರಣವಿಲ್ಲ ಮತ್ತು ನನ್ನ ಮೂತ್ರ ಮತ್ತು ಮಲ ಸಂವೇದನೆಯು ಸಾಧಾರಣವಾಗಿದೆ ಆದರೆ ನಿಯಂತ್ರಣವು ಈಗಲೂ ಕೆಟ್ಟದಾಗಿದೆ. ಇನ್ನೂ ನನಗೆ ಬಲಭಾಗದಲ್ಲಿ ಮತ್ತು ಎಡ ಪಾದದಲ್ಲಿ, ತೊಡೆಯ ಹಿಂಭಾಗದಲ್ಲಿ ಮತ್ತು ಸೊಂಟದಲ್ಲಿ ಮರಗಟ್ಟುವಿಕೆ ಇದೆ.

ಸರ್ ನನಗೆ ನಿಮ್ಮ ಬಗ್ಗೆ ಜನವರಿ 10 ರಂದು ತಿಳಿಯಿತು ಮತ್ತು ನಾನು ಫೆಬ್ರುವರಿ 12 ರಂದು ಮೂತ್ರ ಚಿಕಿತ್ಸೆಯನ್ನು ಪ್ರಾರಂಭಿಸಿದೆ, ಇಂದು ನನ್ನ 4 ನೇ ದಿನ, ಇಲ್ಲಿಯವರೆಗಿನ ನನ್ನ ಭಾವನೆಗಳನ್ನು ನಾನು ಈ ಕೆಳಗೆ ನೀಡುತ್ತಿದ್ದೇನೆ:

ನನ್ನ ಬಲ ತೊಡೆ ಮತ್ತು ಸೊಂಟದಲ್ಲಿ ಕರೆಂಟ್ ನಂತಹ ಭಾವನೆ ಬಂದಿದೆ.

ನನ್ನ ಬಲ ಮೊಣಕಾಲಿನಲ್ಲಿ ಸಂಕುಚನದ ಭಾವನೆ ಮತ್ತು ಶಕ್ತಿಯು ಸುಧಾರಿಸಿದೆ

ಎಡಭಾಗದ ಕಾಲನ್ನು ಎತ್ತುವಲ್ಲಿ ಸ್ವಲ್ಪಮಟ್ಟಿಗೆ ಸುಧಾರಣೆಯಾಗಿದೆ

ಸರ್ ನಾನು ಇಂದಿನಿಂದ 3 ಲೀಟರ್ ಮೂತ್ರ ತೆಗೆದುಕೊಳ್ಳುತ್ತಿದ್ದೇನೆ ಮತ್ತು ದೇವರ ದಯೆ ಮತ್ತು ನಿಮ್ಮ ಆಶೀರ್ವಾದದಿಂದ ನಾನು ಮತ್ತೆ ನಡೆಯುತ್ತೇನೆ ಎಂದು ನನಗೆ ಖಾತ್ರಿಯಿದೆ. ಧನ್ಯವಾದಗಳು ಸರ್

ಮನಪ್ರೀತ್ ಸಿಂಗ್

ಚಂಡೀಗಢ, ಪಂಜಾಬ್

manpreet26singh@gmail.com

ಫೆಬ್ರುವರಿ 27, 2013

ಪುರಾವೆ – 71

ಸ್ಪಾಂಡಿಲೋಸಿಸ್

ಹೌದು ನಾನು ಮೂತ್ರ ಚಿಕಿತ್ಸೆ ಮಾಡುತ್ತಿದ್ದೇನೆ.

ನನಗೆ ಸ್ಪಾಂಡಿಲೋಸಿಸ್ ಇದೆ ಮತ್ತು ಕುತ್ತಿಗೆ ಅಥವಾ ತಲೆಯಲ್ಲಿ ನೋವು ಉಂಟಾದಾಗ ನಾನು ಅದರ ಮೇಲೆ ಮೂತ್ರವನ್ನು ಹಚ್ಚುತ್ತೇನೆ.

ಇದು ನಿಜವಾಗಿಯೂ ಕೆಲಸ ಮಾಡುತ್ತದೆ. ನನ್ನ ನೋವು ಮಾಯವಾಗುತ್ತದೆ.

ನಾನು ಪ್ರತಿದಿನ ಮುಂಜಾನೆ ಮಧ್ಯದ ಸ್ಟ್ರೀಮ್ ಮೂತ್ರವನ್ನು ಕುಡಿಯುತ್ತೇನೆ.

ನಮೀತಾ ಅರೋರಾ

nameeta1973@gmail.com

ಮೇ 20, 2013

ಪುರಾವೆ – 72

ಬಿಳಿ ಮಚ್ಚೆಗಳು (ತೊನ್ನುರೋಗ)

ಗೌರವಾನ್ವಿತ ಭುರಾನಿ ಜೀ,

ನಿಮ್ಮ ಸಲಹೆಯ ಪ್ರಕಾರ ನಾನು ಮೂತ್ರ ಚಿಕಿತ್ಸೆಯನ್ನು ಬಳಸಿದ್ದೇನೆ ಮತ್ತು ಅದು ಅದ್ಭುತವಾಗಿದೆ.

ನನ್ನ ದೇಹದಲ್ಲಿ ಬಿಳಿ ಮಚ್ಚೆಗಳು ನಿಂತುಹೋಗಿವೆ ಮತ್ತು ನಾನು ಅನಿರೀಕ್ಷಿತ ಸಂತೋಷವನ್ನು ಅನುಭವಿಸುತ್ತಿದ್ದೇನೆ.

ನನ್ನ ರಕ್ತದೊತ್ತಡ ಸಹಜವಾಗಿದೆ ಮತ್ತು ನನ್ನ ದೇಹದಲ್ಲಿ ನಾನು ಸಾಕಷ್ಟು ಶಕ್ತಿಯ ಅನುಭವವಾಗುತ್ತಿದೆ.

ಇದು ನನ್ನ ಜೀವನವನ್ನು ಬದಲಾಯಿಸಿದೆ. ನಾನು ಈ ಮೂತ್ರ ಚಿಕಿತ್ಸೆಯನ್ನು ನನ್ನ ಜೀವನಪರ್ಯಂತ ಅಳವಡಿಸಿಕೊಂಡಿದ್ದೇನೆ ಮತ್ತು ಈ ಚಿಕಿತ್ಸೆಯನ್ನು ಪ್ರಸರಿಸಲು ನಿರ್ಧರಿಸಿದ್ದೇನೆ.

ನನ್ನ ಕೆಲವು ಸ್ನೇಹಿತರು ಕೂಡ ಈ ಚಿಕಿತ್ಸೆಯಿಂದ ಪ್ರಯೋಜನ ಪಡೆದಿದ್ದಾರೆ.

ತಮ್ಮ ಕಾಯಿಲೆಗಳಿಂದಾಗಿ ಮಾನಸಿಕ ಸಂಕಟದಿಂದ ಬಳಲುತ್ತಿರುವ ಜನರಿಗಾಗಿ ಈ ಚಿಕಿತ್ಸೆಯನ್ನು ಉತ್ತೇಜಿಸಿದ್ದಕ್ಕಾಗಿ ಧನ್ಯವಾದಗಳು.

ರಾಜೇಶ್ ತ್ರಿಪಾಠಿ,

ಜುನಾಗಢ್, ಗುಜರಾತ್

rajesh.tripathi906@gmail.com

ಜುಲೈ 19, 2013

ಪುರಾವೆ – 73

ಸ್ಕೈನುಸ್ಕೈಟಿಸ್

ನಾನು 2 ಅಥವಾ 3 ವರ್ಷ ವಯಸ್ಸಿನವನಾಗಿದ್ದರಿಂದ ಬಹುಶಃ ನನ್ನ ಹುಟ್ಟಿನಿಂದಲೇ ಬಂದಿರುವ ಸ್ಕೈನುಸ್ಕೈಟಿಸ್‌ನಿಂದ ಬಳಲುತ್ತಿದ್ದೇನೆ. ಒಂದು ವರ್ಷದ ಹಿಂದೆ ನಾನು 24 ವರ್ಷ ವಯಸ್ಸಿನವನಾಗಿದ್ದಾಗ ನಾನು ನನ್ನ ಸ್ವಂತ ಪವಿತ್ರ ನೀರನ್ನು ಅಂದರೆ ಮೂತ್ರವನ್ನು ಕುಡಿಯಲು ಪ್ರಾರಂಭಿಸಿದೆ ಮತ್ತು ಆರು ತಿಂಗಳಲ್ಲಿ ಅದು ನನ್ನನ್ನು ಸಂಪೂರ್ಣವಾಗಿ ಗುಣಪಡಿಸಿತು.

ಇತ್ತೀಚೆಗೆ ಅನಾರೋಗ್ಯಕರ ಆಹಾರದಿಂದಾಗಿ ನಾನು ಸೋಂಕಿಗೆ ಒಳಗಾದೆ ಮತ್ತು ಪ್ರತಿ ಒಂದು ಗಂಟೆಗೊಮ್ಮೆ ತೀವ್ರವಾದ ಅತಿಸಾರದಿಂದ ಬಳಲಿದೆ ... ಕೇವಲ ಮೂತ್ರವನ್ನು ಕುಡಿಯುವ ಮತ್ತು ನನ್ನ ಹೊಟ್ಟೆಯ ಮೇಲೆ ಹಚ್ಚುವ ಮೂಲಕ ನಾನು 24 ಗಂಟೆಗಳಲ್ಲಿ ನನ್ನನ್ನು ನಾನು ಗುಣಪಡಿಸಿಕೊಂಡೆ ಮತ್ತು 48 ಗಂಟೆಗಳಲ್ಲಿ ನಾನು ಮತ್ತೆ ಟ್ರ್ಯಾಕ್‌ಗೆ ಮರಳಿದೆ ... .

ಉತ್ಕರ್ಷ್ ದೀಪ್

utkarshdeep_1991@rediffmail.com

ಜನವರಿ 13, 2014

ಪುರಾವೆ – 74

ಸ್ಕೈನಸ್ ಸಮಸ್ಯೆಗಳು

ನಮಸ್ಕಾರ ಜಗದೀಶ್

ನನ್ನ ಸಹೋದರ ಕಳೆದ 30 ದಿನಗಳಿಂದ ಮೂತ್ರ ಚಿಕಿತ್ಸೆಯನ್ನು ಪ್ರಾರಂಭಿಸಿದ್ದಾರೆ ಮತ್ತು ಅವರು 8 ಕೆಜಿ ತೂಕವನ್ನು ಕಡಿಮೆ ಮಾಡಿದ್ದಾರೆ ಮತ್ತು ಅವರು ಬಾಲ್ಯದಿಂದ ನಿರಂತರವಾಗಿ ಬಳಲುತ್ತಿದ್ದ ಸ್ಕೈನಸ್ ಸಮಸ್ಯೆಯಿಂದ ಸುಮಾರು 95% ರಷ್ಟು ಮುಕ್ತರಾಗಿದ್ದಾರೆ.

ಅವರು ಪ್ರತಿದಿನ ಬೆಳಿಗ್ಗೆ 1 ಗ್ಲಾಸ್ ತೆಗೆದುಕೊಳ್ಳುತ್ತಾರೆ ಮತ್ತು ತಾಜಾ ಮೂತ್ರದಿಂದ ತನ್ನ ಮೂಗನ್ನು ಸ್ವಚ್ಛಗೊಳಿಸುತ್ತಾರೆ.

ವಂದನೆಗಳು

ಶಾ ನವಾಜ್

sidish0609@gmail.com

ಮೇ 25, 2013

ಪುರಾವೆ – 75

ಎಸ್ಜಿಮಾ

ನಮಸ್ಕಾರ ಶ್ರೀಯುತ ಭುರಾನಿ,

ಮೂತ್ರ ಚಿಕಿತ್ಸೆಯು ನನ್ನ ಮಗಳ ಎಸ್ಜಿಮಾವನ್ನು 6 ವಾರಗಳಲ್ಲಿ 80% ರಷ್ಟು ಗುಣಪಡಿಸಿದೆ.

ನಿಮ್ಮ ಸೈಟ್‌ಗೆ ನಾನು ತುಂಬಾ ಕೃತಜ್ಞನಾಗಿದ್ದೇನೆ.

ಧನ್ಯವಾದ

ನೇಹಾ ಜೋಹಲ್, ಗುಡ್ಡ

nehajohal@hotmail.com

ಜನವರಿ 21, 2014

ಪುರಾವೆ – 76

ಕೂದಲು ಉದುರುವುದು

ಆತ್ಮೀಯ ಶ್ರೀ, ಜೆ. ಭುರಾನಿ,

ನಾನು ಮೂತ್ರ ಚಿಕಿತ್ಸೆ ಮಾಡುತ್ತೇನೆ ಆದರೆ ನಿಯಮಿತವಾಗಿ ಅಲ್ಲ. ನಾನು ನೀವು ನೀಡಿದ ಡಯಟ್ ಚಾರ್ಟ್ ಅನ್ನು ಅನುಸರಿಸಲು ಬಯಸುತ್ತೇನೆ ಆದರೆ ನಾನು ಕೆಲಸ ಮಾಡುತ್ತಿರುವುದರಿಂದ. ನನ್ನ ಬಿಡುವಿಲ್ಲದ ವೇಳಾಪಟ್ಟಿ ಮತ್ತು ಕಚೇರಿಯ ವಾತಾವರಣದಿಂದಾಗಿ, ದಿನದಲ್ಲಿ ಈ ಚಿಕಿತ್ಸೆಯನ್ನು ಮುಂದುವರಿಸಲು ನನಗೆ ಸಾಧ್ಯವಿಲ್ಲ. ನಾನು ಬೆಳಿಗ್ಗೆ 3:00 ಗಂಟೆಗೆ ಮೂತ್ರವನ್ನು ತೆಗೆದುಕೊಳ್ಳುತ್ತೇನೆ.

ನಾನು ನನ್ನ ಕೂದಲಿಗೆ ಮೂತ್ರವನ್ನು ಹಚ್ಚುವುದನ್ನು ಪ್ರಯತ್ನಿಸಿದೆ ಮತ್ತು ಹೌದು ನಾನು ಕೂದಲು ಉದುರುವಿಕೆಯ ಸಮಸ್ಯೆಯನ್ನು ತೊಡೆದುಹಾಕಿದೆ ಎಂದು ನಿಮಗೆ ತಿಳಿಸಲು ನನಗೆ ಸಂತೋಷವಾಗಿದೆ ಮತ್ತು ಈಗ ಬಣ್ಣದಲ್ಲಿ ಸಹ ಸ್ವಲ್ಪ ಬದಲಾವಣೆಯನ್ನು ನೋಡಬಹುದು.

ವಂದನೆಗಳು

ಸಂದೇವ್ ವ್ಯಾಸ್

samdev24@gmail.com

ಜನವರಿ 13, 2014

ಪುರಾವೆ – 77

ಬಹು ಮೂಳೆ ಮುರಿತ

ಮೂತ್ರ ಚಿಕಿತ್ಸೆಯಲ್ಲಿ ನನಗೆ ಉತ್ತಮವಾದ ಅನುಭವವಾಗಿದೆ. ಬಹು ಮೂಳೆ ಮುರಿತದ ಕಾರಣ ನಾನು ಎರಡು ವರ್ಷಗಳಿಗಿಂತ ಹೆಚ್ಚು ಕಾಲ ಹಾಸಿಗೆಯಲ್ಲಿದ್ದೆ ಮತ್ತು ಈಗ ಚೇತರಿಸಿಕೊಳ್ಳುತ್ತಿದ್ದೇನೆ.

ನಾನು ಮೂತ್ರ ಚಿಕಿತ್ಸೆಯನ್ನು ಪ್ರಾರಂಭಿಸಿದಾಗಿನಿಂದ ನನ್ನ ರೋಗನಿರೋಧಕ ಶಕ್ತಿ ಹೆಚ್ಚಾಗಿದೆ.

ತಾಕತ್ತು ಹೆಚ್ಚಾಗಿದೆ ಮತ್ತು ಗಾಯಗಳು ವಾಸಿಯಾಗಿವೆ.

ಇದು ಉತ್ತಮ ನಂಜುನಿರೋಧಕ ಮತ್ತು ಚರ್ಮದ ಸಮಸ್ಯೆಗಳ ಮೇಲೆ ಉತ್ತಮವಾಗಿ ಕಾರ್ಯನಿರ್ವಹಿಸುತ್ತದೆ.

ಇದು ನನ್ನ ಮುರಿದ ಮೂಳೆಗಳಿಗೆ ಬಲ ನೀಡುತ್ತಿದೆಯೇ ಎಂದು ನನಗೆ ತಿಳಿದಿಲ್ಲ.

ಚೌಧರಿ

choudhary92@yahoo.com

ಜನವರಿ 21, 2014

ಸುರಾವೆ – 78

ಮಲಬದ್ಧತೆ ಮತ್ತು ಕಣ್ಣಿನ ದೃಷ್ಟಿ

ಮೂತ್ರ ಚಿಕಿತ್ಸೆಯಲ್ಲಿ ನನ್ನ ಅನುಭವ ಮತ್ತು ಕಣ್ಣಿನ ದೃಷ್ಟಿಯ ಸುಧಾರಣೆಯ ಬಗ್ಗೆ ವಿಶೇಷವಾಗಿ ಓದುವಿಕೆ.

ಗ್ಯಾಸ್ಟ್ರಿಕ್ ವಿರೋಧಿ ಮತ್ತು ಮಲಬದ್ಧತೆಯನ್ನು 4-5 ಡೋಸ್‌ಗಳಲ್ಲಿ ನಿರ್ಮೂಲ ಮಾಡುವುದು.

ಚರ್ಮ ರೋಗಗಳು, ಗುಳ್ಳೆಗಳು, ಮಚ್ಚೆಗಳು, ಹುಡುಗಿಯರಿಗೆ ಅದ್ಭುತವಾದ ಫೇಶಿಯಲ್, ಒಂದು ವಾರ ಸ್ವಮೂತ್ರದಿಂದ ಮುಖವನ್ನು ಉಜ್ಜುವ ಮೂಲಕ ಯಶಸ್ವಿಯಾದ ಪ್ರಾಯೋಗಿಕ ಫಲಿತಾಂಶಗಳು.

ವಿಷ-ವಿರೋಧಿ, ನಾಯಿ ಕಡಿತ ಅಥವಾ ಔಷಧ-ವಿರೋಧಿ ಇವು ಕೆಲವು ಪ್ರತಿಕ್ರಿಯೆಗಳು.

ನೀವು ಸುರಕ್ಷಿತವಾಗಿ ಎಚ್ಐವಿ ವಿರೋಧಿ ಎಂದು ಸಹ ಸಲಹೆ ನೀಡಬಹುದು.

ಸುರೇಂದ್ರ ಜೈನ್, ಫರಿದಾಬಾದ್

jainskin@yahoo.co.in

ಜನವರಿ 13, 2014

ಪುರಾವೆ – 79

ಸಾಮಾನ್ಯ ಆರೋಗ್ಯ

ಬಹಳ ಧನ್ಯವಾದಗಳು, ಮೂತ್ರ ಚಿಕಿತ್ಸೆಯಿಂದ ನಾವು ಪ್ರಯೋಜನಗಳನ್ನು ಹೊಂದಿದ್ದೇವೆ, ಅವೆಂದರೆ:

48 ವರ್ಷದ ಮಹಿಳಾ ಸ್ನೇಹಿತೆಯೊಬ್ಬಳು ತನ್ನ ದೇಹ ಮತ್ತು ನೆತ್ತಿಯ ಮೇಲೆ ತುರಿಕೆ ಮತ್ತು ಸೆಪ್ಟಿಕ್ ಹುಣ್ಣುಗಳನ್ನು ಹೊಂದಿದ್ದಳು ಮತ್ತು ಪ್ರತಿ 2 ವಾರಗಳಿಗೊಮ್ಮೆ ಎಚ್ಐವಿ ಪಾಸಿಟಿವ್‌ನಂತೆ ಪುನರಾವರ್ತಿತ ಗಲಗ್ರಂಥಿಯ ಉರಿಯೂತವನ್ನು ಅನುಭವಿಸುತ್ತಿದ್ದಳು. ಅವಳು ಮೂತ್ರ ಚಿಕಿತ್ಸೆಯನ್ನು ಪ್ರಾರಂಭಿಸಿದಳು, ಈಗ ಅವಳ್ ಚರ್ಮವು ಸ್ವಚ್ಛವಾಗಿದೆ, ತಲೆ ಸ್ವಚ್ಛವಾಗಿದೆ, ಅವಳಿಗೆ ಸಹಜವಾಗಿ ಕೂದಲು ಬೆಳೆಯುತ್ತಿದೆ, ಈಗ ಹೆಣೆದ ಜಡೆಯನ್ನು ಹೊಂದಿದ್ದಾಳೆ ಮತ್ತು ಗಲಗ್ರಂಥಿಯ ಉರಿಯೂತವಿಲ್ಲ.

54 ವರ್ಷ ವಯಸ್ಸಿನ ಮಹಿಳೆ. ಆಕೆಯು ಮಧುಮೇಹಿಯಾಗಿದ್ದು, ಆಗಾಗ್ಗೆ ಅನಾರೋಗ್ಯದ ದಾಳಿಗಳು, ಬೆವರು ಮತ್ತು ಕೆಲಸದಲ್ಲಿ ಮತ್ತು ಮನೆಯಲ್ಲಿ ಕುಸಿದು ಬೀಳುವ ಕಾರಣದಿಂದಾಗಿ ಉದ್ಯೋಗವನ್ನು ತೊರೆಯಲು ಯೋಜಿಸಿದ್ದಳು. ಆಕೆಯ ರಕ್ತದ ಸಕ್ಕರೆಯ ಪ್ರಮಾಣವು ಶಾಶ್ವತವಾಗಿ 20 ರಿಂದ 30 ಟೆಟ ನಷ್ಟಿತ್ತು, ಆದರೆ ಯುಟಿಯ 4 ದಿನಗಳ ನಂತರ ಆಕೆಯ ಸಕ್ಕರೆಯನ್ನು ಪರೀಕ್ಷಿಸಿದಾಗ ಅದು 4.8 ಟೆಟ ಆಗಿತ್ತು ಮತ್ತು ಅವಳು ತುಂಬಾ ಸಂತೋಷವಾಗಿದ್ದಾಳೆ.

46 ವರ್ಷದ ಪುರುಷ, ಅವರಿಗೆ ಪಾರ್ಶ್ವವಾಯು ಇತ್ತು, ಬಲ ಹೆಮಿಪ್ಲೆಜಿಯಾ ಮತ್ತು ಮಾತು ಕಳೆದುಕೊಂಡಿದ್ದರು. ಅವರ ಪತ್ನಿ ಅವರಿಗೆ ಮೂತ್ರವನ್ನು ನೀಡಿದರು ಮತ್ತು ಅವರು ಈಗ ಮಾತನಾಡುತ್ತಿದ್ದಾರೆ ಮತ್ತು ಬೆಂಬಲವಿಲ್ಲದೆ ನಡೆಯುತ್ತಿದ್ದಾರೆ, ಈಗ ಅವರು ಮೂತ್ರವನ್ನು ತೆಗೆದುಕೊಳ್ಳುವುದನ್ನು ಮುಂದುವರೆಸುತ್ತಿದ್ದಾರೆ.

ಮಹಿಳೆ, 60 ವರ್ಷ. ದೀರ್ಘಕಾಲದ ಮಲಬದ್ಧತೆ, ಸಂಧಿವಾತ ಮತ್ತು ನಿದ್ರಾಹೀನತೆಗಳಿದ್ದವು. ಮೂತ್ರ ಚಿಕಿತ್ಸೆ ನಂತರ ಈಗ ಈ ಎಲ್ಲಾ ರೋಗಗಳಿಂದ ಮುಕ್ತವಾಗಿದ್ದಾರೆ. ಮೊಣಕಾಲು ನೋವುಗಳು, ಬೆನ್ನಿನ ಕೆಳಭಾಗದಲ್ಲಿ ನೋವು ಮತ್ತು 180/115 ರ ಅಧಿಕ ರಕ್ತದೊತ್ತಡ ಹೊಂದಿರುವ 68 ವರ್ಷದ ಮಹಿಳೆ ಕೆಲವು ದಿನಗಳ ನಂತರ ಅವರ ರಕ್ತದೊತ್ತಡ 100/62 ಕ್ಕೆ ಇಳಿದಿದೆ ಮತ್ತು ಅವರು ತಮ್ಮ

ಮನೆಯ ಚಟುವಟಿಕೆಗಳನ್ನು ಆರಾಮವಾಗಿ ಮಾಡಿಕೊಂಡು ತುಂಬಾ ಸಂತೋಷವಾಗಿದ್ದಾರೆ.

34 ವರ್ಷದ ಮಹಿಳಾ ಶಿಕ್ಷಕಿಯ ತಲೆಯ ಮಧ್ಯಭಾಗದಲ್ಲಿ ಬೋಳಾಗುತ್ತಿತ್ತು: ಕೂದಲು ಉದುರುತ್ತಿತ್ತು ಮತ್ತು ಅವರು ಮೂತ್ರದಲ್ಲಿ ನೆನೆಸಲು ಮತ್ತು ಕುಡಿಯಲು ಪ್ರಾರಂಭಿಸಿದರು. 2 ವಾರಗಳಲ್ಲಿ ಅವರ ಕೂದಲು ಮತ್ತೆ ಬೆಳೆಯಲಾರಂಭಿಸಿತು.

ನನಗೆ 45 ವರ್ಷ ಮತ್ತು ನನ್ನ ಮುಖದ ಮೇಲೆ ಕುರೂಪವಾದ ಗಾಯದ ಕಲೆಗಳಿವೆ. ನಾನು ಪ್ಲಾಸ್ಟಿಕ್ ಸರ್ಜರಿಯನ್ನು ಮಾಡಿಸಲು ಯೋಜಿಸುತ್ತಿದ್ದೆ. ಒಂದೆರಡು ತಿಂಗಳ ಮೂತ್ರ ಸೇವನೆ, ಬೆಳಿಗ್ಗೆ ಮತ್ತು ಸಂಜೆ ನನ್ನ ಮುಖವನ್ನು ಮೂತ್ರದಿಂದ ಸ್ವಚ್ಛಗೊಳಿಸಿದ ನಂತರ ಚರ್ಮದ ಕಲೆಗಳು ಕ್ರಮೇಣ ಕಣ್ಮರೆಯಾಗುತ್ತಿವೆ.

ಸ್ಟಾಂಪನಾ ಒಸೆನೋಟ್ಸ್

stampana@gmail.com

ಜೂನ್ 05, 2013

ಪುರಾವೆ – 80

ಸಾಮಾನ್ಯ ಆರೋಗ್ಯ

ನಮಸ್ಕಾರ ಶ್ರೀಯುತ ಭುರಾನಿ,

ಜೆಡಬ್ಲ್ಯೂ ಆರ್ಮ್ಸ್ಟ್ರಾಂಗ್ ಅವರ ದಿ ವಾಟರ್ ಆಫ್ ಲೈಫ್ ಅನ್ನು ಓದಿದ ನಂತರ, ನನ್ನ ನೋಯುತ್ತಿರುವ ಕೀಲುಗಳು, ಮುಖ ಮತ್ತು ಬೆಳ್ಳಗಾಗುತ್ತಿರುವ ಕೂದಲಿಗೆ ಮೂತ್ರವನ್ನು ಹಚ್ಚಲು ನಾನು ನಿರ್ಧರಿಸಿದೆ. ನಾನು ಪ್ರತಿದಿನ ಬೆಳಿಗ್ಗೆ ನನ್ನ ಮೂತ್ರವನ್ನು ಕುಡಿಯಲು ಪ್ರಾರಂಭಿಸಿದೆ.

ನಾನು ನವೆಂಬರ್, 2013 ರಲ್ಲಿ ಮೂತ್ರ ಚಿಕಿತ್ಸೆಯನ್ನು ಪ್ರಾರಂಭಿಸಿದೆ.

ಮೂರು ತಿಂಗಳ ನಂತರ, ನನ್ನ ಕೀಲುಗಳು ಇನ್ನು ಮುಂದೆ ನನಗೆ ಯಾವುದೇ ನೋವನ್ನು ಉಂಟುಮಾಡುತ್ತಿಲ್ಲ ಎಂದು ತಿಳಿಸಲು ನಾನು ಸಂತೋಷಪಡುತ್ತೇನೆ, ನನ್ನ ಚರ್ಮವು ಎಳೆಯದಾಗಿ ಹೆಚ್ಚು ಬಣ್ಣವಾಗಿ ಕಾಣುತ್ತದೆ ಮತ್ತು ನನ್ನ ಕೂದಲು ಅದರ ಮೂಲ ಬಣ್ಣಕ್ಕೆ ಮರಳಿದ್ದಲ್ಲದೆ ಆರೋಗ್ಯಕರವಾಗಿ ಕಾಣುತ್ತಿದೆ.

ನನ್ನ ಹೆಂಡತಿ, ಪುತ್ರರು ಮತ್ತು ನನ್ನ ತಂದೆಯು ಸಹ ಈಗ ಮೂತ್ರ ಚಿಕಿತ್ಸೆ ಇದೇ ರೀತಿಯ ಫಲಿತಾಂಶಗಳನ್ನು ಪಡೆದುಕೊಂಡಿದ್ದಾರೆ.

ನಾನು ಎಲ್ಲರಿಗೂ ಮೂತ್ರ ಚಿಕಿತ್ಸೆಯನ್ನು ಶಿಫಾರಸು ಮಾಡುತ್ತೇನೆ.

ಚಿಕಿತ್ಸೆಗೆ ಬದಲಾಗಿ ಗುಣಪಡಿಸುವ ಸಮಯ ಬಂದಿದೆ.

ನಿಮ್ಮ ವಿಶ್ವಾಸಿ,

ಡೇವ್ ರಿಯರ್ಡನ್

ನ್ಯೂಪೋರ್ಟ್, ಯುನೈಟೆಡ್ ಕಿಂಗ್ಡಮ್

marie.reardon3@btinternet.com

ಫೆಬ್ರವರಿ 09, 2014

ಪುರಾವೆ – 81

ಮಾನ್ಯರೇ,

ನೀವು ಮನುಕುಲಕ್ಕಾಗಿ ಮಾಡುತ್ತಿರುವ ಅದ್ಭುತ ಕಾರ್ಯಕ್ಕಾಗಿ ದೇವರು ನಿಮ್ಮನ್ನು ಆಶೀರ್ವದಿಸಲಿ.

ನಿಮ್ಮನ್ನು ವೈಯಕ್ತಿಕವಾಗಿ ಭೇಟಿಯಾಗಬೇಕೆಂದು ನಾನು ನಿಜವಾಗಿಯೂ ಬಯಸುತ್ತೇನೆ.

ದೇವರು ಮತ್ತೊಮ್ಮೆ ಆಶೀರ್ವದಿಸಲಿ, ಅಗತ್ಯವಿದ್ದಾಗ ನಾನು ನಿಮಗೆ ಪರಿಷ್ಕರಿಸುತ್ತೇನೆ

ಡಾ ಪೂಲರ್

poolardr@yahoo.com

ಜನವರಿ 09, 2014

ಪುರಾವೆ – 82

ಚೈತನ್ಯಪೂರ್ಣ

ನಮಸ್ಕಾರ ಡಾಕ್ಟರ್

ನೀವು ಹೇಗಿದ್ದೀರಿ? ನಾನು ಬೆಳಿಗ್ಗೆ 1 ಗ್ಲಾಸ್ ಮೂತ್ರವನ್ನು ಕುಡಿಯುತ್ತೇನೆ, ನನ್ನ ಇಡೀ ದೇಹವನ್ನು ಮೂತ್ರದಿಂದ ಮಸಾಜ್ ಮಾಡುತ್ತೇನೆ, 20 ರಿಂದ 30 ನಿಮಿಷಗಳ ಬಿಟ್ಟು ನಂತರ ಬೇವಿನ ಎಲೆಯ ಪುಡಿಯನ್ನು ಬಳಸಿ ಬೆಚ್ಚಗಿನ ನೀರಿನಲ್ಲಿ ಸ್ನಾನ ಮಾಡುತ್ತೇನೆ. ನಾನು ಸಾಬೂನು ಬಳಸುವುದಿಲ್ಲ. ನಾನು ಇದನ್ನು ಸಂಜೆ ಮತ್ತೆ ಪುನರಾವರ್ತಿಸುತ್ತೇನೆ.

ಫಲಿತಾಂಶಗಳು ತುಂಬಾ ಚೆನ್ನಾಗಿವೆ.

ನಾನು ಯಾವುದೇ ಚಿಕಿತ್ಸೆಯಲ್ಲಿಯೂ ಇಷ್ಟು ಸುಧಾರಣೆ ಕಂಡಿಲ್ಲ.

ನಾನು ನನ್ನ ಕೈಗಳಿಂದಲೇ ಮೂತ್ರವನ್ನು ಮಸಾಜ್ ಮಾಡುತ್ತೇನೆ ಮತ್ತು ಹತ್ತಿಯಿಂದ ಅಲ್ಲ.

ಹತ್ತಿಯನ್ನು ಬಳಸುವುದಕ್ಕಿಂತ ಇದು ಹೆಚ್ಚು ಆರಾಮದಾಯಕವೆಂದು ನಾನು ಭಾವಿಸುತ್ತೇನೆ.

ನಾನು ತುಂಬಾ ತಾಜಾ ಮತ್ತು ಚೈತನ್ಯಪೂರ್ಣವಾಗಿರುತ್ತೇನೆ.

ಜಿ ಎಸ್ ರಾಜು

gsraj_1957@yahoo.co.in

ಫೆಬ್ರವರಿ 03, 2014

ಪುರಾವೆ – 83

ಮಧುಮೇಹ

ಆತ್ಮೀಯ ಜೆ ಭುರಾನಿ

ನಾನು ಮೂತ್ರ ಚಿಕಿತ್ಸೆಯನ್ನು ಬಳಸುವುದನ್ನು ಮುಂದುವರಿಸುತ್ತಿದ್ದೇನೆ. ನನಗೆ ಸಾಕಷ್ಟು ಶಕ್ತಿ ಮತ್ತು ಚೈತನ್ಯ ಬಂದಿದೆ.

ನಾನು ಅದನ್ನು ಮಧುಮೇಹ ರೋಗಿಯಾಗಿರುವ ನನ್ನ ಚಿಕ್ಕಪ್ಪನಿಗೆ ಶಿಫಾರಸು ಮಾಡಿದ್ದೇನೆ. ಎರಡು ವಾರಗಳ ಕಾಲ ಮೂತ್ರ ಚಿಕಿತ್ಸೆ ಮಾಡಿದ ನಂತರ ಸಕ್ಕರೆಯ ಮಟ್ಟವು 230ರಿಂದ 170ಕ್ಕೆ ಇಳಿದಿದೆ ಎಂದು ಹೇಳಿದ್ದಾರೆ.

ಅವರ ಆರೋಗ್ಯ ಸಾಕಷ್ಟು ಸುಧಾರಿಸಿದೆ ಮತ್ತು ಅವರು ಕೃಷಿಕರಾಗಿದ್ದಾರೆ.

ಈ ಹಿಂದೆ ತನ್ನ ನಿಯಮಿತ ಕರ್ತವ್ಯವನ್ನು ನಿರ್ವಹಿಸಲು ಸಾಧ್ಯವಾಗದಿದ್ದ ಅವರು ಈಗ ಜಮೀನಿಗೆ ಹೋಗಲು ಪ್ರಾರಂಭಿಸಿದ್ದಾರೆ.

ಮೆಸ್ಸಿನ್ ಮುರ್ಗಾ, ಇಥಿಯೋಪಿಯಾ

mmssefer@gmail.com

ಮೇ 21, 2013

ಪುರಾವೆ – 84

ಮೂತ್ರ ಚಿಕಿತ್ಸೆಯಿಂದ ಬಹು ಪ್ರಯೋಜನಗಳು

ನಮಸ್ಕಾರ ಜಗದೀಶ್,

ನಾನು ಈಗ 2 ವರ್ಷಗಳಿಂದ ಮೂತ್ರ ಚಿಕಿತ್ಸೆಯನ್ನು ಅಭ್ಯಾಸ ಮಾಡುತ್ತಿದ್ದೇನೆ, ನಾನು ಇತರ ಪರ್ಯಾಯ ಆರೋಗ್ಯ ಪ್ರೋಟೋಕಾಲ್‌ಗಳನ್ನು ತನಿಖೆ ಮಾಡುತ್ತಿರುವುದರಿಂದ ಪ್ರಯೋಗವಾಗಿ ಪ್ರಾರಂಭಿಸಿದೆ, ಆದರೆ ಶೀಘ್ರದಲ್ಲೇ ನನ್ನ ಸಾಮಾನ್ಯ ಆರೋಗ್ಯವು ಸುಧಾರಿಸಿದೆ ಮತ್ತು ನನ್ನ ಯೋಗಕ್ಷೇಮದ ಪ್ರಜ್ಞೆಯನ್ನು ಕಂಡುಕೊಂಡಿದ್ದೇನೆ ಮತ್ತು ಆ ಸಮಯದಿಂದ ನನಗೆ ಯಾವುದೇ ಕಾಯಿಲೆ, ಕಡೇಪಕ್ಷ ಶೀತ ಕೂಡ ಬಂದಿಲ್ಲ.

ಬೆಕ್ಕುಗಳು ಮತ್ತು ನಾಯಿಗಳ ಅಲರ್ಜಿಯಿಂದ ಉಂಟಾಗುವ ಅಸ್ತಮಾವನ್ನು ಹೊರತುಪಡಿಸಿ ನನಗೆ ಯಾವುದೇ ದೀರ್ಘಕಾಲದ ಕಾಯಿಲೆಗಳಿಲ್ಲ. ಇದು ಕೂಡಾ ಸೌಮ್ಯ (ಗಮನೀಯವಲ್ಲದ) ಕಿರಿಕಿರಿಯ ಮಟ್ಟಕ್ಕೆ ಇಳಿದಿದೆ.

ಮತ್ತಷ್ಟು ಪ್ರಯೋಗವಾಗಿ ನಾನು, ಕೇವಲ ಮೂತ್ರದ ಮೇಲೆಯೇ ಜೀವಿಸಬಹುದೇ ಎಂದು ನೋಡಲು 30 ದಿನಗಳ ಮೂತ್ರ ಉಪವಾಸವನ್ನು ಪೂರ್ಣಗೊಳಿಸಿದೆ. ನನ್ನಲ್ಲಿ ಉತ್ಪಾದನೆಯಾದ ಎಲ್ಲಾ ಮೂತ್ರವನ್ನು ನಾನು ಸೇವಿಸಿದ್ದೇನೆ ಹಾಗೂ ದಿನಕ್ಕೆ ಒಮ್ಮೆಯಾದರೂ ಅದರಲ್ಲಿ ತೊಳೆದಿದ್ದೇನೆ ಮತ್ತು ಆ ಸಮಯದಲ್ಲಿ ಯಾವುದೇ ಆಹಾರವನ್ನು ಸೇವಿಸಲಿಲ್ಲ ಅಥವಾ ನೀರನ್ನು ಕುಡಿಯಲಿಲ್ಲ ... ಉಪವಾಸದ ಫಲಿತಾಂಶಗಳ ಪಟ್ಟಿ ಕೆಳಗಿದೆ:

- ಅಕಿಲ್ಸ್ ಸ್ನಾಯುರಜ್ಜು ಶಸ್ತ್ರಚಿಕಿತ್ಸೆಯ ಪ್ರದೇಶದಲ್ಲಿನ ನೋವು ಕಣ್ಮರೆಯಾಯಿತು

- ಅದೇ ಶಸ್ತ್ರಚಿಕಿತ್ಸೆಯಿಂದ ನನ್ನ ಪಾದದ ನರಕ್ಕೆ ಆದ ಹಾನಿಯು ಹೋಯಿತು

- ನನ್ನ ಕಾಲಿನ ನಮ್ಯತೆ ಮರಳಿದೆ (ನಾನು 16 ವರ್ಷ ವಯಸ್ಸಿನ ನಂತರ ಮೊದಲ ಬಾರಿಗೆ ಪೂರ್ಣ ಕಮಲದ ಭಂಗಿಗೆ ಮರಳಿದೆ)

- ನನ್ನ ಶ್ವಾಸಕೋಶಗಳು ಪುನಶ್ಚೇತನಗೊಂಡಿವೆ (ನಾನು 70 ವರ್ಷದವರ ಶ್ವಾಸಕೋಶವನ್ನು ಹೊಂದಿದ್ದೇನೆ ಎಂದು 5 ವರ್ಷಗಳ ಹಿಂದೆ ಹೇಳಲಾಗಿತ್ತು, ಈಗ ನಾನು ಉಸಿರುಗಟ್ಟದೆ ಬಹಳ ದೂರ ಓಡಬಲ್ಲೆ)

- ನನ್ನ ಭುಜದಲ್ಲಿ ಕೀಲು ನೋವು ಮತ್ತು ಕಟ್‌ಕಟ್ ಶಬ್ದವು ಹೋಗಿದೆ

- ನಾನು ಸಾಕಷ್ಟು ತೂಕವನ್ನು ಕಳೆದುಕೊಂಡಿದ್ದೇನೆ (ಇದು ಪ್ರಯೋಗದ ಭಾಗವಾಗದ ಕಾರಣ ನಾನು ತೂಕವನ್ನು ಅಳೆಯಲಿಲ್ಲ ಆದರೆ ನನ್ನ ಬೆಲ್ಟ್ 7 ನೋಚ್ ಒಳಗೆ ಹೋಯಿತು)

- ನನ್ನ ಮುಖದ ಮೇಲಿನ ಗೆರೆಗಳು ಮತ್ತು ಸುಕ್ಕುಗಳು ಸುಗಮವಾಗಿವೆ

- ನನ್ನ ಕೂದಲು ಮತ್ತೆ ಬೆಳೆಯಲು ಪ್ರಾರಂಭಿಸಿತು

ಡೇವ್ ಮರ್ಫಿ

ಬಾಸಿಲ್ಡನ್, ಯುಕೆ

dmurphy25@gmail.com

ಫೆಬ್ರುವರಿ 4, 2013

ಪುರಾವೆ – 85

ಮೂತ್ರದ ಚಿಕಿತ್ಸೆಯು ಆಂತರಿಕ ಸೋಂಕುಗಳ ವಿರುದ್ಧ ಹೋರಾಡಲು ಸಹಾಯ ಮಾಡುತ್ತದೆ

ಇದು ನಿಜವಾಗಿಯೂ ಕೆಲಸ ಮಾಡುತ್ತದೆ!

ಇದು ವರ್ಷದ ಆ ಸಮಯ, ಪ್ರತಿಯೊಬ್ಬರೂ ಸೂರ್ಯಸ್ನಾನ ಮಾಡಲು ಮತ್ತು ಟ್ಯಾನ್ ಪಡೆಯಲು ಬಯಸುತ್ತಾರೆ ಮತ್ತು ನಾನು ಕೂಡ. ಒಬ್ಬ ಉತ್ತಮ ವಿಜ್ಞಾನಿಯು ಸ್ವತಃ ತನ್ನ ಮೇಲೆಯೇ ಪ್ರಯೋಗಗಳನ್ನು ಮಾಡಿಕೊಳ್ಳುತ್ತಾರೆ ಎಂದು ಹೇಳಲಾಗುತ್ತದೆ ಮತ್ತು ನಾನು ಅದನ್ನೇ ಮಾಡಿದ್ದೇನೆ.

ನಾನು ಮೂತ್ರ ಚಿಕಿತ್ಸೆಯ ಬಗ್ಗೆ ಸಂಶೋಧನೆ ನಡೆಸುತ್ತಿದ್ದೇನೆ ಮತ್ತು ಅದ್ಭುತ ಫಲಿತಾಂಶಗಳಿಗಾಗಿ ನನ್ನ ಮೂತ್ರವನ್ನು ನನ್ನ ಮೇಲೆಯೇ ಬಳಸಲು ನಿರ್ಧರಿಸಿದೆ.

ನಾನು ಕಳೆದ ಮೂರು ವಾರಗಳಿಂದ ಸೂರ್ಯಸ್ನಾನ ಮಾಡುತ್ತಿದ್ದೆ ಮತ್ತು ನನ್ನ ಚರ್ಮವು ಕೆಂಪಗಾಗಿ, ಕಜ್ಜಿಮಯ, ಶುಷ್ಕವಾಗಿ ಶಾಖದ ದದ್ದುಗಳು ಬರುವುದನ್ನು ನಾನು ಗಮನಿಸಿದೆ ಮತ್ತು ಅವು ಬೊಬ್ಬೆಗಳಾಗಿ, ನೋವು ಬಂದು, ಕೀವು ತುಂಬಲು ಪ್ರಾರಂಭಿಸಿದವು.

ವ್ಯರ್ಥ ಮಾಡಲು ಸಮಯವಿಲ್ಲದೇ ನಾನು ವಿಶ್ವಾಸಾರ್ಹತೆಯನ್ನು ಪರೀಕ್ಷಿಸಲು ಮತ್ತು ನನಗಾಗಿ ಫಲಿತಾಂಶಗಳನ್ನು ನೋಡಲು ನನ್ನ ಸ್ವಂತ ಮೂತ್ರವನ್ನು ಬಳಸಬೇಕೆಂದು ನಾನು ಯೋಚಿಸಿದೆ.

ನಾನು ಮೆತ್ತನೆಯ ಬಟ್ಟೆಯನ್ನು ಬಳಸಿ ನನ್ನ ಮೂತ್ರದಿಂದ ನನ್ನ ದೇಹವನ್ನು ತೊಳೆದೆ ಮತ್ತು ನನ್ನ ಆಶ್ಚರ್ಯಕ್ಕೆ ತುರಿಕೆ ನಿಂತು ದದ್ದು, ಹುಣ್ಣುಗಳು, ಕೀವುಗಳು ಎಲ್ಲವೂ ಸಹಜ ಸ್ಥಿತಿಗೆ ಮರಳಿತು.

ನನ್ನ ಚರ್ಮವು ಹಿಂದೆಂದಿಗಿಂತಲೂ ಸ್ವಚ್ಛ, ಸ್ಪಷ್ಟ ಮತ್ತು ಮೃದುವಾಯಿತು.

ನಮ್ಮ ಮೂತ್ರವು ದೇಹವನ್ನು ಗುಣಪಡಿಸುವ ರಾಸಾಯನಿಕ ಅಂಶಗಳನ್ನು ಒಳಗೊಂಡಿದೆ. ಇದನ್ನು ಚರ್ಮದ ಮೇಲೆ ಬಳಸಬಹುದು ಅಥವಾ ಕುಡಿಯಬಹುದು ಮತ್ತು ಇದು ಚರ್ಮದ ಕ್ಯಾನ್ಸರ್ ಮತ್ತು ಇತರ ಎಲ್ಲಾ ಚರ್ಮ ಮತ್ತು ಆಂತರಿಕ ಸೋಂಕುಗಳು ಮತ್ತು ರೋಗಗಳ ವಿರುದ್ಧ ಹೋರಾಡಲು ಸಹಾಯ ಮಾಡುತ್ತದೆ.

ಏಂಜೆಲಾ ಬ್ರೌನ್ – ಸ್ವತಂತ್ರ ಸಂಶೋಧಕರು

ಬಿ.ಎಸ್ಸಿ (ಆನರ್ಸ್) ಜೈವಿಕ ವಿಜ್ಞಾನಗಳು

angelabrown007an@aol.co.uk

ಜುಲೈ 21, 2013

ಪುರಾವೆ – 86

ಮೂತ್ರ ಚಿಕಿತ್ಸೆ – ಶಕ್ತಿಯಲ್ಲಿ ಬೂಸ್ಟ್

ನಮಸ್ಕಾರ,

ನಾನು ಸ್ವಲ್ಪ ಸಮಯದವರೆಗೆ ಮೂತ್ರ ಚಿಕಿತ್ಸೆಯನ್ನು ಮಾಡಿದ್ದೇನೆ ಮತ್ತು ಅದು ನನ್ನ ಚರ್ಮವನ್ನು ಸ್ಪಷ್ಟವಾಗಿಸುತ್ತದೆ ಮತ್ತು ಸಾಮಾನ್ಯವಾಗಿ ನನ್ನ ಶಕ್ತಿಯನ್ನು ಹೆಚ್ಚಿಸುತ್ತದೆ ಎಂದು ಕಂಡುಕೊಂಡೆ.

ಮೂತ್ರ ಚಿಕಿತ್ಸೆಯಿಂದ ಯಾವ ಆರೋಗ್ಯದ ಪರಿಣಾಮಗಳು ಉಂಟಾಗುತ್ತವೆ ಎಂಬುದನ್ನು ತಿಳಿಸಲು ನನಗೆ ಯಾವುದೇ ಸಾಂಪ್ರದಾಯಿಕ ಶಿಕ್ಷಣವಿಲ್ಲ ಮತ್ತು ನಾನು ಮೂತ್ರ

ಚಿಕಿತ್ಸೆಯನ್ನು ಮಾಡುತ್ತಿರುವುದರಿಂದ ನನಗೆ ಉತ್ತಮವಾಗಬೇಕು ಎಂದು ನನ್ನ ಸ್ವಂತ ಪರಿಜ್ಞಾನವು ಹೇಳುತ್ತಿದೆ..

ಕೆಲವು ಧನಾತ್ಮಕ ಪ್ರಯೋಜನಗಳು ಪ್ಲಸೀಬೊ ಪರಿಣಾಮದ ಕಾರಣದಿಂದಾಗಿವೆ ಎಂದು ನಾನು ಪರಿಗಣಿಸಿದ್ದೇನೆ. ನೀವು ಮಾಡುತ್ತಿರುವ ಅಧ್ಯಯನದಿಂದ ಯಾವ ವೈಜ್ಞಾನಿಕ ಸಂಶೋಧನೆಗಳು ಹೊರಬರುತ್ತವೆ ಎಂಬುದನ್ನು ತಿಳಿಯಲು ನನಗೆ ಬಹಳ ಆಸಕ್ತಿ ಇದೆ.

ಧನ್ಯವಾದಗಳು,

ಹರಗೋಬಿಂದ್ ಖಾಲ್ಸಾ

hargobind_939@yahoo.com

ಜನವರಿ 21, 2014

ಪುರಾವೆ – 87

ಸಂಧಿವಾತ

ಮಾನ್ಯರೇ,

ಒಂದೇ ಸಮಯದಲ್ಲಿ 5 ಕ್ಕಿಂತ ಹೆಚ್ಚು ಕೀಲುಗಳ ಪಾಲಿ ಆರ್ಥ್ರೈಟಿಸ್ ಹೊಂದಿರುವ ಒಬ್ಬ 31 ವರ್ಷದ ರೋಗಿಯ ಬಗ್ಗೆ ನಾನು ನಿಮಗೆ ಹೇಳಬಲ್ಲೆ.

ಆಕೆಯು ಆಯುರ್ವೇದ ಮತ್ತು ನೋವು ನಿವಾರಕಗಳ ಮೇಲೆ ಯಾವುದೇ ಪರಿಹಾರವಿಲ್ಲದೆ ಇದ್ದರು.

ಆಕೆಯು ಮೂತ್ರ ಚಿಕಿತ್ಸೆಯನ್ನು ಪ್ರಾರಂಭಿಸಿದರು ಮತ್ತು ಕೆಲವೇ ದಿನಗಳಲ್ಲಿ ನೋವಿಗೆ ಪರಿಹಾರವನ್ನು ಪಡೆದರು.

ಆಕೆಯು 90% ರಷ್ಟು ಪರಿಹಾರದೊಂದಿಗೆ 1 ವರ್ಷದ ಚಿಕಿತ್ಸೆಯನ್ನು ಪೂರ್ಣಗೊಳಿಸಿದರು.

ಜಾನಿ ಪೌಲೋಸ್

poulosejohny@gmail.com

ಜನವರಿ 20, 2014

ಪುರಾವೆ – 88

ಮೂತ್ರ ಚಿಕಿತ್ಸೆಯೊಂದಿಗೆ ಆರೋಗ್ಯದಲ್ಲಿ ಪ್ರಗತಿ

ಆತ್ಮೀಯ ಡಾ.ಜಗದೀಶ್ ಭುರಾನಿ

ನಾನು ಭರವಸೆ ನೀಡಿದಂತೆ ಆಸ್ಪತ್ರೆಯಿಂದ ಡಿಸ್ಚಾರ್ಜ್ ಆದ ಕೂಡಲೇ 2013 ಆಗಸ್ಟ್ 29 ರಂದು ಮೂತ್ರ ಚಿಕಿತ್ಸೆ ಆರಂಭಿಸಿದೆ.

ಹೊಸ ಪ್ರಗತಿ ಏನೆಂದರೆ ನನ್ನ ಎಡಗೈ ನನ್ನ ಮೂಗನ್ನು ಸ್ಪರ್ಶಿಸಬಹುದು ಮತ್ತು ನಾನು ಬೆತ್ತವಿಲ್ಲದೆ 30 ಮೀಟರ್ ನಿಧಾನವಾಗಿ ನಡೆಯಬಲ್ಲೆ.

ನನ್ನ ಎಡಗೈ, ಮಧ್ಯದ ಕೀಲಿನ ಬೆಂಬಲದೊಂದಿಗೆ, 108 ಕ್ಕಿಂತ ಹೆಚ್ಚು ಬಾರಿ ಮೇಲಕ್ಕೆ ಮತ್ತು ಕೆಳಕ್ಕೆ ಹೋಗಬಹುದು.

ನನ್ನ ಬೆರಳುಗಳು ಸ್ವಲ್ಪಮಟ್ಟಿಗೆ ಚಲಿಸಲು ಪ್ರಾರಂಭಿಸಿದವು ----- ಆದರೂ ಇನ್ನೂ ದುರ್ಬಲವಾಗಿದೆ.

ನಾವು ರಕ್ತದೊತ್ತಡವನ್ನು ಪರಿಶೀಲಿಸಿದ್ದೇವೆ ಮತ್ತು ಹೆಚ್ಚು ಸ್ವಮೂತ್ರವನ್ನು ಕುಡಿಯುವುದರಿಂದ ರಕ್ತದೊತ್ತಡದ ಮೇಲೆ ಯಾವುದೇ ಅಡ್ಡ ಪರಿಣಾಮಗಳಿಲ್ಲ ಎಂದು ಕಂಡುಕೊಂಡಿದ್ದೇವೆ.

ಮೂತ್ರ ಚಿಕಿತ್ಸೆಯ ಮೇಲೆ ನನಗೆ ಆತ್ಮವಿಶ್ವಾಸ, ಧೈರ್ಯ ಮತ್ತು ಸಹಿಷ್ಣುತೆ ಇದೆ.

ನೀವು ನನಗೆ ಹೆಚ್ಚು ವಿವರವಾದ ಸಲಹೆಯನ್ನು ನೀಡುವುದನ್ನು ಮುಂದುವರಿಸುತ್ತೀರಿ ಎಂದು ನಾನು ಭಾವಿಸುತ್ತೇನೆ.

ಇಂತಿ ನಿಮ್ಮ

ಲಿಯಾನ್ ನ್ಯೂ

ಕ್ಯಾಲಿಫೋರ್ನಿಯಾ, ಯುಎಸ್ಎ

eonnew2009@gmail.com

ಸೆಪ್ಟೆಂಬರ್ 02, 2013

ಪುರಾವೆ – 89

ಒಂದು ಅತ್ಯುತ್ತಮ ಅನುಭವ

ನಮಸ್ಕಾರ ಶ್ರೀಯುತ ಜಗದೀಶ್,

ಇದೊಂದು ಅತ್ಯುತ್ತಮ ಅನುಭವ. ವಾಸ್ತವವಾಗಿ ನಾನು ಕೆಲವು ಸಾಹಿತ್ಯವನ್ನು ಓದುವ ಮೂಲಕ 2004 ರಲ್ಲಿ ನನ್ನ ಸ್ವಂತವಾಗಿ ಈ ಚಿಕಿತ್ಸೆಯನ್ನು ಪ್ರಾರಂಭಿಸಿದೆ, ಆದರೆ ಮಾರ್ಗದರ್ಶನ ಮತ್ತು ಹೆಚ್ಚಿನ ಸಾಹಿತ್ಯದ ಅನುಪಸ್ಥಿತಿಯಲ್ಲಿ ನಾನು ಅದನ್ನು ನಿಲ್ಲಿಸಿದೆ. ಆದರೆ ನಂತರ ನಾನು ಇಂಟರ್ನೆಟ್ ಮತ್ತು ಪುಸ್ತಕಗಳಿಂದ (ಇಂಗ್ಲಿಷ್ ಮತ್ತು ಮರಾಠಿ) ಇನ್ನೂ ಹೆಚ್ಚು ಸಾಹಿತ್ಯವನ್ನು ಪಡೆದುಕೊಂಡೆ. ಮತ್ತೆ ನಾನು ಮೇ 2012 ರಲ್ಲಿ ಚಿಕಿತ್ಸೆಯನ್ನು ಪ್ರಾರಂಭಿಸಿದೆ ಮತ್ತು ಅದನ್ನು ಮುಂದುವರೆಸಿದೆ. ನನಗೆ 50 ವರ್ಷ ಹಾಗೂ ನನ್ನ ಅಧಿಕ ರಕ್ತದೊತ್ತಡವು ಅಂಚಿನಲ್ಲಿ ಇತ್ತು (157:85) ಮತ್ತು ವೈದ್ಯರು ಸೂಚಿಸಿದಂತೆ ಪ್ರತಿದಿನವೂ ಎನ್ಮಾಸ್ 2.5 ತೆಗೆದುಕೊಳ್ಳುತ್ತಿದ್ದೆ.

ನನ್ನ ಕಾಲುಗಳಲ್ಲಿ ಸ್ವಲ್ಪ ಊತವಿತ್ತು. ಮೂತ್ರಚಿಕಿತ್ಸೆಯನ್ನು ಪ್ರಾರಂಭಿಸಿದ ನಂತರ, ಊತವು ಸಂಪೂರ್ಣವಾಗಿ ಕಣ್ಮರೆಯಾಗಿದೆ. ಮಲಬದ್ಧತೆಯೂ ಇಲ್ಲ ಮತ್ತು ಎನ್ಮಾಸ್ 2.5 ತೆಗೆದುಕೊಳ್ಳುವ ಅವಶ್ಯಕತೆಯು ವಾರಕ್ಕೆ ಒಂದು ಅಥವಾ ಎರಡು ಬಾರಿಗೆ ಇಳಿದಿದೆ. ನನ್ನ ಬಿಪಿ. (134:72) ಮಿತಿಯಲ್ಲಿದೆ ನನಗೆ ದಿನವಿಡೀ ಸಂಪೂರ್ಣ ತಾಜಾತನದ ಅನುಭವವಾಗುತ್ತದೆ. ಮೊದಲು ನನಗೆ ಸುಸ್ತಾಗುತ್ತಿತ್ತು ಮತ್ತು ಆಯಾಸ ಮತ್ತು ಒತ್ತಡವು ಹೋಗುತ್ತಲೇ ಇರಲಿಲ್ಲ.

ನಾನು ದಿನನಿತ್ಯದ ಆಧಾರದ ಮೇಲೆ ಸಾಕಷ್ಟು ಚಟುವಟಿಕೆಗಳನ್ನು ಹೊಂದಿರುವ ಕಾರ್ಪೋರೇಟ್ ವ್ಯಕ್ತಿ.

ಭವಿಷ್ಯದ ಅನಾರೋಗ್ಯ ಮತ್ತು ತೊಡಕುಗಳನ್ನು ತಪ್ಪಿಸಲು ಈ ಮೂತ್ರ ಚಿಕಿತ್ಸೆಯನ್ನು ಪ್ರಾರಂಭಿಸಲು ನಾನು ಎಲ್ಲರಿಗೂ ಶಿಫಾರಸು ಮಾಡುತ್ತೇವೆ. ದೇವರು ದೊಡ್ಡವನು, ನಾನು ಈ ಥೆರಪಿಯನ್ನು ಸಮಯಕ್ಕೆ ಸರಿಯಾಗಿ ತಿಳಿದುಕೊಂಡೆ

ಈ ಥೆರಪಿ ಮಾಡುತ್ತಿರುವಾಗ ನೀವು ಸಂಪೂರ್ಣವಾಗಿ ಸಸ್ಯಾಹಾರಿಗಳಾಗಿರಬೇಕು, ಆದರೆ ಅದು ನನಗೆ ಕಷ್ಟಕರವಾಗಿದೆ. ನಾನು ವಾರಕ್ಕೊಮ್ಮೆ ಮೀನು ತಿನ್ನುತ್ತೇನೆ ಮತ್ತು ಆ ದಿನ ಮೂತ್ರವನ್ನು ತೆಗೆದುಕೊಳ್ಳುವುದಿಲ್ಲ.

ಎಲ್ಲರ ಅನುಕೂಲಕ್ಕಾಗಿ ನಾನು ಇದಕ್ಕೆ ಪ್ರತಿಕ್ರಿಯಿಸುತ್ತಿದ್ದೇನೆ.

ವಂದನೆಗಳು,

ಸಂಜಯ್ ಕಿಣಿ

ಬ್ರಾಂಚ್ ಮ್ಯಾನೇಜರ್ (ಇಸಿಜಿಸಿ ಆಫ್ ಇಂಡಿಯಾ ಲಿಮಿಟೆಡ್),

ಸೂರತ್

sanjay.kini@ecgc.in

ಜನವರಿ 15, 2014

ಹುರಾವೆ – 90

ಲೈಂಗಿಕ ಜೀವನ

ಮಾನ್ಯರೇ

ಸಾಮಾನ್ಯ ಜನರಿಗೆ ಮಾರ್ಗದರ್ಶನ ನೀಡುವ ನಿಮ್ಮ ವೆಬ್‌ಸೈಟ್‌ಗಾಗಿ ಧನ್ಯವಾದಗಳು.

ನನ್ನ ಅನುಭವವನ್ನು ಹಂಚಿಕೊಳ್ಳುವ ಮೊದಲು ನಾನು ನನ್ನ ಜೀವನಶೈಲಿಯನ್ನು ಹಂಚಿಕೊಳ್ಳಲು ಬಯಸುತ್ತೇನೆ. ನಾನು ಪ್ರತಿನಿತ್ಯ ಅರ್ಧ ಬಾಟಲ್ ವಿಸ್ಕಿ ಕುಡಿಯುವೆನು, 10 ಸಿಗರೇಟ್ ಸೇದುತ್ತೇನೆ ಮತ್ತು ಭಾರೀ ಮಸಾಲೆಭರಿತ ನಾನ್ ವೆಜ್ ತಿನ್ನುತ್ತೇನೆ.

ನಾನು ಅಧಿಕ ರಕ್ತದೊತ್ತಡದಿಂದ ಬಳಲುತ್ತಿದ್ದೇನೆ – 130/180– ಟ್ಯಾಬ್ಲೆಟ್ ಇಲ್ಲದೆ. ಲೈಂಗಿಕ ಜೀವನವು ಚೆನ್ನಾಗಿಲ್ಲ – ನೆಟ್ಟಗಾಗಲು ಸಾಧ್ಯವಾಗುವುದಿಲ್ಲ ಮತ್ತು ಉತ್ತಮ ಲೈಂಗಿಕ ಕ್ರಿಯೆಯನ್ನು ನಿರ್ವಹಿಸಲು ಸಾಧ್ಯವಾಗುವುದಿಲ್ಲ. ನನ್ನ ತೂಕ 108 ಕೆಜಿ.

ನಿಮ್ಮ ವೆಬ್‌ಸೈಟ್‌ಗೆ ಭೇಟಿ ನೀಡಿದ ನಂತರ ಫೆಬ್ರವರಿ 25 ರಿಂದ ನಾನು ಬೆಳಿಗ್ಗೆ ಮೂತ್ರವನ್ನು ಕುಡಿಯಲು ಪ್ರಾರಂಭಿಸಿದೆ.

ನಾನು ಬೆಳಿಗ್ಗೆ ಗರಿಷ್ಠ ಪ್ರಮಾಣದ ಮೂತ್ರವನ್ನು ಕುಡಿಯುತ್ತೇನೆ

ನಾನು ಒಂದು ದಿನದಲ್ಲಿ 2 ಬಾರಿ ಕುಡಿಯುತ್ತೇನೆ – ಮಧ್ಯಾಹ್ನ ಮತ್ತು ಸಂಜೆ

ಸುಮಾರು ಒಂದು ತಿಂಗಳ ನಂತರಮ್ಮ ಈಗ ನನ್ನಲ್ಲಿ ಈ ಕೆಳಗಿನ ಬದಲಾವಣೆಗಳು ಕಂಡುಬರುತ್ತಿವೆ

ಬೆಳಗಿನ ಶೌಚವು ತುಂಬಾ ಸುಲಭವಾಗಿ ನಡೆಯುತ್ತದೆ ಮತ್ತು ಹೊಟ್ಟೆಯು ತಕ್ಷಣವೇ ಖಾಲಿಯಾಗುತ್ತದೆ

ನನ್ನ ರಕ್ತದೊತ್ತಡ ಈಗ 110/150 – ಟ್ಯಾಬ್ಲೆಟ್ ಇಲ್ಲದೆ (130/180 ಬದಲಿಗೆ)

ನನ್ನ ಮುಖದ ಚರ್ಮವು ಹೆಚ್ಚು ಬೆಳ್ಳಗಾಗಿದೆ

ಈಗ ನನ್ನ ಮನಸ್ಸು ಸಣ್ಣ ವಿಷಯಗಳ ಬಗ್ಗೆ ಚಿಂತಿಸುತ್ತಿಲ್ಲ

ನನ್ನ ಮದ್ಯವ್ಯಸನವು ಈಗ 50% ವರೆಗೆ ಕಡಿಮೆಯಾಗಿದೆ

ಸಿಗರೇಟ್ ಈಗ ದಿನಕ್ಕೆ 3 ಕೆ ಇಳಿದಿದೆ

ಇಡೀ ದಿನ ತಾಜಾ ಮತ್ತು ಸಂತೋಷದ ಭಾವನೆ ಇರುತ್ತದೆ

ಈ ದಿನಗಳಲ್ಲಿ ನಿದ್ರೆ ಉತ್ತಮವಾಗಿ ಬರುತ್ತಿದೆ

ಈಗ ನನ್ನ ತೂಕ 105 ಕೆ.ಜಿ.

ಇನ್ನೊಂದು ಆಶ್ಚರ್ಯವೆಂದರೆ ನನ್ನ ಲೈಂಗಿಕ ಜೀವನವು ಉತ್ತಮವಾಗುತ್ತಿದೆ– ನಿಮಿರುವಿಕೆ ಕಲ್ಲಿನಂತೆ ಗಟ್ಟಿಯಾಗುತ್ತದೆ ಮತ್ತು ಸೆಕ್ಸ್ ಡ್ರೈವ್ ಕೂಡ ಹೆಚ್ಚಿದೆ.

ಈಗ ಆರೋಗ್ಯ ಸಮಸ್ಯೆಗೆ ಪವಾಡ ಸದೃಶ ಪರಿಹಾರ ಸಿಕ್ಕಿರುವುದು ಸಂತೋಷ ಮತ್ತು ಅದೃಷ್ಟ

ಧನ್ಯವಾದಗಳು ಸರ್

ವಂದನೆಗಳು

ರಾಜೇಶ್ ಪಾಟೀಲ್, ಮುಂಬೈ

rajeshpatil3569@gmail.com

ಮಾರ್ಚ್ 23, 2017

ಪುರಾವೆ – 91

ಮೂತ್ರ ಚಿಕಿತ್ಸೆಯ ವಿವಿಧ ಪ್ರಯೋಜನಗಳು

ನಮಸ್ಕಾರ,

ಮೂತ್ರ ಚಿಕಿತ್ಸೆಯ ಉಪಾಖ್ಯಾನ ವರದಿಯ ಗಮನಾರ್ಹ ಪ್ರಯೋಜನಗಳು ಹೀಗಿವೆ ಆದರೆ ಇವುಗಳಿಗೆ ಸೀಮಿತವಾಗಿಲ್ಲ...

ವೈರಲ್ ಅಥವಾ ಬ್ಯಾಕ್ಟೀರಿಯಾದ ಶೀತಗಳ ಅನಾರೋಗ್ಯದ ಸಮಯ ಕಡಿಮೆ ಉರಿಯೂತಕ್ಕೆ ಸ್ಥಳೀಯವಾಗಿ ಬಳಸಬಹುದಾದ ನೋವು ನಿವಾರಕ

ಮಕ್ಕಳಿಗೆ ಪ್ರತಿನಿತ್ಯ 5 ಮಿಲಿ ಯನ್ನು ನಾಲಿಗೆ ಕೆಳಗೆ ರಕ್ಷಣಾತ್ಮಕವಾಗಿ ಇಡುವುದು ಉಪಯುಕ್ತವಾಗಿದೆ, ಇದು ಮಕ್ಕಳ ಪ್ರತಿರಕ್ಷಣಾ ವ್ಯವಸ್ಥೆಯನ್ನು ಬಲಪಡಿಸುತ್ತದೆ

ದೃಷ್ಟಿಯು ಪರಿಣಾಮಕಾರಿಯಾಗಿ ಸುಧಾರಿಸುತ್ತದೆ

ಆತಂಕ ಕಡಿಮೆಯಾಗುತ್ತದೆ

ಶಾಂತ ನಿದ್ರೆಯನ್ನು ಉತ್ತೇಜಿಸುತ್ತದೆ

ಮಲವು ನಿಯಮಿತ ಹಾಗೂ ಮೃದುವಾಗಿರುತ್ತದೆ ಚರ್ಮವು ಸಣ್ಣಪ್ರಾಯದಂತೆ ಕಾಣುತ್ತದೆ

ಹೆಚ್ಚಿದ ಚಯಾಪಚಯವು ಹಸಿವನ್ನು ಹೆಚ್ಚಿಸುತ್ತದೆ

ಮಚ್ಚೆಗಳು ಅಳಿಸಿಹೋಗುತ್ತವೆ

ಕುಡಿದರೆ ಮತ್ತು ಸ್ಥಳೀಯವಾಗಿ ಅನ್ವಯಿಸಿದರೆ ಉಗುರು ಶಿಲೀಂಧ್ರವು ಕಡಿಮೆಯಾಗುವ ಲಕ್ಷಣಗಳನ್ನು ತೋರಿಸುತ್ತದೆ.

ಮನಸ್ಸು ಶಾಂತವಾಗುತ್ತದೆ

ಅಲರ್ಜಿಯ ಲಕ್ಷಣಗಳು ಕಡಿಮೆಯಾಗುತ್ತವೆ

ಶಕ್ತಿಯು ಹೆಚ್ಚುತ್ತದೆ

ಕೀವು ತುಂಬಿ ಚರ್ಮದೊಳಕ್ಕೆ ಬೆಳೆದ ಉಗುರುಗಳ ಮೇಲೆ ಸ್ಥಳೀಯವಾಗಿ ಬಳಸಿದರೆ, ಅದು ವಾಸಿಯಾಗುತ್ತದೆ

ಇದು ಜಿಗುಟು ರಹಿತ ಸಂಪೂರ್ಣ ಸಾವಯವ ಆಹಾರವನ್ನು ಸೇವಿಸುವಾಗ ಮತ್ತು ಪೌಷ್ಟಿಕಾಂಶದ ಬೆಂಬಲಕ್ಕಾಗಿ ಪೂರಕಗಳನ್ನು ತೆಗೆದುಕೊಳ್ಳುವಾಗ ಮಾಡಲಾದ ಚಿಕ್ಕ ಪಟ್ಟಿಯಾಗಿದೆ.

ನಿಮಗೆ ಯಾವುದೇ ಇತರ ವಿವರಗಳು ಬೇಕಾದರೆ ದಯವಿಟ್ಟು ನನಗೆ ತಿಳಿಸಿ. ನಾನು ನೋಂದಾಯಿತ ದಾದಿಯಾಗಿದ್ದೇನೆ ಮತ್ತು ನಾವು ಪ್ರಾರಂಭಿಸಿದಾಗಿನಿಂದ ರೋಗಲಕ್ಷಣಗಳನ್ನು ದಾಖಲಿಸುತ್ತಿದ್ದೇನೆ.

ಎ ರಾಸ್

amyeross7@gmail.com

ಜನವರಿ 22, 2014

ಪುರಾವೆ – 92

ನನ್ನ ಆರೋಗ್ಯದಲ್ಲಿ ಇದುವರೆಗೆ ಆದ ಆರು ಸುಧಾರಣೆಗಳು

ವೆಬ್‍ಸೈಟ್ ಮತ್ತು ಬೆಂಬಲಿತ ಇಮೇಲ್‍ಗಳಿಗಾಗಿ ತುಂಬಾ ಧನ್ಯವಾದಗಳು.

ನಾನು ಆ ಸಲಹೆಗಳನ್ನು ಅನುಸರಿಸುತ್ತಿದ್ದೇನೆ ಮತ್ತು ಉತ್ತಮ ಫಲಿತಾಂಶಗಳನ್ನು ಅರಿತುಕೊಂಡಿದ್ದೇನೆ.

ಈ ವಾರಾಂತ್ಯದವರೆಗಿನ ಕಳೆದ ವಾರದ ಮೂತ್ರ ಚಿಕಿತ್ಸೆಯ ಪರಿಣಾಮವಾದ ನನ್ನ ಅನುಭವಗಳು ಹೀಗಿವೆ;

i) ನನ್ನ ಬಾಲ್ಯದಿಂದಲೂ ಆಗುತ್ತಿದ್ದಂತೆ ನನ್ನ ಮೂಗು ಸಿಂಬಳದಿಂದ ಕಟ್ಟಿಕೊಳ್ಳದೇ ನಾನು ಆರಾಮವಾಗಿ ಉಸಿರಾಡುತ್ತಿದ್ದೇನೆ

ii) ನಾನು ನನ್ನ ಕಣ್ಣುಗಳ ಕೆಳಗೆ ಕಪ್ಪು ವರ್ತುಲಗಳಿದ್ದವು ಮತ್ತು ಗಿ ಮತ್ತು ಪ್ರತಿದಿನ ಆಗಾಗ್ಗೆ ಮಸಾಜ್ ಮಾಡಿದ ನಂತರ, ಅದು ಈಗ ತಿಳಿಯಾಗಲು ಪ್ರಾರಂಭಿಸುತ್ತಿದೆ ಮತ್ತು ಅದು ಶೀಘ್ರದಲ್ಲೇ ಮಾಯವಾಗುತ್ತದೆ.

iii) ನಾನು ಬಹಳಷ್ಟು ಕರುಳಿನ ಚಲನೆಯನ್ನು ಅನುಭವಿಸಿದ್ದೇನೆ, ಮತ್ತು ನಾನು ಸೇವಿಸುವ ಆಹಾರದಿಂದ ತ್ವರಿತ ಶಕ್ತಿಯನ್ನು ಪಡೆಯುತ್ತಿರುವುದರಿಂದ ನನ್ನ

ಜೀರ್ಣಾಂಗಗಳು ಸ್ವಚ್ಛಗೊಂಡಿವೆ ಮತ್ತು ಮೊದಲಿನಂತಾಗಿವೆ ಎಂಬ ಭಾವನೆ ಬಂದಿದೆ.

iv)   ನಾನು ಮೂತ್ರ ಚಿಕಿತ್ಸೆ ಮಾಡಿದ ನಂತರ ನಾನು ಸಾಮಾನ್ಯಕ್ಕಿಂತ ಹೆಚ್ಚಿನ ಶಕ್ತಿಯನ್ನು ಅನುಭವಿಸಿದ್ದೇನೆ.

v)   ನಾನು ಈಗ ಕೆಲವು ಬಿಳಿ ಚುಕ್ಕೆಗಳನ್ನು ಹೊಂದಿರುವ ನನ್ನ ಎದೆಯ ಮೇಲೆ ಘಿ ಅನ್ನು ಬಳಸುತ್ತಿದ್ದೇನೆ. ನನ್ನ ಮುಖದ ಚರ್ಮವು ತಿಳಿಯಾಗಿ ಮತ್ತು ಪ್ರಕಾಶಮಾನವಾಗಿರುತ್ತದೆ, ನಯವಾಗಿರುತ್ತದೆ ಮತ್ತು ನನ್ನ ಕೂದಲು ಹೆಚ್ಚು ರೇಷ್ಮೆಯಂತೆ ಮತ್ತು ಕಪ್ಪಗೆ ಆಗುತ್ತಿದೆ.

vi)   ನಾನು ಘಿ ಅನ್ನು ತೆರೆದ ಕೈಗಳಿಂದ ಸ್ವೀಕರಿಸಿದ್ದೇನೆ ಮತ್ತು ಬೆಚ್ಚಗಿನ ಬೆಳಿಗ್ಗೆ ಚಹಾ ಅಥವಾ ಕಾಫಿಗೆ ಪರ್ಯಾಯವಾಗಿ ಬೆಚ್ಚಗಿನ ಬೆಳಗಿನ ಪಾನೀಯಗಳನ್ನು ಪ್ರೀತಿಸುತ್ತೇನೆ. ಇದು ನಾನು ಪ್ರೀತಿಸಿದ ಅತ್ಯುತ್ತಮ ಪಾನೀಯವಾಗಿದೆ.

ಮಾಹಿತಿಯ ಅನ್ವೇಷಣೆ ಮತ್ತು ವೆಬ್‌ಸೈಟ್‌ನಲ್ಲಿನ ವಿವರವಾದ ಹಂಚಿಕೆಗಾಗಿ ತುಂಬಾ ಧನ್ಯವಾದಗಳು.

ದೇವರು ನಿಮ್ಮನ್ನು ಇನ್ನಷ್ಟು ಆಶೀರ್ವದಿಸಲಿ.

ವಂದನೆಗಳು,

ಸ್ಟೀವನ್ ಪೊಂಜೆಲ್

steven.ponjel@gmail.com

ಮಾರ್ಚ್ 30, 2014

ಪುರಾವೆ – 93

ಈ ಅದ್ಭುತ ನೀರಿನೊಂದಿಗೆ ನನ್ನ ಅನುಭವ!

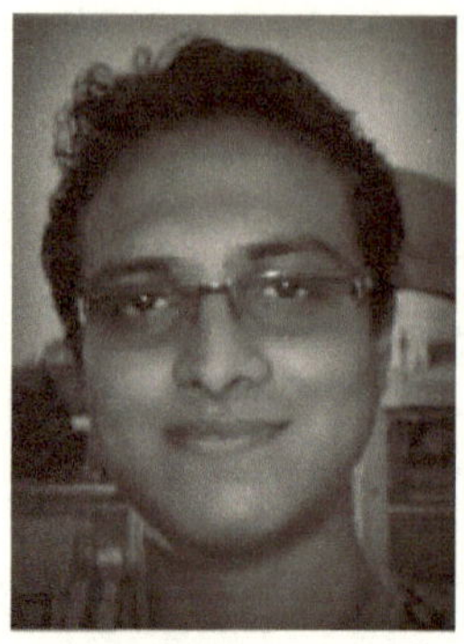

ಉತ್ಕರ್ಷ್ ದೀಪ್
ವಯಸ್ಸು: 25 ವರ್ಷಗಳು

ನಾನು 20 ವರ್ಷಗಳಿಗೂ ಹೆಚ್ಚು ಸಮಯದಿಂದ ಸೈನಸ್ಸೈಟಿಸ್‌ನಿಂದ ಬಳಲುತ್ತಿದ್ದೆ. ಜನರು ತಮ್ಮ ಬಾಲ್ಯವನ್ನು ಆಟಗಳನ್ನು ಆಡಲು ಮತ್ತು ಜೀವನವನ್ನು ಆನಂದಿಸಲು ಹೂಡಿಕೆ ಮಾಡುತ್ತಾರೆ ಆದರೆ ನಾನು ನನ್ನ ಬಾಲ್ಯವನ್ನು ಸೈನಸ್, ನ್ಯುಮೋನಿಯಾ ಮತ್ತು ಉಸಿರಾಟದ ತೊಂದರೆಯ ಜೊತೆಗೆ ಹೋರಾಡುವುದರಲ್ಲಿ ಕಳೆದಿದ್ದೇನೆ.

ವಾಸ್ತವವಾಗಿ, ಋತುವಿನ ಪ್ರತಿ ಬದಲಾವಣೆಯ ಸಮಯದಲ್ಲಿ ಆರೋಗ್ಯದ ಏರುಪೇರು ಸಾರ್ವತ್ರಿಕ ಸತ್ಯವಾಗಿದೆ. ನಾನು ಅತ್ಯುತ್ತಮ ಅಲೋಪತಿ, ಹೋಮಿಯೋಪತಿ ಮತ್ತು ಆಯುರ್ವೇದ ವೈದ್ಯರಿಂದ ಚಿಕಿತ್ಸೆ ಪಡೆಯುತ್ತಿದ್ದೆ. ಆದರೆ ಫಲಿತಾಂಶ ಶೂನ್ಯವಾಗಿತ್ತು. ನನಗೆ ಪೈಲ್ಸ್ ಕೂಡ ಇತ್ತು (ಮೂಲವ್ಯಾಧಿ).

ಈಗ ದೇವರ ಅನುಗ್ರಹದಿಂದ, ನಾನು ನನ್ನ ಸ್ವಂತ ಮೂತ್ರವನ್ನು ಕುಡಿಯಲು ಪ್ರಾರಂಭಿಸಿದೆ ಮತ್ತು ಎರಡು ವರ್ಷಗಳ ಕಾಲ ಅದರ ಕಟ್ಟುನಿಟ್ಟಾದ ಅನುಸರಣೆಯಿಂದ ನಾನು ಈ ಕೆಳಗಿನವುಗಳನ್ನು ಗಮನಿಸಿದ್ದೇನೆ:–

1. ಸೈನಸ್ ಮತ್ತು ಪೈಲ್ಸ್ ಇಲ್ಲವೇ ಇಲ್ಲ.

2. ಯಾವುದೇ ಅತಿಸಾರ ಇಲ್ಲವೇ ಇಲ್ಲ. ನಾನು ಎರಡು ದಿನಗಳವರೆಗೆ ನಿಯಮಿತವಾಗಿ ಪ್ರತಿ 1 ಗಂಟೆಗೆ ಒಮ್ಮೆ ತೀವ್ರವಾದ ಅತಿಸಾರವನ್ನು ಎದುರಿಸಿದ್ದೇನೆ ಆದರೆ ಮೂತ್ರವು ಅದನ್ನು ಗುಣಪಡಿಸಿತು.

3. ಕಠಿಣ ಪರಿಶ್ರಮದ ನಂತರವೂ ನನ್ನ ದೇಹದಲ್ಲಿ ನೋವು ಇಲ್ಲ.

4. ಸಾಮರ್ಥ್ಯ ಮತ್ತು ಕೆಲಸದ ದಕ್ಷತೆಯಲ್ಲಿ ಹೆಚ್ಚಳ.

5. ದೃಷ್ಟಿಯಲ್ಲಿ ಸುಧಾರಣೆ. (15 ವರ್ಷಗಳಿಗಿಂತ ಹೆಚ್ಚು ಕಾಲ ಕಣ್ಣಿನ ದೃಷ್ಟಿಯು ದುರ್ಬಲವಾಗಿತ್ತು)

6. ಜ್ಞಾಪಕ ಶಕ್ತಿಯಲ್ಲಿ ಹೆಚ್ಚಳ. (ಜ್ಞಾಪಕಶಕ್ತಿಯು ದುರ್ಬಲವಾಗಿತ್ತು)

7. ಮೂತ್ರ ಚಿಕಿತ್ಸೆಯಿಂದ ನನ್ನ ಕೊಬ್ಬನ್ನು ಇಳಿಸಿಕೊಂಡೆ ಮತ್ತು ದೇಹವನ್ನು ಸ್ಲಿಮ್ ಮತ್ತು ಫಿಟ್ ಆಗಿಸಿಕೊಂಡೆ

ಉತ್ಕರ್ಷ್ ದೀಪ್

utkarshdeep_1991@rediffmail.com

ನವೆಂಬರ್ 10, 2014

ಪುರಾವೆ – 94

ಒಟ್ಟಾರೆ ಆರೋಗ್ಯವನ್ನು ಕಾಪಾಡಿಕೊಳ್ಳಲು ಮೂತ್ರವು ಅತ್ಯುತ್ತಮವಾಗಿದೆ

ಮಾನನೀಯ ಭುರಾನಿ ಜಿ,

ನಮಸ್ಕಾರ.

ಕಳೆದ ಎರಡು ವರ್ಷಗಳಿಂದ ಮೂತ್ರ ಚಿಕಿತ್ಸೆ ನಡೆಯುತ್ತಿದೆ. ತಿಂಗಳಿಗೆ 3 ರಿಂದ 4 ದಿನಗಳು, ಕೆಲವೊಮ್ಮೆ ಮೂತ್ರವನ್ನು ಕುಡಿಯಲು ನನಗೆ ಸಾಧ್ಯವಾಗುವುದಿಲ್ಲ.

ನಾನು ಇಡೀ ದಿನ ಉತ್ತಮ ತಾಜಾತನವನ್ನು ಅನುಭವಿಸುತ್ತಿದ್ದೇನೆ.

ನಾನು ಪ್ರತಿದಿನ ಮೂತ್ರದೊಂದಿಗೆ ಮಸಾಜ್ (ಮಾಲಿಶ್) ಅನ್ನು ಸಹ ಬಳಸುತ್ತೇನೆ.

ಆಗ ನಾನು ಯಾವುದೇ ರೀತಿಯ ಸೋಪು ಬಳಸುವುದಿಲ್ಲ.

ನಾನು ಶೇವಿಂಗ್‌ಗೆ ಸಹ ಮೂತ್ರವನ್ನು ಬಳಸುತ್ತೇನೆ, ಯಾವುದೇ ರೀತಿಯ ಶೇವಿಂಗ್ ಕ್ರೀಮ್ ಬಳಸುವುದಿಲ್ಲ.

ಹೊಟ್ಟೆ ನೋವು, ತಲೆನೋವು, ಬೆನ್ನು ನೋವು, ಕಾಲಿನ ಕೆಳಭಾಗದಲ್ಲಿ ನೋವು (ಮಸ್ಸೆಲ್ಸ್) ಇತ್ಯಾದಿಗಳಂತಹ ಸಣ್ಣ ತೊಂದರೆಗಳಿಂದ ನಾನು ಹೆಚ್ಚಾಗಿ ಮುಕ್ತನಾಗಿರುತ್ತೇನೆ.

ನನ್ನನ್ನು ನಾನು ಹೊಗಳಿಕೊಳ್ಳಬಾರದು, ಆದರೆ ಕೆಲವ್ಪೊಮ್ಮೆ ನನಗೆ ತಿಳಿದಿರುವ ಜನರು ನಾನು ಚಿಕ್ಕವನಾಗಿ ಕಾಣುತ್ತೇನೆ ಎಂದು ಹೇಳುತ್ತಾರೆ ಮತ್ತು ನಿಜವಾಗಿ ಆಗಿರುವುದೇ ಅದು (ನನ್ನ ವಯಸ್ಸು 58 ನಡೆಯುತ್ತಿದೆ). ಮೂತ್ರ ಚಿಕಿತ್ಸೆಯೊಂದಿಗೆ ಮಧುಮೇಹವನ್ನು ನಿಯಂತ್ರಿಸುವಲ್ಲಿ ನಾನು ಪ್ರಯೋಜನ ಪಡೆದಿದ್ದೇನೆ.

ನಾನು ಹೆಚ್ಚು ಬರೆಯಲು/ಹೇಳಲು ಬಯಸುತ್ತೇನೆ, ಆದರೆ ನನಗೆ ಭಾಷೆಯ ಮಿತಿಯಿದೆ, ಒಟ್ಟು ಆರೋಗ್ಯವನ್ನು ಕಾಪಾಡಿಕೊಳ್ಳಲು ಮೂತ್ರವು ಅತ್ಯುತ್ತಮವಾಗಿದೆ ಎಂದು ಮಾತ್ರ ನಾನು ಹೇಳುತ್ತೇನೆ;

ಇದು ದೇವರಿಂದ ಒಂದು ದೊಡ್ಡ ಮತ್ತು ಅಮೂಲ್ಯವಾದ ಕೊಡುಗೆಯಾಗಿದೆ, ಇದನ್ನು ಜೀವನದಲ್ಲಿ ಪ್ರಾಯೋಗಿಕ ರೀತಿಯಲ್ಲಿ ತಿಳಿದುಕೊಳ್ಳಬೇಕು ಮತ್ತು ಕಾರ್ಯಗತಗೊಳಿಸಬೇಕು.

ನಿಮಗೆ ಒಳ್ಳೆಯದಾಗಲಿ ಎಂದು ಹಾರೈಸುತ್ತೇನೆ, ದೇವರು ನಿಮಗೆ ಮಾನವ ಕುಲದ ಸೇವೆ ಮಾಡಲು ದೀರ್ಘಾಯುಷ್ಯ ನೀಡಲಿ.

ಚೈತನ್ಯ ಪಾರಿಖ್,

ಗಾಂಧಿನಗರ, ಗುಜರಾತ್

chaitanyaparikh@rediffmail.com

ನವೆಂಬರ್ 11, 2014

ಪುರಾವೆ – 95

ನಮ್ಯತೆ ಮತ್ತು ಹೆಮೊರೊಯಿಡ್ಸ್ ನ ಹೀಲಿಂಗ್

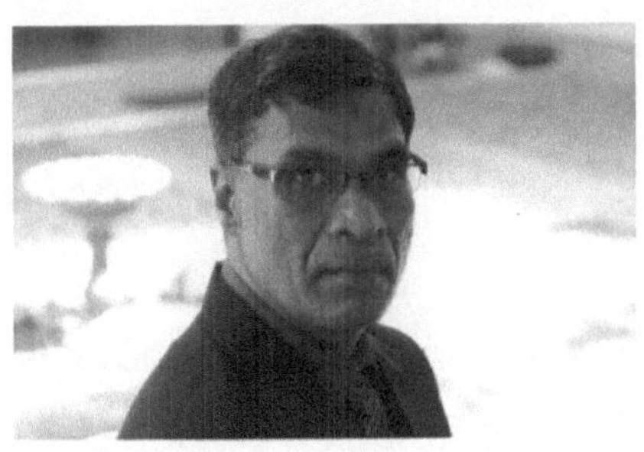

ಆತ್ಮೀಯ ಜಗದೀಶ್,

ಮೊದಲನೆಯದಾಗಿ, ಅನೇಕ ರೀತಿಯ ಕಾಯಿಲೆಗಳಿಂದ ಬಳಲುತ್ತಿರುವ ಜನರಿಗೆ ಅನುಕೂಲ ಕಲ್ಪಿಸುವ ನಿಮ್ಮ ಪ್ರಯತ್ನವನ್ನು ನಾನು ಪ್ರಶಂಸಿಸಲೇಬೇಕು. ನಾನು ಹುಟ್ಟಿದ್ದು 1958ರಲ್ಲಿ. ನನ್ನ ಊರು ಕ್ಯಾಂಡಿ. ನಾನು ಶಾಟ್‌ಪುಟ್ ಮತ್ತು ಡಿಸ್ಕಸ್ ಥ್ರೋನಂತಹ ಸ್ಪರ್ಧೆಗಳಲ್ಲಿ ಕ್ರೀಡಾಪಟುವಾಗಿದ್ದೇನೆ. ನನ್ನ ಶಾಲಾ ಶಿಕ್ಷಣದ ಸಮಯದಲ್ಲಿ [1970 ರ ದಶಕದಲ್ಲಿ] ನನಗೆ ತೀವ್ರವಾದ ಮೂಲವ್ಯಾಧಿ ಸಮಸ್ಯೆ ಇತ್ತು. ನಾನು ವಿವಿಧ ವೈದ್ಯರು ಮತ್ತು ವಿವಿಧ ವೈದ್ಯಕೀಯ ವಿಧಾನಗಳಿಂದ ಚಿಕಿತ್ಸೆ ಪಡೆದಿದ್ದೇನೆ ಮತ್ತು ಅಂತಿಮ ಫಲಿತಾಂಶವು ಶೂನ್ಯ ಫಲಿತಾಂಶವಾಗಿದೆ. ಹೇಗಾದರೂ ಕೆಟ್ಟ ಸಂದರ್ಭಗಳನ್ನು ತಪ್ಪಿಸಲು ನಾನು ನನ್ನ ಊಟದ ಪದ್ಧತಿಯನ್ನು ಬಹಳ ಗಂಭೀರವಾಗಿ ನಿರ್ವಹಿಸಿದೆ.

ಈ ವರ್ಷದ ಮಾರ್ಚ್ ತಿಂಗಳಲ್ಲಿ ನನ್ನ ವಾಹನ ಬೊಲೆರೊಗೆ ಮೇಲಾವರಣವನ್ನು ಸರಿಪಡಿಸಲು ತೊಡಗಿದಾಗ, ಯೋಗಾಭ್ಯಾಸವನ್ನು ಒಳಗೊಂಡಿರುವ ಪುಸ್ತಕವನ್ನು ಓದಲು ನನಗೆ ಅವಕಾಶ ಸಿಕ್ಕಿತು.

ನಂತರ ನನ್ನ ಮನಸ್ಸು ನಾನು ಮೂತ್ರ ಚಿಕಿತ್ಸೆಯನ್ನು ಮಾಡ್‌ಬೇಕೆಂದು ಒತ್ತಾಯಿಸಿತು. ನಾನು ನನ್ನ ಮೂತ್ರ ಕುಡಿಯುವ ಪ್ರಮಾಣವನ್ನು ಸ್ವಲ್ಪಮಟ್ಟಿಗೆ ಹೆಚ್ಚಿಸಿದೆ ಮತ್ತು ಅಂತಿಮವಾಗಿ ನಾನು ಮಲಗುವ ಸಮಯದ ಮೊದಲು 300 ಮಿಲಿ ಮತ್ತು ಮುಂಜಾನೆ 300 ಮಿಲಿ ಸೇವಿಸುತ್ತಿದ್ದೆ. 2 ವಾರಗಳ ಸಮಯದ ನಂತರ ನಾನು ಫಲಿತಾಂಶಗಳನ್ನು

ಅರಿತುಕೊಂಡೆ. ಸುಧಾರಣೆಗಳೆಂದರೆ ನಮ್ಮತೆ, ಮೂಲವ್ಯಾಧಿಯ ಉಪಶಮನ ಮತ್ತು ತೂಕದಲ್ಲಿ 5 ಕೆಜಿ ಇಳಿಕೆ.

ನೋಯುತ್ತಿರುವ ಗಂಟಲು, ಧ್ವನಿ ವೃತ್ಯಾಸದಂತಹ ಗಂಟಲಿನ ಸಮಸ್ಯೆಗಳಿಗೆ ಮೂತ್ರವನ್ನು ಮೌತ್ ವಾಶ್ ಆಗಿ ಬಳಸುವುದು ಸುಲಭ ಮತ್ತು ಆರಾಮದಾಯಕವಾಗಿದೆ ಎಂದು ತೋರುತ್ತದೆ. ನಾನು ಕೃತಕ ಔಷಧವನ್ನು ಬಳಸುವುದನ್ನು ದ್ವೇಷಿಸುತ್ತೇನೆ, ಏಕೆಂದರೆ ಇದು ಹೊಟ್ಟೆಉರಿ, ತಲೆನೋವುಗಳಂತಹ ವಿವಿಧ ಸಮಸ್ಯೆಗಳಿಂದ ಜನರಿಗೆ ತೊಂದರೆ ಮಾಡುತ್ತದೆ.

ಆದ್ದರಿಂದ ನನ್ನ ವೈಯಕ್ತಿಕ ಅಭಿಪ್ರಾಯವೆಂದರೆ ನೈಸರ್ಗಿಕ ವಿಧಾನಗಳಿಗೆ ಹೋಗುವ ಮೂಲಕ ಮೊದಲನೆಯದಾಗಿ ನಿಮ್ಮ ಆರೋಗ್ಯವನ್ನು, ಎರಡನೆಯದಾಗಿ ಸಮಯವನ್ನು ಮತ್ತು ಮೂರನೆಯದಾಗಿ ಹಣವನ್ನು ಉಳಿಸಿ ಮತ್ತು ಕಾಪಾಡಿಕೊಳ್ಳಿ.

ಮಿಥಿಲಾ ಬಂಡಾರ

mithila789@gmail.com

ನವೆಂಬರ್ 11, 2014

ಪುರಾವೆ – 96

ಮೂತ್ರ ಚಿಕಿತ್ಸೆಯು ತುಂಬಾ ಪ್ರಭಾವಶಾಲಿಯಾಗಿದೆ

ಆತ್ಮೀಯ ಜೆ ಭುರಾನಿ,

ಅದ್ಭುತವಾದ ಮಾಹಿತಿಯನ್ನು ಹಂಚಿಕೊಂಡಿದ್ದಕ್ಕಾಗಿ ಧನ್ಯವಾದಗಳು.

ಮೂತ್ರ ಚಿಕಿತ್ಸೆಯು ತುಂಬಾ ಪ್ರಭಾವಶಾಲಿ ಮತ್ತು ರೋಗವನ್ನು ತ್ವರಿತವಾಗಿ ಗುಣಪಡಿಸಬಹುದು ಎಂದು ಇದು ನಿಮಗೆ ತಿಳಿಸುತ್ತದೆ. ನಾನು ಇದನ್ನು ಏಕೆ ಹೇಳುತ್ತಿದ್ದೇನೆಂದರೆ, ಎರಡು ದಿನಗಳ ಹಿಂದೆ ನನ್ನ ಎರಡು ಕಂಕುಳಲ್ಲಿ ಬೊಬ್ಬೆಗಳೆದ್ದಿದ್ದವು ಮತ್ತು ಕಳೆದ ಎರಡು ದಿನಗಳಿಂದ ನನಗೆ ಜ್ವರವಿತ್ತು.

ಆದಾಗ್ಯೂ ನಾನು ಮೂತ್ರ ವಿಸರ್ಜಿಸುವಾಗಲೆಲ್ಲಾ ಅದನ್ನು ಕುಡಿದು ಮತ್ತು ಅದರಿಂದ ನನ್ನ ಎರಡು ಕಂಕುಳಲ್ಲಿನ ಬೊಬ್ಬೆಗಳ ಭಾಗವನ್ನು ಉಜ್ಜಿದ ನಂತರ ಈಗ ನಾನು ಫ್ರೆಶ್

ಆಗಿದ್ದೇನೆ ಮತ್ತು ಬೊಬ್ಬೆಗಳಲ್ಲಿ ಯಾವುದೇ ನೋವಿಲ್ಲ ಮತ್ತು ಅದರ ನಂತರ ನನಗೆ ಜ್ವರ ಇರುವುದಿಲ್ಲ.

ವಂದನೆಗಳು,

ಸಾವ್ಹೋಜಿನ್ಹಾ ಅಮರಲ್

saozinha_amaral@yahoo.com

ಮಾರ್ಚ್ 20, 2014

ಪುರಾವೆ – 97

ಸಂಧಿವಾತದಿಂದ ಉಪಶಮನ

ವಿವರಗಳನ್ನು ಹಂಚಿಕೊಂಡಿದ್ದಕ್ಕೆ ಧನ್ಯವಾದಗಳು ಸರ್, ಕಳೆದ ಒಂದು ತಿಂಗಳಿನಿಂದ ಮೂತ್ರ ಚಿಕಿತ್ಸೆಯನ್ನು ಅಭ್ಯಾಸ ಮಾಡಿದ ನಂತರ ನಾನು ಸಂಧಿವಾತದಿಂದ ಬಹುತೇಕ ಗುಣಮುಖನಾಗಿದ್ದೇನೆ ಮತ್ತು ನನ್ನ ಫೈರಾಯ್ಡ್ ಕೂಡ ಸುಧಾರಿಸುತ್ತಿದೆ.

ನಾನು ಔಷಧಿಯಿಂದ ಗುಣಮುಖವಾಗಿಲ್ಲ ಆದರೆ ಮೂತ್ರ ಚಿಕಿತ್ಸೆಯಿಂದ ಗುಣವಾಗಿದ್ದೇನೆ.

ಇದೊಂದು ಪವಾಡ ಮತ್ತು ಅದರ ಎಲ್ಲಾ ಕ್ರೆಡಿಟ್ ಎಲ್ಲಾ ಸಮಯದಲ್ಲೂ ನಿಮ್ಮ ಸಲಹೆಗಳು ಮತ್ತು ಮಾರ್ಗದರ್ಶನಕ್ಕೆ ಹೋಗುತ್ತದೆ.

ತುಂಬಾ ಧನ್ಯವಾದಗಳು ಸರ್

ಧನ್ಯವಾದಗಳು ಮತ್ತು ಅಭಿನಂದನೆಗಳು,

ಸಂತೋಷ ನಾವಡೆ

anthosh.nawade@bankofamerica.com

ಫೆಬ್ರುವರಿ 24, 2014

ಪುರಾವೆ – 98

ರೋಗನಿರೋಧಕ ಶಕ್ತಿ ಹೆಚ್ಚಿದೆ

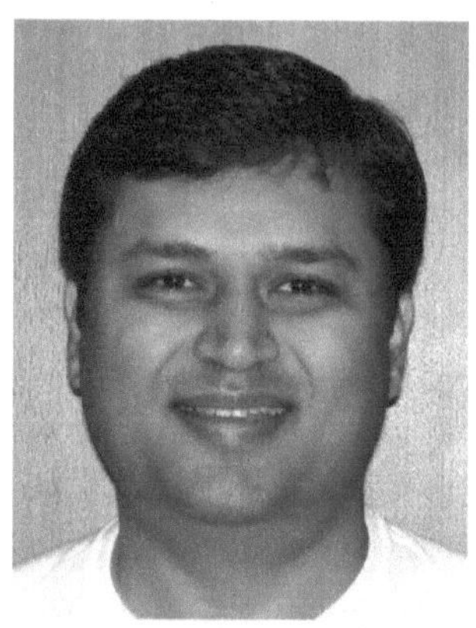

ಮಾನ್ಯ ಶ್ರೀ ಭುರಾನಿ,

ನನ್ನ ಸ್ವಂತ ಮೂತ್ರವನ್ನು ಕುಡಿಯುವುದರಿಂದ ಮತ್ತು ನನ್ನ ದೇಹವನ್ನು ಲಘುವಾಗಿ ಮಸಾಜ್ ಮಾಡುವುದರಿಂದ ನಾನು ಅನೇಕ ಪ್ರಯೋಜನಗಳನ್ನು ಪಡೆದುಕೊಂಡಿದ್ದೇನೆ. ನಾನು ಮಾರ್ಚ್ 2013 ರಿಂದ ಮೂತ್ರ ಚಿಕಿತ್ಸೆಯನ್ನು ಅಭ್ಯಾಸ ಮಾಡುತ್ತಿದ್ದೇನೆ.

ಪಡೆದ ಪ್ರಯೋಜನಗಳು ಈ ಕೆಳಗಿನಂತಿವೆ:

ನನ್ನ ರೋಗನಿರೋಧಕ ಶಕ್ತಿಯು ಹೆಚ್ಚಾಗಿದೆ. ಹವಾಮಾನದಲ್ಲಿ ಬದಲಾವಣೆಯಾದಾಗ ಅಥವಾ ಹೊಸ ಸ್ಥಳಕ್ಕೆ ಹೋದರೆ ನನಗೆ ಆಗಾಗ್ಗೆ ಶೀತ ಕಾಣಿಸಿಕೊಳ್ಳುತ್ತದೆ. ನಾನು ಮೂತ್ರ ಚಿಕಿತ್ಸೆಯನ್ನು ಅಭ್ಯಾಸ ಮಾಡಲು ಪ್ರಾರಂಭಿಸಿದಾಗಿನಿಂದ. ನನಗೆ ನೆಗಡಿ, ಕೆಮ್ಮು ಅಥವಾ ಜ್ವರ ಬಂದಿಲ್ಲ. ನನಗೆ ಒಮ್ಮೆ ಮಾತ್ರ ಮೂಗು ಸೋರುವಿಕೆ ಇತ್ತು, ಅದು ಒಂದು ದಿನದೊಳಗೆ ತನ್ನಂತಾನೇ ಗುಣವಾಯಿತು.

ಕರುಳಿನ ಶುದ್ಧೀಕರಣ ಮತ್ತು ಅತ್ಯುತ್ತಮ ಕರುಳಿನ ಚಲನೆ. ಇದು ಗ್ಯಾಸ್ ಮತ್ತು ಅಸಿಡಿಟಿಯ ದೀರ್ಘಕಾಲದ ಸಮಸ್ಯೆಯನ್ನು ಗುಣಪಡಿಸಿದೆ.

ಇದು ಹೆಚ್ಚುವರಿ ದೇಹದ ತೂಕವನ್ನು ಇಳಿಸಲು ನನಗೆ ಸಹಾಯ ಮಾಡಿತು. ವಿಶೇಷವಾಗಿ ನನ್ನ ಅಂಗ್ಗೈಗಳ ಚರ್ಮ ಮತ್ತು ಒಟ್ಟಾರೆಯಾಗಿ ಚರ್ಮವು ಮೃದು, ನೈಸರ್ಗಿಕವಾಗಿ ಆರ್ದ್ರ ಮತ್ತು ಹೊಳೆಯುವಂತಾಯಿತು.

ಇದನ್ನು ಕೂದಲಿಗೆ ಹಚ್ಚುವುದರಿಂದ ನನ್ನ ಕೂದಲನ್ನು ಸಾಬೂನು, ಶಾಂಪೂ ಅಥವಾ ಎಣ್ಣೆಯನ್ನು ಬಳಸದೆ ಮೃದು ಮತ್ತು ನೈಸರ್ಗಿಕವಾಗಿ ಆರೋಗ್ಯಕರವಾಗಿ ಕಾಣುವಂತೆ ಮಾಡುತ್ತದೆ. ಇದು ಹೊಟ್ಟಿನಿಂದ ಉಂಟಾಗುವ ತುರಿಕೆಯನ್ನು ನಿವಾರಿಸುತ್ತದೆ ಮತ್ತು ಕೆಲವೇ ದಿನಗಳಲ್ಲಿ ಅದನ್ನು ಗುಣಪಡಿಸುತ್ತದೆ. ನಾನು ಶೇವಿಂಗ್ ಕ್ರೀಮ್ ಮತ್ತು ಆಫ್ಟರ್ ಶೇವ್ ಬದಲಿಗೆ ಮೂತ್ರವನ್ನು ಬಳಸುತ್ತೇನೆ. ಇದು ಸಹ ಹಾಗೆಯೇ ಕೆಲಸ ಮಾಡುತ್ತದೆ.

ಚೈತನ್ಯ ಕನೋರಿಯಾ (ಶಿಕ್ಷಕರು)

ನಾಗ್ಪುರ, ಮಹಾರಾಷ್ಟ್ರ, ಭಾರತ.

ckanoria@gmail.com

ಜನವರಿ 26, 2014

ಪುರಾವೆ – 99

ರೋಗನಿರೋಧಕ ಶಕ್ತಿ ಹೆಚ್ಚಿದೆ

ಗೌರವಾನ್ವಿತ ಜಗದೀಶ್ ಭುರಾನಿಜಿ,

2010 ಡಿಸೆಂಬರ್‌ನಲ್ಲಿ ನಾನು 108 ಕೆಜಿ ಇದ್ದೆ. ಜೀವನಶೈಲಿ ಬದಲಾವಣೆ ಮತ್ತು ಮೂತ್ರ ಚಿಕಿತ್ಸೆಯಿಂದಾಗಿ, 2013 ಡಿಸೆಂಬರ್‌ನಲ್ಲಿ ನನ್ನ ತೂಕ 88 ಕೆ.ಜಿ.

ಜೊತೆಗೆ ನನ್ನ ಪ್ರತಿರೋಧಕತೆಯು ಭಾರೀ ಪ್ರಮಾಣದಲ್ಲಿ ಹೆಚ್ಚಿದೆ.

ಥೆರಪಿ ಪ್ರಾರಂಭಿಸುವ ಮೊದಲು ನನಗೆ ಆಗಾಗ ಬರುತ್ತಿದ್ದ ಶೀತ ಮತ್ತು ಕೆಮ್ಮು ಈಗ ನನಗೆ ಬರುತ್ತಿಲ್ಲ.

ಧನ್ಯವಾದಗಳು ಮತ್ತು ವಂದನೆಗಳು,

ಚೈತನ್ಯ ಕನೋರಿಯಾ

ckanoria@gmail.com

ನವೆಂಬರ್ 13, 2014

ಪುರಾವೆ – 100

ಮೂತ್ರ ಚಿಕಿತ್ಸೆಯೊಂದಿಗೆ ಅದ್ಭುತ ಫಲಿತಾಂಶ ಕಂಡುಕೊಂಡೆ

ಮೂತ್ರ ಚಿಕಿತ್ಸೆ, ಇದನ್ನು ಕೇಳಿದಾಗ ನನಗೆ ಸ್ವಲ್ಪ ಕಿರಿಕಿರಿಯಾಯಿತು.

ಆದರೆ ನಾನು ಈ ಥೆರಪಿ ಪಡೆದುಕೊಳ್ಳಲು ಪ್ರಾರಂಭಿಸಿದಾಗ ನಾನು ಅದ್ಭುತ ಫಲಿತಾಂಶವನ್ನು ಕಂಡುಕೊಂಡೆ.

ಯಾವುದೇ ನಕಾರಾತ್ಮಕ ಪರಿಣಾಮವಿಲ್ಲದೆ ನಾನು ನನ್ನ ತೂಕವನ್ನು ತೀವ್ರವಾಗಿ ಕಳೆದುಕೊಳ್ಳಲು ಸಾಧ್ಯವಾಯಿತು.

ಮೊಟ್ಟೆಯ ಎಣಿಕೆಗಾಗಿ ನಾನು ಸ್ಕ್ಯಾನ್ ಮಾಡಿಸಿಕೊಂಡಾಗ ತೀವ್ರ ಸುಧಾರಣೆ ಕಂಡುಬಂದಿದೆ.

ಇದು ನಿಜವಾಗಿಯೂ ತುಂಬಾ ಪ್ರಯೋಜನಕಾರಿ ಥೆರಪಿಯಾಗಿದೆ, ಜನರು ಇದನ್ನು ನಿಯಮಿತವಾಗಿ ಅನುಸರಿಸಲು ಪ್ರಾರಂಭಿಸಿದರೆ ವೈದ್ಯರ ಅವಶ್ಯಕತೆಯು ದೊಡ್ಡ ಪ್ರಮಾಣದಲ್ಲಿ ಕಡಿಮೆಯಾಗುತ್ತದೆ ಎಂದು ನಾನು ಭಾವಿಸುತ್ತೇನೆ.

ನಳಿನಾ ಎಂ

nalinamuddaiah@gmail.com

ಜನವರಿ 13, 2014

ಪುರಾವೆ – 101

ನಿಜವಾಗಿಯೂ ಅದ್ಭುತ!

ಮಾನ್ಯರೇ,

ನಿಜವಾಗಿಯೂ ಅದ್ಭುತವಾದ ವಿಷಯ ಮತ್ತು ನಿಮ್ಮ ಸಹಾಯ ಮತ್ತು ಗಿ ಗೆ ಪ್ರೇರೇಪಿಸಿದ್ದಕ್ಕಾಗಿ ಆ ಕ್ರೆಡಿಟ್ ನಿಮಗೆ ಮತ್ತು ಕೇವಲ ನಿಮಗೆ ಸಲ್ಲುತ್ತದೆ. ಯುರಿನ್ ಥೆರಪಿ ಬಗ್ಗೆ ಎಲ್ಲರಿಗೂ ತಿಳಿದಿರುವಂತೆ ನಾವು ಈ ಮಸಾಜ್ ಅನ್ನು ಪ್ರಪಂಚದಾದ್ಯಂತ ಗರಿಷ್ಠ ಪ್ರಮಾಣದಲ್ಲಿ ಪ್ರಚರಿಸಬೇಕಾಗಿದೆ.

ಜಾಗೃತಿಯನ್ನು ಹರಡುವ ಮತ್ತು ಈ ಮೂತ್ರ ಚಿಕಿತ್ಸೆಗಾಗಿ ನಮ್ಮನ್ನು ನವೀಕರಿಸುವ ನಿಮ್ಮ ಪ್ರಯತ್ನಗಳಿಗೆ ಮತ್ತೊಮ್ಮೆ ಧನ್ಯವಾದಗಳು.

ಇಂತಿ ನಿಮ್ಮ,

ದೇಸಾಯಿ, ಭಾವಿನ್,

ಸೂರತ್, ಗುಜರಾತ್

Bhavin.Desai1@essar.com

ಫೆಬ್ರವರಿ 05, 2013

ಪುರಾವೆ – 102

ಸಾಕಷ್ಟು ಪ್ರಯೋಜನಗಳನ್ನು ಕಂಡುಕೊಂಡಿದೆ

ನಮಸ್ಕಾರ, ನಾನು ನೇಪಾಳದ ಕುಂದನ್ ಜೈಸ್ವಾಲ್..ನೀವು ಮೂತ್ರ ಚಿಕಿತ್ಸೆಯಲ್ಲಿ ಸಾಕಷ್ಟು ಅನುಭವ ಮತ್ತು ಜ್ಞಾನವನ್ನು ಹೊಂದಿರುವಿರೆಂದು ತಿಳಿದು, ನಿಮ್ಮ ಬಗ್ಗೆ ತಿಳಿದುಕೊಳ್ಳಲು ನನಗೆ ತುಂಬಾ ಸಂತೋಷವಾಗಿದೆ.

ನಾನು 1 ವರ್ಷಗಳವರೆಗೆ ಮೂತ್ರವನ್ನು ಬಳಸಿದ್ದೇನೆ ಮತ್ತು ಚರ್ಮ, ಹೃದಯ, ಮಾನಸಿಕ, ಮೂಳೆ ಸಮಸ್ಯೆ ಮತ್ತು ಇನ್ನೂ ಅನೇಕ ರೋಗಗಳಲ್ಲಿ ನಾನು ಸಾಕಷ್ಟು

ಪ್ರಯೋಜನಗಳನ್ನು ಕಂಡುಕೊಂಡಿದ್ದೇನೆ ಆದರೆ ಮೂತ್ರ ಚಿಕಿತ್ಸೆಯನ್ನು ಬಳಸುವಾಗ ನಾವು ಅನುಸರಿಸಬೇಕಾದ ಕೆಲವು ನಿಯಮಗಳು ಮತ್ತು ನಿಬಂಧನೆಗಳಿವೆ. ಇದು ನಿಮ್ಮನ್ನು ಯುವಕರನ್ನಾಗಿರಿಸುತ್ತದೆ. ಇದು ಮೂತ್ರದಲ್ಲಿ ಇರುವ ಆಂಟಿ-ಆಕ್ಸಿಡೆಂಟ್‌ನಿಂದಾಗಿ ಆಗುತ್ತದೆ.

ಆದ್ದರಿಂದ ಆತ್ಮೀಯ ಭುರಾನಿ – ನಾವು ಮೂತ್ರದಲ್ಲಿ ಬಹಳಷ್ಟು ಸಂಶೋಧನೆ ಮಾಡುತ್ತೇವೆ ಎಂದು ನಾನು ಭಾವಿಸುತ್ತೇನೆ...

ಕುಂದನ್ ಜೈಸ್ವಾಲ್,

ನೇಪಾಳ

jkundan71@yahoo.com

ಜನವರಿ 17, 2014

ರಸಗಳು ಮತ್ತು ಸಮತೋಲಿತ ಲಘು ಆಹಾರ "ಆರೋಗ್ಯಕರ ಆಹಾರ" ದ ಪ್ರಯೋಜನಗಳು

ರಸಗಳು ಮತ್ತು ಲಘುವಾದ ಸಮತೋಲಿತ ಆಹಾರವು "ಆರೋಗ್ಯಕರ ಆಹಾರ" ವಾಗಿದೆ. ಇದು ಅಗತ್ಯವಾದ ಖನಿಜಗಳು, ಪ್ರೋಟೀನ್ಗಳು, ಸಮೃದ್ಧ ಜೀವಸತ್ವಗಳು ಮತ್ತು ಪ್ರಮುಖ ಉತ್ಕರ್ಷಣ ನಿರೋಧಕ ಸಂಯುಕ್ತಗಳ ನೈಸರ್ಗಿಕ ಆಗರವಾಗಿದೆ. ಇದು ರಕ್ತ ಪರಿಚಲನೆಯನ್ನು ಸುಧಾರಿಸುತ್ತದೆ, ಜೀರ್ಣಾಂಗವನ್ನು ಶುದ್ಧೀಕರಿಸುತ್ತದೆ ಮತ್ತು ಪ್ರತಿರಕ್ಷಾ ವ್ಯವಸ್ಥೆಯನ್ನು ಬಲಪಡಿಸುತ್ತದೆ. ಇದು ದೇಹವನ್ನು ಪುನಶ್ಚೇತನಗೊಳಿಸುತ್ತದೆ ಮತ್ತು ಹಲವಾರು ರೋಗಗಳಿಗೆ ಸಹಾಯಕ ಮತ್ತು ಪ್ರಯೋಜನಕಾರಿಯಾಗಿದೆ. ಇದು ಸ್ಥೂಲಕಾಯಕ್ಕೆ ಸಹ ಪ್ರಯೋಜನಕಾರಿಯಾಗಿದೆ ಮತ್ತು ತೂಕವನ್ನು ಕಳೆದುಕೊಳ್ಳಲು, ಶಕ್ತಿಯನ್ನು ಪಡೆಯಲು ಮತ್ತು ಯಾವುದೇ ಅಡ್ಡ ಪರಿಣಾಮಗಳಿಲ್ಲದೆ ಆರೋಗ್ಯವಾಗಿರಲು ಸಹಾಯ ಮಾಡುತ್ತದೆ.

ನಿರ್ದಿಷ್ಟ ರೋಗಗಳಿಗೆ ಶಿಫಾರಸು ಮಾಡಲಾದ ಹಣ್ಣುಗಳು ಮತ್ತು ತರಕಾರಿಗಳು

ಬಾದಾಮಿಯು ವಿಟಮಿನ್ ಇ, ಕ್ಯಾಲ್ಸಿಯಂ, ರಂಜಕ, ಕಬ್ಬಿಣ ಮತ್ತು ಮೆಗ್ನೀಸಿಯಮ್‌ನ ಸಮೃದ್ಧ ಆಗರವಾಗಿದೆ. ಇದು ಇತರ ಎಲ್ಲಾ ಬೀಜಗಳಿಗೆ ಹೋಲಿಸಿದರೆ ಹೆಚ್ಚಿನ ಪೋಷಕಾಂಶಗಳನ್ನು ಹೊಂದಿರುತ್ತದೆ. ಇದು ಉತ್ತಮ ಔಷಧೀಯ ಮೌಲ್ಯವನ್ನು ಹೊಂದಿದೆ ಮತ್ತು ಅನೇಕ ರೋಗಗಳಿಗೆ ಪ್ರಯೋಜನಕಾರಿಯಾಗಿದೆ.

ಸೇಬಿನಲ್ಲಿ ರುವ ಅಗತ್ಯ ಪೋಷಕಾಂಶಗಳು, ಉತ್ಕರ್ಷಣ ನಿರೋಧಕಗಳು ದೇಹವನ್ನು ಕೆಲವು ಕಾಯಿಲೆಗಳಿಂದ ರಕ್ಷಿಸಲು ಸಹಾಯ ಮಾಡುತ್ತದೆ ಮತ್ತು ಕ್ಯಾನ್ಸರ್ ಮತ್ತು ಹೃದ್ರೋಗ ಬರುವುದನ್ನು ತಡೆಯುತ್ತದೆ. ಇದು ಅಧಿಕ ರಕ್ತದೊತ್ತಡವನ್ನು ಕಡಿಮೆ ಮಾಡುತ್ತದೆ, ಕರುಳನ್ನು ಬಲಪಡಿಸುತ್ತದೆ ಮತ್ತು ವಿಷಕಾರಿ ಅಂಶಗಳನ್ನು ಹೊರಹಾಕಲು ಸಹಾಯ ಮಾಡುತ್ತದೆ. ಇದು ಶಕ್ತಿಯ ಒಳ್ಳೆಯ ಮೂಲ.

ಬ್ರಾನ್ ಬ್ರೆಡ್ (ಗೋಧಿ ಬ್ರೆಡ್)ನಲ್ಲಿ ಹೆಚ್ಚಿನ ನಾರಿನಂಶ ಹಾಗೂ ವಿಟಮಿನ್ 'ಓ' ಮತ್ತು ಕಬ್ಬಿಣದಂತಹ ಉತ್ಕರ್ಷಣ ನಿರೋಧಕಗಳಿವೆ. ಇದು ಮಲಬದ್ಧತೆ, ಹೃದ್ರೋಗ, ಕ್ಯಾನ್ಸರ್, ರಕ್ತದೊತ್ತಡ, ಮಧುಮೇಹಕ್ಕೆ ಪ್ರಯೋಜನಕಾರಿಯಾಗಿದೆ ಮತ್ತು ಉತ್ತಮ ಆರೋಗ್ಯವನ್ನು ಪಡೆಯಲು ಸಹಾಯ ಮಾಡುತ್ತದೆ.

ಬ್ರಾನ್ ರೈಸ್ ಮೆಗ್ನೀಸಿಯಮ್, ಕ್ಯಾಲ್ಸಿಯಂ, ಕಬ್ಬಿಣ, ಸೆಲೆನಿಯಮ್, ಮ್ಯಾಂಗನೀಸ್‌ನ ಅತ್ಯುತ್ತಮ ಆಗರವಾಗಿದೆ ಮತ್ತು ಇದರಲ್ಲಿ ವಿಟಮಿನ್ ಓ1, ಓ2, ಓ3 ಮತ್ತು ಓ6 ಗಳಿವೆ. ಇದು ಆಹಾರದ ನಾರಿನಂಶ ಮತ್ತು ಪ್ರೋಟೀನ್‌ನ ಉತ್ತಮ ಆಗರವಾಗಿದೆ. ಇದು ಕ್ಯಾನ್ಸರ್ ತಡೆಗಟ್ಟಲು ಸಹಾಯ ಮಾಡುತ್ತದೆ, ಅಧಿಕ ಬಿಪಿ ಮತ್ತು ಮಧುಮೇಹದಲ್ಲಿ ರಕ್ತದಲ್ಲಿನ ಗ್ಲೂಕೋಸ್ ಮಟ್ಟವನ್ನು ನಿಯಂತ್ರಿಸುತ್ತದೆ ಮತ್ತು ಕೊಲೆಸ್ಟ್ರಾಲ್ ಅನ್ನು ಕಡಿಮೆ ಮಾಡುವ ಸಾಮರ್ಥ್ಯವನ್ನು ಹೊಂದಿದೆ.

ದ್ವಿದಳ ಧಾನ್ಯಗಳು ಪೋಷಕಾಂಶಗಳು, ಪೊಟ್ಯಾಸಿಯಮ್, ಕ್ಯಾಲ್ಸಿಯಂನ ಉತ್ತಮ ಆಗರವಾಗಿವೆ. ಇದು ದೇಹಕ್ಕೆ ಅಗತ್ಯವಿರುವ ಕಾರ್ಬೋಹೈಡ್ರೇಟ್‌ಗಳನ್ನು ಒದಗಿಸುತ್ತದೆ ಮತ್ತು ಕೊಲೆಸ್ಟ್ರಾಲ್, ರಕ್ತದಲ್ಲಿನ ಸಕ್ಕರೆಯನ್ನು ಕಡಿಮೆ ಮಾಡಲು ಸಹಾಯ ಮಾಡುತ್ತದೆ.

ಇದು ಹೃದ್ರೋಗ ಮತ್ತು ಕ್ಯಾನ್ಸರ್ ಕಾಯಿಲೆಗಳಿಗೆ ಬಹಳ ಪ್ರಯೋಜನಕಾರಿ ಮತ್ತು ಕರುಳಿಗೆ ಸಹಾಯ ಮಾಡುತ್ತದೆ.

ಸೋರೆಕಾಯಿ (ಲೌಕಿ) ಯಲ್ಲಿ ಅಗತ್ಯ ಖನಿಜಗಳು, ಕಬ್ಬಿಣ, ಪ್ರೋಟೀನ್, ಫೈಬರ್, ವಿಟಮಿನ್ ಅ ಮತ್ತು ಬಿ- ಕಾಂಪ್ಲೆಕ್ಸ್‌ಗಳು ಸಮೃದ್ಧವಾಗಿವೆ. ಇದು ಜೀರ್ಣಕ್ರಿಯೆಯ ಸಮಸ್ಯೆಗಳು, ಮಧುಮೇಹ, ಯಕೃತ್ತಿನ ಕಾರ್ಯ, ರಕ್ತದೊತ್ತಡ, ಹೃದ್ರೋಗ, ಮೂತ್ರದ ಅಸ್ವಸ್ಥತೆ ಇತ್ಯಾದಿಗಳಲ್ಲಿ ಸಹಾಯಕವಾಗಿದೆ.

ಬೆಣ್ಣೆ ಯಲ್ಲಿ ವಿಟಮಿನ್ ಂ, ಇ, ಏ, ಕ್ಯಾಲ್ಸಿಯಂ, ಆಂಟಿ-ಆಕ್ಸಿಡೆಂಟ್‌ಗಳು, ಅಯೋಡಿನ್, ಶಕ್ತಿ ಮತ್ತು ಪ್ರಮುಖ ಖನಿಜಗಳ ಆಗರವಾಗಿದೆ. ಇದು ಸ್ನಾಯುಗಳು, ಗಟ್ಟಿಯಾದ ಮೂಳೆಗಳು, ರೋಗನಿರೋಧಕ ವ್ಯವಸ್ಥೆ, ನರಮಂಡಲದ ವ್ಯವಸ್ಥೆ ಮತ್ತು ಮೆದುಳಿನ ಚಟುವಟಿಕೆಯನ್ನು ಸುಧಾರಿಸಲು ಸಹಾಯ ಮಾಡುತ್ತದೆ.

ಮಜ್ಜಿಗೆ ಯು ಅಗತ್ಯ ವಿಟಮಿನ್‌ಗಳು, ಕ್ಯಾಲ್ಸಿಯಂ, ಪ್ರೋಟೀನ್, ಖನಿಜಗಳು ಇತ್ಯಾದಿಗಳ ಅಮೂಲ್ಯ ಆಗರವಾಗಿದೆ. ಇದು ನರಗಳು ಮತ್ತು ಚರ್ಮಕ್ಕೆ ಆರೋಗ್ಯಕರ ಪೋಷಕಾಂಶಗಳನ್ನು ಪೂರೈಸುತ್ತದೆ ಮತ್ತು ಜಠರಗರುಳಿನ ಅಸ್ವಸ್ಥತೆಗಳು ಮತ್ತು ಮಲಬದ್ಧತೆಯನ್ನು ನಿವಾರಿಸಲು ಸಹಾಯ ಮಾಡುತ್ತದೆ.

ಎಲೆಕೋಸು ಕಡಿಮೆ ಕ್ಯಾಲೋರಿಯುಕ್ತ ಪೋಷಕಾಂಶ-ಭರಿತ ಆಹಾರವಾಗಿದ್ದು, ವಿಟಮಿನ್ ಸಿ, ಫೋಲಿಕ್ ಆಮ್ಲ, ಪೊಟ್ಯಾಸಿಯಮ್, ಕ್ಯಾಲ್ಸಿಯಂ, ಬಯೋಟಿನ್ ಮೆಗ್ನೀಸಿಯಮ್ ಮತ್ತು ಕಬ್ಬಿಣದಂತಹ ಅನೇಕ ಪೋಷಕಾಂಶಗಳ ಆಗರವಾಗಿದೆ. ಇದು ಕ್ಯಾನ್ಸರ್, ಹೃದಯ ಸಮಸ್ಯೆ, ಮಧುಮೇಹ, ಅಸ್ತಮಾ, ಬ್ರಾಂಕೈಟಿಸ್, ಕೆಮ್ಮು, ರಕ್ತದ ಕಲ್ಮಶಗಳು, ಅಜೀರ್ಣ, ಬೊಜ್ಜು ಮತ್ತು ದೃಷ್ಟಿದೋಷ ತೊಂದರೆಗಳಿಗೆ ಸಹಾಯಕವಾಗಿದೆ ಮತ್ತು ಪ್ರಯೋಜನಕಾರಿಯಾಗಿದೆ.

ಕ್ಯಾರೆಟ್ ವಿಟಮಿನ್ ಏ, ಬಿ1, ಬಿ2, ಬಿ6, ಸಿ, ಇ, ಕೆ, ಫೋಲಿಕ್ ಆಮ್ಲ, ಪೊಟ್ಯಾಸಿಯಮ್, ಕ್ಯಾಲ್ಸಿಯಂ, ಬಯೋಟಿನ್, ಮೆಗ್ನೀಸಿಯಮ್, ಮ್ಯಾಂಗನೀಸ್ ಮತ್ತು ಕಬ್ಬಿಣದ ಆಗರವಾಗಿದೆ. ಇದು ಕಡಿಮೆ ಕ್ಲೋರಿನ್ ಹೊಂದಿದ ಪೋಷಕಾಂಶ-ಭರಿತ ಆಹಾರವಾಗಿದೆ ಮತ್ತು ಕ್ಯಾನ್ಸರ್ ವಿರೋಧಿ ಗುಣಲಕ್ಷಣಗಳನ್ನು ಹೊಂದಿರುವ ಫೋಟೋಕೆಮಿಕಲ್ ಅನ್ನು ಹೊಂದಿದೆ. ಇದು ಕ್ಯಾನ್ಸರ್, ಮಧುಮೇಹ, ತಲೆನೋವು, ಅಸ್ತಮಾ, ಬ್ರಾಂಕೈಟಿಸ್, ಪಿತ್ತಗಲ್ಲು ಸಮಸ್ಯೆ, ಯಕೃತ್ತಿನ ಕಾಯಿಲೆ, ಕರುಳಿನ ಹುಣ್ಣು, ಜೀರ್ಣಕ್ರಿಯೆ ಸಮಸ್ಯೆ, ಪ್ರತಿರಕ್ಷಣಾ ವ್ಯವಸ್ಥೆ ಮತ್ತು ಚರ್ಮದ ಗಾಯಗಳಿಗೆ ಪ್ರಯೋಜನಕಾರಿಯಾಗಿದೆ. ಇದು ಸ್ನಾಯುಗಳ ಬೆಳವಣಿಗೆ, ರಕ್ತ ಶುದ್ಧಿ ಮಾಡುತ್ತದೆ ಮತ್ತು ಕಣ್ಣುಗಳನ್ನು ಬಲಪಡಿಸುತ್ತದೆ ಮತ್ತು ಕಡಿಮೆ ಮೂತ್ರ ವಿಸರ್ಜನೆಯ ತೊಂದರೆಗೆ ಸಹಾಯಕವಾಗಿದೆ.

ಹೂಕೋಸು ನಾರಿನಂಶದ ಅತ್ಯುತ್ತಮ ಆಗರವಾಗಿದ್ದು ಇದು ಕರುಳಿನ ಆರೋಗ್ಯವನ್ನು ಸುಧಾರಿಸಲು ಸಹಾಯ ಮಾಡುತ್ತದೆ. ಇದು ವಿಟಮಿನ್ ಅ ಮತ್ತು ಅಲಿಸಿನ್ ಅನ್ನು ಹೊಂದಿದ್ದು, ಹೃದಯದ ಆರೋಗ್ಯ ಮತ್ತು ಪಾರ್ಶ್ವವಾಯುವಿನ ಅಪಾಯವನ್ನು ಕಡಿಮೆ ಮಾಡುತ್ತದೆ. ಇದು ಪ್ರತಿರಕ್ಷಣಾ ವ್ಯವಸ್ಥೆಯನ್ನು ಬಲಪಡಿಸುತ್ತದೆ ಮತ್ತು ಆರೋಗ್ಯಕರ ಕೊಲೆಸ್ಟ್ರಾಲ್ ಮಟ್ಟವನ್ನು ಕಾಪಾಡಿಕೊಳ್ಳಲು ಸಹಾಯ ಮಾಡುತ್ತದೆ. ಇದು ಹೆಚ್ಚು ಪೌಷ್ಟಿಕವಾಗಿದೆ ಮತ್ತು ಹಲವಾರು ರೋಗಗಳನ್ನು ತಡೆಗಟ್ಟಲು ಸಹಾಯ ಮಾಡುವ ಅನೇಕ ಪೋಷಕಾಂಶಗಳನ್ನು ಒಳಗೊಂಡಿದೆ.

ಕೊಲೆಸ್ಟ್ರಾಲ್ ನಿಯಂತ್ರಕ ಗೋಧಿಹಿಟ್ಟು (ಅಟ್ಟಾ) ದಲ್ಲಿ ಹೆಚ್ಚಿನ ಪ್ರೋಟೀನ್‌ಗಳು, ಶಕ್ತಿ, ಕಾರ್ಬೋಹೈಡ್ರೇಟ್ ಗಳಿವೆ ಮತ್ತು ನಾರಿನಂಶವು ಮೆಗ್ನೀಸಿಯಮ್, ಮ್ಯಾಂಗನೀಸ್, ತಾಮ್ರ ಮತ್ತು ರಂಜಕದ ಸಮೃದ್ಧ ಆಗರವಾಗಿದೆ. ಇದು ಸೋಯಾ ಪ್ರೋಟೀನ್‌ಗಳು, ಓಟ್ಸ್ ಮತ್ತು ಬಾರ್ಲಿಯ ಆರೋಗ್ಯಕರ ಅಂಶಗಳನ್ನು ಒಳಗೊಂಡಿದೆ. ಇದು ಅಧಿಕ ಕೊಲೆಸ್ಟ್ರಾಲ್ ಅನ್ನು ಕಡಿಮೆ ಮಾಡಲು ಸಹಾಯ ಮಾಡುತ್ತದೆ, ಜೀರ್ಣಕ್ರಿಯೆಯನ್ನು ಸುಧಾರಿಸುತ್ತದೆ ಮತ್ತು ಮಲಬದ್ಧತೆ, ಬಿಪಿ, ಮಧುಮೇಹ, ಕ್ಯಾನ್ಸರ್, ಅಧಿಕ ರಕ್ತದೊತ್ತಡ, ಪಾರ್ಶ್ವವಾಯು ಮತ್ತು ಹೃದಯ ಕಾಯಿಲೆಗಳಿಗೆ ಪ್ರಯೋಜನಕಾರಿಯಾಗಿದೆ.

ಎಳನೀರಿನಲ್ಲಿ ಕ್ಯಾಲ್ಸಿಯಂ, ಪೌಷ್ಟಿಕಾಂಶಗಳು, ವಿದ್ಯುದ್ವಿಚ್ಛೇದ್ಯಗಳು, ಪೊಟ್ಯಾಸಿಯಮ್ ಗಳಿರುತ್ತವೆ, ನೈಸರ್ಗಿಕವಾಗಿ ಕ್ರಿಮಿನಾಶಕವಾಗಿದೆ ಮತ್ತು ಕೊಲೆಸ್ಟ್ರಾಲ್ ಅನ್ನು ಹೊಂದಿರುವುದಿಲ್ಲ. ಇದು ರಕ್ತಪರಿಚಲನೆಯನ್ನು ಸುಧಾರಿಸುತ್ತದೆ, ಜೀರ್ಣಾಂಗವನ್ನು ಸ್ವಚ್ಛಗೊಳಿಸುತ್ತದೆ ಮತ್ತು ಪ್ರತಿರಕ್ಷಣಾ ವ್ಯವಸ್ಥೆಯನ್ನು ಬಲಪಡಿಸುತ್ತದೆ.

ಸೌತೆಕಾಯಿಯು ತಂಪು, ಜೀರ್ಣಕಾರಿ, ಜಠರಾಮ್ಲದ ಉತ್ತೇಜಕವಾಗಿದೆ. ಇದು ಸಂಧಿವಾತ, ಕೀಲುನೋವು, ಮಧುಮೇಹಗಳಿಗೆ ಪ್ರಯೋಜನಕಾರಿ ಮತ್ತು ಮೂತ್ರಸಂಬಂಧಿ ರೋಗಗಳನ್ನು ಗುಣಪಡಿಸುತ್ತದೆ. ಇದು ಬೊಜ್ಜು ಕಡಿಮೆ ಮಾಡಲು ಮತ್ತು ತೂಕ ಇಳಿಸಲು ಸಹಕಾರಿಯಾಗಿದೆ.

ಮೊಸರು (ಕೆನೆರಹಿತ ಮೊಸರು) – ಇದು ಕ್ಯಾಲ್ಸಿಯಂ, ಪ್ರೋಟೀನ್, ಅಗತ್ಯ ವಿಟಮಿನ್‌ಗಳು ಮತ್ತು ಖನಿಜಗಳ ಅಮೂಲ್ಯ ಆಗರವಾಗಿದೆ. ಇದು ನರಗಳು ಮತ್ತು ಚರ್ಮಕ್ಕೆ ಆರೋಗ್ಯಕರ ಪೋಷಕಾಂಶಗಳನ್ನು ಪೂರೈಸುತ್ತದೆ. ಇದು ಜೀರ್ಣಾಂಗವ್ಯೂಹದ ಅಸ್ವಸ್ಥತೆಗಳು ಮತ್ತು ಮಲಬದ್ಧತೆಯನ್ನು ನಿವಾರಿಸಲು ಸಹಾಯ ಮಾಡುತ್ತದೆ.

ಖರ್ಜೂರ ದಲ್ಲಿ ವಿಟಮಿನ್ 'ಇ', ಕಬ್ಬಿಣ, ಕಾರ್ಬೋಹೈಡ್ರೇಟ್‌ಗಳು, ಮೆಗ್ನೀಸಿಯಮ್, ಪೊಟ್ಯಾಸಿಯಮ್ ಮತ್ತು ನಾರಿನಂಶಗಳು ಹೇರಳವಾಗಿವೆ. ಇದರಲ್ಲಿ ಶಕ್ತಿಯನ್ನು ನೀಡುವ ನೈಸರ್ಗಿಕ ಸಕ್ಕರೆಯಿದ್ದು, ಇದು ಸ್ನಾಯುಗಳು, ಆರೋಗ್ಯಕರ ನರಮಂಡಲವನ್ನು ಕಾಪಾಡಿಕೊಳ್ಳಲು ಅಗತ್ಯವಾದ ಖನಿಜವಾಗಿದೆ. ಇದು ಮಲಬದ್ಧತೆ, ಕಿಬ್ಬೊಟ್ಟೆಯ ಕ್ಯಾನ್ಸರ್ ತೊಂದರೆಗಳಿಗೆ ಗುಣಪಡಿಸುತ್ತದೆ ಮತ್ತು ದುರ್ಬಲ ಹೃದಯ ಮತ್ತು ಗರ್ಭಾಶಯದ ಸ್ನಾಯುಗಳನ್ನು ಬಲಪಡಿಸುತ್ತದೆ. ಇದು ದೇಹಕ್ಕೆ ಹೆಚ್ಚುವರಿ ಶಕ್ತಿಯನ್ನು ನೀಡುತ್ತದೆ ಹಿಮೋಗ್ಲೋಬಿನ್, ತೂಕದ ಹೆಚ್ಚಳ, ಸ್ನಾಯು ಮತ್ತು ಮೂಳೆಗಳ ಬೆಳವಣಿಗೆಯನ್ನು ಹೆಚ್ಚಿಸಲು ಸಹಾಯ ಮಾಡುತ್ತದೆ.

ಮೆಂತ್ಯ ದಲ್ಲಿ ಪ್ರೋಟೀನ್‌ಗಳು, ವಿಟಮಿನ್ ಅ, ನಿಯಾಸಿನ್ ಮತ್ತು ಪೊಟ್ಯಾಸಿಯಮ್‌ಗಳಿವೆ. ಇದು ಹಲವಾರು ಕಾಯಿಲೆಗಳನ್ನು ಗುಣಪಡಿಸುತ್ತದೆ ಮತ್ತು ಕೊಲೆಸ್ಟ್ರಾಲ್, ಮಧುಮೇಹ, ಮಲಬದ್ಧತೆ, ಅಧಿಕ ಟ್ರೈಗ್ಲಿಸರೈಡ್‌ಗಳು, ಸಂಧಿವಾತ, ಅಸ್ತಮಾ, ಹೊಟ್ಟೆಯ ಅಸ್ವಸ್ಥತೆ, ಉಸಿರಾಟದ ಕಾಯಿಲೆ ಮತ್ತು ಮೂತ್ರಪಿಂಡದ ಸಮಸ್ಯೆಗಳಿಗೆ ಇದು ಪ್ರಯೋಜನಕಾರಿಯಾಗಿದೆ.

ಬೆಳ್ಳುಳ್ಳಿ ಅಧಿಕ ರಕ್ತದೊತ್ತಡವನ್ನು ಕಡಿಮೆ ಮಾಡುತ್ತದೆ, ರಕ್ತನಾಳಗಳನ್ನು ಹಿಗ್ಗಿಸುವ ಪರಿಣಾಮಗಳನ್ನು ಹೊಂದಿದೆ, ನಾಡಿಬಡಿತದ ವೇಗವನ್ನು ತಗ್ಗಿಸುತ್ತದೆ, ಹೃದಯದ ಲಯವನ್ನು ಬದಲಾಯಿಸುತ್ತದೆ ಮತ್ತು ತಲೆಸುತ್ತು, ಉಸಿರಾಟದ ತೊಂದರೆ ಮತ್ತು ಗ್ಯಾಸ್ ಉಂಟಾಗುವುದನ್ನು ನಿವಾರಿಸುತ್ತದೆ.

ತುಪ್ಪ (ಹಸುವಿನ ಶುದ್ಧ ತುಪ್ಪ) ನೈಸರ್ಗಿಕ ಮೌಲ್ಯವನ್ನು ಹೊಂದಿದೆ, ಉತ್ಕರ್ಷಣ ನಿರೋಧಕಗಳಲ್ಲಿ ಸಮೃದ್ಧವಾಗಿದೆ, ಇದು ಪ್ರತಿರಕ್ಷಣಾ ವ್ಯವಸ್ಥೆಯನ್ನು ಬಲಪಡಿಸುತ್ತದೆ ಮತ್ತು ಹೆಚ್ಚಿಸುತ್ತದೆ ಮತ್ತು ಬಲಹೀನತೆಯಿಂದ ಬಳಲುತ್ತಿರುವವರಿಗೆ ತ್ವರಿತವಾಗಿ ದೇಹಕ್ಕೆ ಶಕ್ತಿ ಮತ್ತು ಪುನಃಚೈತನ್ಯವನ್ನು ನೀಡುವ ಶಕ್ತಿಯನ್ನು ಹೊಂದಿದೆ. ಇದು ಹೆಚ್ಚುವರಿ ಜಠರಾಮ್ಲವನ್ನು ಸಮತೋಲನಗೊಳಿಸಲು ಮತ್ತು ಹೊಟ್ಟೆಯ ಲೋಳೆಯ ಒಳಪದರವನ್ನು ನಿರ್ವಹಿಸಲು ಸಹಾಯ ಮಾಡುತ್ತದೆ. ದೇಹದಲ್ಲಿನ ಲಿಪಿಡ್ ಪೊರೆಗಳನ್ನು ಇದು ಭೇದಿಸುತ್ತದೆ, ಪುನರ್ಯೌವನಗೊಳಿಸುತ್ತದೆ ಮತ್ತು ಜೀರ್ಣಕ್ರಿಯೆಯ ತೊಂದರೆಗಳಲ್ಲಿ ಸಹಾಯ ಮಾಡುತ್ತದೆ. ಇದು ನೆನಪಿನ ಶಕ್ತಿ, ಬುದ್ಧಿವಂತಿಕೆಯನ್ನು ಉತ್ತೇಜಿಸುತ್ತದೆ ಮತ್ತು ಮೆದುಳಿನ ಕಾರ್ಯವನ್ನು ಹೆಚ್ಚಿಸುತ್ತದೆ.

ಶುಂಠಿಯು ಪೊಟ್ಯಾಸಿಯಮ್, ಮೆಗ್ನೀಸಿಯಮ್, ತಾಮ್ರ, ಮ್ಯಾಂಗನೀಸ್‌ಗಳ ಉತ್ತಮ ಮೂಲವನ್ನು ಹೊಂದಿರುವ ನೈಸರ್ಗಿಕ ಘಟಕಾಂಶವಾಗಿದೆ. ಇದು ಜೀರ್ಣಕ್ರಿಯೆಯನ್ನು

ಉತ್ತೇಜಿಸುವ ಶಕ್ತಿಯನ್ನು ಹೊಂದಿದೆ, ಗ್ಯಾಸ್ ಕಡಿಮೆ ಮಾಡುತ್ತದೆ ಮತ್ತು ತಲೆತಿರುಗುವಿಕೆ, ವಾಕರಿಕೆ, ವಾಂತಿ ಸೇರಿದಂತೆ ಚಲನೆಯ (ಪ್ರಯಾಣ) ಸಂಬಂಧಿತ ಕಾಯಿಲೆಯ ಲಕ್ಷಣಗಳನ್ನು ತಡೆಯುವಲ್ಲಿ ಪರಿಣಾಮಕಾರಿಯಾಗಿದೆ. ಇದು ಜೀರ್ಣಾಂಗವ್ಯೂಹದ ಕಾಯಿಲೆ, ಮೈಗ್ರೇನ್, ಸಂಧಿವಾತ, ಅಧಿಕ ರಕ್ತದೊತ್ತಡ, ಗ್ಯಾಸ್ ನಿವಾರಿಸುವುದು, ಅತಿಸಾರವನ್ನು ನಿಲ್ಲಿಸುವುದು ಮತ್ತು ಶೀತ ರೋಗಲಕ್ಷಣಗಳು, ಅಲರ್ಜಿಗಳು ಇತ್ಯಾದಿಗಳ ತೀವ್ರತೆಯನ್ನು ಕಡಿಮೆ ಮಾಡಲು ಸಹಾಯ ಮಾಡುತ್ತದೆ.

ಜೇನುತುಪ್ಪವು ಒಂದು ಪ್ರಮುಖ ಪೋಷಕಾಂಶಭರಿತ ಪದಾರ್ಥವಾಗಿದೆ ಮತ್ತು ಕಬ್ಬಿಣ, ಕ್ಯಾಲ್ಸಿಯಂ, ಸೋಡಿಯಂ, ರಂಜಕ, ಪೊಟ್ಯಾಸಿಯಮ್ ಗಳನ್ನು ಹೊಂದಿದೆ, ಇದು ಬಹುತೇಕ ತ್ವರಿತವಾಗಿ ಶಕ್ತಿಯನ್ನು ಒದಗಿಸುತ್ತದೆ, ಇದನ್ನು ಹಲವಾರು ಕಾಯಿಲೆಗಳಿಗೆ ಚಿಕಿತ್ಸೆ ಮತ್ತು ನಿವಾರಕವಾಗಿ ಬಳಸಲಾಗುತ್ತದೆ. ಇದು ಕಣ್ಣುಗಳು ಮತ್ತು ಆಸ್ತಮಾಕ್ಕೆ ಒಳ್ಳೆಯದು, ಶ್ವಾಸಕೋಶದ ಕಾಯಿಲೆಗಳಲ್ಲಿ ಪ್ರಯೋಜನಕಾರಿಯಾಗಿದೆ, ಕಫವನ್ನು ಹೊರಹಾಕುತ್ತದೆ ಮತ್ತು ಕೂದಲಿನ ಬೆಳವಣಿಗೆಯನ್ನು ಉತ್ತೇಜಿಸುತ್ತದೆ ಮತ್ತು ಮಲಬದ್ಧತೆ ಮತ್ತು ಹೈಪರ್‌ಆಸಿಡಿಟಿಗೆ ಪರಿಣಾಮಕಾರಿ ಪರಿಹಾರವಾಗಿದೆ. ಇದು ಹಿಮೋಗ್ಲೋಬಿನ್ ಮತ್ತು ಕೆಂಪು ರಕ್ತ ಕಣಗಳ ಸಮತೋಲನವನ್ನು ಕಾಪಾಡಿಕೊಳ್ಳಲು ಸಹಾಯ ಮಾಡುತ್ತದೆ.

ಬೆಲ್ಲ ಸಂಸ್ಕರಿಸದ ಸಕ್ಕರೆಯಾಗಿದ್ದು, ಪ್ರೋಟೀನ್‌ಗಳು, ಖನಿಜಗಳು, ರಂಜಕ, ಕಬ್ಬಿಣ, ಮೆಗ್ನೀಸಿಯಮ್, ಕ್ಯಾಲ್ಸಿಯಂ, ವಿಟಮಿನ್‌ಗಳು, ಪೊಟ್ಯಾಸಿಯಮ್ ಮುಂತಾದ ಹಲವಾರು ಪೋಷಕಾಂಶಗಳಿಂದ ಸಮೃದ್ಧವಾಗಿದೆ. ಇದು ರಕ್ತವನ್ನು ಶುದ್ಧೀಕರಿಸಲು, ಯಕೃತ್ತಿನ ಕಾರ್ಯ, ರಕ್ತದೊತ್ತಡ, ಪ್ರತಿರಕ್ಷಣಾ ವ್ಯವಸ್ಥೆ ಮತ್ತು ಕಾಮಾಲೆ ಗಳ್ನು ನಿಯಂತ್ರಿಸುವಲ್ಲಿ ಮತ್ತು ಸಂಧಿವಾತದ ತೊಂದರೆಗಳನ್ನು ತಡೆಗಟ್ಟುವಲ್ಲಿ ಸಹಾಯ ಮಾಡುತ್ತದೆ. ಇದು ನರಮಂಡಲವನ್ನು ಬಲಪಡಿಸುತ್ತದೆ ಮತ್ತು ಸ್ನಾಯುಗಳನ್ನು ಸಡಿಲಗೊಳಿಸಲು ಮತ್ತು ಆಯಾಸವನ್ನು ನಿವಾರಿಸಲು, ಬಿಪಿಯನ್ನು ನಿಯಂತ್ರಿಸಲು ಸಹಾಯ ಮಾಡುತ್ತದೆ ಮತ್ತು ರಕ್ತ ಹೆಪ್ಪುಗಟ್ಟಿಸುವಲ್ಲಿ ಹೆಚ್ಚಿನ ಪ್ರಯೋಜನಗಳನ್ನು ನೀಡುತ್ತದೆ. ಕೆಮ್ಮು, ಅಸ್ತಮಾ, ಅಜೀರ್ಣ, ಮೈಗ್ರೇನ್, ಗಂಟಲು, ಶ್ವಾಸಕೋಶದ ಸೋಂಕು ಮತ್ತು ಮಲಬದ್ಧತೆಗೆ ಇದು ಪ್ರಯೋಜನಕಾರಿಯಾಗಿದೆ.

ಜೀರಿಗೆ (ಜೀರಿಗೆ) ರಕ್ತವನ್ನು ಶುದ್ಧೀಕರಿಸಲು, ಹಿಮೋಗ್ಲೋಬಿನ್ ತಯಾರಿಕೆಯಲ್ಲಿ ಸಹಾಯ ಮಾಡುತ್ತದೆ ಮತ್ತು ಅಜೀರ್ಣ, ಹೊಟ್ಟೆ/ನೋವು ಮತ್ತು ಹೃದಯ ಸಂಬಂಧಿ ಕಾಯಿಲೆಗಳಿಗೆ ಪ್ರಯೋಜನಕಾರಿಯಾಗಿದೆ.

ನಿಂಬೆ (ಲೈಮ್) ರಕ್ತನಾಳಗಳು, ಅಪಧಮನಿಗಳನ್ನು ಬಲಪಡಿಸುತ್ತದೆ ಮತ್ತು ಆಂತರಿಕ ರಕ್ತಸ್ರಾವವನ್ನು ತಡೆಯುತ್ತದೆ. ಇದು ಮೂತ್ರಪಿಂಡ, ಮೂತ್ರಕೋಶ ಮತ್ತು ಕಿಬ್ಬೊಟ್ಟೆಯ ಅಸ್ವಸ್ಥತೆಗಳಿಗೆ ಪರಿಹಾರವನ್ನು ನೀಡುತ್ತದೆ ಮತ್ತು ಅಸಂಖ್ಯಾತ ಕಾಯಿಲೆಗಳನ್ನು ಗುಣಪಡಿಸಲು ಸಹಾಯ ಮಾಡುತ್ತದೆ. ಇದು ಪ್ರಬಲವಾದ ಬ್ಯಾಕ್ಟೀರಿಯಾನಾಶಕವಾಗಿದೆ, ಕಫವನ್ನು ಹೊರಹಾಕುತ್ತದೆ, ಮಲಬದ್ಧತೆಯನ್ನು ತೊಡೆದುಹಾಕುತ್ತದೆ ಮತ್ತು ವಾಂತಿಯನ್ನು ತಡೆಯುತ್ತದೆ.

ಹಾಲು (ಕೆನೆರಹಿತ ಹಾಲು) ಕಡಿಮೆ ಕೊಬ್ಬನ್ನು ಹೊಂದಿದ್ದು, ರಕ್ತ ಪರಿಚಲನೆಗೆ ಸಹಾಯ ಮಾಡುತ್ತದೆ, ಉಸಿರಾಟದ ತೊಂದರೆಗಳು ಮತ್ತು ಟಾನಿಕ್, ಟ್ರ್ಯಾಂಕ್ವಿಲೈಜರ್ ಆಗಿ ಕಾರ್ಯನಿರ್ವಹಿಸುತ್ತದೆ ಮತ್ತು ನಮ್ಮ ವ್ಯವಸ್ಥೆಯ ಆಮ್ಲೀಯ ಸ್ಥಿತಿಯನ್ನು ನಿವಾರಿಸುತ್ತದೆ. ಇದು ಆರೋಗ್ಯವನ್ನು ಕಾಪಾಡಿಕೊಳ್ಳಲು, ರಕ್ತ ಪರಿಚಲನೆಯಲ್ಲಿ ಸಹಾಯ ಮಾಡುತ್ತದೆ.

ಹೆಸರುಬೇಳೆ ಯು ಅಧಿಕ ನಾರಿನಂಶ, ಪೋಷಕಾಂಶಗಳು, ಪ್ರೋಟೀನ್ಗಳು, ಕ್ಯಾಲ್ಸಿಯಂ ಮತ್ತು ಅಗತ್ಯ ಜೀವಸತ್ವಗಳ ಉತ್ತಮ ಆಗರವಾಗಿದೆ. ಇದು ಸುಲಭವಾಗಿ ಜೀರ್ಣವಾಗುತ್ತದೆ ಮತ್ತು ಇದು ಶಕ್ತಿ, ವಿವಿಧ ಆರೋಗ್ಯ ಪ್ರಯೋಜನಗಳನ್ನು ನೀಡುತ್ತದೆ ಮತ್ತು ಇದು ಹೃದಯ ಸಮಸ್ಯೆಗಳು, ಮಧುಮೇಹ, ಅಧಿಕ ಬಿಪಿ ಮತ್ತು ಇತರ ಎಲ್ಲಾ ದೀರ್ಘಕಾಲದ ಕಾಯಿಲೆಗಳಿಗೆ ಪ್ರಯೋಜನಕಾರಿಯಾಗಿದೆ.

ಮೂಸಂಬಿ ಅಮೂಲ್ಯವಾದ ಪೋಷಕಾಂಶಗಳನ್ನು ಹೊಂದಿದೆ ಮತ್ತು ದೇಹಕ್ಕೆ ಪೋಷಣೆಯನ್ನು ನೀಡುತ್ತದೆ. ಇದು ಚೈತನ್ಯವನ್ನು, ನಿರೋಧಕ ಶಕ್ತಿಯನ್ನು ಹೆಚ್ಚಿಸುತ್ತದೆ ಮತ್ತು ವಾಂತಿ, ನಿರ್ಜಲೀಕರಣ ಮತ್ತು ರಕ್ತದ ಕಲ್ಮಶಗಳ ನಿವಾರಣೆಯಲ್ಲಿ ಪರಿಣಾಮಕಾರಿಯಾಗಿದೆ.

ಬೇವಿನ ಎಲೆಗಳು ಜೀರ್ಣಕಾರಿ ಮತ್ತು ಪ್ರತಿರಕ್ಷಣಾ ವ್ಯವಸ್ಥೆಯನ್ನು ಉತ್ತೇಜಿಸುತ್ತದೆ. ಇದು ಯಕೃತ್ತಿನ ಕಾರ್ಯವನ್ನು ಸುಧಾರಿಸುತ್ತದೆ, ರಕ್ತವನ್ನು ನಿರ್ವಿಷಗೊಳಿಸುತ್ತದೆ ಮತ್ತು ಆರೋಗ್ಯಕರ ಪರಿಚಲನೆ, ಉಸಿರಾಟ, ಜೀರ್ಣಾಂಗ ವ್ಯವಸ್ಥೆಯನ್ನು ಉತ್ತೇಜಿಸುತ್ತದೆ. ಇದು ಏಡ್ಸ್, ಕ್ಯಾನ್ಸರ್, ಮಧುಮೇಹ, ಮೂತ್ರಪಿಂಡದ ಸಮಸ್ಯೆ, ನರಗಳ ಸಮಸ್ಯೆ, ರಕ್ತದ ತೊಂದರೆಗಳು ಮತ್ತು ಹೃದಯ ಸಂಬಂಧಿ ಕಾಯಿಲೆಗಳಿಗೆ ಪ್ರಯೋಜನಕಾರಿಯಾಗಿದೆ.

ಓಟ್ಸ್ ಅಗತ್ಯ ಜೀವಸತ್ವಗಳು, ಕ್ಯಾಲ್ಸಿಯಂ, ಪ್ರೋಟೀನ್, ಶಕ್ತಿ, ಕಾರ್ಬೋಹೈಡ್ರೇಟ್ಗಳು, ಕರಗುವ ಫೈಬರ್ ಮತ್ತು ಪೋಷಕಾಂಶಗಳ ಉತ್ತಮ ಆಗರವಾಗಿದೆ. ಇದು ಉತ್ಕರ್ಷಣ

ನಿರೋಧಕಗಳಿಂದ ಸಮೃದ್ಧವಾಗಿದೆ, ಇತರ ಆಹಾರದಿಂದ ಜೀವಸತ್ವಗಳು ಮತ್ತು ಖನಿಜಗಳನ್ನು ಹೀರಿಕೊಳ್ಳುವಲ್ಲಿ ಸಹಾಯ ಮಾಡುತ್ತದೆ ಮತ್ತು ಪ್ರತಿರಕ್ಷಣಾ ವ್ಯವಸ್ಥೆಯನ್ನು ಬಲಪಡಿಸುತ್ತದೆ. ಇದು ಜೀರ್ಣಕ್ರಿಯೆಗೆ ಸಹಾಯ ಮಾಡಲು ಜಠರಾಮ್ಲದ ಸ್ರವಿಸುವಿಕೆಯನ್ನು ಉತ್ತೇಜಿಸುತ್ತದೆ, ರಕ್ತದ ಕೊಲೆಸ್ಟ್ರಾಲ್ ಅನ್ನು ಕಡಿಮೆ ಮಾಡಲು ಪರಿಣಾಮಕಾರಿಯಾಗಿದೆ ಮತ್ತು ಅಧಿಕ ರಕ್ತದೊತ್ತಡ ಮತ್ತು ಅಧಿಕ ರಕ್ತದೊತ್ತಡವನ್ನು ಕಡಿಮೆ ಮಾಡುತ್ತದೆ. ಇದು ಕ್ಯಾನ್ಸರ್, ಮಧುಮೇಹ, ಅಸ್ತಮಾ, ಹೃದಯ ಸಮಸ್ಯೆಗಳಿಗೆ ಪ್ರಯೋಜನಕಾರಿಯಾಗಿದೆ ಮತ್ತು ಹೃದಯರಕ್ತನಾಳದ ಕಾಯಿಲೆ ಮತ್ತು ಪಾರ್ಶ್ವವಾಯು ಅಪಾಯವನ್ನು ಕಡಿಮೆ ಮಾಡುತ್ತದೆ.

ಪಪ್ಪಾಯ ವು ವಿಟಮಿನ್ 'ಂ', 'ಃ' ಮತ್ತು 'ಅ' ಗಳ ಆಗರವಾಗಿದೆ ಹೃದಯ, ಯಕೃತ್ತು, ಮೂತ್ರಪಿಂಡದ ಸಮಸ್ಯೆ, ಕಿಬ್ಬೊಟ್ಟೆಯ ಸಮಸ್ಯೆ, ಮೂತ್ರದ ಸಮಸ್ಯೆ ಮತ್ತು ಮಲಬದ್ಧತೆಗೆ ಪ್ರಯೋಜನಕಾರಿಯಾಗಿದೆ. ಇದು ಅಸ್ತಮಾಗೆ ಪರಿಹಾರ ನೀಡುತ್ತದೆ ಮತ್ತು ರೋಗಗಳನ್ನು ಗುಣಪಡಿಸಲು ಸಹಾಯ ಮಾಡುತ್ತದೆ.

ಬಾಳೆಹಣ್ಣು ಉತ್ತಮ ಪೌಷ್ಟಿಕಾಂಶಭರಿತ ಆಹಾರವಾಗಿದೆ, ಇದು ಶಕ್ತಿ, ಅಂಗಾಂಶ ನಿರ್ಮಾಣದ ಪದಾರ್ಥಗಳು, ಪ್ರೋಟೀನ್‌ಗಳು, ಖನಿಜಗಳು, ವಿಟಮಿನ್ ಅ, ಂ1, ಃ6, ಃ12 ಗಳ ಅಪರೂಪದ ಸಂಯೋಜನೆ ಮತ್ತು ಜೀರ್ಣಕ್ರಿಯೆಯನ್ನು ಉತ್ತೇಜಿಸಲು ಮತ್ತು ಆರೋಗ್ಯಕರ ಅಂಗಾಂಶಗಳ ಪುನರುತ್ಪಾದನೆಗೆ ಸಹಾಯ ಮಾಡಲು ಉತ್ತಮ ಕ್ಯಾಲೊರಿಗಳನ್ನು ಹೊಂದಿದೆ. ಇದು ಕರುಳಿನ ಅಸ್ವಸ್ಥತೆಗಳು, ಮಲಬದ್ಧತೆ, ಸಂಧಿವಾತ, ಸಂಧಿವಾತ, ಮೂತ್ರಪಿಂಡದ ಸಮಸ್ಯೆ ಇತ್ಯಾದಿಗಳಿಗೆ ಪ್ರಯೋಜನಕಾರಿಯಾಗಿದೆ.

ದಾಳಿಂಬೆ ಯು ಅತ್ಯುತ್ತಮ ಉತ್ಕರ್ಷಣ ನಿರೋಧಕಗಳ ಉತ್ತಮ ಆಗರವಾಗಿದೆ, ಹೃದಯಕ್ಕೆ ರಕ್ತದ ಹರಿವನ್ನು ಹೆಚ್ಚಿಸುತ್ತದೆ ಮತ್ತು ಐಆಐ ಕೊಲೆಸ್ಟ್ರಾಲ್ ಅನ್ನು ಕಡಿಮೆ ಮಾಡುತ್ತದೆ. ಇದು ವಿಟಮಿನ್ ಂ,ಅ,ಇ ಮತ್ತು ಫೋಲಿಕ್ ಆಮ್ಲದ ಉತ್ತಮ ಆಗರವಾಗಿದೆ. ಇದು ಪೋಷಣೆಯನ್ನು ನೀಡುತ್ತದೆ, ಬುದ್ಧಿಶಕ್ತಿಯನ್ನು ಹೆಚ್ಚಿಸುತ್ತದೆ ಮತ್ತು ಚೈತನ್ಯವನ್ನು ನೀಡುತ್ತದೆ. ಹೊಟ್ಟೆಯ ತೊಂದರೆಗಳು, ಹೃದಯ ಸಮಸ್ಯೆಗಳು, ಕ್ಯಾನ್ಸರ್, ರಕ್ತಹೀನತೆ, ಮಧುಮೇಹ, ರಕ್ತದೊತ್ತಡ, ಯಕೃತ್ತು ಮತ್ತು ಮೂತ್ರಪಿಂಡದ ತೊಂದರೆಗಳು, ಉರಿಯುವ ಸಂವೇದನೆ, ಜ್ವರ, ಹೃದಯದ ತೊಂದರೆ, ಬಾಯಿ–ರೋಗ ಮತ್ತು ಧ್ವನಿ ಅಸ್ವಸ್ಥತೆಗಳಿಗೆ ಇದು ಪ್ರಯೋಜನಕಾರಿಯಾಗಿದೆ.

ರಾಕ್ ಸಾಲ್ಟ್ (ಕಲ್ಲುಪ್ಪು) ಆರೋಗ್ಯಕ್ಕೆ ಅಗತ್ಯವಾದ ಖನಿಜಗಳು ಮತ್ತು ಅಂಶಗಳನ್ನು ಒಳಗೊಂಡಿದೆ. ಇದು ಮ್ಯೂಕಸ್ ಪ್ಲಗ್‌ಗಳು, ಶ್ವಾಸಕೋಶದಿಂದ ಕಫ ಮತ್ತು

ಸೈನಸ್‌ಗಳಲ್ಲಿನ ದಟ್ಟಣೆಯನ್ನು ತೆರವುಗೊಳಿಸಲು ಸಹಾಯ ಮಾಡುತ್ತದೆ. ಇದು ರಕ್ತದ ಸಕ್ಕರೆಯ ಮಟ್ಟವನ್ನು ಸಮತೋಲನಗೊಳಿಸುತ್ತದೆ, ದೇಹದ ಜೀವಕೋಶಗಳಲ್ಲಿ ಜಲವಿದ್ಯುತ್ ಶಕ್ತಿಯ ಉತ್ಪಾದನೆಗೆ ಸಹಾಯ ಮಾಡುತ್ತದೆ. ಅಸ್ತಮಾ, ಅಲರ್ಜಿ, ಸಂಧಿವಾತ, ಅಧಿಕ ಬಿಪಿ, ಮೈಗ್ರೇನ್ ತಲೆನೋವು ಮತ್ತು ಇತರ ಸಮಸ್ಯೆಗಳಿಗೆ ಇದು ಪ್ರಯೋಜನಕಾರಿಯಾಗಿದೆ.

ಸೋಯಾ ಹಾಲು ಅನೇಕ ಆರೋಗ್ಯಕರ ಸಂಯುಕ್ತಗಳನ್ನು ಒಳಗೊಂಡಿದೆ. ಇದು ಶಕ್ತಿ, ಪ್ರೋಟೀನ್, ವಿಟಮಿನ್ ಂ, ಆ, ಕ್ಯಾಲ್ಸಿಯಂ, ರಂಜಕ, ಕಾರ್ಬೋಹೈಡ್ರೇಟ್‌ಗಳ ಆಗರವಾಗಿದೆ. ಇದು ಕೊಲೆಸ್ಟ್ರಾಲ್, ಟ್ರೈಗ್ಲಿಸರೈಡ್‌ಗಳನ್ನು ಕಡಿಮೆ ಮಾಡಲು ಸಹಾಯಕವಾಗಿದೆ ಮತ್ತು ಹೃದ್ರೋಗ, ಕ್ಯಾನ್ಸರ್, ಮಧುಮೇಹ, ಮೂತ್ರಪಿಂಡದ ಸಮಸ್ಯೆ ಮತ್ತು ಇತರ ಹಲವಾರು ಆರೋಗ್ಯ ಸಮಸ್ಯೆಗಳಿಗೆ ಪ್ರಯೋಜನಕಾರಿಯಾಗಿದೆ.

ಂ ಃ ಅ ಆ ಇ

ಸಪೋಟಾ (ಚಿಕ್ಕು):- ಇದು ಪೊಟ್ಯಾಸಿಯಮ್, ತಾಮ್ರ, ಕಬ್ಬಿಣದಂತಹ ಖನಿಜಗಳ ಉತ್ತಮ ಆಗರವಾಗಿದೆ ಮತ್ತು ಕಣ್ಣಿನ ದೃಷ್ಟಿ, ಚರ್ಮ ಮತ್ತು ಮೂಳೆಗಳಿಗೆ ಅಗತ್ಯವಾದ ವಿಟಮಿನ್ ಂ ಮತ್ತು ವಿಟಮಿನ್ ಅ ನಂತಹ ಉತ್ಕರ್ಷಣ ನಿರೋಧಕ ವಿಟಮಿನ್‌ಗಳನ್ನು ಒಳಗೊಂಡಿದೆ. ಇದು ದೇಹವು ಸೋಂಕಿನ ವಿರುದ್ಧ ಪ್ರತಿರೋಧವನ್ನು ಅಭಿವೃದ್ಧಿಪಡಿಸಲು ಮತ್ತು ಮಲಬದ್ಧತೆಯನ್ನು ನಿವಾರಿಸಲು ಸಹಾಯ ಮಾಡುತ್ತದೆ. ಇದು ಶ್ವಾಸಕೋಶ ಮತ್ತು ಬಾಯಿಯ ಕುಹರದ ಕ್ಯಾನ್ಸರ್ ನಿಂದ ರಕ್ಷಿಸುತ್ತದೆ ಮತ್ತು ಸದೃಢ ಹಲ್ಲುಗಳನ್ನು ನಿರ್ಮಿಸುತ್ತದೆ.

ಪಾಲಕ್ ವಿಟಮಿನ್ ಏ, ಕೆರೋಟಿನ್, ವಿಟಮಿನ್ ಂ, ಃ1, ಃ2, ಃ6, ಅ, ಇ, ಫೋಲಿಕ್ ಆಮ್ಲ, ಮೆಗ್ನೀಸಿಯಮ್, ಕಬ್ಬಿಣ, ಕ್ಯಾಲ್ಸಿಯಂ ಮತ್ತು ಪೊಟ್ಯಾಸಿಯಮ್ ಸೇರಿದಂತೆ ಮೂಳೆಗಳನ್ನು ನಿರ್ಮಿಸುವ ಪೋಷಕಾಂಶಗಳ ಅತ್ಯುತ್ತಮ ಆಗರವಾಗಿದೆ. ಇದು ಕಣ್ಣಿನ ಪೊರೆ ಮತ್ತು ವಯೋಸಂಬಂಧಿತ ಕಣ್ಣಿನ ದೃಷ್ಟಿಯ ಇತರ ಮ್ಯಾಕ್ಯುಲರ್ ಡಿಜೆನರೇಶನ್‌ನ ಅಪಾಯವನ್ನು ಕಡಿಮೆ ಮಾಡುತ್ತದೆ. ಆಸ್ಟಿಯೊಪೊರೋಸಿಸ್, ಹೃದ್ರೋಗ, ಕ್ಯಾನ್ಸರ್, ಸಂಧಿವಾತ, ಅಧಿಕ ರಕ್ತದೊತ್ತಡ ದಂತಹ ಸಮಸ್ಯೆಗಳು ಮತ್ತು ಮೂಳೆಗಳ ಆರೋಗ್ಯವನ್ನು ಕಾಪಾಡಿಕೊಳ್ಳಲು ಇದು ಪ್ರಯೋಜನಕಾರಿಯಾಗಿದೆ.

ಅರಿಶಿನವು ರಕ್ತವನ್ನು ಶುದ್ಧೀಕರಿಸುತ್ತದೆ, ಯಕೃತ್ತನ್ನು ಚಟುವಟಿಕೆಯನ್ನು ಉತ್ತೇಜಿಸುತ್ತದೆ ಮತ್ತು ಬಲಪಡಿಸುತ್ತದೆ ಮತ್ತು ಇಡೀ ದೇಹವನ್ನು ಆರೋಗ್ಯಕರ

ಮತ್ತು ಸಕ್ರಿಯವಾಗಿಸುತ್ತದೆ. ಶೀತ, ಕೆಮ್ಮು, ಊತ, ಗ್ಯಾಸ್, ರಕ್ತ–ಕಲ್ಮಶಗಳು, ಮಧುಮೇಹ, ಗಾಯಗಳು ಮತ್ತು ಚರ್ಮ–ರೋಗಗಳಿಗೆ ಇದು ಉಪಯುಕ್ತವಾಗಿದೆ.

ಟೊಮೆಟೊ ವಿಟಮಿನ್ ೦, ಃ1, ಃ2 ಮತ್ತು ಅ ಯ ಆಗರವಾಗಿದೆ. ಇದರಲ್ಲಿ ಕ್ಯಾಲ್ಸಿಯಂ, ಫಾಸ್ಫರಸ್, ಪೊಟ್ಯಾಸಿಯಮ್, ಮೆಗ್ನೀಸಿಯಮ್, ಕ್ಲೋರಿನ್, ಸೋಡಿಯಂ ಮತ್ತು ಕಬ್ಬಿಣದಂತಹ ಖನಿಜಗಳಿವೆ. ಇದು ಲೈಕೋಪೀನ್ ಎಂಬ ಆಂಟಿಆಕ್ಸಿಡೆಂಟ್ ಇದ್ದು ಅದು ಕ್ಯಾನ್ಸರ್ ಕೋಶಗಳು ಮತ್ತು ಇತರ ರೀತಿಯ ರೋಗಗಳ ವಿರುದ್ಧ ಹೋರಾಡುತ್ತದೆ. ಇದು ಗ್ಯಾಸ್, ಅಜೀರ್ಣ ಮತ್ತು ಮಲಬದ್ಧತೆಯ ತೊಂದರೆಗಳಿಗೆ ಸಹಾಯಕವಾಗಿದೆ ಮತ್ತು ಕ್ಯಾನ್ಸರ್, ದೃಷ್ಟಿ, ಹೃದಯ ಸಮಸ್ಯೆ, ಕೊಲೆಸ್ಟ್ರಾಲ್, ಅಧಿಕ ಬಿಪಿ ಮಧುಮೇಹ ಮತ್ತು ಕಿಡ್ನಿ ಅಸ್ವಸ್ಥತೆಯಲ್ಲಿ ಪ್ರಯೋಜನಕಾರಿಯಾಗಿದೆ.

ವಾಲ್ನಟ್ಸ್ (ಅಕ್ರೋಟು) ಪ್ರೋಟೀನ್, ಸಮೃದ್ಧ ಫೈಬರ್ಸ್ನ ಅತ್ಯುತ್ತಮ ಆಗರವಾಗಿದೆ. ಇದು ವಿಟಮಿನ್ ಃ, ಮೆಗ್ನೀಸಿಯಮ್ ಮತ್ತು ಉತ್ಕರ್ಷಣ ನಿರೋಧಕಗಳು, ಒಮೆಗಾ – 3, ಕೊಬ್ಬಿನಾಮ್ಲ ಮತ್ತು ಹಲವಾರು ಕ್ಯಾನ್ಸರ್ ವಿರೋಧಿ ಗುಣಗಳನ್ನು ಹೊಂದಿದೆ. ಇದು ಪ್ರತಿರಕ್ಷಾ ವ್ಯವಸ್ಥೆಯನ್ನು ಬೆಂಬಲಿಸಲು ಸಹಾಯ ಮಾಡುತ್ತದೆ ಮತ್ತು ಅಧಿಕ ಕೊಲೆಸ್ಟ್ರಾಲ್, ಮೂತ್ರಪಿಂಡದ ಸಮಸ್ಯೆಗಳು ಮತ್ತು ಆಸ್ತಮಾವನ್ನು ಕಡಿಮೆ ಮಾಡಲು ಪ್ರಯೋಜನಕಾರಿಯಾಗಿದೆ, ಹೃದಯದ ಸಮಸ್ಯೆಗಳ ಅಪಾಯವನ್ನು ಕಡಿಮೆ ಮಾಡುತ್ತದೆ ಮತ್ತು ಅಪಧಮನಿಗಳನ್ನು ಆರೋಗ್ಯಕರವಾಗಿರಿಸುತ್ತದೆ.

ಗೋಧಿ ಹುಲ್ಲಿನ ರಸವು ಪೌಷ್ಟಿಕವಾಗಿದೆ, ಇದು ಮಾನವನ ದೇಹದ ನಿರ್ವಹಣೆಗೆ ಅಗತ್ಯವಾದ ಹೆಚ್ಚಿನ ಜೀವಸತ್ವಗಳು ಮತ್ತು ಖನಿಜಗಳನ್ನು ಹೊಂದಿದೆ. ಇದು ಕ್ಯಾಲ್ಸಿಯಂ, ಕಬ್ಬಿಣ, ಮೆಗ್ನೀಸಿಯಮ್, ರಂಜಕ, ಪೊಟ್ಯಾಸಿಯಮ್, ಸೋಡಿಯಂ, ಸಲ್ಫರ್, ಕೊಬಾಲ್ಟ್ ಮತ್ತು ಸತುವುಗಳ ಅತ್ಯುತ್ತಮ ಆಗರವಾಗಿದೆ. ಇದು ಅತಿ ಹೆಚ್ಚು ಕಿಣ್ವಗಳನ್ನು ಹೊಂದಿದ್ದು, ಇದು 70% ಕ್ಲೋರೊಫಿಲ್ ಅನ್ನು ಹೊಂದಿರುತ್ತದೆ, ಇದು ಪ್ರಮುಖ ದೇಹ ನಿರ್ಮಾಣದಲ್ಲಿ ಅತ್ಯಂತ ಪ್ರಮುಖವಾಗಿದೆ. ಇದು ಕೆಂಪು ರಕ್ತ ಕಣಗಳನ್ನು ನಿರ್ಮಿಸುತ್ತದೆ ಮತ್ತು ರಕ್ತವನ್ನು ಹೆಚ್ಚಿಸುತ್ತದೆ, ಹಿಮೋಗ್ಲೋಬಿನ್ ಸಂಖ್ಯೆಯನ್ನು ಹೆಚ್ಚಿಸುತ್ತದೆ, ತಲಸ್ಸೆಮಿಯಾ ಮತ್ತು ರಕ್ತಹೀನತೆಯನ್ನು ಎದುರಿಸಲು ಸಹಾಯ ಮಾಡುತ್ತದೆ. ಇದು ಕ್ಯಾನ್ಸರ್, ಮಧುಮೇಹ, ಅಧಿಕ ಬಿಪಿ, ಪಾರ್ಶ್ವವಾಯು, ಲ್ಯುಕೇಮಿಯಾ, ಸಂಧಿವಾತ, ಅಸ್ತಮಾ, ಮುಟ್ಟಿನ ಸಮಸ್ಯೆಗಳು ಮುಂತಾದ ಕಾಯಿಲೆಗಳನ್ನು ಎದುರಿಸಲು ಸಹಾಯ ಮಾಡುತ್ತದೆ. ಇದು ಪುರುಷರು ಹಾಗೂ

ಮಹಿಳೆಯರ ಸಂತಾನೋತ್ಪತ್ತಿಯ ಸ್ವಾಸ್ಥ್ಯವನ್ನು ಸುಧಾರಿಸಲು ಸಹಾಯ ಮಾಡುತ್ತದೆ, ಸಾಮರ್ಥ್ಯ, ಚೈತನ್ಯವನ್ನು ಹೆಚ್ಚಿಸುತ್ತದೆ ಮತ್ತು ಗರ್ಭಧರಿಸಲು ಸಹಾಯ ಮಾಡುತ್ತದೆ.

ರಸಗಳು ಮತ್ತು ಲಘು ಆಹಾರಗಳು "ನೈಸರ್ಗಿಕ ಆರೋಗ್ಯಕರ ಆಹಾರಗಳು". ಇವು ಅನೇಕ ರೋಗಗಳನ್ನು ನಿಯಂತ್ರಿಸಲು ಮತ್ತು

ಜಗದೀಶ್ ಆರ್ ಭುರಾನಿ

ಗುಣಪಡಿಸಲು ಪ್ರಯೋಜನಕಾರಿ ಮತ್ತು ಸಹಾಯಕಾರಿಯಾಗಿವೆ

ಮೊರಾರ್ಜಿ ದೇಸಾಯಿ ಹೇಳಿದ್ದು ಸರಿ ಇರಬಹುದೇ?

ಸೋಮವಾರ, ಎಪ್ರಿಲ್ 8, 2013, 4:10 ಭಾರತೀಯ ಕಾಲಮಾನ | ಸ್ಥಳ: ಬೆಂಗಳೂರು | ಏಜೆನ್ಸಿ: ಆಂ

ದೀಪ್ತಿ ಎಂ.ಆರ್

ಅಂತಿಮ ಹಂತದ ಕ್ಯಾನ್ಸರ್ ರೋಗಿಗಳನ್ನು ಸಹ ಮೂತ್ರ ಚಿಕಿತ್ಸೆಯು ಗುಣಪಡಿಸುತ್ತದೆ ಎಂದು ಉದ್ಯಮಿ ಜಗದೀಶ್ ಭುರಾನಿ ಸಾಕ್ಷ್ಯಗಳೊಂದಿಗೆ ಹೇಳುತ್ತಾರೆ.

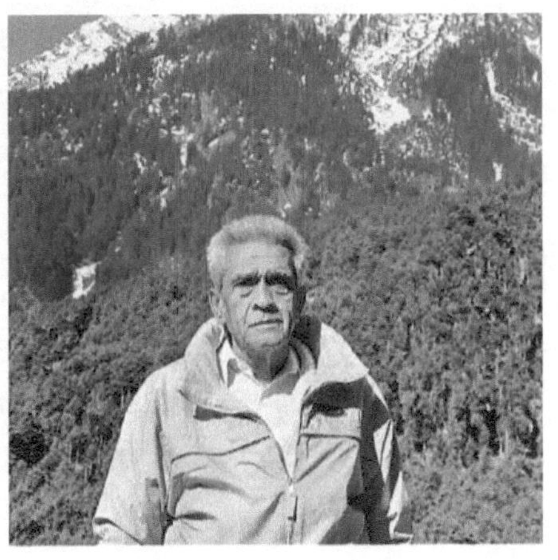

ಮಾಜಿ ಪ್ರಧಾನಿ ಮೊರಾರ್ಜಿ ದೇಸಾಯಿ ಅವರ ಆರೋಗ್ಯಕರ ದೀರ್ಘಾಯುಷ್ಯದ ರಹಸ್ಯ ಮೂತ್ರ ಚಿಕಿತ್ಸೆ ಎಂಬ ಎಲ್ಲಾ ತಮಾಷೆಗಳಿಗೆ, ಈಗ ಅವರ ಸಮರ್ಥನೆ ಸಿಕ್ಕಂತೆ ತೋರುತ್ತಿದೆ. ಅಂತಿಮ ಹಂತದ ಕ್ಯಾನ್ಸರ್ ರೋಗಿಗಳನ್ನೂ ಮೂತ್ರ ಚಿಕಿತ್ಸೆಯು ಗುಣಪಡಿಸಿದೆ ಎಂದು ಉದ್ಯಮಿ ಜಗದೀಶ್ ಭುರಾನಿ ಸಾಕ್ಷ್ಯಗಳೊಂದಿಗೆ ಹೇಳಿದ್ದಾರೆ.

28 ವರ್ಷ ವಯಸ್ಸಿನ ಮಮತಾ (ಹೆಸರು ಬದಲಾಯಿಸಲಾಗಿದೆ) ಮಾರಣಾಂತಿಕ ಅಂಡಾಶಯದ ಗೆಡ್ಡೆಯೊಂದಿಗೆ ಆಸ್ಪತ್ರೆಗೆ ಸೇರಿದಾಗ, ಮುಂದೆ ಏನಾಗುತ್ತದೆ ಎಂದು ಆಕೆಗೆ ತಿಳಿದಿರಲಿಲ್ಲ. 12 ಬಾರಿ ಕಿಮೊಥೆರಪಿ ಚಿಕಿತ್ಸೆ ಪಡೆಯುವಂತೆ ಆಕೆಗೆ ಹೇಳಲಾಯಿತು. ಕೀಮೋಥೆರಪಿ ಪಡೆದ ರೋಗಿಗಳಿಂದ ಭಯಾನಕ ಕಥೆಗಳನ್ನು ಕೇಳಿದ್ದರಿಂದ ಆಕೆಯು ಎಲ್ಲಾ ಭರವಸೆಗಳನ್ನು ಕಳೆದುಕೊಂಡಳು ಮತ್ತು ತನ್ನ ಹಣೆಬರಹವನ್ನು ಒಪ್ಪಿಕೊಳ್ಳಲು ನಿರ್ಧರಿಸಿದಳು. ಆದರೆ ಆಕೆಯ ತಾಯಿಯು ಉದ್ಯಮಿಯಾದ ಜಗದೀಶ್ ಭುರಾನಿ ಅವರನ್ನು ಸಂಪರ್ಕಿಸಲು ಸೂಚಿಸಿದರು.

ಒಬ್ಬ ಉದ್ಯಮಿಯು ಅಂಡಾಶಯದ ಕ್ಯಾನ್ಸರ್ ರೋಗಿಗೆ ಹೇಗೆ ಸಹಾಯ ಮಾಡಬಹುದು ಎಂದು ನೀವು ಆಶ್ಚರ್ಯಪಡಬಹುದು. ಆದರೆ, ಮಮತಾ ಇಂದು ಕ್ಯಾನ್ಸರ್‌ನಿಂದ ಬದುಕುಳಿದಿದ್ದಾಳೆ ಮತ್ತು ಆಕೆಯು ತನ್ನ ಚೇತರಿಕೆಯ ಕಾರಣವು ಕೇವಲ ಭುರಾನಿಯವರು ಮಾತ್ರ ಎಂದು ಹೇಳುತ್ತಾರೆ.

"ಮಾನವನ ದೇಹದಲ್ಲಿಯೇ ಔಷಧಗಳಿವೆ. ಆ ಔಷಧಿಯು ನಿಮಗೆ ಕೆಲಸ ಮಾಡುವಂತೆ ಮಾಡುವುದನ್ನು ಕಲಿಯುವುದು ಕೇವಲ ಒಂದು ಕಲೆಯಾಗಿದೆ, " ಎನ್ನುತ್ತಾರೆ ಭುರಾನಿ. ಭುರಾನಿಯವರು ತಾನು ವೈದ್ಯನಲ್ಲ ಎಂದು ಒಪ್ಪಿಕೊಳ್ಳುತ್ತಾರೆ ಮತ್ತು ಯಾರಿಂದಲೂ ಹಣ ಪಡೆಯುವುದಿಲ್ಲ ಎಂದು ಮಮತಾ ಹೇಳಿದರು.

"ಅವರು ನನಗೆ ಮೂತ್ರ ಚಿಕಿತ್ಸೆಯ ಪುಸ್ತಕವನ್ನು ನೀಡಿದರು. ಮೊದಮೊದಲು ನನಗೆ ಅಸಹ್ಯವೆನಿಸಿತು. ನಾನು ಅದನ್ನು ಪರಿಗಣಿಸಬೇಕೇ ಎಂದೂ ಸಹ ನನಗೆ ಖಚಿತವಿರಲಿಲ್ಲ. ಆದರೆ, ನನ್ನ ಆರೋಗ್ಯದ ದೃಷ್ಟಿಯಿಂದ ನಾನು ಈಗ ಅದನ್ನು ಮಾಡಲೇಬೇಕು ಎಂದು ನನಗೆ ನಾನು ಹೇಳಿಕೊಂಡೆ, ಮತ್ತು ಈಗ ನಾನು ಮತ್ತೆ ಆರೋಗ್ಯವಂತನಾಗಿದ್ದೇನೆ. ವಾಸ್ತವವಾಗಿ, ನನ್ನ ಚರ್ಮವು ಶುದ್ಧಿಗೊಂಡಿದೆ, ನನ್ನ ನೋವು ಮಾಯವಾಗಿದೆ ಮತ್ತು ನನ್ನ ಕೂದಲು ಪೂರ್ಣ ಉದ್ದಕ್ಕೆ ಬೆಳೆಯುತ್ತಿದೆ, "ಎಂದು ಅವರು ಹೇಳುತ್ತಾರೆ.

ಹೌದು, ಮಮತಾ ತನ್ನ ಅನಾರೋಗ್ಯದ ಸ್ಥಿತಿಗೆ ಚಿಕಿತ್ಸೆಯಾಗಿ ತನ್ನದೇ ಮೂತ್ರವನ್ನು ಕುಡಿಯಬೇಕಾಗಿತ್ತು.

ಮೂತ್ರದಿಂದ ದೇಹವನ್ನು ಮಸಾಜ್ ಮಾಡುವುದು ಮತ್ತು ಸ್ವಂತ ಮೂತ್ರವನ್ನು ಕುಡಿಯುವುದು ಕ್ಯಾನ್ಸರ್‌ನಂತಹ ಮಾರಣಾಂತಿಕ ಕಾಯಿಲೆಗಳನ್ನು ಸಹ ಗುಣಪಡಿಸಲು ಸಹಾಯ ಮಾಡುತ್ತದೆ ಎಂದು ವಿಶ್ವದಾದ್ಯಂತ ಅನೇಕರು ಪ್ರತಿಪಾದಿಸಿದ್ದಾರೆ.

ಕ್ಯಾನ್ಸರ್‌ನಿಂದ ಬದುಕುಳಿದ ದೆಹಲಿಯ ಮತ್ತೊಬ್ಬರ ಮಗಳು ರಶ್ಮಿ ಜಿಂದಾಲ್ ಹೇಳುತ್ತಾರೆ: "ನನ್ನ ತಾಯಿ ಅಂತಿಮ ಹಂತದಲ್ಲಿದ್ದರು. ದೆಹಲಿಯ ವೈದ್ಯರು ಆಕೆಗೆ ಇನ್ನು ಮುಂದೆ ಚಿಕಿತ್ಸೆ ನೀಡಲು ಸಾಧ್ಯವಿಲ್ಲ ಮತ್ತು ನಾವು ನಮ್ಮ ಸಂಬಂಧಿಕರಿಗೆ ಕರೆ ಮಾಡಿ ಸುದ್ದಿ ನೀಡಬೇಕು ಎಂದು ಹೇಳಿದರು. ಆದರೆ, ನನಗೆ ನಂಬಿಕೆ ಇತ್ತು. ನಾನು ಚಿಕಿತ್ಸೆಯ ಬಗ್ಗೆ ದೂರದ ಸಂಬಂಧಿಯಿಂದ ಕಂಡುಕೊಂಡೆ. ಅವರು ಭುರಾನಿ ಅವರನ್ನು ಸಂಪರ್ಕಿಸಿದ ನಂತರ, ಅವರು ತಮ್ಮ ವೆಬ್‌ಸೈಟ್‌ಗೆ ಹೋಗಿ ಅದರಲ್ಲಿ ತಿಳಿಸಲಾದ ವಿಧಾನಗಳನ್ನು ಅನುಸರಿಸಲು ಹೇಳಿದರು, ರಶ್ಮಿ ಅದರ ಬಗ್ಗೆ ತನ್ನ ಕುಟುಂಬಕ್ಕೆ ತಿಳಿಸಿದರು.

"ಅವಳಿಗೆ ಮೂಳೆಗಳು, ಶ್ವಾಸಕೋಶಗಳು ಮತ್ತು ಹೊಟ್ಟೆಯಲ್ಲಿ ಕ್ಯಾನ್ಸರ್ ಇರುವುದು ಪತ್ತೆಯಾಗಿತ್ತು ಆಕೆಗೆ 53 ವರ್ಷ ವಯಸ್ಸಾಗಿತ್ತು ಮತ್ತು ವೈದ್ಯರು ಭರವಸೆಯನ್ನು ಕಳೆದುಕೊಂಡಿದ್ದರು. ಆದ್ದರಿಂದ, ನಾವು ಮನೆಯಲ್ಲಿ ಈ ಚಿಕಿತ್ಸೆಯನ್ನು ಪ್ರಾರಂಭಿಸಿದೆವು. ನಾವು ಸಾಕಷ್ಟು ನೀರು, ಬೇಯಿಸಿದ ತರಕಾರಿಗಳು, ಬ್ರೌನ್ ರೈಸ್ ಮತ್ತು ಓಟ್ ಮೀಲ್ ಮತ್ತು ಹಣ್ಣಿನ ರಸಗಳನ್ನು ಒಳಗೊಂಡಂತೆ ಲಘು ಆಹಾರವನ್ನು ಅನುಸರಿಸಿದೆವು. ಇದರಿಂದ ಮೂತ್ರದ ವಾಸನೆಯು ಕಡಿಮೆಯಗಲು ಮತ್ತು ಅದರ ಬಣ್ಣವು ತಿಳಿಯಾಗಲು ಸಹಾಯವಾಯಿತು. ಇದನ್ನು ಮಾಡಿದ ನಂತರ, ಆಕೆಗೆ ಲಘು ಕೀಮೋ ಥೆರಪಿ ಮಾಡಿಸಿಕೊಳ್ಳಲು ಹೇಳಲಾಯಿತು. ಎರಡನೆಯದರ ನಂತರ, ಆಕೆಯ ಶ್ವಾಸಕೋಶವು ಸ್ಪಷ್ಟವಾಗಿತ್ತು ಮತ್ತು ಆಕೆಗೆ ಯಾವುದೇ ಕ್ಯಾನ್ಸರ್ ಕೋಶಗಳಿರಲಿಲ್ಲ, "ಎಂದು ರಶ್ಮಿ ಹೇಳುತ್ತಾರೆ.

ಇದರ ನಂತರ, ರಶ್ಮಿ ತನ್ನ ತಾಯಿಗೆ ತಿಂಳಿಯಾದ ಮೂತ್ರವನ್ನು ವಿಸರ್ಜಿಸುವಲ್ಲಿ ಸಹಾಯ ಮಾಡಲು ಹೆಚ್ಚು ನೀರು ಕುಡಿಸಲು ಪ್ರಾರಂಭಿಸಿದಳು. "ಈಗ ಆಕೆಗೆ ಯಾವುದೇ ಕ್ಯಾನ್ಸರ್ ಇಲ್ಲ. ಆಕೆಯ ದೇಹದಲ್ಲಿ ಯಾವುದೇ ಸಕ್ರಿಯ ಕ್ಯಾನ್ಸರ್ ಕೋಶಗಳಿಲ್ಲ ಎಂದು ಎಲ್ಲಾ ಪರೀಕ್ಷಣಗಳು ತೋರಿಸಿವೆ. 'ಡಾಕ್ಟರ್' ಜಗದೀಶ್ ಸಿಕ್ಕಿದ್ದು ನಮಗೆ ಖುಷಿ ತಂದಿದೆ" ಎಂದು ಹೇಳಿದರು.

ರಶ್ಮಿ ಮತ್ತು ಮಮತಾ ಅವರಂತಹ ಅನೇಕರು ಜಗದೀಶ್ ಭುರಾನಿ ಅವರ ವೆಬ್‌ಸೈಟ್‌ನಲ್ಲಿ ಪುರಾವೆ ಗಳನ್ನು ಬಿಟ್ಟಿದ್ದಾರೆ. ಅವರು ಇದನ್ನು ಹೇಗೆ ಕಂಡುಕೊಂಡರು?

"ನಾನು 1993 ರಲ್ಲಿ ಈ ಚಿಕಿತ್ಸೆಯ ಬಗ್ಗೆ ಪುಸ್ತಕವನ್ನು ಓದಿದ್ದೆ. ತೀರಾ ಅಸ್ವಸ್ಥಳಾಗಿದ್ದ ನನ್ನ ಹೆಂಡತಿಯ ಮೇಲೂ ಈ ಚಿಕಿತ್ಸೆಯನ್ನು ಪ್ರಯತ್ನಿಸಿದೆವು. ನಂತರ, ನಾನು ಚಿಕಿತ್ಸೆಯನ್ನು ಬಳಸಲು ಪ್ರಾರಂಭಿಸಿದೆ ಮತ್ತು ಈಗ, ನಾನು ಮತ್ತೆಂದೂ ಕಾಯಿಲೆ ಬಿದ್ದಿಲ್ಲ, "ಎಂದು ಜಗದೀಶ್ ಹೇಳಿದರು.

ವರ್ಷಗಳಲ್ಲಿ, ಅವರು ಚಿಕಿತ್ಸೆಯ ಬಗ್ಗೆ ಸಂಶೋಧನೆ ಆರಂಭಿಸಿದರು ಮತ್ತು ಮೂತ್ರದಿಂದ ಮಸಾಜ್ ಮಾಡಿಕೊಳ್ಳುವುದು ಮತ್ತು ಮೂತ್ರದ ವೆಟ್ ಪ್ಯಾಕ್ ಅನ್ನು ಉಪಯೋಗಿಸುವುದರಿಂದ ವಿವಿಧ ಕಾಯಿಲೆಗಳಿಂದ ಜನರನ್ನು ಗುಣಪಡಿಸಬಹುದು ಎಂದು ತಿಳಿದರು.

"ಇದನ್ನು ಅನುಸರಿಸಿ, ನಾನು ಕ್ಯಾನ್ಸರ್ ಇರುವವರಿಗೂ ಚಿಕಿತ್ಸೆ ನೀಡಿದ್ದೇನೆ. ಅಂತಿಮ ಹಂತದ ಕ್ಯಾನ್ಸರ್ ಇದ್ದ ಮಹಿಳೆಯೊಬ್ಬರು ಸಂಪೂರ್ಣವಾಗಿ ಗುಣಮುಖರಾಗಿದ್ದಾರೆ. ಆಹಾರದಲ್ಲಿ ಬಳಸುವ ಎಣ್ಣೆಗಳು, ಮಸಾಲೆಗಳು ಮತ್ತು ಮೆಣಸಿನಕಾಯಿಗಳು ಮೂತ್ರವನ್ನು ವಾಸನೆಯುಕ್ತವನ್ನಾಗಿಸುತ್ತವೆ. ಇದು ಹೋದ ಮೇಲೆ ನೀರಿನಂತೆ ಕುಡಿಯಬಹುದು" ಎಂದರು.

ಇದಲ್ಲದೆ, ಮೂರು ಬಾರಿ ಮೂತ್ರದಿಂದ ಮಸಾಜ್ ಮಾಡಿದ ನಂತರ ಅದು ಎಣ್ಣೆಯಂತೆ ಅನಿಸುತ್ತದೆ ಮತ್ತು ನೋವು ನಿವಾರಿಸುತ್ತದೆ ಎಂದು ಅವರು ಹೇಳಿದರು. "ಇದು ಯೂರಿಯಾ, ಕ್ರಿಯೇಟಿನ್ಸೈನ್, ಅಮೋನಿಯಾ, ಸೋಡಿಯಂ, ಪೊಟ್ಯಾಸಿಯಮ್, ಕ್ಯಾಲ್ಸಿಯಂ, ಮೆಗ್ನೀಸಿಯಮ್ ಮತ್ತು ಕ್ಲೋರೈಡ್ ಅನ್ನು ಒಳಗೊಂಡಿದೆ. ಮತ್ತು ಎಲ್ಲವೂ ಪ್ರಯೋಜನಕಾರಿ. ನಾನು ವೆಬ್‌ಸೈಟ್ ಅನ್ನು ಕಳೆದ ವರ್ಷ ಪ್ರಾರಂಭಿಸಿದೆ ಮತ್ತು 14,000 ಕ್ಕೂ ಹೆಚ್ಚು ಸಂದರ್ಶಕರು ಪುಟವನ್ನು ನೋಡಿದ್ದಾರೆ. ಇದರ ಮೇಲೆ ವಿಶ್ವಾಸವಿಟ್ಟ ಎಲ್ಲರಿಗೂ ಇದು ಅನುಕೂಲಕರವಾಗುವುದರಿಂದ ನಾನು ಜನರಿಗೆ ಯಾವುದೇ ಶುಲ್ಕವನ್ನು ವಿಧಿಸುವುದಿಲ್ಲ," ಎಂದು ಹೇಳಿದರು.

ಭಾರತೀಯ ಚಿಕಿತ್ಸಾ ಕೇಂದ್ರೀಯ ಪರಿಷತ್‌ನ ಮಾಜಿ ಸದಸ್ಯ ಡಾ.ಕೆ.ಸಿ.ಬಲ್ಲಾಳ್ ಹೇಳಿದರು: "ನಾನು ಇಂಟಗ್ರೇಟೆಡ್ ಮೆಡಿಸಿನ್ ಅನ್ನು ನಂಬುತ್ತೇನೆ. ನಾನು ಮಾರಣಾಂತಿಕವಾಗಿ ಅಸ್ವಸ್ಥರಾಗಿರುವ ರೋಗಿಗಳು ಬಂದಾಗ ಮತ್ತು ಅವರು ಖರ್ಚು ಮಾಡಲು ಶಕ್ತಿಯಿಲ್ಲದಿದ್ದಲ್ಲಿ, ನಾನು ಅವರಿಗೆ ಈ ಚಿಕಿತ್ಸೆಯನ್ನು ಸೂಚಿಸುತ್ತೇನೆ ಮತ್ತು ಇದು ಅವರಿಗೆ ಬಹಳಷ್ಟು ಸಹಾಯ ಮಾಡಿದೆ. ಕಿಡ್ನಿಕಸಿ ಮಾಡ್‌ಬೇಕಿದ್ದ ರೋಗಿಯ ಬಳಿ ಹಣ ಇರಲಿಲ್ಲ. ಒಮ್ಮೆ ಈ ಥೆರಪಿ ಮಾಡಿಸಿಕೊಂಡ ನಂತರ ಮತ್ತೆ ಫಿಟ್ ಆದರು. ಅದು ಕೆಲಸ ಮಾಡಿದರೆ, ಅದನ್ನು ಮಾನ್ಯ ಮಾಡ್‌ಬಾರದೇಕೆ"

ಜಗದೀಶ್ ಆರ್ ಭುರಾನಿ

GREEN Locality
the green magazine

ಹಸಿರು ಪ್ರದೇಶ ಸಿಬ್ಬಂದಿ ಸೆಪ್ಟೆಂಬರ್ 9, 2013   0 ಕಾಮೆಂಟ್

ಸ್ವಮೂತ್ರ ವಿಸರ್ಜನೆಯಿಂದ ಕ್ಯಾನ್ಸರ್ ರೋಗಿಗಳಿಗೆ ಪ್ರಕೃತಿ ಚಿಕಿತ್ಸೆ: ಜಗದೀಶ್ ಭುರಾನಿ

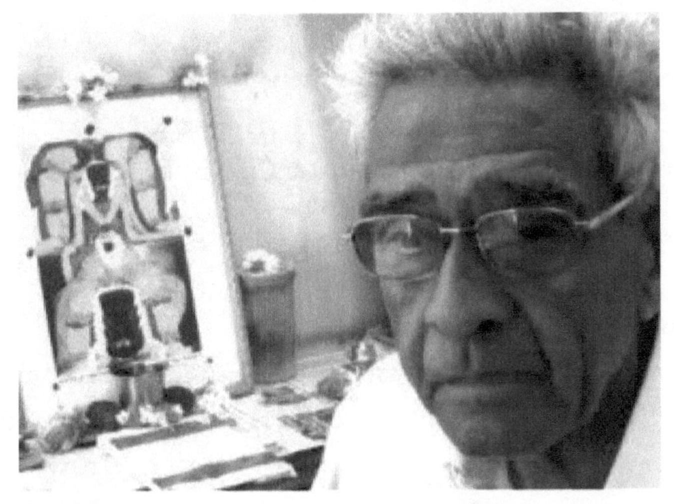

ಮೂತ್ರ ಚಿಕಿತ್ಸೆಯು ನಿರ್ಣಾಯಕ ಹಂತದ ರೋಗಿಗಳನ್ನು ಸಂಪೂರ್ಣವಾಗಿ
ಗುಣಪಡಿಸುತ್ತದೆ ಎಂದು ಜಗದೀಶ್ ಭುರಾನಿ ಹೇಳುತ್ತಾರೆ.
ಫೋಟೋ ಕೃಪೆ ಡಾಚುಟಿಥಿಚಿಟೂಾಥಿ.ಥಿಚು

ಅವರ ವೆಬ್‌ಸೈಟ್– ತಿತಿ.ಡಿಟಿಜ ಇಾಡಿಚಿಥಿಥಿ.ಟಿ ಅನ್ನು ಪ್ರಾರಂಭಿಸಿದ ಕೆಲವೇ
ವಾರಗಳಲ್ಲಿ, ಏಪ್ರಿಲ್, 2013 ರಲ್ಲಿ, ಸೈಟ್‌ಗೆ ಒಟ್ಟು ಸಂದರ್ಶಕರ ಸಂಖ್ಯೆ 14,000
ತಲುಪಿತು. ಸೆಪ್ಟೆಂಬರ್ ವೇಳೆಗೆ ಈ ಸಂಖ್ಯೆ 38274ಕ್ಕೆ ಬಂದಿತ್ತು. ಸಂದರ್ಶಕರ ಹರಿವು
'ಶುದ್ಧ ಮಾನವ ಮೂತ್ರ'ವನ್ನು ಬಳಸಿಕೊಂಡು ಇನ್ನೂ ವೈದ್ಯಕೀಯವಾಗಿ
ಗುರುತಿಸಲ್ಪಡದ ಈ 'ನೈಸರ್ಗಿಕ' ಚಿಕಿತ್ಸಾ ವಿಧಾನದ ಹೆಚ್ಚುತ್ತಿರುವ ಸ್ವೀಕಾರಾರ್ಹತೆಯ
ಸೂಚಕವಾಗಿದ್ದರೆ, ಜಗದೀಶ್ ಆರ್ ಭುರಾನಿ – ನಿವೃತ್ತ ಉದ್ಯಮಿ– ಈಗಾಗಲೇ

ಮನಸ್ಥಿತಿಯ ವಿರುದ್ಧದ ಹೋರಾಟದಲ್ಲಿ ಪ್ರಮುಖ ಸ್ಥಾನವನ್ನು ಗೆದ್ದಿರಬಹುದು. ಆದರೆ ನಿಜವಾಗಿ ಮಾಡುವುದಕ್ಕಿಂತ ಹೇಳುವುದು ಸುಲಭ.

ಬೆಂಗಳೂರಿನ ಜನನಿಬಿಡ ಪ್ರದೇಶದಲ್ಲಿರುವ ಗ್ಯಾಲಕ್ಸಿ ಪ್ಲಾಜಾ ಕಾಂಪ್ಲೆಕ್ಸ್‌ನಲ್ಲಿರುವ ತನ್ನ ನೆಲಮಾಳಿಗೆಯ ಕಚೇರಿಯಲ್ಲಿ ಕುಳಿತು ದೇವರು ಮತ್ತು ದೇವತೆಗಳ ಭಾವಚಿತ್ರಗಳಿಂದ ಸುತ್ತುವರೆದಿರುವ 70 ರ ಆಸುಪಾಸಿನ ಭುರಾನಿ greenlocality.com ತಿಳಿಸಿದರು, ಸ್ವತಃ ತಾನು ಮತ್ತು ಅವರನ್ನು ಭೇಟಿಯಾಗಲು ಬರುವ ಅನೇಕರು, ಅವರಿಗೆ ಫೋನ್ ಮಾಡಿ ಮತ್ತು ವಿದೇಶದಿಂದ ಧನ್ಯವಾದ ಮೇಲ್‌ಗಳನ್ನು ಕಳುಹಿಸುವ ಮತ್ತು

ಕ್ಯಾನ್ಸರ್ ಮತ್ತು ಇತರ ಗಂಭೀರ ಕಾಯಿಲೆಗಳಿಂದ ಬಳಲುತ್ತಿದ್ದ, ಒಮ್ಮೆ ತೀವ್ರವಾಗಿ ಅಸ್ವಸ್ಥರಾಗಿದ್ದ ರೋಗಿಗಳ ಪಟ್ಟಿಯನ್ನು ಕುರಿತು ಮಾತನಾಡಿ, ಚಿಕಿತ್ಸೆಯ ಪರಿಣಾಮಕಾರಿತ್ವವನ್ನು ಸಾಬೀತುಪಡಿಸಲು ಇವೆಲ್ಲ ಸಾಕಷ್ಟು ಪುರಾವೆ ಗಳು ಎಂದು ಹೇಳಿದರು. ಅವರ ವೆಬ್‌ಸೈಟ್ ಸಂಪೂರ್ಣ ಸ್ವಯಂ–ಚಿಕಿತ್ಸೆ ಕೈಪಿಡಿಯನ್ನು ನೀಡುತ್ತದೆ ಮತ್ತು ಯಾರೂ ಅವರ ಬಳಿಗೆ ಬರುವ ಅಗತ್ಯವಿರುವುದಿಲ್ಲ ಎಂದು ಅವರು ಹೇಳಿದರು.

"ಚಿಕಿತ್ಸೆಯಿಂದ ಪ್ರಯೋಜನ ಪಡೆದ ನಂತರ ಅನೇಕರು ಹಣದೊಂದಿಗೆ ನನ್ನ ಬಳಿಗೆ ಬರುತ್ತಾರೆ. ಆದರೆ ನನಗೆ ಯಾವುದೇ ಹಣ ಬೇಡ. ಇದು ಉಚಿತ ಸೇವೆಯಾಗಿದೆ. ಆದರೆ ಅತ್ಯಂತ ಮುಖ್ಯವಾದ ವಿಷಯವೆಂದರೆ ತಾಜಾ ವಿಸರ್ಜನೆಯನ್ನು ಬಳಸುವುದು. ನಾನು ಅಭಿವೃದ್ಧಿಪಡಿಸಿದ ಆಹಾರಕ್ರಮವನ್ನು ಅನುಸರಿಸಿದ ನಂತರ ವಾಸನೆಯಿಲ್ಲದ ನೀರಿನಂತಹ ದ್ರವವು ಉತ್ಪತ್ತಿಯಾದ ನಂತರವೇ ಚಿಕಿತ್ಸೆಯನ್ನು ಪ್ರಾರಂಭಿಸಬಹುದು "ಎಂದು ಭಾರತದ ವಿಭಜನೆಯ ನಂತರ ಈಗ ಪಾಕಿಸ್ತಾನದಲ್ಲಿರುವ ಕರಾಚಿಯಿಂದ ಬೆಂಗಳೂರಿಗೆ ಬಂದ ಭುರಾನಿ ಹೇಳುತ್ತಾರೆ. ಇಂದು, ಅದು ವೇದಗಳ ಕಾಲದಿಂದ ಬಂದಿದೆ ಎಂದು ಅವರು ಹೇಳುವ ಮತ್ತು ಚೆನ್ನಾಗಿ ಪರೀಕ್ಷಿಸಿರುವ ಮತ್ತು ಪ್ರಯತ್ನಿಸಿರುವ ಚಿಕಿತ್ಸೆಯ ಉಪಯುಕ್ತತೆಯನ್ನು ಪ್ರಚಾರ ಮಾಡಲು ಪೂರ್ಣ ಸಮಯದ ಕಾರ್ಯಾಚರಣೆಯಲ್ಲಿದ್ದಾರೆ. ಕಳೆದ ವರ್ಷ ಸಾಮಾಜಿಕ ಕಾರ್ಯಕರ್ತ ಅಣ್ಣಾ ಹಜಾರೆ ಅವರು ಮೂತ್ರ ಚಿಕಿತ್ಸೆ ಕುರಿತು ಉಚಿತವಾಗಿ ವಿತರಿಸಿದ ಪುಸ್ತಕಗಳ ಕನ್ನಡ ಆವೃತ್ತಿಯನ್ನು ಬಿಡುಗಡೆ ಮಾಡಿದರು.

"ನಾನು ವೈದ್ಯಕೀಯ ಬಳಗದ ಮುಖ್ಯಸ್ಥರು, ಕರ್ನಾಟಕ ಮತ್ತು ನವದೆಹಲಿಯ ಉನ್ನತ ಸರ್ಕಾರಿ ಅಧಿಕಾರಿಗಳು ಮತ್ತು ಮಾಜಿ ರಾಷ್ಟ್ರಪತಿ ಎಪಿಜೆ ಕಲಾಂ ಸೇರಿದಂತೆ ಅಧಿಕಾರಿಗಳ ಕಚೇರಿಗಳಿಗೆ ಅಥವಾ ಸಂಬಂಧಿಸಿದ ಎಲ್ಲರಿಗೂ ಪತ್ರ ಬರೆದಿದ್ದೇನೆ, ಆದರೆ ಅವರಿಂದ ನನಗೆ ಇನ್ನೂ ಪ್ರತಿಕ್ರಿಯೆ ಬರಬೇಕಿದೆ. ಇದು ಅಗ್ಗದ ಮತ್ತು ಸುಲಭವಾದ

ಸ್ವ–ಚಿಕಿತ್ಸೆಯ ವಿಧಾನವಾಗಿದೆ ಎಂದು ನಾನು ಹೇಳುತ್ತೇನೆ, ಇದನ್ನು ಅಂದು ದಿವಂಗತ ಪ್ರಧಾನಿ ಮೊರಾರ್ಜಿ ದೇಸಾಯಿ ಅವರು ಬಳಸಿದ್ದರು, ಆದರೆ ಅಧಿಕಾರಿಗಳು ಇದನ್ನು ವೈದ್ಯಕೀಯ ವಿಜ್ಞಾನದಿಂದ ಪರೀಕ್ಷಿಸದ ಹೊರತು ಇದನ್ನು ನ್ಯಾಚುರೋಪತಿ ಅಥವಾ ಯೂರೋಪತಿಯಂತಹ ಪರ್ಯಾಯ ವಿಧಾನಗಳಾಗಿ ಬಳಸಲು ಅನುಮತಿಸಬಹುದು ಎಂದು ಹೇಳುತ್ತಾರೆ." ಹಾಗಾಗಿ ಭುರಾನಿಯವರು ಬಹಳ ಸಮಯ ಕಾಯಬೇಕಾಗಿದೆ. ಏತನ್ಮಧ್ಯೆ, ಅವರು ವಿವಿಧ ವೈದ್ಯಕೀಯ ಪದ್ಧತಿಗಳ ವೈದ್ಯರಿಂದ ಬೆಂಬಲ ಪತ್ರಗಳೊಂದಿಗೆ ಚಿಕಿತ್ಸೆಗಾಗಿ ಬೆಂಬಲ ಪಡೆಯಲು ಪ್ರಯತ್ನಿಸುವುದನ್ನು ಮುಂದುವರೆಸಿದ್ದಾರೆ.

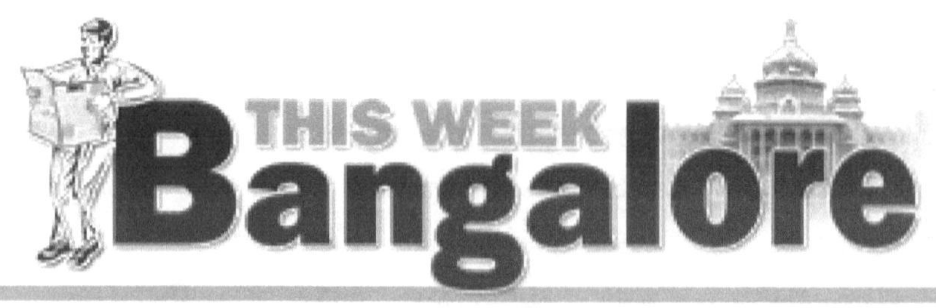

20 – 26 ಡಿಸೆಂಬರ್ 2008

ಮಧ್ಯಮ ಮಟ್ಟದ ಬುದ್ಧಿಮಾಂದ್ಯತೆಯನ್ನು ಮೂತ್ರ ಚಿಕಿತ್ಸೆ ಮೂಲಕ ಗುಣಪಡಿಸಲಾಯಿತು

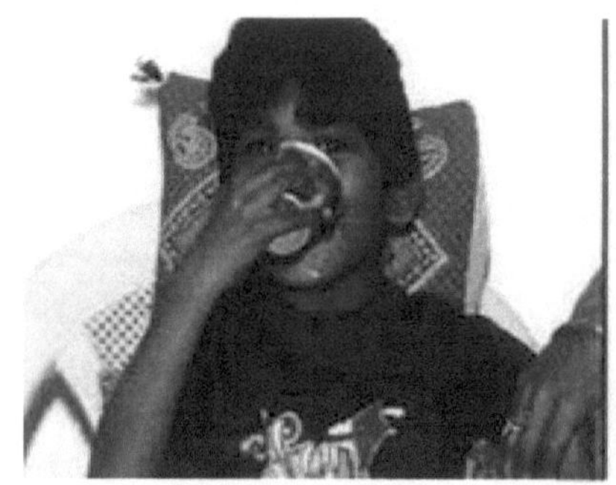 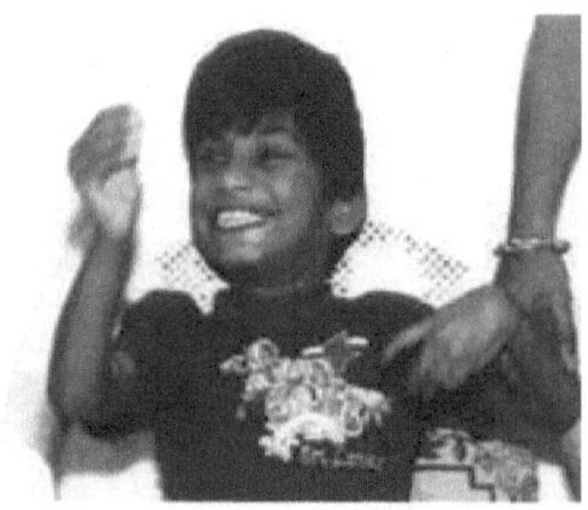

ಈ 10 ವರ್ಷದ ಹುಡುಗ ಜಗನ್ 2005 ರಲ್ಲಿ ಸೆರೆಬ್ರಲ್ ಪಾಲ್ಸಿ ಯೊಂದಿಗೆ ಮಧ್ಯಮ ಮಟ್ಟದ ಬುದ್ಧಿಮಾಂದ್ಯತೆಯ ರೋಗನಿರ್ಣಯಕ್ಕಾಗಿ ಒಮ್ಮೆ ನಿಮ್ಹಾನ್ಸ್‌ನಲ್ಲಿ ದಾಖಲಾಗಿದ್ದನು. ಮತ್ತು ನಿಮ್ಹಾನ್ಸ್‌ನಲ್ಲಿನ ಅವರ ಎಲ್ಲಾ ವರದಿಗಳು ಕಳೆದುಹೋಗಿವೆ. ಎಂದಿಗೂ ವಿಶೇಷ ಶಾಲೆಗೆ ಹೋಗಿಲ್ಲದ ಮಗು ಜಗನ್‌ಗೆ ಮಧ್ಯಮ ಮಟ್ಟದ ಬುದ್ಧಿಮಾಂದ್ಯತೆ ಮತ್ತು ಸೆರೆಬ್ರಲ್ ಪಾಲ್ಸಿ ಇರುವುದು ಪತ್ತೆಯಾಯಿತು. ಹುಟ್ಟನಿಂದಲೇ ಅವನಿಗೆ ಮಾತನಾಡಲು, ತಲೆ ತಿರುಗಿಸಲು, ಕೈಕಾಲುಗಳನ್ನು ಸರಿಸಲು ಸಾಧ್ಯವಾಗುತ್ತಿರಲಿಲ್ಲ. ಅವನ ಎಲ್ಲಾ ಕೀಲುಗಳು ಗಟ್ಟಿಯಾಗಿದ್ದು, ಕುಳಿತುಕೊಳ್ಳಲು ಮತ್ತು ನಿಲ್ಲಲು ಸಾಧ್ಯವಾಗುತ್ತಿರಲಿಲ್ಲ. ಅಷ್ ಪೋಷಕರಿಗೆ ನೀಡಿದ ನನ್ನ ಸಲಹೆಯ ಮೇರೆಗೆ ಅವರ ಮಗನಿಗೆ 1–09–08 ರಿಂದ 1–11–2008 ರವರೆಗೆ (60 ದಿನಗಳಲ್ಲಿ) "ಮೂತ್ರ ಚಿಕಿತ್ಸೆ" ಪ್ರಾರಂಭಿಸಿದರು, ಜಗನ್ ಮಾತನಾಡಲು ಪ್ರಾರಂಭಿಸಿದನು ಮತ್ತು ಕ್ರಿಯಾಶೀಲನಾದನು. ಅವರು ತನ್ನ ತಲೆಯನ್ನು ತಿರುಗಿಸಬಹುದು, ಅವನ ಕೈಗಳು ಮತ್ತು ಕಾಲುಗಳ ಕೀಲುಗಳು ಸಡಿಲ ಮತ್ತು ಚಲನಶೀಲವಾಗಿವೆ. ಅವನು ಕೈಯಲ್ಲಿ

ಗ್ಲಾಸ್ ಹಿಡಿಯಬಹುದು ಮತ್ತು ನೀರು ಕುಡಿಯಬಹುದು ಎಂದು ಈ ಚಿಕಿತ್ಸೆಯ ಮರು ಸಂಶೋಧಕರಾದ ಶ್ರೀಯುತ ಜಗದೀಶ್ ಆರ್. ಭುರಾನಿ ಹೇಳಿದರು.

ಜಗನ್ ಶಾಂತಿನಗರದ ನಿವಾಸಿಯಾಗಿದ್ದು, ಅವರ ತಾಯಿ ಮನೆಕೆಲಸ ಮಾಡುತ್ತಾಳೆ, ತಂದೆ ಆಟೋ ಚಾಲಕರು, ಈ ಹುಡುಗ ಈಗ ಒಂದು ಕೋಣೆಯಿಂದ ಇನ್ನೊಂದು ಕೋಣೆಗೆ ತೆವಳುತ್ತ ಹೋಗುತ್ತಿರುವುದು ಅದ್ಭುತವಾದ ಸುಧಾರಣೆಯಾಗಿದೆ, ಈ ಬದಲಾವಣೆಯನ್ನು ಕಂಡು ಪೋಷಕರಿಗೆ ತುಂಬಾ ಸಂತೋಷವಾಗಿದೆ, ಹಾಗೂ ಪ್ರಸ್ತುತಪಡಿಸಲು ಇಂತಹ ಹಲವಾರು ಸಾಕ್ಷಿಗಳು ಇವೆ. ಈ ಚಿಕಿತ್ಸೆಯನ್ನು ಎಲ್ಲರೂ ಉಚಿತವಾಗಿ ಪಡೆಯಬಹುದು, ಮೂತ್ರ ಚಿಕಿತ್ಸೆಯಿಂದ ಎಲ್ಲಾ ರೀತಿಯ ದೀರ್ಘಕಾಲದ ಕಾಯಿಲೆಗಳನ್ನು ನಿಯಂತ್ರಿಸಬಹುದು, ಗುಣಪಡಿಸಬಹುದು, ಇದು ಮಾನವಕುಲಕ್ಕೆ ಉಚಿತ ಸೇವೆಯಾಗಿದೆ ಎಂದು ಜಗದೀಶ್ ಹೇಳಿದರು.

ಇದು ಹೇಗೆ ಕೆಲಸ ಮಾಡುತ್ತದೆ ಎಂಬುದನ್ನು ವಿವರಿಸುತ್ತಾ, ಮೂತ್ರ ಚಿಕಿತ್ಸೆಯು ತನ್ನದೇ ಆದ ಮೂತ್ರವನ್ನು ಕುಡಿಯುವುದು, ದೇಹವನ್ನು ಮಸಾಜ್ ಮಾಡುವುದು ಮತ್ತು ದೇಹದ ಭಾಗಗಳಿಗೆ ಮೂತ್ರದ ವೆಟ್ ಪ್ಯಾಕ್ ಅನ್ನು ಅನ್ವಯಿಸುವುದು ಮುಂತಾದ ವಿವಿಧ ಹಂತಗಳನ್ನು ಒಳಗೊಂಡಿದೆ ಎಂದು ಭುರಾನಿ ಹೇಳುತ್ತಾರೆ.

ಭುರಾನಿ ಹೇಳುತ್ತಾರೆ: "ರೋಗದಿಂದಾಗಿ ಹಾನಿಗೊಳಗಾದ ಮೆದುಳು, ಹೃದಯ, ಶ್ವಾಸಕೋಶಗಳು, ಮೇದೋಜ್ಜೀರಕ ಗ್ರಂಥಿ, ಯಕೃತ್ತು ಮತ್ತು ಮೂತ್ರಪಿಂಡಗಳ ಪ್ರಮುಖ ಅಂಗಗಳನ್ನು ಮೂತ್ರವು ಪುನರ್ನಿರ್ಮಿಸುತ್ತದೆ. ಇದು ಸತ್ತ ಅಂಗಾಂಶಗಳನ್ನು ಜೀವಂತಗೊಳಿಸಿ ಸಕ್ರಿಯವಾಗಿಸುತ್ತದೆ. ಮೂತ್ರ ಮರ್ದನ ಮತ್ತು ಮೂತ್ರದ ವೆಟ್ ಪ್ಯಾಕ್ ರೋಗಿಗಳಿಗೆ ಉತ್ತಮ ಉಪಶಮನವನ್ನು ನೀಡುತ್ತದೆ. ಇದು ಸ್ನಾಯುಗಳನ್ನು ಸಡಿಲಗೊಳಿಸುತ್ತದೆ ಮತ್ತು ದೇಹದಲ್ಲಿ ಸಂಗ್ರಹವಾದ ವಿಷವನ್ನು ಕರಗಿಸುತ್ತದೆ. ಇದು ರಕ್ತದ ಗಡ್ಡೆಗಳನ್ನು ಕರಗಿಸುತ್ತದೆ ಮತ್ತು ಹೃದಯ ರೋಗಿಗಳ ರಕ್ತನಾಳಗಳನ್ನು ತೆರೆಯುತ್ತದೆ. ಇದು ಕ್ಯಾನ್ಸರ್ ರೋಗಿಗಳ ದುಗ್ಧರಸ ಗ್ರಂಥಿಗಳು ಮತ್ತು ಗಂಟುಗಳನ್ನೂ ಕರಗಿಸುತ್ತದೆ. ಚಿಕಿತ್ಸೆಯನ್ನು ಅನುಸರಿಸುವಾಗ, ರೋಗಿಗಳು ಮೂತ್ರ ಚಿಕಿತ್ಸೆಯ ಬಗ್ಗೆ ಉತ್ತಮ ಜ್ಞಾನವನ್ನು ಹೊಂದಿರುವ ವ್ಯಕ್ತಿಗಳು ಸೂಚಿಸಿದಂತೆ ಕೆಲವು ಹಣ್ಣಿನ ರಸಗಳು ಮತ್ತು ಲಘು ಆಹಾರದ ಸೇವನೆಯ ಜೊತೆಗೆ ಮೂತ್ರ ಮತ್ತು ನೀರನ್ನು ಮಾತ್ರ ಕುಡಿಯಬೇಕು. ಅವರನ್ನು ನೀವು 9342872578 ನಲ್ಲಿ ಅಥವಾ ಇಮೇಲ್: ರಿಭ್ಷಣಡಿಟಿಟ್ಟ@ಯುಟಿಟ.ಭಿಃಟ ನಲ್ಲಿ ಸಂಪರ್ಕಿಸಬಹುದು

ಮೂತ್ರ ಚಿಕಿತ್ಸೆಯ ಬಗ್ಗೆ ಉಪಸಂಹಾರ

ಮೂತ್ರ ಚಿಕಿತ್ಸೆ ಎನ್ನುವುದು ಅತ್ಯಂತ ಪ್ರಾಚೀನ ಚಿಕಿತ್ಸಾ ವಿಧಾನ. ಸ್ವ ಮೂತ್ರ ಚಿಕಿತ್ಸೆ ಯಿಂದ ಗುಣಪಡಿಸುವ ಶಕ್ತಿಶಾಲಿ ಪದ್ಧತಿಯ ಬಗ್ಗೆ 5000 ವರ್ಷ ಪುರಾತನವಾದ ಥಮರು' ತಂತ್ರ ಎನ್ನುವ ಗ್ರಂಥದಲ್ಲಿ ಈ ಪದ್ಧತಿಯನ್ನು ಪವಿತ್ರ ಹಿಂದು ಗ್ರಂಥವಾದ ವೇದಗಳಲ್ಲಿ ಉಲ್ಲೇಖಿಸಿರುವುದನ್ನು ಶಿವಂಭೂ ಕಲ್ಪ ವಿಧಿ ಎಂದು ಉಲ್ಲೇಖಿಸಲಾಗಿದೆ.

ಆಯುರ್ವೇದದ ಬಹುತೇಕ ಎಲ್ಲಾ ಸಂಪುಟಗಳಲ್ಲೂ ಮೂತ್ರ ಚಿಕಿತ್ಸೆಯ ಬಗ್ಗೆ ಉಲ್ಲೇಖಿಸಲಾಗಿದೆ. ತಾಂತ್ರಿಕ ಯೋಗ ಸಂಸ್ಕೃತಿಯಲ್ಲಿ ಇದು ಪ್ರಾಚೀನ ಯೋಗ ವಿಧಾನವೂ ಆಗಿದೆ. ಈ ರೂಢಿಯನ್ನು :ಅಮ್ರೋಲಿ: ಎಂದು ಹೇಳಲಾಗಿದೆ. ಅಮರ ಮೂಲ ಪದದಿಂದ ಅಮ್ರೋಲಿ ಉದ್ಭವವಾಗಿದೆ.

ಪ್ರಾಚೀನ ಗ್ರಂಥಗಳಲ್ಲಿ ಹಾಗೂ ವೇದಗಳಲ್ಲಿ ಮೂತ್ರವನ್ನು ಶಿವಂಭೂ (ಸ್ವ ಮೂತ್ರ) ಎಂದು ಉಲ್ಲೇಖಿಸಲಾಗಿದೆ. ಇದರ ಅರ್ಥ –ಶಿವನ ಜಲ. ಪ್ರಾಚೀನ ಗ್ರಂಥಗಳಲ್ಲಿ ಶಿವಂಭೂವನ್ನು ಪವಿತ್ರ ಜಲ ಎಂದು ವರ್ಣಿಸಲಾಗಿದೆ. ಅವರ ಪ್ರಕಾರ, ಮೂತ್ರವ್ವು ಹಾಲಿಗಿಂತ ಪೌಷ್ಟಿಕವಾದದ್ದು.

ಮೂತ್ರ ಚಿಕಿತ್ಸೆ ಎನ್ನುವುದು ಪ್ರಾಚೀನ ಚಿಕಿತ್ಸಾ ಪದ್ಧತಿಯಾಗಿದ್ದು, ಬಹಳ ಪರಿಣಾಮಕಾರಿಯಾದ ಗುಣಪಡಿಸುವ ವಿಧಾನವಾಗಿಅತ್ಯಂತ ಶಕ್ತಿಯುತ ನೈಸರ್ಗಿಕ ಚಿಕಿತ್ಸೆಯಾಗಿದೆ.

ಇದು ಅತ್ಯಂತ ಪರಿಣಾಮಕಾರಿ ನೈಸರ್ಗಿಕ ಚಿಕಿತ್ಸಾ ಕ್ರಮವಾಗಿದ್ದು ಬಹಳ ಸುರಕ್ಷಿತ ವಿಧಾನವೂ ಹೌದು. ಇದರಲ್ಲಿ ಯಾವುದೇ ಅಡ್ಡಪರಿಣಾಮಗಳಿಲ್ಲ. ಎಲ್ಲಾ ಬಗೆಯ ದೀರ್ಘಕಾಲಿಕ ಕಾಯಿಲೆಗಳಲ್ಲದೆ ಮಾರಕ ರೋಗವಾದ ಕ್ಯಾನ್ಸರನ್ನೂ ಸಹ ನಿಯಂತ್ರಿಸಿ ಗುಣಪಡಿಸಬಹುದು. ಇದು ಸಂಪೂರ್ಣವಾಗಿ ಔಷಧಿರಹಿತ ಪರಿಣಾಮಕಾರಿ ವಿಧಾನವಾಗಿದ್ದು, ಎಲ್ಲಾ ಕಾಯಿಲೆಗಳನ್ನು ಗುಣಪಡಿಸಿ ಉತ್ತಮ ಆರೋಗ್ಯ ಹೊಂದಬಹುದು.

ನಮ್ಮ ಜನ್ಮದಿಂದಲೇ, ದೇವರು ನಮಗೆ ಈ ಅಮೂಲ್ಯ ಉಡುಗೊರೆಯನ್ನು ಕರುಣಿಸಿದ್ದಾನೆ. ಪ್ರಾಚೀನ ಮೂತ್ರ ಚಿಕಿತ್ಸೆ ಪದ್ಧತಿಯಲ್ಲಿ, ಸಾಂಪ್ರದಾಯಿಕ ವಿಧಾನದಲ್ಲಿ ಚಿಕಿತ್ಸೆಯನ್ನು ಅಭ್ಯಾಸ ಮಾಡುತ್ತಿದ್ದರು. ಇದು ಅನೇಕ ಜನರಿಗೆ ಅನುಸರಿಸಲು ಬಹಳ ಕಷ್ಟವಾಗಿತ್ತು ಮತ್ತು ಚಿಕಿತ್ಸೆಯ ಸಂಪೂರ್ಣ ಲಾಭವ್ವೂ ಸಿಗುತ್ತಿರಲಿಲ್ಲ.

ಮೂತ್ರ ಚಿಕಿತ್ಸೆಯಿಂದ ಗರಿಷ್ಠ ಲಾಭವನ್ನು ಪಡೆದುಕೊಳ್ಳಲು, ನಾನು ಈ ಕುರಿತು ಆಳವಾದ ಅಧ್ಯಯನ ಮಾಡಿ, ತನಿಖೆ ನಡೆಸಿ, ಎಲ್ಲರೂ ಅನುಸರಿಸಲು ಸಾಧ್ಯವಾಗುವಂಥ ಸರಳ ವಿಧಾನವನ್ನು ಸಂಶೋಧಿಸಿದ್ದೇನೆ. ಈ ವಿಧಾನವನ್ನು ಸೆರೆಬರಲ್ ಪಾಲ್ಸಿಯಿಂದ ನರಳುತ್ತಿರುವ ಎಳೆಯ ಮಕ್ಕಳೂ ಸೇರಿದಂತೆ ಯಾರೂ ಬೇಕಾದರೂ ಅಳವಡಿಸಿಕೊಳ್ಳಬಹುದು ಮತ್ತು ಮನೆಯಲ್ಲಿ ತಾವೇ ಈ ಚಿಕಿತ್ಸೆಯನ್ನು ಮಾಡಿಕೊಳ್ಳಬಹುದಾದಷ್ಟು ಸರಳವಾಗಿದೆ

ಸರ್ಕಾರ ಮತ್ತು ಆರೋಗ್ಯ ಇಲಾಖೆಗೆ ರವಾನಿಸಿರುವ ಪತ್ರಗಳು

ನಾನು 2007 ರಿಂದ ಇಂದಿನವರೆಗೆ ನಾನು ಈ ಕೆಳಗಿನವರಿಗೆ ಪತ್ರಗಳನ್ನು ರವಾನಿಸಿದ್ದೇನೆ:

ಕರ್ನಾಟಕ ಸರ್ಕಾರ ರಾಜ್ಯ ಏಡ್ಸ್ ಪ್ರಿವೆನ್ಷನ್ ಸೊಸೈಟಿ, ಬೆಂಗಳೂರು

ಕರ್ನಾಟಕದ ಘನತೆವೆತ್ತ ರಾಜ್ಯಪಾಲರು, ಬೆಂಗಳೂರು

ಆಯುಷ್, ಆರೋಗ್ಯ ಮತ್ತು ಕುಟುಂಬ ಕಲ್ಯಾಣ ಇಲಾಖೆ, ಬೆಂಗಳೂರು

ಪ್ರಧಾನ ಕಾರ್ಯದರ್ಶಿ, ಆರೋಗ್ಯ ಮತ್ತು ಕುಟುಂಬ ಕಲ್ಯಾಣ ಇಲಾಖೆ, ಬೆಂಗಳೂರು

ಭಾರತೀಯ ವೈದ್ಯಕೀಯ ಸಂಶೋಧನೆ ಪರಿಷತ್ತು, ನವ ದೆಹಲಿ

ರಾಷ್ಟ್ರೀಯ ಏಡ್ಸ್ ನಿಯಂತ್ರಣ ಸಂಸ್ಥೆ, ದೆಹಲಿ

ಕೇಂದ್ರ ಆರೋಗ್ಯ ಸಚಿವರು, ದೆಹಲಿ

ಮತ್ತು ಬೆಂಗಳೂರು ಹಾಗೂ ದೆಹಲಿಯಲ್ಲಿನ ವಿವಿಧ ಆರೋಗ್ಯ ಇಲಾಖೆಗಳು

ನನ್ನ ಪುಸ್ತಕ ಮೂತ್ರ ಚಿಕಿತ್ಸೆಯ ನೈಸರ್ಗಿಕ ಲಾಭಗಳು ಗಳ ಪ್ರತಿಯನ್ನು ಲಗತ್ತಿಸಿ ಇವರುಗಳಿಗೆ ಸಹ ಪತ್ರಗಳನ್ನು ಬರೆದಿದ್ದೇನೆ:

ಭಾರತದ ಘನತೆವೆತ್ತ ರಾಷ್ಟ್ರಪತಿಗಳು, ದೆಹಲಿ

ಭಾರತದ ಘನತೆವೆತ್ತ ಉಪ ರಾಷ್ಟ್ರಪತಿಗಳು, ದೆಹಲಿ

ಭಾರತದ ಸನ್ಮಾನ್ಯ ಪ್ರಧಾನ ಮಂತ್ರಿಗಳು, ದೆಹಲಿ

ಕರ್ನಾಟಕದ ಘನತೆವೆತ್ತ ರಾಜ್ಯಪಾಲರು, ಬೆಂಗಳೂರು

ಕರ್ನಾಟಕ ಸನ್ಮಾನ್ಯ ಮುಖ್ಯ ಮಂತ್ರಿಗಳು, ಬೆಂಗಳೂರು

ಮತ್ತು ಮೂತ್ರ ಚಿಕಿತ್ಸೆಯನ್ನು ಪ್ರಚಾರ ಮಾಡಿ ಲಕ್ಷಾಂತರ ಜೀವಗಳನ್ನು ಉಳಿಸಲು ಜಾಗೃತಿ ಮೂಡಿಸಲು ಕೋರಿ ವಿವಿಧ ರಾಜಕೀಯ ಮುಖಂಡರು

ಜಗದೀಶ್ ಆರ್ ಭುರಾನಿ

ಉಪನಿರ್ದೇಶಕರು, ರಾಷ್ಟ್ರೀಯ ಏಡ್ಸ್ ನಿಯಂತ್ರಣ ಸಂಸ್ಥೆ, ನವ ದೆಹಲಿ
ಇವರಿಗೆ ಪತ್ರದ ಪ್ರತಿ ರವಾನಿಸಲಾಗಿದೆ:

JAGADISH.R.BHURANI,
Galaxy Plaza,
254, S.C.Road,
Bangalore-560 009
M: 93428 72578

Date:30.08.2007

The Deputy Director,
Laboratory Services and R & D Division,
National AIDS Control Organisation,
9th Floor, Chandralok Building,
36, Janapath, New Delhi-110 001.

Dear Sir/ Madam,

Sub : To Control and cure HIV / AIDS Disease and to relieve the pain and suffering of the Patients by "URINE THERAPY TREATMENT".

Ref: Letter No.KSAPS/ SVRV/ 10/2007-08 Dt.24.08.2007, Bangalore.

* * * * * * * *

With reference to the above, letter No.KSAPS/ SVRV/ 10/2007-08 Dt.24.08.2007, forwarded to you by Karnataka State AIDS Prevention Society, Bangalore, I would like to submit the further clarification on Urine Therapy Treatment.

God has provided us with all the natural amenities like air, water, Sun, etc., which are most essential for our body, similarly the God has also provided us with the natural gift within our body known as Urine. "The Divine Nectar" which has the miracle healing power to control and cure all kind of disease and keep us hale and healthy.

It is well known fact that some persons drink cow's urine and they find some relief from pain and sufferings. Cow's urine is known as "Sacred Urine", but the persons cannot drink cow's urine in large quantity. Whereas the persons can drink own urine (Auto Urine) and water in unlimited quantity to cure themselves.

Urine Therapy is the alternative medicine which can cure / control all kind of diseases. Urine is the best remedy for external and internal disease of the body. Urine re-builds the vital organs of Brain, Heart, Lungs, Pancreas, Liver, Kidneys etc., which becomes damage due to the disease.

.........2

that if minimum 15 -20 patients (or any number of patients) agree to accept Urine Therapy willingly and adopt in cheerful manner to achieve the divine/ miracle benefits from Urine Therapy, you may kindly register their names and intimate to me. I shall provide my free service to the patients and visit personally at your selected centre/ Place, at Bangalore. I shall advice them the necessary light diet/ juices and provide them with proper guidance to control/ cure their disease in the proper manner.

Your organisation may also appoint one Qualified Doctor who can keep the patients under his supervision and conduct medical test to observe the progress of the Patient's health.

The support of your organisation, for the awareness of the benefit of Urine Therapy will help to relieve the pain and suffering of large number of people.

I sincerely hope that your organisation will accept my free service to relieve pain and sufferings of the mankind.

Yours sincerely,

(JAGADISH.R.BHURANI)
Mob: 93428 72578

CC to:

1. Dr.Suresh K. Mohammed, NPO (ICTC),
National AIDS Control Organisation,
9th Floor, Chandralok Building,
36, Janapath, New Delhi-110 001.

2. The Project Director,
Karnataka State AIDS Prevension Society,
No.4/13-1, Crescent Road,
High Grounds, Bangalore-560 001.,

ಡಾ.. ಸಂಧ್ಯಾ ಕಬ್ರಾ ರಾಷ್ಟ್ರೀಯ ಏಡ್ಸ್ ನಿಯಂತ್ರಣ ಸಂಸ್ಥೆ, ನವ ದೆಹಲಿ
ಇವರಿಗೆ ಪತ್ರದ ಪ್ರತಿ ರವಾನಿಸಲಾಗಿದೆ:

Gmail - Control and Cure Of HIV / AIDS through "Urine Therapy Treatment" Page 1 of 1

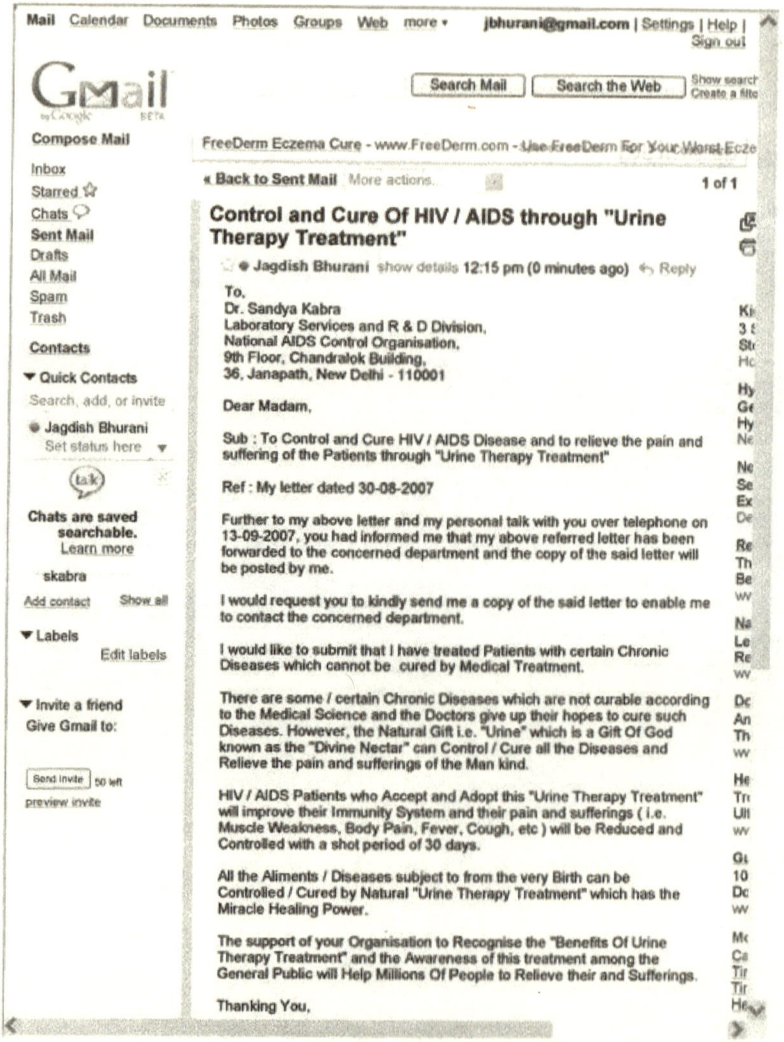

Mail Calendar Documents Photos Groups Web more ▾   jbhurani@gmail.com | Settings | Help | Sign out

Gmail BETA

| Search Mail | Search the Web |

Compose Mail

Inbox
Starred ☆
Chats ♡
Sent Mail
Drafts
All Mail
Spam
Trash

Contacts

▾ Quick Contacts
Search, add, or invite
● Jagdish Bhurani
Set status here ▾

Chats are saved searchable.
Learn more

skabra

Add contact   Show all

▾ Labels
Edit labels

▾ Invite a friend
Give Gmail to:

Send invite 50 left
preview invite

FreeDerm Eczema Cure - www.FreeDerm.com - Use FreeDerm For Your Worst Ecze

« Back to Sent Mail More actions...   1 of 1

Control and Cure Of HIV / AIDS through "Urine Therapy Treatment"

● Jagdish Bhurani show details 12:15 pm (0 minutes ago) ↩ Reply

To,
Dr. Sandya Kabra
Laboratory Services and R & D Division,
National AIDS Control Organisation,
9th Floor, Chandralok Building,
36, Janapath, New Delhi - 110001

Dear Madam,

Sub : To Control and Cure HIV / AIDS Disease and to relieve the pain and suffering of the Patients through "Urine Therapy Treatment"

Ref : My letter dated 30-08-2007

Further to my above letter and my personal talk with you over telephone on 13-09-2007, you had informed me that my above referred letter has been forwarded to the concerned department and the copy of the said letter will be posted by me.

I would request you to kindly send me a copy of the said letter to enable me to contact the concerned department.

I would like to submit that I have treated Patients with certain Chronic Diseases which cannot be cured by Medical Treatment.

There are some / certain Chronic Diseases which are not curable according to the Medical Science and the Doctors give up their hopes to cure such Diseases. However, the Natural Gift i.e. "Urine" which is a Gift Of God known as the "Divine Nectar" can Control / Cure all the Diseases and Relieve the pain and sufferings of the Man kind.

HIV / AIDS Patients who Accept and Adopt this "Urine Therapy Treatment" will improve their Immunity System and their pain and sufferings (i.e. Muscle Weakness, Body Pain, Fever, Cough, etc) will be Reduced and Controlled with a shot period of 30 days.

All the Aliments / Diseases subject to from the very Birth can be Controlled / Cured by Natural "Urine Therapy Treatment" which has the Miracle Healing Power.

The support of your Organisation to Recognise the "Benefits Of Urine Therapy Treatment" and the Awareness of this treatment among the General Public will Help Millions Of People to Relieve their and Sufferings.

Thanking You,

http://mail.google.com/mail/?auth=DQAAAHIAAABsEbeq1SvCIvN9F4TVYmpyZPko5 ... 9/29/2007

ಜಗದೀಶ್ ಆರ್ ಭುರಾನಿ

ಡಾ. ದೀಪಾಲಿ ಮುಖರ್ಜಿ, ಭಾರತೀಯ ವೈದ್ಯಕೀಯ ಸಂಶೋಧನಾ ಪರಿಷತ್ತು, ನವ ದೆಹಲಿ ಇವರಿಗೆ ಪತ್ರದ ಪ್ರತಿ ರವಾನಿಸಲಾಗಿದೆ:

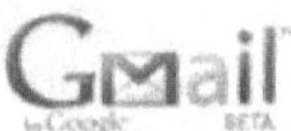

Jagdish Bhurani <jbhurani@gmail.com>

Control and cure of HIV / AIDS, Cancer, Kidney Failure, Heart Problems, Motor Neuron Disease, Muscular Dystrophy and all other Chronic Diseases with "URINE THERAPY TREATMENT".

Jagdish Bhurani <jbhurani@gmail.com> Mon, Nov 5, 2007 at 10:54 AM
To: dipalimukherji@hotmail.com, mukherjeed@icmr.org.in
Cc: headquarters@icmr.org.in, icmrhqds@sansad.nic.in, gangulynk@icmr.org.in, sandhyakabra@gmail.com

JAGDISH.R.BHURANI,
Galaxy Plaza,
254, S.C.Road,
Bangalore-560 009

Mob: 93428 72578
E-Mail :jbhurani@gmail.com

Date:05.11.2007

To
Dr.DEEPALI MUKHERJEE,
Senior D.D.G.
Indian Council of Medical Research,
42, Ansari Nagar,
New Delhi - 110 029
dipalimukherji@hotmail.com
mukherjeed@icmr.org.in

Dear Madam,

> **Sub :** **Control and cure of HIV / AIDS, Cancer, Kidney Failure, Heart Problems, Motor Neuron Disease (M.N.D.) Muscular Dystrophy and all other Chronic Diseases with "URINE THERAPY TREATMENT".**
>
> **Ref :** Letter No.T-11020/ 108(77) / 2007- NACO (R & D) dt.10.09.2007.

* * * * * * * *

With reference to the above, letter No. T-11020/108(77)/2007 - NACO (R&D) Dt.10.09.2007, forwarded to you by Government of India, Ministry of Health and Family Welfare, National

245

ಡಾ. ದೀಪಾಲಿ ಮುಖರ್ಜಿ, ಭಾರತೀಯ ವೈದ್ಯಕೀಯ ಸಂಶೋಧನಾ ಪರಿಷತ್ತು, ನವ ದೆಹಲಿ ಇವರಿಗೆ ಪತ್ರದ ಪ್ರತಿ(ಪುಟ 12) ರವಾನಿಸಲಾಗಿದೆ:

and cure their disease.

The patients who accepts and adopts this "Urine Therapy Treatment" will improve their immunity system and their pains and sufferings will be reduced and controlled within the short period of 10-15 days. The patients will realise   / achieve the additional improvement in their healthy every 7 days (week).

The I.C.M.R. may also   Depute the Doctor from your research department who can conduct the medical test and observe the progress of the physical health of the patients day by day.

I sincerely request "The I.C.M.R." department to kindly Recognise the Urine Therapy Treatment and also Create 100% awareness of the benefits of Urine Therapy which will definitely help millions and millions of people across the country to relieve the pain and suffering of the man kind.

With regards,

Jagdish

R.Bhurani

Copy to :

1.   **Dr.Anbumani Ramadoss,**
       President
       Union Minister of Health & Family Welfare,
       Govt. of India, Nirman Bhawan,
       New Delhi - 110 011.
       Ph: 91-11-26588662
       email: headquarters@icmr.org.in, icmrhqds@sansad.nic.in

2.   **Prof. N.K.Ganguly,**
       Director General,
       Indian Council of Medical Research,

ಡಾ.ಅನ್ಬುಮಣಿ ರಾಮ್‌ದಾಸ್ ಅಧ್ಯಕ್ಷರು,ಐ ಸಿ ಎಮ್ ಆರ್ ರೋಗ್ಯ ಮತ್ತು ಕುಟುಂಬ ಕಲ್ಯಾಣ ಕೇಂದ್ರ ಸಚಿವರು ನವ ದೆಹಲಿ ಇವರಿಗೆ ಪತ್ರದ ಪ್ರತಿ ರವಾನಿಸಲಾಗಿದೆ.

JAGDISH.R.BHURANI,
Galaxy Plaza,
254, S.C.Road,
Bangalore-560 009

Mob: 93428 72578
E-Mail :jbhurani@gmail.com

Date : 20.11.2007

To,
Dr.Anbumani Ramadoss,
President , I.C.M.R,
Union Minister of Health & Family Welfare,
Govt. of India, Nirman Bhawan,
New Delhi- 110 011.

Hon'ble Minister,

Sub : **Control and cure of HIV / AIDS, Cancer, Kidney Failure, Heart Problems, Motor Neuron Disease (M.N.D.) Muscular Dystrophy and all other Chronic Diseases with "URINE THERAPY TREATMENT".**

*** * * * * ***

I have forwarded E-Mail / Letter dt:05.11.2007 to Dr.DEEPALI MUKHERJEE, Senior D.D.G., ICMR, New Delhi, the copy of the said letter is enclosed herewith for your reference.

I would request you to kindly kead the Contents of the above letter personally, and issue the Necessary instructions to the Concerned Authorities to Recognise and Create Awaress of Urine Therapy Treatment.

I sincerely hope that your Necessary and Appropriate Instructions to Recongnise the Urine Therapy Treatment and also to Create 100% Awaress of the Benefits of Urine Therapy for the Welfare of the People, will definitely help Millions and Miilions of persons, and Relieve the Pain and Sufferings of the Mankind.

With regards,

(JAGDISH.R.BHURANI)

ಶಿವಂಭು ಜೀವಾಮೃತ

ಶ್ರೀಮತಿ ಪ್ರತಿಭಾ ಪಾಟೀಲ್, ಭಾರತದ ರಾಷ್ಟ್ರಪತಿಗಳು, ನವ ದೆಹಲಿ
ಇವರಿಗೆ ಪತ್ರದ ಪ್ರತಿ ರವಾನಿಸಲಾಗಿದೆ

JAGDISH.R.BHURANI,
Galaxy Plaza,
254, S.C.Road,
Bangalore-560 009

E-Mail :jbhurani@gmail.com
Mob: 93428 72578

Date: 04.08.2008

To

Smt. Prathiba Patel
President of India,
New Delhi.

Your Excellency,

I have enclosed herewith the copy of the Article on Control and Cure of Cancer and Kidney problems with **"URINE THERAPY'**.

I have also enclosed one C.D. on the recorded statement of

3) Dr.K.C.Ballal who has been referring his patients suffering from various kinds of Chronic Disease.

4) The patient and the related persons of the patient. Who have gained benefits from Urine Therapy.

I would request you to kindly provide your moral support to create the awarness and join hands to educate people on the benefits of Urine Therapy for the welfare of the Mankind.

Yours sincerely,

Jagdish R.Bhurani.

248

ಸರ್ಕಾರದ ಇಲಾಖೆಗಳಿಂದ ನನಗೆ ಈ ಕೆಳಗಿನ ಪತ್ರಗಳು ಬಂದಿವೆ:

1. ಡಾ. ಶಾಲಿನಿ ರಜನೀಶ್, ಭಾ.ಆ.ಸೇ. ಸರ್ಕಾರದ ಕಾರ್ಯದರ್ಶಿ, ಆರೋಗ್ಯ ಮತ್ತು ಕುಟುಂಬ ಕಲ್ಯಾಣ ಇಲಾಖೆ, ಬೆಂಗಳೂರು, ಇವರು ಶ್ಲಾಘಿಸಿ ಶಿಫಾರಸ್ಸು ಪತ್ರಗಳನ್ನು ಇವರಿಗೆ ರವಾನಿಸಿದ್ದಾರೆ:–

2. ಶ್ರೀ ವೈದ್ಯ ಕೊಟೇಚ, ವಿಶೇಷ ಕಾರ್ಯದರ್ಶಿ,

3. ಆಯುಷ್ ಸಚಿವಾಲಯ, ಭಾರತ ಸರ್ಕಾರ, ನವ ದೆಹಲಿ–

4. ಚಂದ್ರೇಶ್ ಸೋನಾ, ಉಪ ಕಾರ್ಯದರ್ಶಿ

5. ಪ್ರಧಾನ ಕಚೇರಿಗಳ ಕಚೇರಿ, ನವ ದೆಹಲಿ

6. ಇವರು ಪತ್ರದ ಜೊತೆಗೆ ಹಿಂದಿ ಪುಸ್ತಕ "ಸೂತ್ರ ಚಿಕಿತ್ಸಾ ಕೆ ಪ್ರಾಕೃತಿಕ ಲಾಭ" "ಒಹೂಾಡಿಚಿ ಅಷ್ಠಾಊಾಚಿ ಏಜ ಕಡಿಚಿಊಾಡಿಾಊಾ ಐಚಿಚಿಭ್ಸ" ಸ್ವೀಕೃತವಾಗಿರುವುದಕ್ಕೆ ಸ್ವೀಕೃತಿ ಪತ್ರ ಬರೆದಿದ್ದಾರೆ

7. ಉಪ ರಾಷ್ಟ್ರಪತಿಗಳ ಸಚಿವಾಲಯಗಳಿಗೆ ಅಧೀನ ಕಾರ್ಯದರ್ಶಿಗಳಿಂದ

8. ಇವರಿಗೆ ಪತ್ರ ರವಾನಿಸಲಾಗಿದೆ:– ಕಾರ್ಯದರ್ಶಿ (ಆರೋಗ್ಯ), ಆರೋಗ್ಯ ಮತ್ತು ಕುಟುಂಬ ಕಲ್ಯಾಣ ಸಚಿವಾಲಯ, ನಾರಿಮನ್ ಭವನ್, ನವ ದೆಹಲಿ

9. ಎನ್. ಯುವರಾಜ್, ಭಾರತದ ಉಪರಾಷ್ಟ್ರಪತಿಗಳಿಗೆ ಖಾಸಗಿ ಕಾರ್ಯದರ್ಶಿ ಇವರು

10. ಇಂಗ್ಲಿಷ್, ಹಿಂದಿ ಮತ್ತು ಕನ್ನಡ ಭಾಷೆಗಳಲ್ಲಿ "ಒಚಿಣಹೂಡಿಚಿಟ ಃಚುಚಿಚುಣ ಹಿ ಗಹೂಟೆಜ ಖ್ಬಿಚೂಚಿಟಿಡಿಥಿ"ನ 3 ಪುಸ್ತಕಗಳ ಪ್ರತಿಗಳೊಂದಿಗೆ ಪತ್ರ ಸ್ವೀಕೃತವಾಗಿರುವುದರ ಬಗ್ಗೆ ಸ್ವೀಕೃತಿ ಕಳಿಸಿದ್ದಾರೆ.

11. ಲೋಕ ಸಭೆ ಸಚಿವಾಲಯ

12. ಸಂಸತ್ತು ಗೃಹ ಅನೆಕ್ಸ್, ನವ ದೆಹಲಿ–ಇವರಿಂದ

13. ಇವರಿಗೆ ಪತ್ರ ರವಾನಿಸಲಾಗಿದೆ:–

14. ಶ್ರೀ ವೈದ್ಯಾ ರಾಜೇಶ್ ಕೊಟೇಚ, ಕಾರ್ಯದರ್ಶಿ,

15. ಆಯುಷ್ ಸಚಿವಾಲಯ, ಭಾರತ ಸರ್ಕಾರ, ನವ ದೆಹಲಿ

16. ಜನಸ್ಪಂದನ, ಕರ್ನಾಟಕ ಸರ್ಕಾರ–ಇವರಿಂದ

17. ಇವರಿಗೆ ಪತ್ರ ರವಾನೆಯಾಗಿದೆ:

18. ಆರೋಗ್ಯ ಮತ್ತು ಕುಟುಂಬ ಕಲ್ಯಾಣ ಇಲಾಖೆ ಮತ್ತು

19. ಆಯುಕ್ತರು, ಆರೋಗ್ಯ ಮತ್ತು ಕುಟುಂಬ ಕಲ್ಯಾಣ ಇಲಾಖೆ ಬೆಂಗಳೂರು

ಡಾ. ಶಾಲಿನಿ ರಜನೀಶ್, ಭಾ.ಆ.ಸೇ. ಸರ್ಕಾರದ ಕಾರ್ಯದರ್ಶಿ, ಆರೋಗ್ಯ ಮತ್ತು ಕುಟುಂಬ ಕಲ್ಯಾಣ ಇಲಾಖೆ, ಬೆಂಗಳೂರು, ಇವರಿಂದ

ಇವರಿಗೆ: :– ಶ್ರೀ ವೈದ್ಯ ಕೊಟೇಚ, ವಿಶೇಷ ಕಾರ್ಯದರ್ಶಿ, ಆಯುಷ್ ಸಚಿವಾಲಯ, ಭಾರತ ಸರ್ಕಾರ, ನವ ದೆಹಲಿ

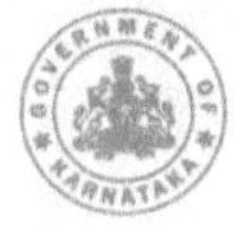

Dr. SHALINI RAJNEESH, I.A.S.,
Principal Secretary to Government
Health and Family Welfare Department

Tel: 080-2225 5324
080-2203 4234
Fax: 080-2235 3916
E-mail: prs-hfw@karnataka.gov.in
Room No. 105, First Floor
Vikasa Soudha, Dr. B.R. Ambedkar Veedhi
Bengaluru-560 001

D.O. No. HFW 750 PRS 2017

Date: 16.09.2017

Dear Sir,

I am pleased to share the work of Dr. Bhurani in URINE THERAPY to CONTROL / CURE CANCER, HIV, Diabetes, Psoriasis, Arthritis, Constipation, Cerebral Palsy, Obesity, Skin Problem and all Chronic Diseases.

Sri. Jagdish R Bhurani is the Author of the Book "Natural Benefits of URINE THERAPY". The Book is published in English, Hindi, Kannada, and Tamil. It contains all the details of method of treatment, diet and the necessary instructions. It contains about 75 testimonials of the patients who have adopted Urine Therapy and gained Bbnefits.

He has also put up the Website: www.urinetherapy.in, where in about 4 Lakh people have visited his site and achieved benefits.

Sri. Jagdish R Bhurani has requested to:

- recognize and promote URINE THERAPY
- create awareness and educate people on the benefits of Urine Therapy.

Urine therapy can save millions of life and relieve the suffering of mankind.

According to him, it is the safest method of treatment and it does not have any side effects. It is FREE OF COST and can be adopted at home. It can relieve the sufferings of the mankind and save millions of life.

Urine Therapy (SHIVAMBU) is the ancient method of treatment which has been continuing from generation to generation. Reference of Urine Therapy is found in almost all the volume of Ayurveda. It is also the ancient method of Yoga practice.

I request AYUSH Department to instruct the Scientific Research Department to conduct a study on Urine Therapy and find the Scientific evidence on the claim of Mr. Jagdish Bhurani. If convinced, the benefits could be shared with people at large.

With regards,

Yours sincerely,

Sd/-
(Dr. Shalini Rajneesh)

Encl: - 2 Books in English and Hindi
"Natural Benefits of Urine Therapy"

Shri. Vaidya Rajesh Kotecha,
Special Secretary, Ministry of AYUSH,
Government of India, AYUSH Bhavan, Block-B, GPO Complex,
INA, New Delhi-110023.

Copy:-Jagdish R Bhurani Email: jbhurani@gmail.com

(Dr. Shalini Rajneesh)

ಪತ್ರದ ಪ್ರತಿ ಇವರಿಂದ:
ಚಂದ್ರೇಶ್ ಸೋನಾ, ಉಪ ಕಾರ್ಯದರ್ಶಿ,
ಪ್ರಧಾನ ಮಂತ್ರಿಗಳ ಕಚೇರಿ, ನವ ದೆಹಲಿ

ಹಿಂದಿ ಪುಸ್ತಕ "मूत्र चिकित्सा के प्राकृतिक लाभ" "ಒಹಾಡಿಚಿ ಚುಖಾಖಾಚಿ ಏಜ ಕೊಟಿಇಡ್ಯೊಖಾ ಐಟಿಟಿಥ್ಟ" ಸ್ವೀಕೃತವಾಗಿರುವುದಕ್ಕೆ ಸ್ವೀಕೃತಿ ಪತ್ರ ಬರೆದಿದ್ದಾರೆ

No. 3631762/DS(P)/Desp/2016

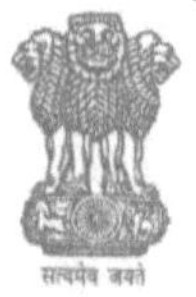

Chandresh Sona
Deputy Secretary

प्रधान मंत्री कार्यालय
नई दिल्ली - 110011
PRIME MINISTER'S OFFICE
New Delhi - 110011

02 September, 2016

Dear Shri Bhurani Ji,

I am desired to acknowledge with thanks, the receipt of your letter dated July 11, 2016 addressed to the Prime Minister alongwith a book titled 'मूत्र चिकित्सा के प्राकृतिक लाभ' written by you.

Yours sincerely,

(Chandresh Sona)

Shri Jagdish R. Bhurani
Email: jbhurani@gmail.com

ಜಗದೀಶ್ ಆರ್ ಭುರಾನಿ

ಪತ್ರದ ಪ್ರತಿ ಇವರಿಂದ:

ಉಪರಾಷ್ಟ್ರಪತಿಗಳ ಸಚಿವಾಲಯದ ಅಧೀನ ಕಾರ್ಯದರ್ಶಿ

ಇವರಿಗೆ ಪತ್ರವನ್ನು ರವಾನಿಸಲಾಗಿದೆ:

ಕಾರ್ಯದರ್ಶಿ, (ಆರೋಗ್ಯ) ಆರೋಗ್ಯ ಹಾಗೂ ಕುಟುಂಬ ಕಲ್ಯಾಣ ಸಚಿವಾಲಯ

ನಾರಿಮನ್ ಭವನ್, ನವ ದೆಹಲಿ

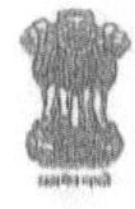

अवर सचिव
UNDER SECRETARY

उप-राष्ट्रपति सचिवालय
VICE-PRESIDENT'S SECRETARIAT
नई दिल्ली/NEW DELHI - 110011
TEL.: 23016344/23016422 FAX: 23016124

VPS/R- 06.09.2018/US

06th September, 2018

The Secretary (Health)
Ministry of Health and Family Welfare
Nirman Bhawan
New Delhi.

Sir,

   I am enclosing herewith a representation dated 27th August, 2018 of Sh. Jagdish R. Bhurani R/o D.1202, Mantri Elegance, Bannerghatta Main Road, Bangalore – 560076, which is self explanatory, for appropriate attention.

   Action taken may kindly be communicated to the petitioner under intimation to this Secretariat.

Yours faithfully

(HURBI SHAKEEL)

Encl: As Above

Copy to: Sh. Jagdish R. Bhurani R/o D.1202, Mantri Elegance, Bannerghatta Main Road, Bangalore – 560076.   You are further requested to kindly contact the above mentioned addressee for further clarification on this matter.

(HURBI SHAKEEL)

ಶಿವಂಭು ಜೀವಾಮೃತ

ಎನ್. ಯುವರಾಜ್, ಭಾರತದ ಉಪರಾಷ್ಟ್ರಪತಿಗಳಿಗೆ ಖಾಸಗಿ ಕಾರ್ಯದರ್ಶಿವರು

ಇಂಗ್ಲಿಷ್, ಹಿಂದಿ ಮತ್ತು ಕನ್ನಡ ಭಾಷೆಗಳಲ್ಲಿ "ಓಚಿಣಸೆಡಿಚಿಟ ಃಚುಚಿಚಿೂಣ ಇಜಿ ಗಡಿಟಜ ಖ್ಯಿಜಡಿಚಿಡಿಥಿ"

ನ 3 ಪುಸ್ತಕಗಳ ಪ್ರತಿಗಳೊಂದಿಗೆ ಪತ್ರ ಸ್ವೀಕೃತವಾಗಿರುವುದರ ಬಗ್ಗೆ ಸ್ವೀಕೃತಿ ಕಳಿಸಿದ್ದಾರೆ

एन. युवराज, भा. प्र. से.
N. YUVARAJ, IAS

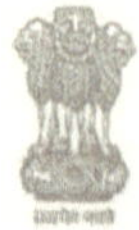

भारत के उप-राष्ट्रपति के निजी सचिव
PRIVATE SECRETARY
TO THE VICE-PRESIDENT OF INDIA
नई दिल्ली/NEW DELHI - 110011
TEL.: 23016344 / 23016422 FAX : 23018124
ps-vps@nic.in

September 11, 2018

Dear ~~Madam~~ Sir,

Namaste!

The Hon'ble Vice President of India has acknowledged with thanks your letter dated August 27, 2018 along with a copy each of the book titled 'Natural Benefits of Urine Therapy' in three languages.

With best wishes,

Yours sincerely,

(N. Yuvaraj)

Shri Jagdish R. Bhurani,
D-1202, Mantri Elegance,
Bannerghatta Main Road,
Bangalore- 560076
Email: jbhurani@gmail.com

ಜಗದೀಶ್ ಆರ್ ಭುರಾನಿ

ಪತ್ರದ ಪ್ರತಿ ಇವರಿಂದ: ಲೋಕ ಸಭೆ ಸಚಿವಾಲಯ

ಪಾರ್ಲಿಯಮೆಂಟ್ ಹೌಸ್ ಅನೆಕ್ಸ್, ನವ ದೆಹಲಿ

ಇವರಿಗೆ ರವಾನಿಸಲ್ಪಟ್ಟಿದೆ:

ಶ್ರೀ ವೈದ್ಯ ರಾಜೇಶ್ ಕೊಟೇಚ, ಕಾರ್ಯದರ್ಶಿ

ಆಯುಷ್ ಸಚಿವಾಲಯ, ಭಾರತ ಸರ್ಕಾರ, ನವ ದೆಹಲಿ

LOK SABHA SECRETARIAT
COMMITTEE ON PETITIONS BRANCH

FAX: 23010756

PARLIAMENT HOUSE ANNEXE
NEW DELHI-110001

No. 13/CPB/2018/12394   Dated: 10 October, 2018

OFFICE MEMORANDUM

Subject: Representation received from Shri Jagdish R. Bhurani regarding promotion of Urine Therapy-*'Shivambhu'*.

The undersigned is directed to forward herewith a Representation of Shri Jagdish R. Bhurani dated 27.8.2018 (in original) on the above subject for taking such necessary action to the Ministry of AYUSH as they may deem fit in the matter. It is requested that the Representationist may be informed of the action taken in the matter under intimation to the Committee on Petitions, Lok Sabha.

(G.C. DOBHAL)
DEPUTY SECRETARY

Encl: <u>As above</u>.

Ministry of AYUSH,
(Shri Vaidya Rajesh Kotecha - Secretary)
Government of India,
AYUSH Bhawan,
GPO Complex, INA,
New Delhi-23.

No. 13/CPB/2018/12394   Dated: 10 October, 2018

Copy for information to Shri Jagdish R. Bhurani, D-1202, Mantri Elegance, Bannerghatta Main Road, Bangalore-560 076 (Karnataka). Kindly address all future correspondence to the Ministry mentioned above.

DEPUTY SECRETARY

ಶಿವಂಭು ಜೀವಾಮೃತ

ಪತ್ರದ ಪ್ರತಿ ಇವರಿಂದ: ಜನಸ್ಪಂದನ, ಕರ್ನಾಟಕ ಸರ್ಕಾರ

ಇವರಿಗೆ ರವಾನಿಸಲ್ಪಟ್ಟಿದೆ:

ಆರೋಗ್ಯ ಮತ್ತು ಕುಟುಂಬ ಕಲ್ಯಾಣ ಇಲಾಖೆ ಹಾಗೂ

ಆಯುಕ್ತರು,ಆರೋಗ್ಯ ಮತ್ತು ಕುಟುಂಬ ಕಲ್ಯಾಣ, ಬೆಂಗಳೂರು

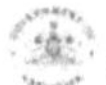 ಇಜನಸ್ಪಂದನ ಕರ್ನಾಟಕ ಸರ್ಕಾರ
e-Janaspandana Government of Karnataka

ಮನವಿಕ

ಸಂಖ್ಯೆ/Grievance No. **51763567**

ಫಿರ್ಯಾದುದಾರ/ಅರ್ಜಿದಾರರ ವಿವರಗಳು/Complainant / Petitioner Details

Status:PENDING	Submission Date:30/10/2018	Expected Resolution Date:29/11/2018
ಹೆಸರು/Name :/ಮೊಬ್ಯೆಲ್ /Mobile :	Shri Jagadish R. Bhurani/NOT GIVEN	
ಜಿಲ್ಲೆ/District :/ತಾಲ್ಯೂಕು/Taluk :	ಬೆಂಗಳೂರು/Bangalore/NA	
ವಿಳಾಸ/Address :	Shri Jagadish R. Bhurani, D.1202, Manthri Elegance, Bannerughtta Main Road, Bengaluru-560 076. (PRS No- C/0609180116, Dairy No 2557)	
ಮುಖ್ಯ ಇಲಾಖೆ/Main-Department:	ಆರೋಗ್ಯ ಮತ್ತು ಕುಟುಂಬ ಕಲ್ಯಾಣ ಇಲಾಖೆ/Department of Health and Family Welfare	
ಉಪ ಇಲಾಖೆ/Sub-Department:	ಆಯುಕ್ತರು- ಆರೋಗ್ಯ ಮತ್ತು ಕುಟುಂಬ ಕಲ್ಯಾಣ ಇಲಾಖೆ- ಬೆಂಗಳೂರು 09/Commissioner- Health and Family Welfare Department- Bangalore-09	
ವಿಷಯ/Subject* :	Promote Urine Therapy Shivambu and Save Life.	
Sub-Subject	Promote Urine Therapy Shivambu and Save Life.	
ವಿವರಣೆ/Description :	NOT GIVEN	

ಅರ್ಜಿದಾರರಿಗೆ:

ನಿಮ್ಮ ಮನವಿಯನ್ನು ಅಗತ್ಯಕ್ರಮಕ್ಕಾಗಿ ಮೇಲೆ ತಿಳಿಸಿದ ಉಪ ಇಲಾಖೆಗೆ ಕಳುಹಿಸಲಾಗಿದೆ. ಹೆಚ್ಚಿನ ಮಾಹಿತಿಗಾಗಿ ಸದರಿ ಇಲಾಖೆಯನ್ನು ಸಂಪರ್ಕಿಸಿ ಮಾಹಿತಿ ಪಡೆಯಬಹುದಾಗಿದೆ.

(ಆರ್. ಕಲಾವತಿ ಬಾಯಿ)
ಸರ್ಕಾರದ ಅಧೀನ ಕಾರ್ಯದರ್ಶಿ-2
ಸಿಆಸುಇ(ಜನಸ್ಪಂದನ)

ಪುಸ್ತಕದ ಪ್ರತಿಯ ಅರ್ಪಣೆ

" ಓಂಖಿಗಖುಂಐ ಃಇಓಇಈಃಖಖಿಖು ಞಿ ಗಡಿಟಿಜ ಖಿಲೂಞಖುಂಞ"

" ಅಗಖುಞ ಅಂಓಅಞಖ ತ್ಖಾಖು ಗಡಿಟಿಜ ಖ್ಖಿಜಿಟಿಠಿಥಿ "

ಅಕ್ಟೋಬರ್ 7, 2021 ರಂದು ಸಂಸದರಾದ ಶ್ರೀ ತೇಜಸ್ವಿ ಸೂರ್ಯ ರಮಿಗೆ ಶಿವಂಭು – ಮೂತ್ರ ಚಿಕಿತ್ಸೆಯನ್ನು ಉತ್ತೇಜಿಸುವಂತೆ ವಿನಂತಿಸುತ್ತಾ ಅವರ ಕಛೇರಿಯಲ್ಲಿ ಪುಸ್ತಕವನ್ನು ಅರ್ಪಿಸಲಾಯಿತು

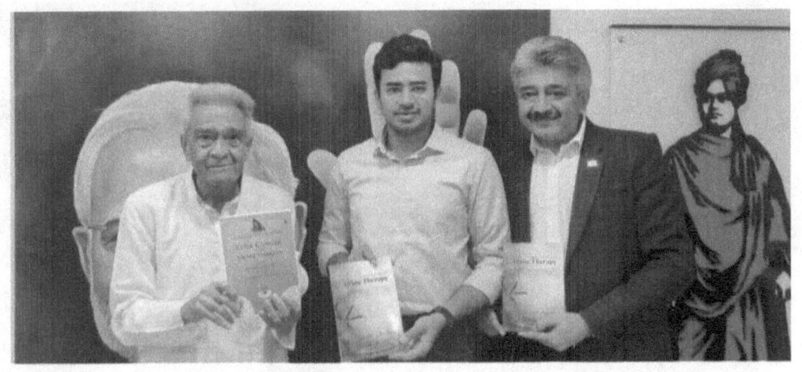

ಎಡದಿಂದ ಬಲಕ್ಕೆ: – ಜಗದೀಶ್ ಭುರಾನಿ, ಶ್ರೀ ತೇಜಸ್ವಿ ಸೂರ್ಯ ಮತ್ತು ಸಂತೋಷ್ ಭುರಾನಿ

ಮೂತ್ರಚಿಕಿತ್ಸೆಯ ನೈಸರ್ಗಿಕ ಲಾಭಗಳು ಪುಸ್ತಕದ ಬಿಡುಗಡೆ

ಗುರುವಾರ, 26 ಮೇ 2016 ರಂದು ಬೆಂಗಳೂರಿನ ದಿ ಗ್ರ್ಯಾಂಡ್ ಮಗ್ರತ್ ಹೊಟೆಲ್‌ನಲ್ಲಿ ಇಂಗ್ಲಿಷ್, ಹಿಂದಿ ತಮಿಳು ಮತ್ತು ಕನ್ನಡ ಭಾಷೆಗಳಲ್ಲಿ ಚೆನ್ನನಿನ ನೋಷನ್ ಪ್ರೆಸ್ ಅವರಿಂದ ಪ್ರಕಟಿತ

ಉದ್ಘಾಟಿಸಿದವರು:

ಡಾ.ಕೆ.ಬಿ.ಲಿಂಗೇಗೌಡ, ನಿರ್ದೇಶಕರು, ಕಿದ್ವಾಯಿ ಸ್ಮಾರಕ ಗಂತಿಶಾಸ್ತ್ರ ಸಂಸ್ಥೆ

ಡಾ.ಕೆ.ಸಿ.ಬಲ್ಲಾಳ್, ಮಾಜಿ ಅಧ್ಯಕ್ಷರು, ಎನ್.ಐ.ಎಮ್.ಎ., ಅಖಿಲ ಭಾರತ, ನವ ದೆಹಲಿ

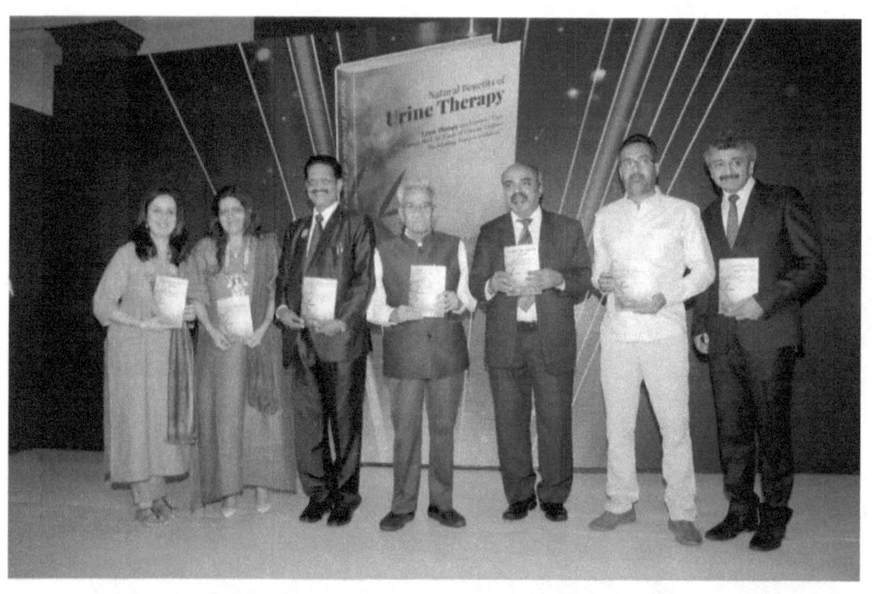

ಎಡದಿಂದ ಬಲಕ್ಕೆ : ಸೋನಿ ಭುರಾನಿ, ಎಸ್‌ಸಿಮ್ರಿನ್ ಭುರಾನಿ, ಡಾ.ಕೆ.ಸಿ.ಬಲ್ಲಾಳ್, ಜಗದೀಶ್ ಭುರಾನಿ, ಡಾ.ಕೆ.ಬಿ.ಲಿಂಗೇಗೌಡ, ನವೀನ್ ಭುರಾನಿ, ಸಂತೋಷ್ ಭುರಾನಿ

2012 ರಲ್ಲಿ ಬೆಂಗಳೂರಿನ ಜಿಂದಾಲ್‌ನಲ್ಲಿ ಶ್ರೀ ಅಣ್ಣಾ ಹಝಾರೆ ಅವರಿಂದ ಕನ್ನಡ ಭಾಷೆಯ "ಮೂತ್ರ ಚಿಕಿತ್ಸೆಯ ನೈಸರ್ಗಿಕ ಲಾಭಗಳು ಪುಸ್ತಕ" ದ ಪ್ರಥಮ ಬಿಡುಗಡೆ

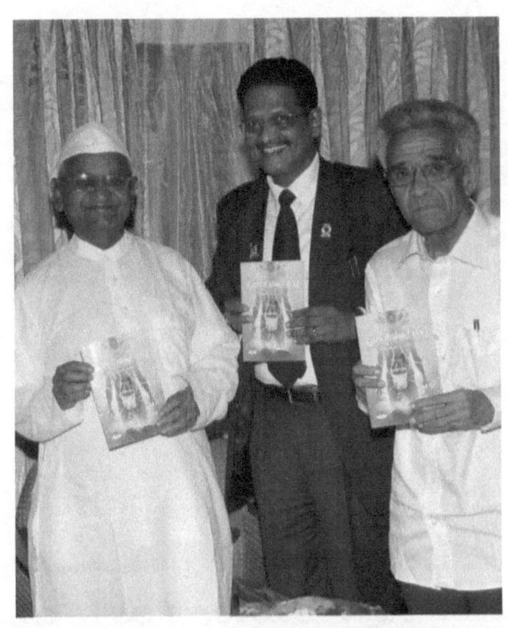

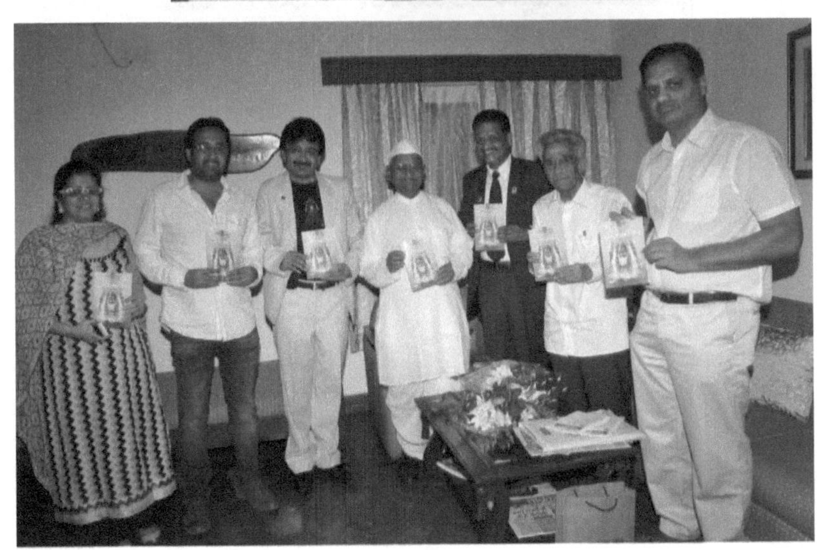

"ಓಟಿಣಸ್ಡಿಚಿಟ ಃಚಿಟಃಚಿಷ್ಣ ಹಿ ಗಡಿಟಿಚ ಖ್ಣಿಚಿಟಿಠಿಥಿ" ಇಂಗ್ಲಿಷ್ ಪುಸ್ತಕವನ್ನು ನೋಷನ್ ಪ್ರೆಸ್, ಚೆನ್ನೈ ರವರಿಂದ ಜನವರಿ 01, 2015 ರಂದು ಪ್ರಕಟಿಸಲಾಯಿತು

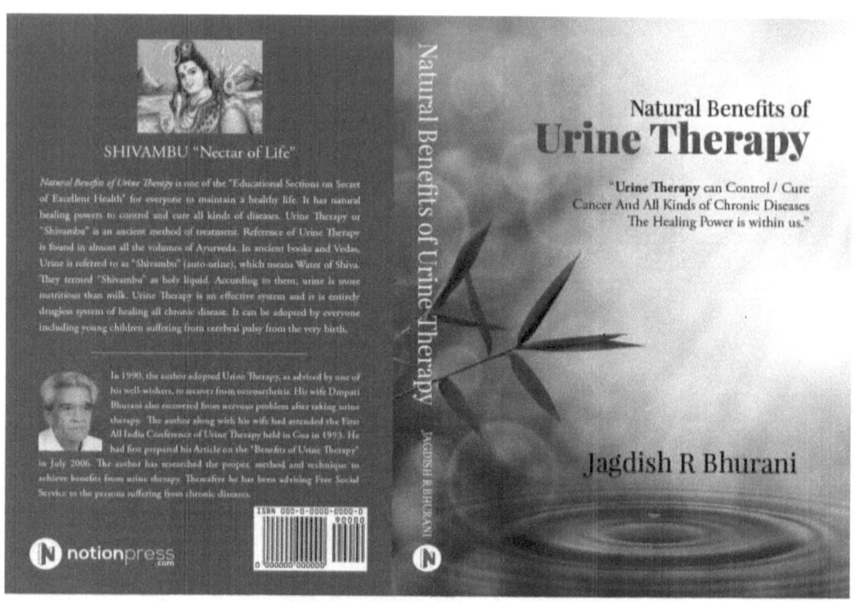

ಇಂಗ್ಲೀಷ್, ಹಿಂದಿ, ಕನ್ನಡ ತಮಿಳು, ತೆಲುಗು ಮತ್ತು ಗುಜರಾತಿ ಭಾಷೆಗಳಲ್ಲಿ ಮುದ್ರಿತವಾಗಿದೆ

ಜಗದೀಶ್ ಆರ್ ಭುರಾನಿ

"ಅಗುಖ ಅಂಟಅಖ ತ್ಖ ಗಖಟಜ ಖಿಖಜಿಟಿಥಿ"
ಇಂಗ್ಲಿಷ್ ಪುಸ್ತಕವನ್ನು ನೋಪಷನ್ ಪ್ರೆಸ್, ಚೆನ್ನೈ ರವರಿಂದ
ಸೆಪ್ಟೆಂಬರ್ 14, 2019 ರಂದು ಪ್ರಕಟಿಸಲಾಯಿತು

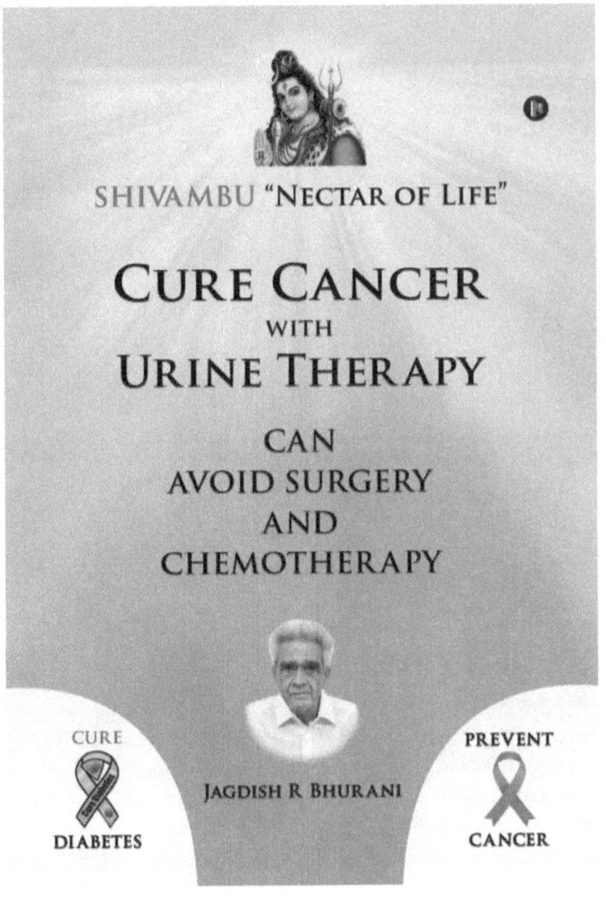

ಇಂಗ್ಲೀಷ್, ಹಿಂದಿ, ಕನ್ನಡ ತಮಿಳು, ತೆಲುಗು ಮರಾಠಿ ಮತ್ತು ಗುಜರಾತಿ ಭಾಷೆಗಳಲ್ಲಿ
ಮುದ್ರಿತವಾಗಿದೆ

ಇದು ಮಧುಮೇಹವನ್ನು ಗುಣಪಡಿಸುವ ವಿಧಾನವನ್ನು ಸಹ ಒಳಗೊಂಡಿದೆ

ದೇವರ ಆಶೀರ್ವಾದದಿಂದ ಪುಸ್ತಕಗಳನ್ನು ಪ್ರಕಟಿಸಲಾಗಿದೆ

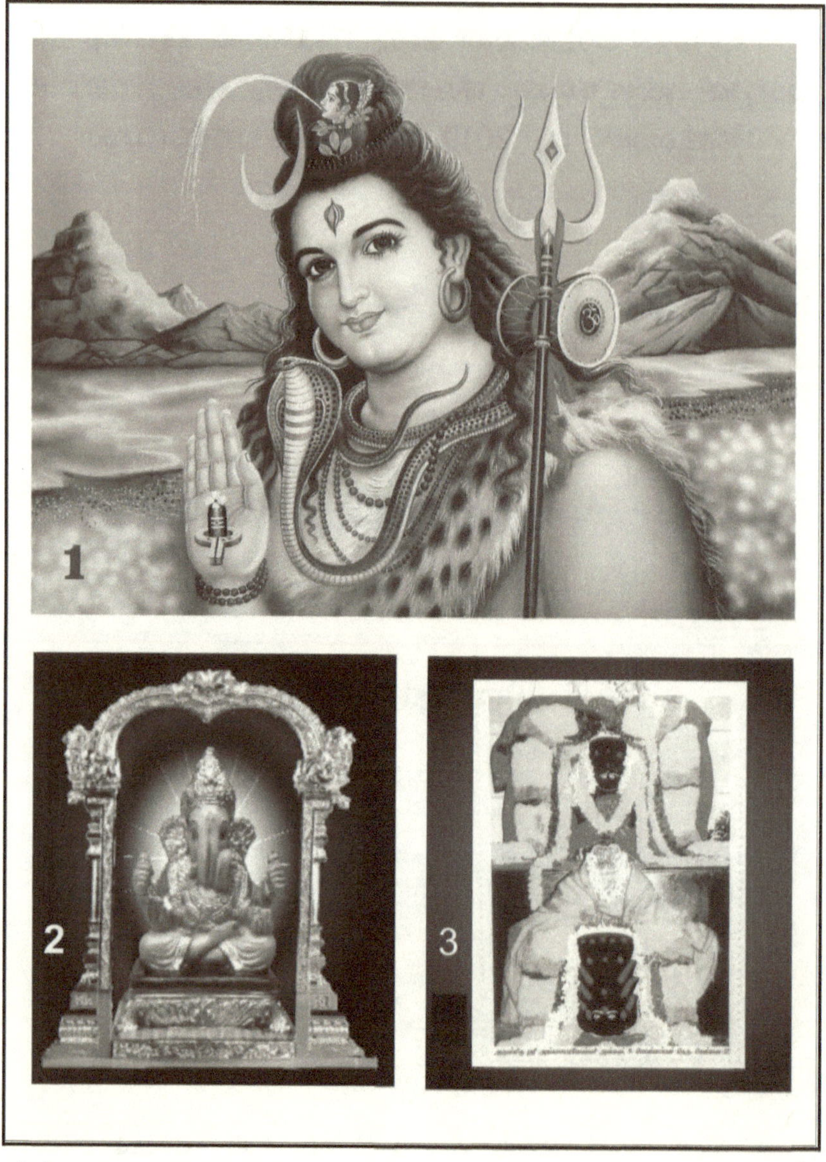

1. ಶಿವ

2. ಶ್ರೀ ಗಣೇಶ

3. ಶ್ರೀ ಅಂಗಾಳ ಪರಮೇಶ್ವರಿ